Entrevista
Clínica

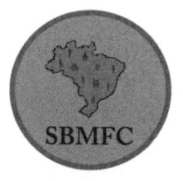

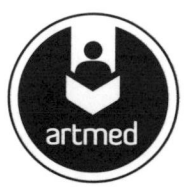

A Artmed é a editora oficial da Sociedade Brasileira de Medicina de Família e Comunidade

DIRETORIA DA SBMFC (2010 - 2012)

Gustavo Diniz Ferreira Gusso	Presidente
Luiz Felipe Cunha Mattos	Vice-Presidente
Zeliete Zambon	Secretária Geral
Aline de Avila Ramos	Diretora Financeira
Ruth Borges Dias	Diretora Científica
Daniel Knupp	Diretor de Pesquisa e Pós-Graduação *Lato Sensu*
Thiago Gomes da Trindade	Diretor de Graduação e Pós-Graduação *Strictu Sensu*
Oscarino Barreto dos Santos Júnior	Diretor de Comunicação
Emílio Rossetti Pacheco	Diretor de Titulação
Cleo Borges	Diretor de Exercício Profissional
Nilson Massakazu Ando	Diretor de Medicina Rural
Nicole Geovana Dias Carneiro	Diretora Residente

CONSELHO DIRETOR DA SBMFC

Alagoas	Ana Cláudia Soares da Silva
Amazonas	Ricardo César Garcia Amaral Filho
Bahia	Caroline Lopez Fidalgo
Ceará	Marco Tulio Aguiar Mourão Ribeiro
Distrito Federal	Sergio Leuzzi
Espírito Santo	Marcello Dala Bernardina Dalla
Goiás	Sandro Rogério Rodrigues Batista
Mato Grosso	Fernando Antonio Santos e Silva
Mato Grosso do Sul	Ivo Alves de Freitas
Minas Gerais	Fabiano Gonçalves Guimarães
Pará	Yuji Magalhães Ikuta
Paraná	Marcelo Garcia Kolling
Pernambuco	Verônica Galvão Freires Cisneiros
Rio de Janeiro	Cristiane Coelho Cabral
Rio Grande do Norte	Thiago Gomes da Trindade
Rio Grande do Sul	José Mauro Ceratti Lopes
Rondônia	Robinson Cardoso Machado
Santa Catarina	Marcela Dohms
São Paulo	Fernanda Plessmann de Carvalho
Sergipe	Rubens Carvalho
Tocantins	Raimundo Célio Pedreira

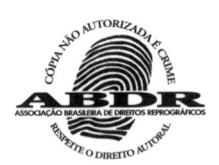

B737e Borrell Carrió, Francisco.
 Entrevista clínica : habilidades de comunicação para profissionais de saúde / Francisco Borrell Carrió ; tradução: Naila Freitas ; revisão técnica: Marcela Dohms. – Porto Alegre : Artmed, 2012.
 xvi, 344 p. ; 25 cm.

 ISBN 978-85-363-2775-4

 1. Medicina de família e comunidade. 2. Entrevista clínica. I. Título.

CDU 614

Catalogação na publicação: Ana Paula M. Magnus – CRB 10/2052

Francisco Borrell Carrió

Médico de familia del Centro de Salud la Gavarra, ICS Barcelona.
Professor titular de Medicina Familiar y Comunitaria da Facultad
de Medicina de la Universidad de Barcelona.
Grupo/Programa Comunicación y Salud de SEMFYC

Entrevista
Clínica

Habilidades de comunicação para profissionais de saúde

Tradução
Naila Freitas

Consultoria, supervisão e revisão técnica desta edição:
Marcela Dohms

Médica de Família e Comunidade do Centro de Saúde Saco Grande, Florianópolis, SC. Preceptora da Residência em Medicina de Família e Comunidade e tutora na graduação de Medicina da Universidade Federal de Santa Catarina (UFSC). Coordenadora do Grupo de Comunicação e Saúde da Sociedade Brasileira de Medicina de Família e Comunidade (SBMFC). Mestre em Saúde Coletiva pela UFSC.

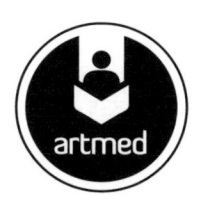

artmed

2012

Obra originalmente publicada sob o título
Entrevista Clínica: Manual de Estrategias Prácticas
ISBN 8496216446

Copyright © 2004 Dr. Francisco Borrell Carrió

Capa:
Maurício Pamplona

Fotos da capa:
©Gettyimages.com/ LWA: Female doctor assisting senior woman, smiling
©Gettyimages.com/ LWA: Female doctor talking to patient, smiling

Preparação do original:
Grasielly Hanke Angeli e Magda Regina Chaves

Leitura final:
Magda Regina Chaves

Editora responsável por esta obra:
Daniela de Freitas Louzada

Coordenadora editorial – Biociências:
Cláudia Bittencourt

Gerente editorial:
Letícia Bispo de Lima

Editoração eletrônica:
Ledur Serviços Editoriais Ltda.

Direitos de reprodução dos vídeos constantes em www.grupoa.com.br cedidos pela Sociedad Española de Medicina de Familia y Comunitaria

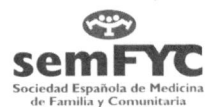

semFYC
Sociedad Española de Medicina
de Familia y Comunitaria

Reservados todos os direitos de publicação, em língua portuguesa, à
ARTMED EDITORA LTDA., uma empresa do GRUPO A EDUCAÇÃO S.A.

Av. Jerônimo de Ornelas, 670 – Santana
90040-340 – Porto Alegre, RS, Brasil
Fone: (51) 3027-7000 Fax: (51) 3027-7070

É proibida a duplicação ou reprodução deste volume, no todo ou em parte,
sob quaisquer formas ou por quaisquer meios (eletrônico, mecânico, gravação,
fotocópia, distribuição na Web e outros), sem permissão expressa da Editora.

SÃO PAULO
Av. Embaixador Macedo Soares, 10.735 – Pavilhão 5 – Cond. Espace Center
Vila Anastácio – 05095-035 – São Paulo – SP
Fone: (11) 3665-1100 Fax: (11) 3667-1333

SAC 0800 703-3444 – www.grupoa.com.br

IMPRESSO NO BRASIL
PRINTED IN BRAZIL

Apresentação à edição brasileira

A Sociedade Brasileira de Medicina de Família e Comunidade, a Sociedade Espanhola de Medicina de Familia y Comunitaria e o Grupo A viabilizaram, por meio desta parceria, a publicação deste que é um dos livros mais completos sobre habilidades de comunicação já produzidos.

A importância deste tema tem aumentado na área da saúde e hoje se sabe que apenas o conhecimento dos protocolos, que são muitas vezes contraditórios, não é o bastante. Um dos segredos da prática em saúde é saber discutir riscos e benefícios de cada caminho possível. A consciência dos entraves na comunicação é um primeiro passo e, para isso, é importante uma metodologia para o ensino e a aprendizagem dessa competência.

O livro *Entrevista clínica* traz especificidades importantes para a literatura brasileira em relação às habilidades de comunicação. Por ser um livro que aborda técnicas de entrevista e apresenta estratégias práticas com exemplos teóricos e em vídeo, é essencial para todo profissional de saúde.

Francisco Borrell Carrió, com sua experiência como médico de família e comunidade e profundo estudioso do assunto, aborda muito bem temas que são pouco ensinados nas graduações dos cursos de saúde – por exemplo, como lidar com o estresse na relação clínica, conhecer as emoções negativas, quando escutar é doloroso, a importância do primeiro minuto, o gerenciamento do tempo, como dar más notícias, quando o paciente não concorda, entre outros.

O livro traz, ainda, as modalidades de entrevista e finaliza com um capítulo sobre docência e pesquisa em entrevista clínica, abordando como ensinar habilidades de comunicação, tema que ainda precisar ser mais enfatizado nas faculdades brasileiras.

Quem não se comunica... Boa leitura a todos!

Marcela Dohms
Preceptora da Residência em Medicina de Família e Comunidade e tutora na graduação de Medicina da UFSC.

Gustavo Gusso
Presidente da Sociedade Brasileira de Medicina de Família e Comunidade (SBMFC).

Sumário

Apresentação à edição brasileira V
   Marcela Dohms, Gustavo Gusso

Introdução e plano da obra 13

Capítulo 1. Iniciar uma relação terapêutica 17
   Ideias-chave 17
   Habilidades básicas na primeira entrevista com um paciente 18
      Antes de começar a consulta 18
      Estabelecer uma relação terapêutica 20
      Exemplo prático: prevenção de demandas aditivas 21
   Erros a evitar 21
      Erros por falta de controle do ambiente assistencial 21
      Erros no início da entrevista 25
   Galeria de situações 26
      O paciente que se apresenta com agressividade latente 26
      O paciente que chega com a expectativa de curas milagrosas 27
      Estabelecer uma relação com a criança-paciente 29
   Conceitos avançados 30
      Trabalhar com comodidade 30
      O modelo emotivo-racional. Conceitos fundamentais 31
      Cordial ou empático? A importância de acolher o paciente 33
      O estresse 34
      Prevenir demandas aditivas 35
      Conhecer as emoções negativas 35
      A importância de uma boa relação assistencial 36
      Como os pacientes nos veem? 37
   Resumo 38
   Referências 39

Capítulo 2. Escutar o paciente 41
   Ideias-chave 41
   Habilidades básicas para a escuta 42
      Estabelecer uma relação: a imagem do outro 43
      Parte exploratória: entrevista semiestruturada 44
      A importância do primeiro minuto 45

Delimitar o motivo da consulta. Mapa de demandas e mapa de queixas. Patobiografia ... 46
Para além da demanda aparente 47
Escuta ativa: "ponto de fuga" da entrevista e técnica de "puxar a linha" 49
Técnica de leitura textual e técnica de adição sugerida 50
Enquadramento e reenquadramento da entrevista. Resistências 52
Erros a evitar 53
Erros de atitude 53
Erros de técnica 56
Galeria de situações 59
Quando escutar é doloroso 59
O paciente com múltiplas demandas 60
O acompanhante invasivo 63
Quando é necessário um intérprete 65
Conceitos avançados 66
Tipos e propósitos da escuta 66
Emoções e escuta 67
Comunicação em fluxo *versus* comunicação turbulenta 69
Comprometimento terapêutico 71
A boa escuta 72
A importância da paralinguagem 75
Gerenciamento do tempo 77
Resumo 77
Referências 78

Capítulo 3. Dados de qualidade para bons diagnósticos 81
Ideias-chave 81
Habilidades básicas para obter dados de qualidade 82
Investigar e completar dados. Na hora de perguntar: pacotes de
habilidades de anamnese 82
Técnicas básicas para obter dados reais, confiáveis e válidos 84
Importância da anamnese focal. Cronologia e sintomas associados 87
Resumo da informação obtida 89
Exame físico, se necessário 89
Exemplo prático: um paciente "estourado" 90
Erros a evitar 92
Entrevistadores intuitivos e dependentes-de-campo 92
Entrevistadores que focalizam 93
Pacientes bloqueados e entrevistadores que perguntam muito, mas...
com perguntas fechadas! 94
Ir muito depressa no plano psicológico 94
Galeria de situações 94
O paciente pouco concreto 94
Dificuldades para o salto ao psicossocial 97
Começar do zero! 99
Exame pélvico 101
A anamnese de hábitos sexuais e de risco 102

Conceitos avançados ... 103
    Desenhos na cabeça ... 104
    Plano de entrevista básico e avançado ... 105
    Três dificuldades para elaborar os dados semiológicos. Conceito de tensão crítica ... 106
    Dar sentido ao relato do paciente. Condições de suficiência para um diagnóstico ... 107
    Ancoragem diagnóstica ... 109
    Pensamento por critério *versus* pensamento intuitivo ... 110
    Uma primeira aproximação às regras (heurísticas) de decisão ... 112
    Regulagem ótima da zona de trabalho ... 114
    Seguro de perícia ... 115
    Profundidade de um diagnóstico, enunciação do diagnóstico e
        modelo biopsicossocial ... 117
Resumo ... 119
Referências ... 120

Capítulo 4. Informar e motivar o paciente ... 121
Ideias-chave ... 121
Habilidades básicas na resolução de uma entrevista ... 122
    Entrevista semiestruturada para a parte resolutiva ... 122
    Prescrição de um fármaco: elementos de segurança ... 126
    Técnicas de informação ... 126
    "Vender" adequadamente a opção terapêutica escolhida. Criar confiança ... 127
    Explicar a evolução previsível ... 128
    Educar e motivar para a adesão terapêutica (cumprimento) ... 130
    Aplicar técnicas de motivação ... 132
    Como dar más notícias ... 132
Erros a evitar ... 139
    Erros de tipo formal ... 139
    Erros conceituais ... 140
Galeria de situações ... 143
    O paciente fibromiálgico que não entende em que consiste sua doença ... 143
    O paciente imaturo que está bravo com sua doença ... 145
    O paciente que acaba de perder um familiar ou alguém próximo ... 147
    O paciente que ainda não tem um diagnóstico ou que não sabemos
        orientá-lo sobre a etiologia da doença ... 149
Conceitos avançados ... 150
    Modelo de influência interpessoal ... 150
    A arte de persuadir ... 153
    A pirâmide da mudança ... 155
    O modelo de mudança de Prochaska ... 157
    Pacientes pré-contemplativos e pacientes resistentes à mudança ... 158
    Confrontar ou motivar? A técnica da ancoragem indireta ... 161
    O que nos torna abertos ou fechados para a mudança? ... 161
    É ético influenciar os pacientes? ... 162
Resumo ... 164
Referências ... 165

Capítulo 5. O paciente opina 167
    Ideias-chave 167
    Habilidades básicas na persuasão e na negociação 168
        Quando o paciente não concorda 169
        Conceitos iniciais relativos à participação da pessoa que procura uma consulta 170
        Interagir com as crenças e emoções do paciente 170
        Usar o medo. Exemplo prático 172
        Negociação por deslizamento e negociação explícita 174
        Dizer que não, dizer que sim 176
        Nível e campo de negociação 178
        Encaminhamento do paciente a outros profissionais da saúde 181
        Gestão do tempo e fechamento da entrevista 181
    Erros a evitar 185
        Ceder no significado da doença 185
        Não escutar. Ficar irritado: "Se não gosta do que estou sugerindo, poderá procurar outro profissional" 186
        Interpretar as intenções do paciente, como se tentasse descobrir "razões ocultas": "Aonde quer chegar com tudo isto?" 186
        Questionar ou castigar o comportamento do paciente 187
        Assumir riscos desnecessários 187
        Não assumir responsabilidade, limitar o acesso 187
        Influenciar o paciente a trocar de profissional 187
    Galeria de situações 187
        Não quero falar sobre esse assunto 187
        O paciente que não confia no clínico 189
        O paciente depressivo que não aceita o diagnóstico 193
        O paciente que não quer aceitar o fim da licença médica 196
    Conceitos avançados 199
        O Health Belief Model 199
        Modelo de influência interpessoal: campo de busca e *locus* de controle 200
        Conflito e mudança. Uma discussão mais aprofundada sobre as bases do modelo 204
        E ainda assim, realmente negociamos nas consultas? 207
        Trabalhar com as emoções e os sentimentos de quem nos consulta 208
        Negociar a natureza dos sintomas: pacientes apreensivos 209
        Pacientes difíceis, ou a honra em jogo 211
        Elasticidade dos acordos e das divergências 213
        E quando o paciente escolhe a pior opção possível? 213
    Resumo 215
    Referências 216

Capítulo 6. Avaliar nosso perfil de entrevistadores 219
    Ideias-chave 219
    Como os pacientes me veem? 220
        Qualidades de superfície 221
        Qualidades profundas 221

Modalidades de entrevista, perfil de entrevistador e modelo relacional 224
    Modalidades de entrevista 224
    Perfil de entrevistador/comunicador 225
    Modelos relacionais 226
Qual é meu perfil de entrevistador? Sugestões para o autodidata 229
    Você é um observador sagaz, mas... de que forma tirar proveito disso? 229
Competência em comunicação e competência emocional 230
Como determinar o perfil do entrevistador? Sugestões para o pesquisador....................... 233
Avaliação curricular 236
Alguns aspectos práticos na gravação de entrevistas 238
    Reações, reticências e resistências à gravação de entrevistas 239
Grandes síndromes disfuncionais 240
    Entrevistador de baixa eficiência 240
    Entrevistador de baixa empatia 242
    Entrevistador de alto controle 243
    Entrevistador com projeção excessiva 243
    O entrevistador emocionalmente reativo 245
Trabalhar em equipe: valores de grupo e sua influência 248
Resumo 250
Referências 250

Capítulo 7. Docência e pesquisa em entrevista clínica 253
Ideias-chave 253
Docência em entrevista clínica 254
    Enfoque curricular 254
        Entrevista clínica e graduação 255
        Entrevista clínica e pós-graduação 258
        Enfoque por competências 261
        Conteúdos pedagógicos mínimos 261
    Habilidades de comunicação para ensinar comunicação 264
        Quem pode ser um bom professor? 264
        O guia de sessão 265
        Técnicas docentes concretas 267
        Materiais docentes 271
        Proporcionar *feedback* 272
        Outras estratégias didáticas 272
        Dinâmica do grupo que aprende 274
        Algumas síndromes disfuncionais do professor 275
        Enfoque centrado no discente. Gravação de entrevistas 276
Entrevista clínica e pesquisa 277
    Breve revisão histórica 277
    Áreas de pesquisa e tipos de estudo 278
    Métodos e instrumentos para o estudo da entrevista clínica e da
        relação assistencial 280
    Se a relação assistencial é a resposta, qual era a pergunta? 281

       O paradigma "centrado no paciente", ou as dificuldades de uma definição 282
       Em que ponto se está na relação assistencial? Os problemas dos serviços nacionais
           de saúde 283
           Para onde vamos? 285
    Resumo 286
    Referências 287

Epílogo 291

Apêndices 295
       Apêndice 1. Tipos de anamnese e revisão por sistemas 295
       Apêndice 2. Um exemplo de guia de sessão 299
       Apêndice 3. Guia do grupo comunicação e saúde para a condução
           de grupos pequenos de aprendizado 303

Glossário de termos, técnicas e habilidades de comunicação 305

Referências comentadas 327

Índice 337

Introdução e plano da obra

O lançamento, em 1989, do *Manual de entrevista clínica* gerou uma mudança relevante na concepção que os profissionais da saúde tinham da tradicional anamnese. Naquele momento, o *Manual* surgiu com uma bagagem de novas habilidades que iam além da "coleta de dados" para ilustrar a complexidade de uma relação que, sobretudo, deve ser de cooperação e confiança. O presente livro não é uma nova edição daquele *Manual*: para todos os efeitos, pode-se falar de uma nova obra. Escrita a partir de e para os profissionais da saúde, totalmente atualizada e renovada, tem o propósito reconhecido e claro de criar hábitos de trabalho. Mais do que falar de comunicação, pretende mostrar como fazer comunicação. Os numerosos exemplos abrangem a maior parte das situações conflitivas que os profissionais clínicos encontram em seu dia a dia. Além disso, integra os aspectos de comunicação com os de semiologia, porque um profissional não segmenta a realidade clínica em uma parte de comunicação e em outra em que pondera sobre o que ocorre com seu paciente. Ambos os esforços são realizados ao mesmo tempo, motivo pelo qual muitas das coisas que ocorrem na entrevista clínica apenas podem ser entendidas quando analisadas em conjunto. Possivelmente, essa seja uma das contribuições originais do que poderíamos chamar de corrente espanhola na disciplina que tratamos. Certamente, é a que proporcionou avanços mais interessantes, como o modelo emotivo-racional que impregna os conteúdos conceituais desta obra. Além disso, o autor, a partir dos anos 1980, esteve aberto a diversas escolas de pensamento: o tempo foi colocando as coisas em seu lugar, e as posições pragmáticas, que apostavam em resgatar de cada escola aquilo que realmente era aplicável com vantagem nas consultas do clínico, se impuseram. Estamos falando, portanto, de uma obra que é fruto de mais de 20 anos de experiência clínica do autor e de sua presença contínua nos principais fóruns nacionais e internacionais de debate. Para dar uma ideia muito sintética da contribuição deste livro, foram compilados na Tabela 1 os conceitos que eram inovadores em 1989 e aqueles que o autor apresenta na presente obra. É importante destacar que o modelo emotivo-racional de ato clínico nasce a partir de uma reflexão do erro clínico e sua prevenção. Por sua vez, o modelo de influência interpessoal abrange todas as formas em que essa influência se desenvolve e supõe um importante esclarecimento de conceitos, além de técnicas dele derivadas.

A obra é complementada por vídeos de entrevistas demonstrativas[*] que foram publicadas originalmente na revista FMC, junto com outras realizadas para esta obra – que são um claro resumo das habilidades fundamentais na entrevista clínica.

[*] Disponíveis em www.grupoa.com.br.

Tabela 1. Conceitos inovadores introduzidos pelo autor

Manual de 1989	Este Manual
De tipo global	**De tipo global**
– Entrevista semiestruturada para Atenção Primária à Saúde	– Modelo emotivo-racional de ato clínico
	– Competência e estilos emocionais
	– Modelo de influência interpessoal
	– Modalidades de entrevista
	– Exploração física orientada aos problemas; planos básico e avançado de entrevista
Conceitos pontuais	**Conceitos pontuais**
– Acomodação do acompanhante	– Competência emocional do entrevistador
– Delimitação da demanda	– Atenção para a paralinguagem
– Equilíbrio emocional	– Campo e nível de negociação
– Anamnese em extensão	– Negociação não aparente
– Entrevistadores "em trânsito" para o modelo biopsicossocial	– Compartilhar riscos
	– Chaves que obrigam
– Interpretação-assinalamento	– Queda de heurísticas/regras de decisão
– Contrassugestão	– Conselho inoculado
– Criação de novo ambiente	– Tipos de reenquadramento
– Efeito antiplacebo	– Tensão crítica
– Entrevistador dependente-de-campo	– Criar cenários
– Fossilização de condutas	– Critério "para mim" e duplo contraste subjetivo
– Técnica de relatório clínico	– Entrevistador de baixa produtividade
– Marcador de clima	– Método da visualização patobiográfica
– Patobiografia	– Epícrise aberta
– Repelentes de comunicação	– Estilo emocional reativo/pró-ativo
– Abordagem psicossocial	– Ancoragem diagnóstica por comprometimento social
– Assumir riscos desnecessários	– Hipótese inversa
– Eliminar a interferência	– Técnica de leitura textual
	– Hábitos de questionamento
	– Lei do "um mais um"
	– Técnica notarial
	– Viés de hipercrítica
	– Guia didático com base no "motor de três tempos"

O livro que você tem em mãos permite diferentes níveis de leitura: os cinco primeiros capítulos analisam as habilidades de entrevista de acordo com o modelo emotivo-racional de ato clínico, desenvolvido nos últimos anos pelo autor. O leitor apressado ou com conhecimentos prévios em entrevista clínica encontrará um *design* que lhe permitirá selecionar os conteúdos de seu interesse. As técnicas de entrevista sempre estarão destacadas em *itálico* e *negrito*, por exemplo: ***assinalamento***. No Glossário de termos, técnicas e habilidades, é possível encontrar uma definição do termo e um exemplo de cada técnica. Os Capítulos 4 e 5 se baseiam no modelo de influência interpessoal, com uma visão prática da entrevista motivacional e confrontadora; também estão incluídas as técnicas de negociação, quase sempre esquecidas em outras fontes sobre o assunto. O livro é complementado com um capítulo dedicado à autoavaliação, outro de docência e pesquisa e um epílogo.

Certamente não há técnica de comunicação que solucione a totalidade dos desafios que um profissional poderá enfrentar ao longo dos anos. Contudo, estamos convencidos de que adquirir bons hábitos de comunicação eleva de maneira notória a taxa de sucesso, e, em situações em que antes havia apenas inquietação ou sentimentos – tanto do paciente quanto do profissional – de frustração, eles podem ser substituídos por outros mais construtivos, de colaboração e ajuda. Este livro, no entanto, vai além: as técnicas, mesmo sendo importantes, devem sustentar-se em boas atitudes. O clínico é um corredor de fundo que deve evitar desgastar-se em discussões que, com uma boa técnica de entrevista, podem ser solucionadas facilmente. Deve aprender e reaprender a desfrutar "dando consulta", única condição que a longo prazo evitará o famoso *burn out*, proporcionando a ele suficiente gratificação emocional para entender e doar-se com cada paciente. Nesse sentido, ganha destaque o conceito de "estar em fluxo emocional com o paciente", que, junto com o modelo emotivo-racional de ato clínico, com a importância de gerenciar bem o tempo e com o conceito de comunicação ética e ética da comunicação, demarca os diferentes capítulos.

Dr. Amando Martín Zurro

Agradecimentos

O autor está profundamente agradecido, em primeiro lugar, aos pacientes e, entre eles, em particular aos chamados pacientes difíceis, que sempre foram um estímulo para aprender e exercer a mais rigorosa humildade. Em segundo lugar, aos colegas do grupo Comunicação e Saúde da Espanha e da Equipe de Atenção Primária de La Gavarra, médicos, enfermeiras, profissionais da saúde mental e de serviços sociais. Eles tornaram possível, com seu esforço docente, que a Espanha se destaque em docência de entrevista clínica e relação assistencial. Eles têm sido um permanente estímulo humano e técnico, o que permite afirmar que grande sorte é ter bons amigos que nos tornam bons. Um agradecimento muito especial também aos consultores desta obra, que realizaram sua tarefa de maneira completamente imparcial.

Dedico o presente livro a Elena, Pau-Francesc e Laia, e aos meus pais, Carmen e Francesc.

Consultores da obra

Capítulo 1. Iniciar uma relação terapêutica – Elena Muñoz Seco
Capítulo 2. Escutar o paciente – Nieves Barragán
Capítulo 3. Dados de qualidade para bons diagnósticos – Jordi Cebrià
Capítulo 4. Informar e motivar o paciente – Josep María Bosch
Capítulo 5. O paciente opina – Fermín Quesada
Capítulo 6. Avaliar nosso perfil de entrevistadores – José Antonio Prados Castillejo
Capítulo 7. Docência e pesquisa em entrevista clínica – Juan Bellón, María Teresa Cañavate, Jordi Cebrià
Para os aspectos de bioética: Marc Antoni Broggi

Capítulo 1

Iniciar uma relação terapêutica

Ideias-chave

- O clima emocional de um dia inteiro de trabalho fica configurado nas primeiras entrevistas.
- Não acredite no azar nem nos dias ruins: observe de maneira seletiva as coisas boas que o dia de hoje lhe oferece e verá como pouco a pouco o azar desaparece.
- Estressado? Ou você está estressado para poder reclamar de que está estressado? Deixe de sentir autopiedade e concentre-se no que faz, em cada passo do que faz! Devemos aprender a viver cada instante em sua plenitude.
- Você tem somente uma oportunidade para criar uma primeira boa impressão. Mas devemos dar aos pacientes uma segunda oportunidade. Faça um esforço para visualizá-los de maneira positiva.
- Você se deixa levar por seus "repentes"? Você é rancoroso? Há pessoas que você "gosta ou não gosta", de maneira quase automática? Então você tem um estilo emocional reativo. É conveniente que você analise em que consiste um estilo emocional "*proativo*".
- Lei do eco emocional: você receberá de seus pacientes o que der a eles na consulta. Se der sorrisos, receberá sorrisos, se der hostilidade, receberá hostilidade.
- Estabeleça controles de segurança, principalmente para detectar o cansaço físico ou estados de desconcentração.
- Aprenda a detectar suas emoções "escutando" sua própria paralinguagem.
- Não superestime uma "má" entrada de um paciente. A entrevista é muito flexível. Pode ser que no final o paciente se despeça de você muito agradecido.
- Você vai se aborrecendo à medida que a consulta progride? Periodicamente temos de *reaprender* a ter prazer com as consultas.
- Periodicamente também temos de **reaprender hábitos complexos**, em especial o hábito de sermos pacientes.
- Estamos permanentemente em um equilíbrio instável com nossa preguiça, inclusive a preguiça de ter paciência.
- Muitas emoções têm uma inércia (transformam-se em hábitos). Romper essa inércia passa, em primeiro lugar, por vencer a preguiça.
- Uma boa entrevista começa com um bom domínio do meio e com a leitura dos dados prévios do paciente. Integrar toda a informação possível e já disponível é meio caminho andado.
- O que se pretende que eu faça aqui e agora? A resposta que damos se constitui na intencionalidade (ou primeiro enquadramento) da entrevista. O que ocorre com esse paciente? A resposta que damos são as *hipóteses precoces*. "Estou indo por um mau caminho, não parece que esse paciente esteja com infecção urinária"... Eis um *reenquadramento tipo 1*.

Habilidades básicas na primeira entrevista com um paciente

Na entrevista clínica (Cohen-Cole SA, 1991):

- Estabelecemos uma relação interpessoal.
- Realizamos uma série de tarefas destinadas a estabelecer um diagnóstico.
- Propomos um plano educativo e terapêutico.

Essas tarefas são complexas e, para realizá-las de maneira apropriada, somos influenciados pelas condições de trabalho, pelo clima da equipe na qual trabalhamos e por nosso estado emocional.

Antes de começar a consulta

Como estão meu humor e meu estado de ânimo? Estou disposto e atento ou sonolento e confuso? Essas são perguntas-chave antes de começar a consulta (Quadro 1.1).

Quadro 1.1
Antes de começar a consulta

Margarita chega atrasada ao consultório. Às 7h da manhã seu filho de 4 anos estava com 38°C de febre, e ela teve de acordar sua mãe para levá-lo até sua casa, não sem antes dar a ele um antitérmico e um antibiótico. "Meu filho está tomando mais antibióticos do que as crianças normais", pensa com irritação e culpa. Quando chega ao consultório, é abordada no corredor por uma paciente daquelas que comparecem uma semana sim e outra também: "No fim, tive de vir até o hospital", diz ela. "Faça o favor de esperar!", responde Margarita com aspereza, enquanto pensa: "Hoje os pacientes estão insuportáveis, terei um dia infernal!".

No Quadro 1.1, exemplificamos profecias de autocumprimento: "Estou mal, hoje vai ser um dia horrível, tudo vai sair mal"... A origem desse mau humor pode ser situacional (como no caso ilustrado) ou por mal-estar físico ou psicológico. De qualquer modo, sem perceber *começamos a trabalhar* para ter razão, para nos dar a razão! Para que a profecia se cumpra e dizer: "Eu já sabia: hoje levantei com o pé esquerdo!". Com a estratégia das profecias, parece que temos certo controle sobre os imprevistos de cada dia. Que jogo sujo o do pensamento mágico! Mas é inevitável? Não acredite nisso. Observe a Figura 1.1. Na posição A, vemos um profissional incapaz de abandonar seu mau humor e sua profecia. Contudo, na posição B, o profissional é sensível ao meio. Um dos pacientes brinca e o contagia com seu bom humor ou talvez se mostre agradecido por um sucesso terapêutico. A seta de retorno indica que o processo se reverte: a profecia se dissipa.

Agora vamos examinar a posição C, muito mais interessante. Margarita percebe que "Estou com um humor do cão". "Dei ao meu filho um antibiótico que talvez ele nem precise, apenas para a minha conveniência, e ainda por cima estraguei a manhã da coitada da minha mãe". No entanto, reconsidera: "Bom, fiz a única coisa que podia fazer, escolhi o mal menor, pois do contrário teria de conseguir o dia livre e deixar meus pacientes na mão". "Agora, o que devo fazer é não deixar que minha tensão repercuta em meu trabalho". Para isso, propõe-se de maneira consciente a sorrir para seus pacientes. O que ela pretende com isso? Em primeiro lugar, receber um eco emocional favorável, que reforçará um clima positivo. Se estamos sérios, vamos receber seriedade, se sorrimos, vamos receber cordialidade (*lei do eco emocional*: *recebemos conforme o que damos*). Em segundo lugar, *o sorriso age como uma ginástica das emoções*: tonifica e flexibiliza nosso arco emocional, nossa capacidade para transitar de maneira mais fluida por diferentes sentimentos, sem nos deter na parte negativa do arco emocional.

Consequências práticas:

a) Antes de iniciar a consulta, pergunte-se: como está o meu humor? E minha atenção? Em certas ocasiões, pequenos impactos emocionais têm um grande efeito sobre nosso humor e estragam uma jornada de trabalho. Não permita que isso aconteça. Cuide-se um pouco! (Neighbour R, 1989).

	Estado de ânimo	Cognição	Relação interpessoal	O que ocorre
Posição A	"Que dia de cão"	"Sinto-me estressada, estou com dor nas costas"	"Que paciente chato"	Círculo vicioso: os pacientes confirmam à doutora que são chatos, e ela fica cada vez mais irritada
Posição B	"Que dia de cão" "Hoje também pode ser um bom dia"	"Sinto-me estressada" "Minhas costas doem menos se me distraio"	A relação é boa, os pacientes fazem brincadeiras/piadas	Um dos pacientes inverte a situação, e a doutora pode sintonizar "no melhor de si mesma"
Posição C	"Que dia difícil me espera" "Bom, não vamos exagerar"	"Sinto-me estressada, mas se consigo me distrair e sorrio para meus pacientes vou me sentir melhor"	"Que paciente chato, mas cada um é como é, e sou eu quem deve se adaptar"	Os pacientes veem a doutora como previsível e de humor estável

Figura 1.1 O círculo dos "dias ruins". As setas pretas simbolizam a capacidade para inverter o processo.

b) Faça um esforço para visualizar seus pacientes de maneira positiva. Eles não são "seus inimigos", são pessoas que têm afeto por você. Também não são "chatos", procuram-lhe para aliviar algum tipo de sofrimento. Estão aí porque confiam em você.

c) Monitore seu rendimento com alguns sinais objetivos. Por exemplo, se você escreve à mão, seu tipo de letra irá evidenciar seu estado de concentração. Normalmente, quando estamos muito cansados, nossa caligrafia piora, há menos regularidade no traço. O cansaço também nos leva a suspirar, os olhos e as mãos sofrem leves tremores, é possível que precisemos dissimular um bocejo. Aprenda a detectar esses sinais. Se você os detecta, aplique as normas de "Controle de segurança", comentadas no Quadro 1.2.

d) Às vezes dizemos: "Que inferno, assim não há quem possa trabalhar direito!", mas na verdade se trata de uma estratégia para nos lamentar e evitar o desafio cotidiano de dar *o melhor de nós mesmos*. Quando você pensar: "Estou estressado", diga-se também: "Será que estou procurando uma desculpa para não fazer melhor as coisas?".

Quadro 1.2
Controles de segurança quando estamos cansados

Bernardo percebe por sua letra que está cansado. Nessas ocasiões, há vários truques para evitar erros. Em primeiro lugar, antes de o paciente entrar no consultório, *ele lê com atenção a Lista de problemas* (e o resumo da história clínica, se estiver atualizado) e *aponta aspectos pendentes* (p. ex., "pedir exames", "fazer preventivo"), diretamente na evolução clínica. Quando o paciente relata suas diferentes demandas, *abre um parágrafo* para cada uma delas (para cada caso). Por exemplo: 1) cefaleia; 2) acha que pode ter cera no ouvido; 3) controle do nódulo de tireoide. Se o caso parece complicado, *prefere escrever as descobertas da anamnese e do exame físico antes de concluir a entrevista* (i.e., antes de emitir a orientação diagnóstica para o paciente, escreve: "crepitantes basais, pulso de 98 por minuto, etc."). Isso permite que *ganhe tempo para pensar*. Enquanto vai escrevendo, parece que as ideias se organizam melhor. Finalmente, revisa duas vezes as receitas que prescreveu, perguntando-se: "esse é o remédio correto e a dose correta?".

Estabelecer uma relação terapêutica

Antes de iniciar uma entrevista:

Leia com atenção todos os dados pré--elaborados

Leia relatórios e história clínica realizada por colegas, por exemplo, mas não se deixe influenciar por julgamentos ou comentários do tipo "paciente somatizador", "mal-educado", "pensionista", etc. Faça isso também com pacientes já conhecidos, pois refrescar a memória com a intenção de *redescobrir* o perfil da pessoa que temos na frente é um investimento muito rentável. Objeção: "Não tenho tempo". Nesse caso, priorize a leitura da lista de problemas ou do resumo (*epícrise aberta*) e a última (ou últimas) evolução clínica.

Não menospreze os acompanhantes

Eles podem ser de grande valor como fontes de dados, e sua opinião vai influenciar poderosamente o paciente (por algum motivo, o paciente permite alguém acompanha-lo na consulta). O acompanhante em geral *é nosso aliado*, em nenhum caso nosso inimigo. Objeção: "Se o acompanhante não deixa o paciente falar?". Talvez tente protegê-lo. Estude as estratégias da Tabela 1.1.

Procure criar uma atmosfera cordial e empática

Sempre com naturalidade. Não se force a ser mais cordial do que é normalmente, porque quando você voltar ao seu comportamento habitual seus pacientes pensarão: "Por que ele está aborrecido?". Objeção: "Como sei se meu tom de cordialidade é o correto?" Em geral, nós mesmos não temos como saber. Peça a opinião sincera de um bom colega ou amigo ou comece a se gravar em vídeo e interprete o material com ajuda de um especialista ou seguindo as pautas expostas no Capítulo 6.

Um cumprimento cordial nem sempre consiste em dar a mão

Dar a mão também ajuda, principalmente se é você quem toma a iniciativa. Mas também pode ser tão ou mais importante olhar com atenção para o paciente enquanto sorrimos ou mencionamos seu nome. Procure mostrar pelo menos um "*marcador de clima*" de cordialidade, seja um sorriso ou um comentário agradável e, sobretudo, cuide do *tom de voz*. O tom de voz costuma nos trair se estamos cansados. É "tão sutil" que uma pessoa pode perceber o grau de consideração que temos por ela... simplesmente pelo tom com que falamos! De modo inverso: você pode indicar cordialidade modulando apropriadamente o cumprimento inicial. Objeção: "Posso perceber meu tom de voz?" Como foi dito, em geral, é necessário fazer gravações em vídeo e prestar suficiente atenção; você mesmo poderá se ver cansado, irritado, farto, complacente... pelo tom que

Tabela 1.1 Acomodar um acompanhante que interrompe

Estratégia de *"Esvaziamento da interferência"*: estimule o acompanhante a "esvaziar" completamente suas ansiedades, a nos dizer "tudo". Depois diremos: "Obrigado por essa informação, certamente irei considerá-la; O que acha se agora o paciente nos contar como se sente?".

Técnica da *"ponte"*: o paciente interrompe, mas o profissional não o coíbe, e sim pergunta ao paciente: "Isso que seu esposo diz é o que você sente?" "Qual é sua opinião sobre o que diz seu esposo?".

Técnica de *"pacto de intervenção"*: "O que você acha de agora deixarmos que seu esposo nos diga o que está acontecendo?". Se ainda assim interromper, dizer com delicadeza: "não combinamos que deixaríamos ele falar?".

Técnica de criar *"outro" ambiente*: separamos o paciente do acompanhante. Em alguns casos, diremos aos pais que acompanham um adolescente: "Veja, em geral, nessa idade, os meninos gostam de contar suas coisas sem a presença dos pais, não porque queiram dizer coisas que não contem a vocês, mas simplesmente porque se sentem mais à vontade... vocês teriam a gentileza de esperar um momento na sala de espera e depois entram novamente?". Outras vezes diremos ao paciente que passe para a maca e, com o acompanhante sentado, prosseguiremos com a anamnese.

usa! *Atentar para a nossa paralinguagem* é o controle de qualidade mais simples e imediato que possuímos.

Demonstre ao paciente no primeiro minuto que você lhe dedica sua atenção preferencial. Olhe para ele

Evite fazer outras tarefas no primeiro minuto da entrevista, por exemplo, olhar a tela do computador ou ler a história clínica. Isso nem sempre é possível, mas se precisar ler papéis, olhe às vezes para o paciente para indicar a ele: "Você tem prioridade". Olhar com atenção para o paciente não significa manter o "olhar fixo" nele, o que seria incômodo. Objeção: "E se antes de o paciente entrar eu não tiver tido tempo de ler sua história clínica?". Nesse caso, diga-lhe: "Desculpe um minuto, estou revendo seu histórico". E ainda, "Você teve uma pneumonia aos 20 anos, mas nenhuma outra doença grave, certo?".

Alguns pacientes podem se sentir gratos com os sinais indicando que eles mantêm certo grau de controle sobre a entrevista

Proporcione **controle sobre os processos**. Por exemplo: "Você quer fazer uma cópia desses exames?". "Prefere a medicação em envelopes ou cápsulas?", etc.

Delimite claramente as demandas do paciente

A seguir, algumas técnicas adequadas:

- **Delimitar demanda**: "O que o traz por aqui hoje?".
- **Prevenção de demandas aditivas**: "Deseja consultar por mais alguma coisa?" Às vezes é conveniente repetir a pergunta antes de sair da maca onde é feito o exame físico: "Precisamos ver alguma outra coisa que você ainda não tenha comentado?".

Observe o uso dessas técnicas no Quadro 1.3.

Quadro 1.3
Prevenção de demandas aditivas

Ana conhece bem seus pacientes: sabe quais deles vão direto ao ponto e quais prolongam a consulta em um rosário de queixas. Com essas últimas pessoas não hesita em manter um diálogo deste tipo:

Entrevistadora: O que a traz aqui?
Paciente: A diabete, como sempre, ninguém consegue fazer ficar bem.
Entrevistadora: Mais alguma coisa?
Paciente: A coluna, a senhora sabe... o que a senhora me deu não adiantou nada.
Entrevistadora (novamente fazendo prevenção das demandas aditivas): Mais alguma coisa?

Nesse ponto, alguns pacientes talvez digam com um sorriso: "A senhora acha pouco?". Outros acrescentarão mais algum motivo e, finalmente, também precisarão pensar para "encontrar mais alguma coisa". A habilidade de Ana consiste justamente em reconhecer se o paciente "trazia" de fato algo a mais para consultar. Caso contrário, concluirá rápido:

Entrevistadora (fazendo um resumo das demandas e organizando os conteúdos da entrevista): Se entendi bem, hoje você vem para o controle da diabete e por causa da coluna... Vamos começar pela diabete.

Exemplo prático: prevenção de demandas aditivas

Observe a seguir como o profissional realiza a prevenção de demandas aditivas e interroga sobre problemas prévios. Tudo isso no pouco espaço de tempo de que dispomos? Na realidade, tocar nesses problemas não significa que deva tratá-los ou solucioná-los nessa visita.

Erros a evitar

Erros por falta de controle do ambiente assistencial

Uma boa entrevista sempre começa por um bom domínio do ambiente

Evite as consultas de corredor, ou interrompendo outra tarefa, ou sem as condições necessárias

Tarefas no início de uma entrevista
Abreviaturas: E: entrevistador; P: paciente.

TAREFA REALIZADA	DIÁLOGO
Cumprimento cordial: nesse ponto da entrevista é crucial olhar atentamente para o paciente e sorrir. Desse modo, deverá ter se familiarizado alguns momentos antes com a história clínica.	E: (apertando a mão): O que a traz aqui? P: Muitas coisas e não sei por qual começar. E: Interessam-me todas.
Delimitar o motivo da consulta: não tenha medo de que o paciente expresse tudo o que traz em sua agenda, porque ele o fará de qualquer modo. Se você avançar, terá a vantagem de conduzir o processo! Veja a Figura 1.2.	P: Sinto os ouvidos tampados de cera, todos os anos preciso limpar e, além disso, necessito fazer uns exames porque já me chamaram para operar da hérnia. Ah...! e meus cabelos estão caindo aos montes e estou com os nervos à flor da pele. E: Mais alguma coisa? P: Tenho tanta dor nas costas que não consigo dormir à noite.
Nova prevenção de demandas aditivas	E: Mais alguma coisa? P: Há muito tempo não faço nenhum exame e estava um pouco mal do colesterol. Além disso, todo ano mandavam fazer um exame do coração. Não sei como será que está esse assunto. E: Algo mais?
Negociando o conteúdo da consulta: podem ser úteis fórmulas como "hoje é impossível abordar tudo", "é melhor que esse outro assunto seja visto com mais tempo em outra ocasião".	P: (fica pensativo). E: (não deixe que o paciente improvise outras demandas): Muito bem, então vamos colocar um pouco de ordem: faremos os exames da operação, que também servirão para o colesterol, examinaremos os ouvidos, o cabelo, a coluna e...
O entrevistador introduz objetivos próprios: não esqueça o aforismo: *os pacientes que mais pedem, pedem de tudo, menos o que é realmente importante para a sua saúde*.	...Repassando seu histórico, vi que você sofre dos nervos há anos. Esse é um tema que deveríamos revisar a fundo, como também a questão do coração: Tudo bem se agendamos uma consulta para outro dia? Assim poderemos ver esses aspectos com o tempo que eles merecem. P: Sim, sim, claro. E: Ótimo, agora passe para a maca, por favor.

(dispor do histórico, de tempo e privacidade). Chegar em cima da hora para realizar a consultas é um erro. Sempre há um paciente que precisa ser consultado "primeiro", mesmo que não esteja na lista (e, às vezes, é *razoável* que seja assim).

Outras vezes, há exames para organizar, receitas para assinar, etc.

O domínio do ambiente é chave nas *visitas domiciliares*. Em tais ocasiões, o profissional deve assegurar o *máximo conforto*: abrir a janela para

Entrevista clínica

```
                O paciente expressa um ou vários
                      motivos para a consulta

                         Há outras demandas?

         Sim ↓                          Não ↓

        Conheça-as                  Estabeleça seus
                                    próprios objetivos
```

Exemplo: "Por seu aspecto, o paciente pode ter uma síndrome metabólica: devo ver isso".

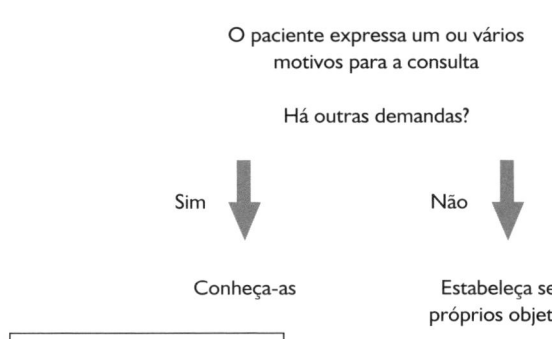

Gostaria de consultar por alguma outra coisa?

↓

Negocie como utilizar o tempo disponível

Exemplo de negociação:
P: Gostaria que o senhor olhasse a dor nas costas e me encaminhasse para um especialista.
E: Vejo que está preocupada. O que acha de examinarmos isso com mais tempo? Agende um horário para...
P: Não pode ver agora?
E: Infelizmente, terminou o tempo que tínhamos disponível para essa consulta, mas você tem toda a razão de que devemos olhar muito bem para isso. Agende um horário para...

↓

Esclareça as expectativas pouco realistas

Exemplo de esclarecimento: "Que pena não termos mais tempo! O que poderemos ver com mais atenção é a questão da diabete".

Exemplo de negociação da visita de acompanhamento:
"Vou marcar uma visita de 20 minutos para a semana que vem. A senhora acha que com esse tempo poderemos examinar seu problema? Não? Infelizmente é o único horário que ainda tenho disponível; se não for esse, teremos de adiar para daqui 15 dias... prefere assim?"

Figura 1.2 "Delimitar os motivos da consulta".

examinar o paciente com luz natural, fazê-lo levantar da cama sempre que possa, deixar no quarto somente um familiar, entre outras medidas. Por exemplo: "Tenha a bondade de abrir bem a janela? Quanto mais luz houver, melhor poderei examinar a paciente... E a senhora, Dona Eugenia, poderia pôr os sapatos e sentar na beirada da cama (ou nesta cadeira)? A senhora é a pessoa que cuida da paciente? Bom, então basta sua presença no quarto, o resto das pessoas pode, por gentileza, sair para preservar a intimidade da paciente? Muito obrigado". Veja a Figura 1.3.

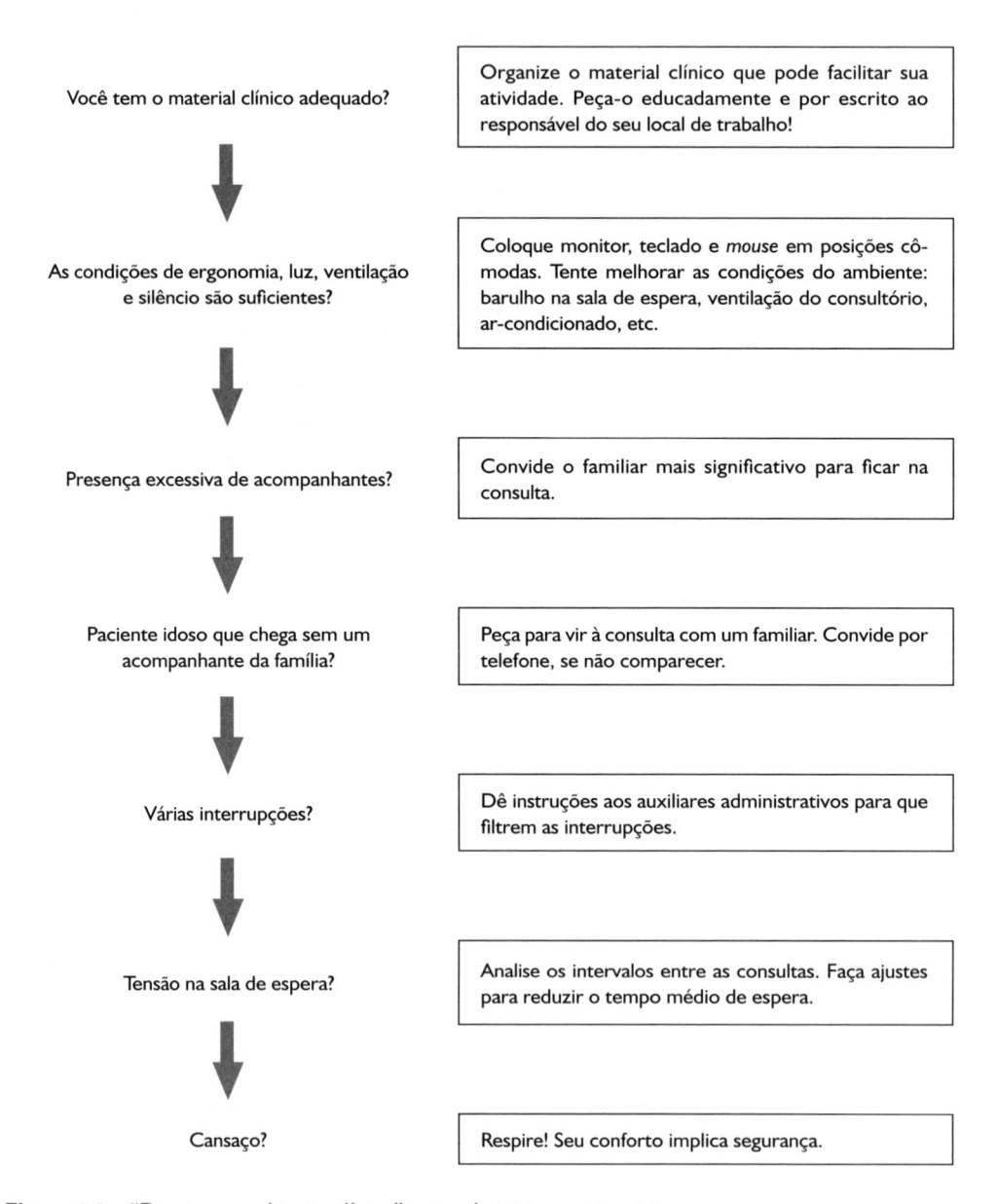

Você tem o material clínico adequado?	Organize o material clínico que pode facilitar sua atividade. Peça-o educadamente e por escrito ao responsável do seu local de trabalho!
↓	
As condições de ergonomia, luz, ventilação e silêncio são suficientes?	Coloque monitor, teclado e *mouse* em posições cômodas. Tente melhorar as condições do ambiente: barulho na sala de espera, ventilação do consultório, ar-condicionado, etc.
↓	
Presença excessiva de acompanhantes?	Convide o familiar mais significativo para ficar na consulta.
↓	
Paciente idoso que chega sem um acompanhante da família?	Peça para vir à consulta com um familiar. Convide por telefone, se não comparecer.
↓	
Várias interrupções?	Dê instruções aos auxiliares administrativos para que filtrem as interrupções.
↓	
Tensão na sala de espera?	Analise os intervalos entre as consultas. Faça ajustes para reduzir o tempo médio de espera.
↓	
Cansaço?	Respire! Seu conforto implica segurança.

Figura 1.3 "Domine o ambiente clínico" antes de iniciar a entrevista.

Proporcione "controlabilidade" a seus pacientes

Os pacientes precisam poder verificar que estão incluídos na sua agenda no dia e na hora registrados em seu cartão de agendamento, saber se ocorrerá algum atraso na consulta, bem como ter previsão da hora em que serão atendidos.

O ideal é que o paciente passe pela recepção para que lhe confirmem a consulta e possam informá-lo sobre possíveis atrasos.

Evite discutir na porta do consultório

Se há confusão sobre o dia e a hora marcados, os esclarecimentos devem ser prestados pelo assistente administrativo responsável, que lhe esclarecerá as dúvidas que possam surgir. Caso se trate de uma consulta urgente, é melhor conduzir o paciente para dentro da sala, sempre com a porta fechada.

Nunca negue atenção a um paciente! Mas, sem dúvida, o paciente deve se adaptar à sua disponibilidade. Por exemplo, ocorreu um erro, e o paciente achou que tinha horário marcado para hoje: "É claro que vou atendê-lo, mas precisamos esperar que haja um intervalo… provavelmente por volta das… horas".

Erros no início da entrevista

* *Tratar pacientes idosos informalmente*

Somente faremos isso quando o paciente pedir.

* *Não delimitar ou dar por óbvio o motivo da consulta*

– Como está?
– Como vão as coisas?
– Está aqui por causa da tosse, não é?

Todos esses são *maus começos*. Os dois primeiros podem ser corretos com a condição de que na sequência se esclareça: "E o que o trouxe aqui hoje?". Não seria a primeira vez que, após meia hora falando da artrose, finalmente descobre que o paciente "vinha só pedir um atestado para frequentar a piscina".

* *Trato rude, impessoal, hostil ou culpabilizador*

– Outra vez por aqui?
– Não lhe disse que não viesse antes de emagrecer pelo menos 5 quilos?

Não esqueça a **Lei do eco**: *o que você não dá em sorrisos, receberá em desgosto*. O tratamento culpabilizador é um *estilo perigoso* que geralmente é aprendido na família. Consiste em "ganhar vantagem" sobre as outras pessoas manobrando a culpa de maneira apropriada. A origem de todo sentimento de culpa é: "Você deveria ter feito tal coisa e não fez". Teoricamente, há um "dever" prévio, que em nosso caso seria: cumprir com a medicação, fazer o possível para recuperar a saúde, pedir alta. O que ocorre é que em uma sociedade adulta devemos respeitar sobretudo a autonomia do paciente. *Nosso dever de beneficiá-lo vem depois, em geral, do seu direito de ser autônomo*. Portanto, devemos mudar de estilo: *não mais culpabilizações*, exceto se essa culpa tem um efeito terapêutico conscientemente prejudicial, e se em troca disso vamos promover diálogos deste tipo:

> Enfermeira: Não acredito que seja possível que melhore de sua bronquite crônica se não deixar de fumar.
> Paciente: Eu não pretendo deixar de fumar, já disse isso mil vezes.
> Enfermeira: Está em seu direito, mas os medicamentos têm um efeito necessariamente limitado. O senhor manda sobre sua saúde, nós temos de nos limitar a informá-lo, mesmo que não gostemos de fazer isso. Se o senhor mudar de opinião, não deixe de vir, podemos ajudá-lo a deixar de fumar.

* *Lembrar acontecimentos trágicos antes de estabelecer uma relação de confiança*

– Está mais recuperada do falecimento de seu esposo?
– Como está assimilando o diagnóstico de câncer de mama?

Essas perguntas podem ser apropriadas para uma fase posterior da entrevista, nunca para iniciá-la!

Curiosidade pouco apropriada
– O que aconteceu no julgamento?
– O senhor é testemunha de Jeová?
– Continua bebendo?

Essas perguntas também podem ser apropriadas para outra fase da entrevista, evite-as no início.

Galeria de situações

Estudaremos:
– O paciente que se apresenta com agressividade latente.
– O paciente que chega com expectativa de curas milagrosas.
– Estabelecer uma relação com a criança-paciente.

O paciente que se apresenta com agressividade latente

"Estou muito braba com você"

Analise a seguinte entrevista. *Abreviaturas: E: entrevistador; P: paciente.*

P: Estou braba com o senhor. Estou muito mal das costas, e o que me dão para tomar não adianta nada.
E: Eu também estou brabo com a senhora. Tenho aqui anotado que não tem tomado os medicamentos para a pressão nem para a diabete.
P: Então vamos ver o que fazemos, porque estou péssima. Não adiantou os supositórios nem os comprimidos. Vamos ver se com as injeções, uma radiografia ou algo... qualquer coisa.
E: Não me estranha o seu estado. Enquanto não confiar no que digo, não vamos chegar a lugar algum.
P: Eu confio em tudo o que for preciso, mas pelo menos vamos ver se tira essa dor que tenho aqui (mostra a cervical), porque tudo isso que me receita não serve para a dor.
E: Quem disse que não serve para a dor? Claro que serve para a dor! Quem lhe disse que não?

Comentários

1. Qual é o principal erro do profissional nessa cena?

Não escutar. O profissional fica na defensiva e é incapaz de escutar. Pensa que, se não responder de maneira imediata e categórica, o paciente vai "engoli-lo" e passar por cima dele. Responde à agressividade com agressividade.

2. Quais são as expectativas da paciente?

A paciente expressa o desejo de receber injeções ou fazer uma radiografia. No entanto, por meio desse pedido um tanto incoerente (por acaso suas dores melhorarão pelo fato de fazer uma radiografia?), é possível vislumbrar o sentimento de *ser levada em consideração*, de que se é confiável e se tome uma atitude. Às vezes, por trás de comentários do tipo: "faça alguma coisa comigo, opere-me, dê-me injeções, o que quer que seja, mas faça algo que me alivie este mal-estar", existe uma certa *coisificação*: "entrego-me a você como objeto, para que me conserte".

3. O que pretende o profissional com suas intervenções?

Sobretudo preservar sua autoridade.

4. O motivo da consulta está suficientemente delimitado?

Não, de fato o médico pode se deparar com muitas demandas aditivas no final da entrevista: "faça-me tal receita", "examine também os meus ouvidos", etc. Os pacientes com certa dose de irritabilidade ou hostilidade costumam fazer demandas aditivas como maneira de "castigar" um profissional que... "não confia em mim".

5. Ocorre-lhe uma intervenção empática para melhorar o clima da entrevista?

Poderia ser, entre outras: "Vejo que está sofrendo" ou, ainda, "essas dores tão persistentes são difíceis de aguentar".

Como o profissional deveria ter atuado?

1. Em vez de agir com agressividade defensiva, dar uma ***resposta empática*** às queixas do paciente, como: "Nossa, sinto muito!".

2. ***Delimitando o motivo da consulta***: "Foi isso que lhe trouxe à consulta ou há mais coisas que deseja consultar?".

3. ***Recondução por objetivos***: "Vamos ao mais importante: como podemos melhorar os seus sintomas?".

Por exemplo:

P: Estou braba com você. Estou muito mal da coluna, e o que você me receitou não fez efeito.
E: (***resposta empática***): Nossa! Sinto muito... (***Esclarecer o motivo da consulta***) Foi esse o motivo da consulta de hoje?
P: Não, também venho porque estou muito nervosa e não durmo à noite.
E: (***fazendo prevenção de demandas aditivas***): Ah, entendo... mais alguma coisa?
P: O senhor acha pouco?
E: (fazendo um ***resumo***): Se estou entendendo bem, você vem pela dor na coluna, por causa dos nervos e porque não consegue dormir...
P: É isso. Estou braba, viu?
E: (***recondução por objetivos***): Pois vamos ao mais importante, que é melhorá-la de suas dores e dos nervos... desde quando você acha que está mais nervosa?

O paciente que chega com a expectativa de curas milagrosas

Observe a seguinte cena. Um paciente chega para uma primeira entrevista com a enfermeira.

Que enfermeira mais simpática!

P: Srta. Rosa, é um prazer tê-la como enfermeira, porque me falaram muito bem de você, e sabe que... estou cheinha de dores por todos os cantos, e ninguém acerta. Consultei muitos médicos, mas nenhum acerta. Por isso entrei para o grupo de relaxamento.
Enfermeira (lendo o histórico): Nossa! Médicos muito bons viram você e fizeram muitos tratamentos. O mais provável é que o relaxamento não funcione muito bem com a senhora.
P: Ai! Não me diga isso! A vizinha do edifício, a senhora Florentina, sabe, está muito contente com o grupo de relaxamento e recomendou que eu pedisse ao meu médico para tratar com você. Ou seja, que aqui estou, completamente em suas mãos.
Enfermeira: Obrigada por confiar em mim, Sra. Matilde, mas cada caso é um caso e, pelo que estou vendo, o seu é complicado... Não tenho muitas esperanças...

Comentários

1. A profissional comete algum erro significativo nessa cena?

Não comete nenhum erro significativo, embora pudesse melhorar. Do nosso ponto de vista, a enfermeira faz bem em não admitir o papel de onipotência que a paciente quer lhe atribuir. Contudo, pode melhorar sua intervenção: sempre é melhor contrabalançar a onipotência que um paciente projeta na parte final da entrevista, de modo que no início o profissional se concentre em delimitar os sintomas e outros aspectos, sem prestar muita atenção aos elogios do paciente.

Lembre-se, observe a força desta combinação:

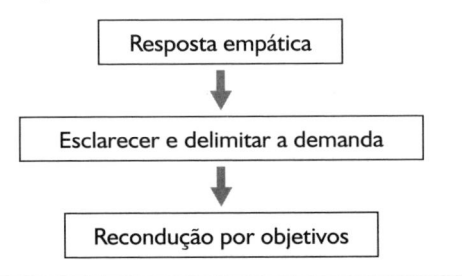

Resposta empática
↓
Esclarecer e delimitar a demanda
↓
Recondução por objetivos

2. O profissional faz uma profecia dizendo que "as sessões de relaxamento talvez não funcionem". É correto ou seria mais inteligente aproveitar as expectativas de cura? Afinal de contas, muitos charlatães tiram proveito do poder de autossugestão dos pacientes...

É possível que essa paciente seja muito sugestionável. No entanto, a pergunta é: quanto pode durar uma cura induzida pela autossugestão? Em geral, dura pouco. Além disso, o terapeuta deve alimentar esses elementos de sugestão de maneira periódica, com um desgaste pessoal relevante. Apelar ou deixar que se instalem elementos taumatúrgicos na relação assistencial sempre tem consequências: a decepção de uma expectativa de bem-estar que dificilmente pode ser cumprida a longo prazo.

3. Em que direção o profissional deve dirigir seus esforços?

A intervenção da enfermeira, reduzindo radicalmente as expectativas, é, sem dúvida, uma postura inteligente. Se as sessões de relaxamento não funcionarem, sempre poderá dizer: "Já imaginava que aconteceria isso", o que desativa o componente reivindicativo de muitos pacientes que se queixam de dor crônica: "Você não é capaz de me curar! Eu tinha tantas esperanças em você!" Esse tipo de intervenção não é possível quando **desativamos as projeções de onipotência**: "Acredito que não faremos nada, mas vamos tentar, por via das dúvidas". Inclusive pode acontecer que o paciente deseje se afirmar diante do terapeuta: "Você dizia que não ia adiantar, mas na verdade acho que estou melhorando". Nesse caso, a resposta pode ser: "Fico contente de ter me enganado, e não há dúvida de que é porque você leva tudo muito a sério; parabéns".

Como devemos agir nesse tipo de situação?

1. Não dê atenção excessiva ou desminta comentários que projetem fantasias de onipotência.

2. Já na fase resolutiva da entrevista, **desative as expectativas do paciente**: "Seu problema não tem uma solução fácil" ou ainda: "Estaria mentindo se digo que vou curá-la rapidamente; infelizmente, não há tratamento milagroso, e as doenças que temos há anos também demoram tempo para serem curadas".

3. Deixe todas as possibilidades abertas, por exemplo: "Neste momento penso que este é o tratamento adequado para você, mas nem sempre se acerta na primeira tentativa; de qualquer modo, temos outras possibilidades de tratamento, inclusive pode ser conveniente consultar outro profissional". Ou com a **técnica de contrassugestão**: "Inclusive ficaria surpreso se um tratamento funcionasse na primeira tentativa".

Vejamos as sugestões aplicadas nessa ocasião a uma paciente com dores crônicas nas quais há um componente somatoforme e depressivo. Nesse caso, o procedimento da doutora para concluir uma primeira visita seria:

> Dra.: (**desativando expectativas de cura milagrosa**): Sra. Matilde, após examinar com atenção seu caso, percebo que você tem um problema com muitos anos de evolução e já passou por muitos médicos, e médicos muito bons.
> P: Sim, é verdade.
> Dra.: Recebeu muitos tratamentos com pouca melhora...
> P: Sim.
> Dra.: (**técnica de contrassugestão**): Eu, com a melhor das intenções, vou recomendar um tratamento para a senhora, mas não espero nenhuma resposta milagrosa. O mais provável é que a senhora não note nenhum alívio nos próximos 20 ou 30 dias, só depois disso, pouco a pouco, é que irá melhorar.
> P: (decepcionada): Puxa vida!
> Dra.: Todas as doenças ou os problemas que temos há anos melhoram só tendo paciência e também com tempo.
> P: E eu que vinha com tantas esperanças!
> Dra.: Prefiro decepcionar a senhora agora e não em alguns meses. Vou ser muito honesta em minhas apreciações e espero que a senhora também dê valor a isso.
> P: Nisso eu dou razão à senhora.

Lembre-se: o paciente acredita que somos onipotentes

```
┌─────────────────────────┐
│     Averigue dados      │
└─────────────────────────┘
             ↓
┌─────────────────────────────────┐
│ No final da entrevista: desfaça │
│   expectativas pouco realistas  │
└─────────────────────────────────┘
             ↓
┌─────────────────────────────────┐
│ Técnica de contrassugestão      │
│ ("inclusive ficaria surpresa se...") │
└─────────────────────────────────┘
```

Estabelecer uma relação com a criança-paciente

Vamos agora ao consultório do pediatra.

Está acontecendo alguma coisa com esta criança!

Mãe: Eu trouxe o Alex (8 anos) porque ele deve estar resfriado ou ter alguma coisa, pois está sem força nenhuma no corpo.
Pediatra (dirigindo-se à criança em tom agradável): Alex, você ficou resfriado?
A criança faz que sim com a cabeça e sorri um pouco tímido.
Mãe: Ele está desanimado e pensei "Isso não é normal", e minha sogra: "Leve ele ao pediatra, que tem uma onda de gripe muito forte"...
Pediatra (interrompendo): Colocou o termômetro nele?
Mãe: Tínhamos um desses automáticos, que se colocam no ouvido, mas acho que não funciona, porque marca sempre 36.
Pediatra: Você está com dor de garganta, Alex? A criança acena que não com a cabeça e olha para a mãe, rindo.
Pediatra: Venha para a maca. Quero olhar você um pouco melhor.

Comentários

1. O profissional comete algum erro nessa cena?

Nessa cena, parece que o pediatra aceita a versão de que Alex está resfriado. No entanto, a mãe, na verdade, consulta porque Alex "está sem força nenhuma no corpo", e o resfriado parece mais uma hipótese induzida pela avó. Dessa forma, realizará um exame físico com a ideia de confirmar uma infecção das vias aéreas, quando na verdade os dados da anamnese são pobres. Talvez encontre a garganta um pouco vermelha e aplique a *lei do um mais um*: "um dado de anamnese que aponta para X corroborado por um dado exploratório = com certeza está com X". Para sua surpresa, a entrevista pode dar a seguinte virada:

Pediatra: Pois de fato estou vendo a garganta um pouco vermelha. Agora há uma onda de um vírus que...
Mãe: Isso pode ser a causa para Alex estar tão cansado?
Pediatra: Bom, pode ser que sim, agora ele não está com febre, mas talvez...
Mãe (interrompendo): Não esqueça que ele está cansado há um mês e meio.
Pediatra: Um mês e meio? A senhora não tinha me dito isso...
Mãe: É o que estava tentando lhe dizer. Ele mudou de uns meses para cá. Tem sido uma criança nervosa, e até a professora já me chamou a atenção.

2. Como o pediatra poderia se opor ao estilo retórico da mãe?

Principalmente com uma boa delimitação da demanda, esclarecendo os adjetivos que a mãe utiliza para descrever o estado da criança e fazendo um mapa de queixas que, em uma segunda fase, irá comprovar com a própria criança. Isso permitiria fazer um exame físico mais orientado, nesse caso, para uma síndrome de fadiga.

3. O pediatra sabe se aproximar da criança?

Nesse momento da entrevista, ele se aproxima da criança de maneira amistosa, procurando confirmar, desmentir ou ampliar o que sua mãe diz. Contudo, o mais provável é que seu esforço seja em vão, porque, enquanto a mãe estiver falando, a criança estará basicamente calada, *em um papel de complementaridade.*

Como devemos agir nesse tipo de situação?

Para fazer a criança falar é preciso proporcionar-lhe um espaço próprio, aproveitando, por exemplo, quando estiver afastada da mãe na maca de exames. É conveniente, nessa situação, iniciar o diálogo com aspectos relativos às suas atividades (lúdicas ou escolares), que nos levarão pouco a pouco em direção ao nosso objetivo. Por exemplo:

> Pediatra: Como vai o violão? Porque eu sei que você toca violão, não é?
> A criança encolhe os ombros.
> Pediatra: Acho que você não gosta mais do violão.
> Mãe: Ele gosta sim, doutor.
> Pediatra: Não, ele não gosta, não é verdade que você não gosta? (com uma mão na cabeça do menino, o pediatra faz com que diga "não"). Viu? Não gosta.
> Alex (rindo): Sim, sim, eu gosto!
> Pediatra: Quais dias você tem aula de violão?
> Alex: Nas quintas, quando saio da escola.
> Pediatra: Em casa, pode praticar ou prefere ver televisão?
> Alex (rindo): Televisão, eu gosto do Programa Operação Triunfo.

Depois de mais algumas perguntas vem à tona um transtorno do sono ligado a horários caóticos e permissivos.

Lembre-se:

– Aproveite a informação que os pais proporcionam.
– Comunique-se diretamente com a criança.
– Não confie nas primeiras hipóteses. Não inicie o exame físico antes de haver realizado uma anamnese mínima.

Conceitos avançados
Trabalhar com comodidade

A comodidade do profissional da saúde *deveria ser considerada um problema de saúde pública.* Sentir que estamos física e psiquicamente bem enquanto escutamos e analisamos os problemas de nossos pacientes tem uma repercussão direta sobre a comunicação e elaboração dos dados, sobre nossos acertos e erros.

Cada um de nós é o *principal responsável* por nossa própria comodidade. Temos aqui uma lista superficial de fatores que devem ser controlados:

Intervalos de consulta dos pacientes

Conselho: procure elaborar uma agenda que estabeleça um equilíbrio razoável entre o tempo de espera dos pacientes e sua carga de trabalho. **Conceito *de Agenda Inteligente*** : é aquela que de maneira semiautomática determina um tempo realista para o paciente em função de seu perfil. Os pacientes jovens, com pouca demanda, podem ocupar sete minutos, ao passo que, para os idosos, com mais de 75 anos, o tempo dificilmente será inferior a 15 minutos. Se o seu programa do computador não dispõe de "agenda inteligente", você pode se aproximar do conceito por meio de instruções dadas aos auxiliares administrativos: "Acima de tal idade, imigrantes e primeiras consultas serão sempre 15 minutos", etc. Recomendamos o sistema de ***Agenda Sanfona***: três ou quatro consultas em intervalos de cinco minutos, seguidas de um tempo livre para recuperação de 10 a 15 minutos. Dessa maneira, você não estará inativo caso falte um paciente e poderá prolongar qualquer uma das consultas anteriores (Borrell F., 2001; Casajuana J., 2000; Ruiz Téllez A., 2001).

Grau de burocracia que se deve assumir dentro do consultório

Conselho: procure que os atestados médicos e as receitas de medicação crônica tenham um espaço totalmente separado das consultas e sejam gerenciados, em seu aspecto burocrático, por um auxiliar de clínica ou administrativo (Casajuana J., 2003).

Ordem na mesa: folhas, receitas, etc.

Conselho: esteja munido de um sistema de bandejas ou de classificadores. Quanto menos objetos tiver sobre a mesa, melhor. Se usamos computador, que esteja sempre do lado, e que nada se interponha entre você e o paciente.

Interrupções: ligações telefônicas, colaboradores, pacientes...

Conselho: treine um auxiliar administrativo para anotar as ligações e deixar passar apenas as que são urgentes ou de determinadas pessoas. As consultas de pacientes podem ser anotadas na Lista de visitas como "Consulta telefônica". Nesse caso, o próprio profissional liga para o paciente em um horário apropriado.

No entanto, a comodidade também deve ser almejada no mesmo ato clínico. A seguir, listamos várias normas:

- Procure seu *bem-estar físico*. Cadeira giratória, telefone sem fio, computador conectado à internet, tenha na geladeira alguns sucos e refrigerantes, etc.
- Procure diminuir a sensação de fome e, de qualquer modo, evite as típicas hipoglicemias de meia manhã (fruto, quase sempre, de um café da manhã excessivamente leve).
- Ventile e climatize o ambiente de maneira adequada.
- Analise o ambiente do seu consultório e proponha todas as mudanças que achar necessárias: ar-condicionado, luz, decoração, etc.
- Tenha todo o material clínico necessário. Peça sem culpas! Não espere que o responsável pela sua equipe ou serviço *interprete* suas necessidades: ele deve estar bastante ocupado. Se não o atenderem, faça o pedido por escrito.
- No consultório, devem estar as pessoas adequadas para o sucesso do ato clínico. Com tato, mas de maneira decidida, peça aos acompanhantes desnecessários para esperarem do lado de fora do consultório. Também, da mesma forma, convide para participar outras pessoas que não estejam presentes.
- Não pense que tem a obrigação de dedicar um tempo indefinido a cada paciente. Seu dever é com todos os seus pacientes, o que significa precisar advertir de vez em quando: "Sinto muito, agora é impossível dedicar mais tempo ao senhor. O que acha de comentarmos este assunto quando...?".

Hábitos básicos de entrevista

Leitura de dados prévios, cumprimento cordial e delimitação dos motivos da consulta.

Com essas ideias básicas já estamos em condições de estudar a estrutura profunda de uma entrevista.

O modelo emotivo-racional. Conceitos fundamentais

A primeira afirmação deste modelo é que a entrevista se divide em duas fases: exploratória e resolutiva. A *fase exploratória* da entrevista agrupa todas as condutas do clínico para chegar a formar uma ideia do estado do paciente (problemas, estado de saúde, diagnósticos), assim como também das estratégias para ajudá-lo. Quando acaba a parte exploratória e começa a resolutiva? No momento em que o entrevistador emite um diagnóstico, propõe um plano ou dá um conselho. Nesse momento, entra-se na *fase resolutiva*. Vamos examinar o que ocorre na parte exploratória.

A parte exploratória começa com uma **situação estimulante**. Entra um paciente no consultório com um amplo sorriso ou reclamando e com sinais de intensa ansiedade ou encontramos ele desmaiado na rua; todas essas são situações estimulantes diferentes. Cada situação estimulante leva a um enquadramento da entrevista. O ***enquadramento, ou intencionalidade, da entrevista*** (utilizamos ambos os termos como sinônimos) consiste em responder à seguinte pergunta: "o que se espera de mim". A resposta que damos, por exemplo, "quer que eu lhe dê algo para o resfriado", "quer um plano para deixar de fumar", etc., é a ***intencionalidade*** ou o ***enquadramento*** da entrevista.

Alguns estudos destacam que nos primeiros minutos da entrevista o profissional imagina toda a sucessão de fatos que ocorrerão, incluindo o possível medicamento que irá receitar. Acontece algo parecido com o seguinte:

> Paciente (jovem, bom estado geral): Não pode imaginar a tosse que tenho, não estou com febre, mas com esta tosse não consigo trabalhar, cof, cof!
>
> Médico (pensa durante frações de segundo: "Parece uma tosse irritativa do tipo viral, o xarope TTT vai fazer bem; deve ter vindo principalmente para o atestado e para o alívio dos sintomas; vou fazer uma anamnese e auscultação breve. Se não houver dados surpreendentes receito TTT em xarope"): Desde quando está com tosse? Teve febre? Está expectorando?... Passe para a maca, por favor.

Sob o termo *"condutas exploratórias"* entendemos todas aquelas perguntas ou manobras de exame físico que se encaminham para confirmar ou desmentir uma hipótese que se forma em nossa cabeça. Por exemplo: "Se este paciente tem sinusite, eu deveria encontrar descarga nasal, dor na região e pontos sinusais positivos", diz o clínico para si mesmo. Está aplicando uma regra de decisão (ou heurística) do tipo: "Se encontro esses dados, encerrarei a entrevista recomendando ao paciente tomar tal e tal medicação".

Também pode ser que novos dados da realidade desmintam as hipóteses precoces que havíamos levantado. Nesse caso, é necessário reenquadrar a entrevista:

> Profissional (pensa para si): Não há nenhum dado exploratório que confirme que o paciente sofre de um resfriado. Vou receitar paracetamol e estar atento para ver se no final da visita admite algum outro motivo que realmente a justifique.

O que é, portanto, um reenquadramento da entrevista? Ocorre quando percebemos que estávamos indo por um mau caminho: o paciente quer outra coisa, diferente daquilo que dizia ou do que interpretávamos que ele queria, ou seu problema é de outra natureza, diversa daquela que inicialmente supúnhamos. Por exemplo, uma criança de 12 anos que se queixa de dores abdominais agudas, identificadas inicialmente como gastrenterite. Contudo, o padrão da enfermidade, que dura uns 10 minutos "assustadores" acompanhados de calor no peito e no rosto, e seu caráter episódico (p. ex., antes de sair para o colégio) indicam que pode se tratar de crises de pânico expressadas de maneira atípica. Nesse momento, "reenquadramos" a entrevista.

Qual é a diferença entre um reenquadramento de tipo 1 e um de tipo 2 (Figura 1.4)? O de tipo 1 ocorre quando reconsideramos as hipóteses precoces. O de tipo 2 obriga a reconsiderarmos o enquadramento geral da entrevista e envolve um novo planejamento do tempo que será destinado ao caso.

Para sermos um pouco mais claros:

- Reenquadramento tipo 1: "Não, você não está com um simples resfriado, na verdade está com uma sinusite". – Reenquadramento tipo 2: "Este paciente acreditava que vinha por um resfriado, mas na verdade veio para falar de seu problema conjugal; se eu entrar nesse assunto irei me estender pelo menos meia hora".
- Reenquadramento tipo 1: "Este paciente de 80 anos, com demência e agitado, não deixa a família dormir, e talvez eu deva, sim, considerar um aumento da medicação ansiolítica à noite". – Reenquadramento tipo 2: "Se a origem do problema não está no fato de o paciente não descansar à noite? Talvez o problema esteja no fato de não haver um acompanhante permanente que o conheça; devo interrogar os familiares".

O principal obstáculo para um reenquadramento tipo 1 é desmentir hipóteses diagnósticas que dávamos quase como certas. A dificuldade para o reenquadramento tipo 2 é ainda maior: o que tentávamos resolver não era o que o paciente queria ou o que nós havíamos interpretado ou o

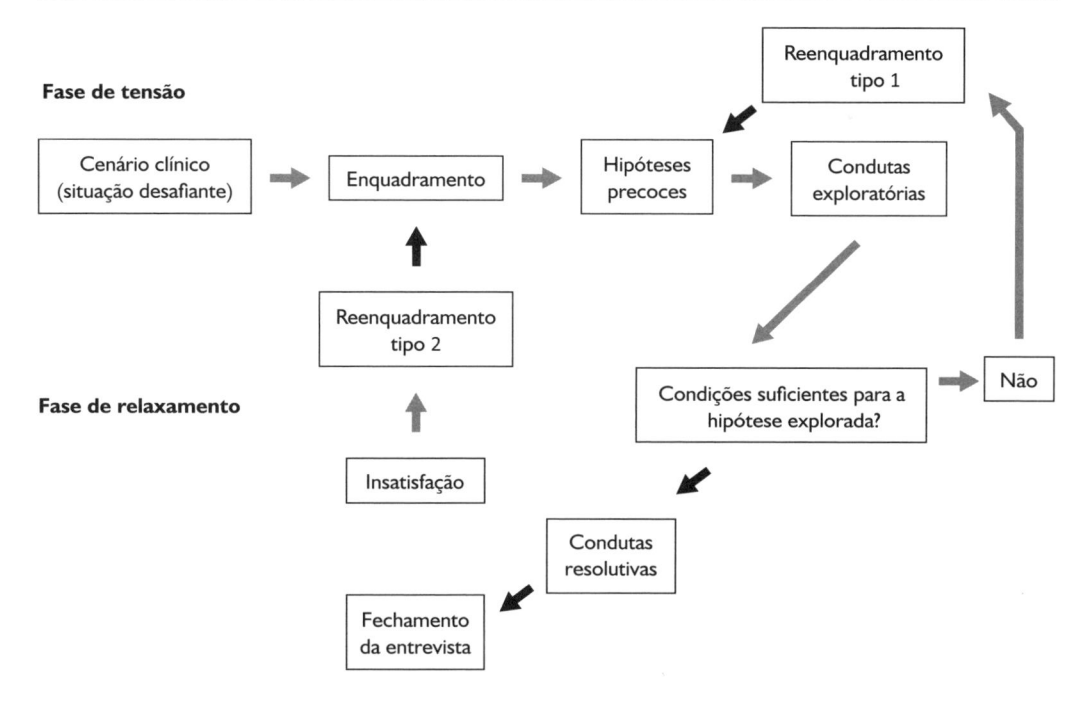

```
                                          ┌──────────────────┐
                                          │ Reenquadramento  │
Fase de tensão                            │     tipo 1       │
                                          └──────────────────┘
                                                   ▲
┌──────────────────┐    ┌──────────────┐   ┌──────────────┐   ┌──────────────┐
│ Cenário clínico  │ →  │ Enquadramento│ → │  Hipóteses   │ → │   Condutas   │
│(situação desafiante)│ │              │   │   precoces   │   │ exploratórias│
└──────────────────┘    └──────────────┘   └──────────────┘   └──────────────┘
                              ▲                                       │
                              │                                       ▼
                       ┌──────────────┐          ┌──────────────────────────┐       ┌─────┐
                       │Reenquadramento│         │ Condições suficientes para a│ →  │ Não │
Fase de relaxamento    │    tipo 2    │          │    hipótese explorada?   │       └─────┘
                       └──────────────┘          └──────────────────────────┘
                              ▲                              │
                       ┌──────────────┐                      ▼
                       │ Insatisfação │              ┌──────────────┐
                       └──────────────┘              │   Condutas   │
                                                     │  resolutivas │
                                                     └──────────────┘
                                     ┌──────────────┐
                                     │  Fechamento  │
                                     │ da entrevista│
                                     └──────────────┘
```

Figura 1.4 Modelo emotivo-racional do ato clínico.

O profissional procura a intencionalidade da entrevista (enquadramento) e aplica condutas de orientação e verificação. Os dados obtidos podem ser suficientes para confirmar algumas das hipóteses precoces (condição de suficiência), momento em que continua resolvendo a entrevista. Caso contrário, é obrigado a reenquadrar as hipóteses precoces (reenquadramento tipo 1). A insatisfação própria ou do paciente ou a percepção de que não estamos dando a ele o que precisa ou veio buscar leva-nos a considerar que é outro o enquadramento geral da entrevista (reenquadramento tipo 2), o que sempre envolve um novo planejamento do tempo.

que era correto para a situação clínica. É muito difícil fazermos esse novo reenquadramento, porque já havíamos decidido "o que havia com o paciente ou o que ele solicitava" e tínhamos feito uma previsão de tempo ("agora vou encerrar a entrevista"). O reenquadramento tipo 2 sempre supõe uma realocação de tempo e, portanto, exige reelaborar o encontro; descobrimos que na verdade o paciente "queria outra coisa". Por exemplo, no caso de um paciente que chega devido a enjoos e somente pouco antes do final da entrevista deixa transparecer um conflito no ambiente de trabalho, o profissional pode pensar mais ou menos o seguinte: "Puxa, agora o enjoo não é por anemia nem por uma causa otológica, mas por *bullying*... mas agora não tenho mais tempo para abordar isso!".

Cordial ou empático? A importância de acolher o paciente

A maneira de acolher o paciente, mesmo que seja a trigésima segunda vez que o consultamos, tem sempre grande importância. Chamamos de **qualidades de superfície** do entrevistador o afeto (tom emocional agradável), o ***respeito*** (tem todo o direito de ser ou de opinar como faz) e a ***cordialidade*** (modo em que damos a entender que a pessoa é bem-vinda e que é bom estar falando com ela), entre outras. **Qualidades profundas** seriam a ***empatia*** (saber se colocar no lugar do outro), a ***contenção emocional*** (saber escutar sem sentir que somos obrigados a "ter soluções para tudo") e a ***assertividade*** (saber em cada momento qual caminho devemos seguir), entre outras. O tom de voz (paralinguagem) tem grande importância na hora de transmitir essas qualidades. Mas há **barreiras de comunicação** para que isso aconteça: tudo aquilo que nos torna diferentes do paciente atuará como uma barreira (nível cultural, idade, sexo, aspecto, etc.), algumas situações clínicas (máxima urgência, surdez ou outras dificuldades de expressão ou de compreensão, etc.)e, de maneira muito frequente, o próprio fato de precisar chegar a um diagnóstico. Vejamos esse último aspecto com mais detalhes.

O modelo emotivo-racional indica que a *fase exploratória* acumula boa parte da tensão emocional. Não sabemos o que devemos fazer nem o que está havendo com o paciente. Justamente nesse momento se espera que sejamos cordiais, quando estamos concentrados ao máximo!

Para atenuar, na medida do possível, esse paradoxo, recomendamos o uso de **marcadores de cordialidade**, que basicamente são: um sorriso ao recepcionar o paciente, dar a mão para ele, chamá-lo pelo nome, olhar para ele com atenção, etc. Transformar esses gestos em um hábito é o desafio. Também **dar controle** ao paciente. Um paciente internado na UTI descrevia como "os piores momentos" aqueles em que manipulavam seu corpo sem que ele soubesse o que pretendiam com isso (mesmo que fosse para lavá-lo).

Não se deixe influenciar pelas discussões na sala de espera e procure não intrometer-se nelas. Observará que, mesmo que um paciente se zangue devido à espera, uma vez que entra no consultório fica calmo (agora já conseguiu a consulta e seu interesse está assegurado, assim como o seu, na medida em que você renda ao máximo solucionando o problema). Por essa razão, não justifique o sistema de marcação de consultas nem discuta a ordenação dos pacientes. Essa tarefa corresponde aos auxiliares administrativos do centro médico.

Mas, voltando ao assunto principal: *é mais importante ser empático do que cordial?* Traduzindo para um idioma claro: é preferível um entrevistador que sintoniza com as *emoções profundas* de seus pacientes, quando elas afloram, em vez de um entrevistador que é pródigo em abraços e saudações, mas que se esquiva das manifestações de tristeza, sofrimento ou dor? Em geral, poderíamos dizer que sim, porque a falta de empatia leva a que o paciente se sinta menosprezado. No entanto, cabe destacar que se não houver uma mínima cordialidade (e paciência) tampouco serão criadas **oportunidades para a empatia**. Para que o paciente revele suas emoções mais profundas devemos dar a ele doses prévias de cordialidade, algo como: "Sinta-se em casa", "O que você disser será bem recebido e tratado com o máximo respeito".

Para finalizar, não esqueça que, se você é forçado a reenquadrar a entrevista, o esforço emocional de fazê-lo o tornará menos cordial e empático. Outro desafio a superar!

O estresse

Você reconhece quando está estressado? Se sua resposta for positiva, deve ler esta seção.

Comecemos com uma afirmação chocante: às vezes *o estresse é o álibi perfeito para justificar nossa falta de ambição profissional*. Toda vez que estamos estressados... não podemos fazer as coisas melhor! Já damos "tudo o que podíamos e ainda mais"...

Cabe perguntar de maneira franca e honesta: de onde vem esse estresse? Até que ponto eu mesmo *produzi* esse estresse? Eis algumas **fórmulas contra o estresse**:

– Estresse originado no mau planejamento de atividades

Nesse caso, há uma pressão excessiva do meio: pacientes agendados a cada cinco minutos, interrupções, urgências que se somam aos pacientes que esperam sua vez... A solução está em programar intervalos realistas entre as consultas e ter uma carga de trabalho adequada, conforme foi citado.

– Estresse originado na falta de controle emocional

Os impactos emocionais negativos criam no profissional uma sensação de atordoamento que o leva a praticar um *estilo de pensamento superficial*. Entra em seu consultório atemorizado e vai fazendo seu trabalho com pressa e sem se aprofundar nos diferentes quadros clínicos. "Estou estressado, estou estressado" repete para si. Claro, está cada vez mais estressado. O caso é que *não se permite refletir* sobre a realidade. Aqui reside a questão do problema: *contra o estresse, reflexão concreta sobre a situação clínica concreta.* Concentrar-se *em cada* instante (e ter prazer no que fazemos).

— Estresse originado na lentidão da tomada de decisões

Para alguns entrevistadores, cada decisão é um ato reflexivo e complexo. Nesses casos, se o profissional não tem automatizada uma série de rotinas básicas que o aliviam de pensar todos e cada um dos passos que dá, o cansaço será enorme, e no final não poderá evitar distrações. Seu objetivo prioritário deve ser, portanto, *automatizar decisões diante de contextos clínicos bem definidos.* Por exemplo: "Em todo paciente com tosse não explicada superior a um mês devo fazer radiografia de tórax". Chamamos isso de construir nossa própria "biblioteca de situações".

Contudo, insistimos na ideia inicial: o estresse pode (e costuma) ser um *hábito emocional.* Quando isso ocorre, torna-se impossível *ter prazer com o trabalho,* sorrir continuamente e fazer brincadeiras com o paciente. Há somente um "devo fazer isso", "devo acabar antes de tal hora", "estão me cobrando um maior rendimento", etc. Quando isso ocorre, não há capacidade para respostas genuínas, somente para as planejadas e que se adaptam ao nosso papel. Na verdade, não estamos plenamente na situação, nela está somente a nossa parte que "deve resolver", e deixamos pelo caminho nosso senso de humor, a curiosidade, a capacidade de nos surpreender e, inclusive, de aprender com o paciente... Um bom exercício diário, antes e durante a consulta, é perguntar a nós mesmos: o que posso fazer para desfrutar desse momento? O que me deixa estressado? O que me irrita?

Prevenir demandas aditivas
Justamente um aspecto que leva ao estresse por irritação são as denominadas "demandas aditivas" no final da entrevista, o típico "Já que estou aqui, por que não examina também minha coluna?". Essas demandas alteram as melhores previsões de tempo e obrigam a reenquadramentos tipo 2, precisamente aqueles que dizíamos que exigem maior esforço emocional. Eis o que, mais ou menos, pensa o entrevistador nesses casos:

— Que situação! Se digo para o paciente que não há mais tempo, posso estragar o bom clima que consegui com ele, mas se reabro a entrevista vou deixar esperando os demais pacientes.

Por essa razão, recomendamos uma *boa delimitação do motivo de consulta* e, quando suspeitamos de que se trata de um paciente com "múltiplas demandas", insistir no típico... "mais alguma coisa?". Ainda assim, vamos encontrar pacientes que no final irão insistir no... "já que estou aqui...". Nesses casos:

a) Não recrimine. Não vale a pena, não conseguirá mudar essa realidade assistencial. Além disso, coloca em risco a sua relação com o paciente.
b) Decida rapidamente se vai atender ou postergar a demanda. Se decide reabrir a entrevista, faça-o sem preguiça: economizará um pouco de tempo. Se decidir postergar, use a fórmula: "Isso que está explicando requer uma consulta completa. O senhor não merece menos. Mas agora não posso oferecer isso. O que acha de marcar uma consulta para daqui a uma semana para vermos esse assunto em detalhe?".

É importante distinguir, quando um paciente acrescenta um motivo de consulta no final da entrevista, se é por vergonha ou porque "vai às compras" e acrescenta coisas para "economizar" seu investimento de tempo.

Conhecer as emoções negativas
O estresse é um tipo de emoção negativa, mas há mais do que isso, sem dúvida.

Em primeiro lugar, quando iniciamos o dia de consulta estamos submersos em um determinado estado emocional. Se nesse momento-chave do dia pensamos:

- Estou cansado e estressado. Tenho de acabar as consultas de algum jeito e ir logo para a casa.

Nesse caso, teremos nos rendido a um estado emocional negativo e claramente perigoso. O fato de trabalhar mal estando cientes de estarmos rendendo abaixo de nossas possibilidades *diminui nossa autoestima e desencadeia um círculo vicioso*, como o que é ilustrado na Figura 1.5.

As emoções negativas que recebemos dos pacientes também podem nos levar ao desânimo e a uma baixa autoestima. Há um **efeito de generalização emocional** que nos faz atribuir as más vibrações que transmite um paciente concreto ao conjunto dos pacientes. Talvez as primeiras consultas tenham funcionado bem, mas a terceira e a quarta sejam desagradáveis (alguém que reclama sem razão, outro que nos culpa, etc.). Pensamos: "O que foi que eu fiz hoje para que me tratem assim?" É um pensamento irracional, mas existe. É possível que respondamos, no cúmulo do pensamento mágico e irracional: "Pois a partir de agora não serei tão simpático com '*eles*', eles vão ver quem sou eu". Desse modo, podemos distinguir dois tipos de entrevistadores:

- Aqueles que se deixam levar pelas emoções dos pacientes e praticam o "olho por olho": respondem à hostilidade com hostilidade, às demonstrações de desafeto com desafeto, etc. É o que denominamos **estilo emocional reativo**, pois reage de maneira similar ao estímulo que recebe.
- Há outros que marcam o tom emocional da consulta, sem se deixar levar pelas emoções negativas que recebem. A isso chamamos **estilo proativo**.

Exemplo: certo tom de bom humor, procurando a cumplicidade do paciente: "veja como está melhor, até consegue rir um pouco". Ou com um paciente hostil: "vamos ver como podemos ajudá-lo", enquanto sorrimos com cordialidade.

O entrevistador proativo não apenas cresce em prestígio diante de sua população, mas também sabe preservar sua autoestima, aspecto mais importante do que saber uma determinada técnica de comunicação.

A importância de uma boa relação assistencial

A partir de meados de 1980, insiste-se na necessidade de que o profissional da saúde adote uma postura focada na vivência da doença e nos interesses do paciente. Essa orientação é denominada "modelo centrado no paciente" (ver Quadro 1.4).

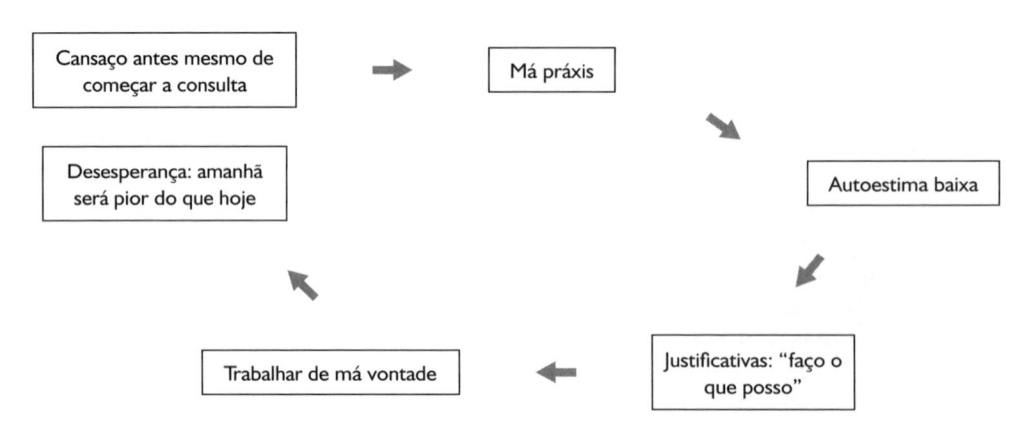

Figura 1.5 O círculo da desesperança aprendida.

> **Quadro 1.4**
> Modelo centrado no paciente. Definição
>
> É uma relação na qual o entrevistador ou profissional da saúde promove uma relação de cooperação em que ambos os protagonistas encontram um terreno em comum para abordar a natureza das preocupações do paciente, decisões a serem tomadas, ideias do paciente sobre o que ocorre ou deveria ser feito e decisões relativas ao que se deve fazer, levando em consideração suas expectativas e experiência pessoal e cultural de doença como membro de uma comunidade.
> Fonte: Lewin SS, 2001; Tizón J, 1989.

Alguns dados empíricos apoiam esse enfoque. Ao que tudo indica, os entrevistadores que trabalham mais os interesses e as expectativas dos pacientes conseguem que eles fiquem mais satisfeitos (Steward M, 1999). Também há outros trabalhos que insistem nos benefícios de esclarecer as demandas dos pacientes (Holman H, 2000). Em geral, quando entrevistador e paciente alcançam um acordo sobre o significado dos sintomas e sobre o tratamento, obtêm também mais satisfação e melhoram os resultados de tipo funcional (mobilidade, atividade) e biomédico (Bass MJ, 1986; Henbest RJ, 1999; Starfield B., 1981). Os entrevistadores com um estilo mais participativo nas decisões têm pacientes mais satisfeitos, seus pacientes mudam menos de profissional (Kaplan SH, 1995). Em apoio ao estilo proativo que vimos, é preciso assinalar que um médico "otimista" pode obter até 25% a mais de satisfação do que um que seja pessimista para a mesma condição médica e prescrevendo o mesmo tratamento (Moerman DE, 2002). Em um estudo com fisioterapeutas, a comunicação não verbal (os sorrisos e, de maneira mais geral, a expressão facial das emoções) foi relacionada com melhores resultados em saúde após três meses de observação (Ambady N, 2002). Essa função terapêutica da relação já era conhecida por Balint (Balint M, 1961). Em suma, um estilo participativo por parte do profissional está relacionado com um melhor controle de patologias crônicas (Greenfield S, 1988; 1985), mas não há acordo sobre se esse controle gera melhores resultados em indicadores de saúde (Mead N, 2002).

Os pesquisadores mais céticos têm dúvidas sobre a conveniência e o grau em que é possível desenvolver, na consulta, um estilo "focado no paciente" (ver a Tabela 1.2) e fazer aflorar todas as suas preocupações e dúvidas. Assim, por exemplo:

– Torío (Torío J, 1997; a, b, c) defende que esse estilo não é o que preferem os pacientes da Andaluzia.
– Bartz (Bartz R, 1999) alerta sobre médicos que acreditam estar "orientados para o paciente" e na verdade não o estão em absoluto.
– Marvel (Marvel MK, 1999) diz que os médicos redirecionam o rumo da discussão antes de que o paciente possa expressar todas as suas preocupações.
– Braddock (Braddock CH, 1997) acha que em apenas 9% das visitas há um processo informado de tomada de decisões. Uma análise hermenêutica durante o processo de tomada de decisões mostra o uso sutil, mas contundente, que o profissional faz da linguagem, seja introduzindo nova terminologia ou dominando o tema em debate (Gwyn R, 1999). Não há diálogos em igualdade de poder.

Como os pacientes nos veem?

Jovells A (2002, 2003) realizou um estudo qualitativo (seis grupos de oito ou nove pessoas de diferentes localizações da Espanha) que lança o seguinte quadro:

– Os pacientes se queixam, basicamente, de um tempo de espera longo.
– Têm uma boa percepção do médico de família quando há continuidade assistencial. No entanto, percebe-se pouco interesse quando se trata de um médico que atende de maneira pontual.

Tabela 1.2 Relação centrada no paciente: características operacionais

- Permite que os pacientes expressem suas preocupações mais importantes.
- Busca o objetivo de os pacientes verbalizarem perguntas concretas.
- Favorece que os pacientes expliquem suas crenças/expectativas sobre suas doenças.
- Facilita a expressão emocional dos pacientes.
- Proporciona informação aos pacientes.
- Envolve os pacientes na confecção de um plano de abordagem e tratamento.

(De Putnam SM, 1995.)

– Têm uma percepção de alta competência profissional.
– As mulheres são mais ativas na busca por informação.
– Há demanda de informação, mas muito ajustada à doença específica que se padece. Em alguns casos, há ambivalência diante de "saber ou não saber" a verdade.
– Considera-se que os médicos são a fonte mais confiável de informação, seguidos dos farmacêuticos. Os profissionais de enfermagem são vistos como bons profissionais, que oferecem apoio e cuidados.

Entre outros testemunhos, queremos destacar:

– A primeira coisa que se espera do médico é que olhe, escute e que, uma vez que explica os sintomas, dê respostas satisfatórias, prescreva um tratamento e recomende exames periódicos.
– Quando dão informação, ela deve ser compreensível, porque às vezes começam a falar, e falar e falar... e você pensa: este cara deve achar que eu estava sentado na carteira ao lado quando ele estudava medicina!

Em relação à enfermagem, dispomos de um estudo de De Haro-Fernández (2002), que, em síntese, afirma que em um ambiente hospitalar apenas 43% dos pacientes eram capazes de distinguir o profissional de enfermagem dos demais profissionais. Seu trabalho, contudo, era bem avaliado nos aspectos de tratamento e comunicação, mas se percebia que tinham pressa (37,5 %) e eram feitos comentários inapropriados continuamente (13%), com um déficit na informação prévia à alta hospitalar (somente 48% dos entrevistados a consideravam clara, útil e suficiente).

Portanto, eis alguns desafios para o século XXI:

1. Devemos criar um ambiente "amigável" no qual se desenvolva a relação assistencial, com suficiente tempo e meios. Dispor de uns 10 minutos, em média, por paciente parece ser o mínimo razoável, sendo inclusive modesto.

2. O desafio não é o sempre tão criticado "paternalismo" do profissional, mas *uma relação fria e técnica, carente de empatia e presidida pela pressa.*

3. A organização e forma de pagamento *deve incentivar o tratamento personalizado* e premiar os profissionais que atendem pacientes difíceis, imigrantes ou com necessidades especiais.

4. Tem sido pouco estudado o *impacto da vida das equipes* no perfil individual de cada médico ou enfermeira, mas em nosso critério é muito relevante. *Cada equipe cria um Ethos, valores a partir dos quais vê e olha o paciente* e, se esses valores estão desajustados, dão à relação assistencial um componente defensivo, irritável ou autoritário, pouco de acordo com o que os cidadãos esperam de nós (que alguns autores chamam *contratransferência grupal* (Bofill P, 1999; Tizón J, 1992).

Resumo

Antes de começar o dia de trabalho
– Atingir um bom nível de concentração
– Visualizar os pacientes de maneira positiva
– Ginástica emocional: sorrir e cumprimentar com cordialidade
– Controle da paralinguagem

Dominar o ambiente físico e emocional da entrevista
– Não há dias ruins se minha disposição for boa
– Agendas inteligentes

Estabelecer uma relação terapêutica
– Saudação cordial:
  Dar a mão.
  Tratar de senhor as pessoas idosas.
  Mencionar o nome do paciente, olhar nos olhos e sorrir de vez em quando.

– Apresentar-nos e apresentar nossos colaboradores/estudantes:
  "Sou............... e apresento meu colaborador .... ao Sr. estudante de...................."

– Criar um clima empático:
  Atenção preferencial (contato visual-facial) no primeiro minuto.
  "Vejo que você trabalha/vive/nasceu..."
  Acomodar o acompanhante: eliminar a interferência, técnica da ponte, pacto de intervenção, criar um novo ambiente.

– Averiguar as fontes de dados já elaborados de que podemos dispor, assim como o motivo da presente consulta:
  "Você possui algum tipo de relatório de alguma hospitalização ou do seu centro de saúde/médico de família anterior?"

– Abrir uma história clínica, se for o caso:
  "Se estiver bem para o senhor, vamos iniciar uma história clínica: você sofreu de alguma doença...?, etc."

– Estudo da demanda e prevenção de outras demandas.

Algumas situações e como enfrentá-las
– Um paciente se apresenta com uma agressividade latente:
  "Sinto muito que os comprimidos não tenham lhe feito bem"
  "Vamos ao mais importante: ver como podemos ajudá-lo"

– Um paciente com expectativas de onipotência:
  "Lamento, mas sou apenas um profissional, não um sacerdote"
  "Vou tentar fazer meu trabalho da melhor maneira possível, mas não espere milagres"
  "Há muitos anos o senhor sofre desses problemas, portanto a melhora também vai demorar em aparecer"
  "Ficaria surpreso se esse tratamento funcionasse na primeira tentativa..."

– Um paciente que se expressa de maneira retórica ou pouco concreta:
  "Poderia me explicar o que você entende por...?"
  "De todos esses motivos de consulta, qual é o que trouxe o senhor aqui hoje?"
  "Poderia me dizer como está sem utilizar a palavra "enjoo"?

– O paciente criança:
  Aproxime-se com naturalidade (não o trate "como criança").
  Apresente atividades de seu interesse.
  Comunique-se diretamente com a criança, mas leve em consideração a informação dos pais.

O modelo emotivo-racional
– Fase de tensão: situação estimulante, enquadramento (intencionalidade) da entrevista, condutas de exploração, condições de suficiência para resolver a entrevista.
– Fase de relaxamento: condutas resolutivas, fechamento da entrevista.
– Reenquadramento tipo 1: "Os dados que encontro não se ajustam às minhas primeiras hipóteses".
– Reenquadramento tipo 2: "A resolução da entrevista que proponho ao paciente não me satisfaz, não satisfaz o paciente ou não resolve o mal-estar do paciente".

Referências

Abadi N, Koo J, Rosenthal R, Winograd CH. Physical therapists' nonverbal communication predicts geriatric patients' health outcomes. Psychology and Aging 2002; 17(3): 443-452.

Balint M. El médico, el paciente y la enfermedad. Buenos Aires: Ed. Libros Básicos, 1961.

Bartz R. Beyond the biopsychosocial model. New approaches to Doctor-patient interactions. J Fam Prac 1999; 48(8): 601-607.

Bass MJ, Buck C, Turner L. The physician's actions and the outcome of illness. J Fam Prac 1986;23: 43-47.

Bofill P, Folch-Mateu P. Problemes cliniques et techniques du contre-transfert. Rev Fran Psychanal 1999; 27: 31-130.

Borrell F. Agendas para disfrutarlas. Diez minutos por paciente en agendas flexibles. Aten Primaria 2001; 27(5): 343-345.

Braddock CH, Fihn SD, Levinson W, Jonsen AR, Pearlman RA. How doctors and patients discuss routine clinical decisions. Informed decision making in the outpatient setting. J Gen Intern Med 1997; 12(6): 339-345.

Casajuana J. La gestión de la consulta. In: Curso a distancia Gestión del día a día en el EAP. Módulo 1: págs. 61-76. Barcelona: semFYC, 2002.

Casajuana J, Bellón JA. La gestión de la consulta en atención primaria. In: Martín Zurro A, Cano Pérez JF. Atención Primaria (5ª edição) Madrid: Ed. Hartcourt S.A., 2003 (no prelo).

Cohen-Cole SA. The Medical Interview: the three-function approach. Sant Louis: Mosby, 1991.

De Haro-Fernández F, Blanca Martínez-López M. Instrumentalizar la comunicación en la relación enfermera-paciente como aval de calidad. Rev Calidad Asistencial; 2002, 17(8): 613-618.

Gwyn R, Elwin G. When is a shared decision not (quite) a shared decision? Negotiating preferences in a general practice encounter. Soc Sci Med 1999; 49: 437-447.

Henbest RJ, Stewart MA. Patient centeredness in the consultation. 2. Does it really make a difference? Family Practice 1990; 7: 28-33.

Holman H, Lorig K. Patients as partners in managing chronic disease. Partnership is a prerequisite for effective and efficient health care. BMJ 2000; 320(7234): 526-527.

Greenfield S, Kaplan SH, Ware JE, Jr., Yano EM, Frank HJ. Patients' participation in medical care: effects on blood sugar control and quality of life in diabetes. J Gen Intern Med 1988; 3: 448-457.

Greenfield S, Kaplan S, Ware JE, Jr. Expanding patient involvement in care. Effects on patient outcomes. Ann Intern Med 1985; 102(4): 520-528.

Jovell A. El Proyecto del paciente del futuro. Proyecto Internacional. Investigación basada en entrevistas en grupos en España. Julio 2001. Apresentado em: Fundación Biblioteca Josep Laporte, MSD, Seminario: El paciente español del futuro. La democratización pendiente. Lanzarote, 5 de outubro de 2002.

Jovell A. El paciente "impaciente". ¿Gobernarán los ciudadanos los sistemas sanitarios? El Médico, 25/4/2003: 66-72.

Kaplan SH, Greenfield S, Ware JE, Jr. Assessing the effects of physician-patient interactions on the outcomes of chronic disease [fe de erratas en Med Care 1989 Jul; 27(7): 679]. Medical Care 1989;27: S110-S127.

Kaplan SH, Gandek B, Greenfield S, Rogers W, Ware JE. Patient and visit characteristics related to physicians' participatory decision-making style. Results from the Medical Outcomes Study. Med Care 1995; 33(12): 1.176-1.187.

Lewin SS, Skea ZC, Entwistle V, Dick J, Zwarenstein M. Interventions for providers to promote a patient-centered approach in clinical consultations. Cochrane Library [4]. Oxford, Update Software, 2001.

Marvel MK, Epstein RM, Flowers K, Beckman HB. Soliciting the patient's agenda: Have we improved? Jama 1999; 281(3): 283-287.

Mead N, Bower P. Patient-centred consultations and outcomes in primary care: a review of the literature. Patient Educ Couns 2002 Sep; 48(1): 51-61.

Moerman DE, Jonas WB. Deconstructing the placebo effect and finding the meaning response. Ann Intern Med 2002; 136(6): 471-476.

Neighbour R. The Inner Consultation. Lancaster: MTP Press, 1989.

Putnam SS, Lipkin M. The Patient-Centered Interview: research support. In: Lipkin M, Putnam SM, Lazare A. The Medical Interview. New York: Springer-Verlag, 1995.

Ruiz Téllez A. La demanda y la agenda de calidad. Barcelona: Ed. Instituto @pCOM, 2001.

Starfield B, Wray C, Hess K, Gross R, Birk PS, D'Lugoff BC. The influence of patient-practitioner agreement on outcome of care. Am J Public Health 1981; 71: 127-131.

Stewart M, Brown JB, Boon H, Galajda J, Meredith L, Sangster M. Evidence on patient-doctor communication. Cancer Prev Control 1999; 3(1): 25-30.

Tizón J. Componentes psicológicos de la práctica médica. Barcelona: Doyma, 1989.

Tizón J. Atención Primaria en Salud Mental y Salud Mental en Atención Primaria. Barcelona: Doyma, 1992.

Torío J, García MC. Relación médico-paciente y entrevista clínica (I): opinión y preferencias de los usuarios. Atención Primaria 1997; 19(1): 44-60 a.

Torío J, García MC. Relación médico-paciente y entrevista clínica (II): opinión y preferencias de los usuarios. Atención Primaria 1997; 19(1): 63-74 b.

Torío J, García MC. Valoración de la orientación al paciente en las consultas médicas de atención primaria. Atención Primaria 1997; 20(1): 45-55 c.

Capítulo 2

ESCUTAR O PACIENTE

IDEIAS-CHAVE

- Escutar é prever o que vão dizer e se surpreender quando não coincide.
- Somente quem é curioso escuta bem, os demais acabam ficando entediados... e se desligam!
- Quem pergunta obtém respostas, mas apenas respostas (Balint M, 1961).
- Quem deixa falar obtém histórias.
- Nos primeiros minutos da entrevista, principalmente se deixarmos o paciente falar, surgirão diamantes em estado bruto que talvez não voltem para ser explorados.
- A empatia não será possível sem antes desenvolver a paciência.
- A empatia, diferentemente da simpatia amigável, mantém uma distância emocional com o sofrimento do paciente, para nos permitir chegar a melhores e mais justas decisões.
- Aquele que não conhece suas zonas de irritabilidade está à mercê de suas emoções negativas.
- A hostilidade encoberta e o rancor, na relação assistencial, fazem com que corramos o risco de cometer erros clínicos.
- Conhecer uma pessoa é descobrir o estereótipo que estávamos aplicando para desmenti-lo!
- Trabalhar nosso ponto de perplexidade consiste em reconhecer que "não sabemos" o que ocorre com o paciente e vencer a tentação de negar ou encobrir isso com soluções "de rotina".

Habilidades básicas para a escuta

Nossa vida são os anos que já vivemos, são os acontecimentos que nos fizeram ser como somos, é o acaso de hoje estarmos vivos diante de outro ser humano, que também é fruto do acaso. Temos a tarefa de compreendê-lo e de nos fazer compreender, porque comunicar é compartilhar, mas comunicar também é arriscar. *Somente compartilha aquele que corre riscos.*

Em que consiste saber *algo* do outro? Começar a saber algo do outro é, em primeiro lugar, questionar aquilo que já sei ou *acredito saber* graças a outras pessoas e processar a informação por conta própria. Estar aberto à surpresa. A outra pessoa não é um quadro estático, mas um esboço que preciso reformular em cada consulta. Saber *algo* do paciente exige também *reaprender* a profissão, porque, diferentemente de uma conta no banco, os conhecimentos que possuímos *não geram rendimentos*. Em poucos anos, para não dizer meses, *o preguiçoso transforma a competência em preconceito*. O preguiçoso contempla o paciente segundo sua conveniência, seja banalizando suas queixas, seja dogmatizando a respeito do que deve fazer ou deixar de fazer, em uma tentativa de retirar do mundo essa complexidade tão incômoda *e poupar o esforço de repensar.* Porque a competência não é um patrimônio, a competência sempre é construída no presente, a partir da criatividade, nos últimos meses de nossa vida, e graças a uma permanente vontade de agir assim e dar o melhor de nós. Competência é essa obstinada *convicção* de que somente quem reflete, ou pelo menos tenta fazê-lo, sobre cada uma das situações clínicas que vive é um bom (e responsável) profissional. Quando, inevitavelmente, erramos, porque somos humanos, a dor moral que experimentamos é atenuada pela profunda convicção de que as decisões tomadas *foram pensadas.*

No lado contrário está o profissional que desiste. A primeira fase para ele é pouco perceptível e, sem dúvida, é *a mais perigosa*. O que jamais ocorre é dizer, da noite para o dia: "hoje vou deixar de ser um bom profissional". É claro que não. O primeiro passo é imperceptível, é o passo em direção à mediocridade. Mediocridade não consiste em fazer mal as coisas, mas em *não querer fazê-las melhor*. O profissional que escorrega para a mediocridade diz... *"só hoje"* vou me permitir visitar um pouco mal os pacientes, *"só hoje"* não me esforçarei para escutar, *"só hoje"* tentarei esquivar o sofrimento dos pacientes dizendo muitas palavras bonitas, *"só hoje"*... Mas o *"só hoje" se transforma* em rotina. Quando a *preguiça* vence não se satisfaz só com o hoje, sempre quer *o amanhã*. Os pacientes começam a pensar (e até a dizer, "Que desaforo!"), *"você não é mais o de antes"*. Quando o profissional aceita isso, aceita nada menos do que perder sua autoestima, e a partir desse ponto desliza de forma inevitável em direção à desesperança. Se ainda existe algum vestígio de saúde mental, irá procurar outras fontes de compensação intelectual fora do trabalho ou dividirá sua atividade em "rotina" e "pesquisa", na busca daquele terreno em que poderá dizer: "olha só do que sou capaz, por favor, *não considerem todo o resto"*. Mas "todo o resto" costuma ser o que mais importa aos pacientes. Todo o resto, na verdade, *é o que conta.*

Por isso, o profissional que está há muitos anos na clínica acaba equiparado com aquele que recém começou: ambos devem olhar para o paciente e para a relação assistencial com os olhos ingênuos do aprendiz. Como diz León Felipe:

> Que não façam calo as coisas na alma e no corpo
> para que nunca rezemos
> como o sacristão as rezas
> nem como o cômico velho
> digamos os versos.
> Não sabendo o ofício o faremos com respeito...

Sobre esses maravilhosos versos, Xavier Rubert de Ventós escreve: *é preciso vencer a inércia dos hábitos* (Rubert de Ventós X, 1996). É preciso recuperar o prazer de trabalhar e transformar o cotidiano em aventura.

Este capítulo vai nos ajudar nesse propósito. Em primeiro lugar, veremos como fazer um primeiro estereótipo do *outro*, um primeiro enquadramento da situação clínica e o quanto é importante estar atentos para desmentir a nós mesmos nesse primeiro estereótipo e enquadramento. Veremos também algumas técnicas para integrar os dados do paciente, *mapear* (desculpem o verbo) suas demandas e queixas, dar um *ponto de fuga* à narrativa do paciente nos minutos iniciais e *descobrir sua maneira de ser* em um gesto ou comentário sem importância. Aprenderemos também a reconhecer quando estamos em *fluxo emocional* com o paciente, quais são as atitudes que nos afastam desse propósito e as técnicas para facilitar sua narrativa, tudo isso em um intervalo de tempo limitado.

Estabelecer uma relação: a imagem do outro

Dizíamos no Capítulo 1 que na entrevista clínica ocorrem três funções principais (Cohen-Cole SA, 1991): estabelecemos uma relação, averiguamos o perfil de saúde e doença e emitimos uma série de informações e conselhos. Vejamos agora como formamos uma imagem da outra pessoa enquanto a escutamos.

A imagem que o paciente nos oferece

Somos muito rápidos rotulando as pessoas. Fazemos isso estereotipando, ou seja, a partir de uma (ou de poucas) característica marcante acreditamos saber se a pessoa é íntegra ou quais tarefas podemos compartilhar com ela. Precisamos fazer isso para prever perigos, condutas, oportunidades... Já a partir da infância destinamos uma parte da inteligência *exclusivamente* para esse fim. É algo que não nos foi ensinado na escola nem na universidade, mas graças a isso nosso meio parece mais seguro. Afastamo-nos das pessoas cujas reações são imprevisíveis. Ou seja, ao mesmo tempo em que nos esforçamos em nos tornar previsíveis para os demais, tentamos antecipar suas reações.

Somente podemos afirmar que "conhecemos uma pessoa" quando, de maneira mais ou menos confiável, podemos *prever sua conduta*.

Não há conhecimento real sem capacidade de *previsão*, isso é o que distingue a mera especulação do conhecimento bem estabelecido. Um método para conhecer melhor o próximo é contrastar as primeiras impressões ou os julgamentos rápidos formados em nossa cabeça com o que mais tarde a realidade pode confirmar. Por exemplo: "Acho que este paciente será desorganizado e terá dificuldades para tomar a medicação". Algumas previsões irão se confirmar, mas outras serão desmentidas. São essas últimas as que oferecem uma oportunidade de aprendizado. *A competência deve ser construída sobre o reconhecimento dos nossos erros*. A seguir, alguns avisos para ficar atentos:

– Uma pessoa que age com decisão não precisa, por isso, ser inteligente ou determinada.
– Uma pessoa muito cordial nem sempre é um bom amigo. A cordialidade é um bom cartão de visita que boas e más pessoas aprenderam a usar.
– Uma pessoa que provoca antipatia pode ser uma excelente pessoa, com grandes virtudes que desconhecemos. E vice-versa.

Como ir além dos chavões na tarefa de conhecer o outro? Os adolescentes são muito radicais na percepção das pessoas: "Achei ele legal/não achei ele legal" são expressões que não aceitam posições intermediárias. Com a idade aprendemos a ser mais moderados e chega um momento em que entendemos quase todos, mesmo que existam pessoas que despertem mais simpatia do que outras. Essa evolução natural é positiva, porque deixa em suspenso os estereótipos negativos, e assim damos uma oportunidade ao paciente para que nos surpreenda, *desmentindo* nossas previsões. Um modo de **neutralizar estereótipos** negativos que formamos em nossa cabeça é perguntar: "E se esta pessoa que acho antipática compartilha comigo este ou aquele interesse (muito apreciado por mim)?".

Vale a pena conhecer as seguintes correções em erros de atribuição (Borrell F, 2001 [Figura 2.1]).

Em resumo, conhecer por estereótipos? Sim, claro, é impossível nos livrar deles. Temos compartimentos mentais em que colocamos as pessoas. O desafio consiste, por um lado, em neutralizar os *estereótipos negativos* e os julgamentos extremos de preto ou branco e em expandir a escala de cinzas e, por outro lado, em conhecer os compartimentos que usamos.

Parte exploratória: entrevista semiestruturada

Há anos defendemos que os profissionais da saúde precisam ter hábitos de trabalho com bases em tarefas bem aprendidas. Denominamos esse agrupamento de tarefas (resumidas a seguir para a parte exploratória) **entrevista semiestruturada.**

1. Revisar a lista de problemas ou o resumo aberto do paciente.
2. Cumprimento cordial.
3. Delimitar o motivo da consulta. Mapa de demandas e mapa de queixas. Patobiografia.
4. Escuta ativa ("ponto de fuga" da entrevista).
5. Averiguar e completar dados.
6. Resumo da informação obtida.
7. Exame físico, se for o caso.

Neste capítulo, abordaremos os quatro primeiros pontos da entrevista semiestruturada.

1. Antes que o paciente entre no consultório: revisar a lista de problemas ou o resumo aberto do paciente

Um dos grandes desafios da entrevista clínica é integrar os dados que *já possuímos* sobre o paciente. O ideal seria fazer uma leitura *completa* da história clínica antes de o paciente entrar no consultório, mas isso quase nunca é possível. Assim, a lista de problemas, a listagem de medicamentos, a planilha de monitoração e a

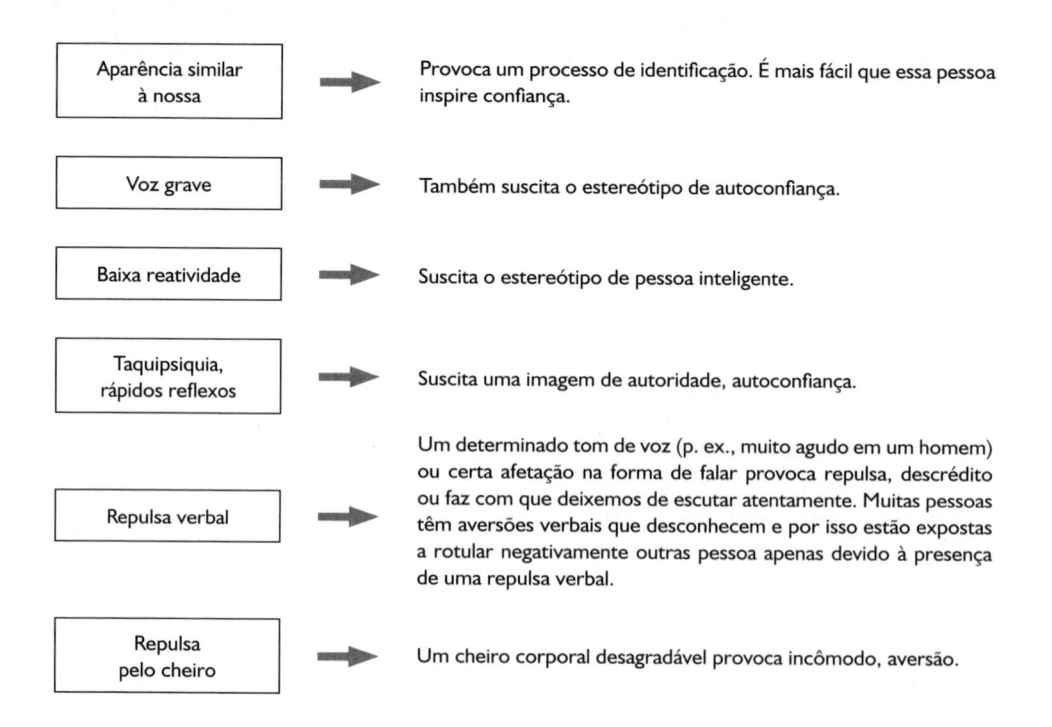

Aparência similar à nossa	Provoca um processo de identificação. É mais fácil que essa pessoa inspire confiança.
Voz grave	Também suscita o estereótipo de autoconfiança.
Baixa reatividade	Suscita o estereótipo de pessoa inteligente.
Taquipsiquia, rápidos reflexos	Suscita uma imagem de autoridade, autoconfiança.
Repulsa verbal	Um determinado tom de voz (p. ex., muito agudo em um homem) ou certa afetação na forma de falar provoca repulsa, descrédito ou faz com que deixemos de escutar atentamente. Muitas pessoas têm aversões verbais que desconhecem e por isso estão expostas a rotular negativamente outras pessoa apenas devido à presença de uma repulsa verbal.
Repulsa pelo cheiro	Um cheiro corporal desagradável provoca incômodo, aversão.

Figura 2.1 Correções em erros de atribuição.

última evolução clínica geralmente são as partes da história clínica que mais nos orientam. Recomendamos a técnica de **resumo aberto** ou **epícrise aberta** (termos equivalentes): consiste em um resumo *que é atualizado a cada consulta* (principalmente quando há novidades) possível de ler em apenas alguns minutos. É onde *explicamos o paciente para nós mesmos*: "desde que enviuvou está triste, pioraram suas crises álgicas e não está seguindo o tratamento corretamente, controla mal a hipertensão arterial" proporciona uma informação diferente de ler uma lista de problemas, como "hipertensão, depressão". O resumo não exclui a lista de problemas, mas pode complementá-la com vantagem. É importante que estejam incluídas frases do tipo: "o principal problema deste paciente é...", "periodicamente deve controlar...", "em caso de apresentar tal complicação sugerimos...".

Um aforismo que cunhamos nos anos oitenta diz: "uma história clínica incompleta permanece incompleta até que chegue um bom samaritano" (Borrell F, 1988). Não perca a oportunidade de completar os dados de base, que aparecem na Tabela 2.1. Para uma coleta de dados de base completa e uma revisão por aparelhos e sistemas, ver Anexo 1.

Uma situação particularmente irritante é quando um paciente entra e olha fixamente para nós. O médico pergunta: "O que o senhor deseja?", e o paciente responde com certo desgosto: "O senhor é quem sabe!". O médico insiste: "O que deseja consultar?", o paciente responde, quase bravo: "Foi o senhor quem me disse para vir hoje ver os resultados dos exames!". O caso põe em evidência a escassa integração de dados antes da consulta.

2. Cumprimento cordial

Devemos dar a mão quando o paciente entra? Dar a mão obriga a olhar de frente e sorrir para o outro. Somente assim é possível amenizar determinadas condutas agressivas do paciente. No entanto, é importante mencionar o nome do paciente e sorrir. São dois marcadores básicos de cordialidade, estudados no Capítulo 1. *Use sempre um tratamento formal*, a menos que se trate de pessoas mais jovens, caso em que pode tratá-las por "você". Controle sua paralinguagem nos primeiros minutos da entrevista: "Estou parecendo cansado? distante?...". Se você controla sua paralinguagem, *controla, até certo ponto, suas emoções mais íntimas*.

A importância do primeiro minuto

O valor simbólico do primeiro minuto de entrevista é inquestionável: significa reconhecer o paciente como centro do ato clínico, e não os papéis nem a tela do computador. Evite interferências de qualquer tipo. Por exemplo, antes de atender o telefone ou consultar a história clínica, podemos dizer: "Desculpe um segundo". Tão simples quanto isso. E para escrever? Recomendamos anotar os dados na história clínica enquanto o paciente tira a roupa para o exame físico, quando o exame acabar ou quando o paciente for embora. Escrever muito não significa ter mais qualidade, porque existe o risco de ficarmos saturados de informação e não conseguir processar o que é *"verdadeiramente importante"*.

Vamos examinar um pouco mais de perto esse processo fascinante de observação, de escuta e de exploração verbal e física. Como age um entrevistador experiente? Ao mesmo tempo em que se esforça para criar um clima cordial, observa atentamente como o paciente se apresenta. Todos os detalhes *nos falam* sobre o paciente (Tabela 2.2).

Tabela 2.1 Dados de base da história clínica

Composição familiar e relações. Trabalho e interesses
Doenças preexistentes, intervenções cirúrgicas, medicamentos habituais
Hábitos: tóxicos (álcool, tabaco, drogas), fisiológicos (urina, fezes) e exercício físico
Dieta quantitativa e qualitativa
Alergias medicamentosas e de outro tipo
Antecedentes ginecológicos e obstétricos

Tabela 2.2 Tudo nos fala sobre o paciente

A maneira de entrar no consultório:	
Dificuldade do paciente em abrir a porta do consultório	Suspeitar apraxia, o que, por sua vez, orienta para déficit cognitivo
Olhar direto, sorriso	Colaborativo
Olhando para o chão em volta da cadeira	Conduta evasiva, interesse em atrasar o início da consulta
Olhar desafiante, testa franzida	Irritação, preocupação extrema
Lassidão da musculatura periorbicular	Tristeza
O paciente senta:	
Na beirada da cadeira	Incomodidade, insegurança, ansiedade
Apoltronado	Indiferença
Braços sobre a mesa (invadindo o espaço pessoal)	Autoconfiança, quer chamar a atenção do clínico
Braços ou pernas cruzados	Defensivo, incômodo
Insinuando levantar	Evitação, vontade de terminar
Abatido, hipotônico	Triste, depressivo
O paciente fala:	
Atento, sincrônico	Colaborativo
Olhos inquietos, voz em falsete, tremor de voz	Ansiedade
Olhos tristes, expira no final das frases, "desliga" como se ruminasse sobre o que disse	Tristeza
Punho fechado, masséteres contraídos	Ansiedade, irritação
O paciente responde a perguntas:	
Vacila, cobre a boca, repete gestos	Insegurança
Sinais de ansiedade, pequenas expressões de irritação	Desagrado
Pigarro, toca o pescoço, lóbulo da orelha ou nariz	Evitação

Modificada de Borrell F, 1989.

Delimitar o motivo da consulta. Mapa de demandas e mapa de queixas. Patobiografia*

A diferença entre uma demanda e uma queixa é a expectativa de que o profissional possa ou não apresentar uma solução. Por exemplo:

Dr.: O que trouxe o senhor aqui hoje?
P: Vamos ver se o senhor pode fazer alguma coisa com esta dor na nuca, porque do zumbido no ouvido nem adianta falar.

Demanda: "resolva minha dor na nuca". Queixa: zumbido no ouvido (o paciente não tem expectativa de solução). Às vezes é oportuno, nesse ponto, fazer um **mapa de todas as demandas** e de todas as **queixas**, dado que o *quadro global* pode contribuir com dados para o diagnóstico. Vejamos como continuaria o diálogo caso o profissional se propusesse a fazer o **mapa de queixas**:

Dr.: Conte-me, por favor, quais outros problemas o senhor tem...
P: (um pouco perplexo): Agora mesmo não saberia dizer...
Dr.: Por exemplo, como sente o resto do corpo?...
P: Agora que o senhor diz, estou com dor nos braços, nas pernas... já tem uns dois ou três meses que não sou o mesmo. Estou cansado.
Dr.: Como o senhor dorme à noite?
P: Eu até que descanso bem, mas fico cansado o dia inteiro.
Dr.: Como está o seu estado de ânimo?
P: Bem, bastante bem. Se não fosse pelo cansaço estaria até otimista.

* N. de R.T.: Patobiografia se refere ao histórico de vida e de doenças da pessoa, como uma linha do tempo que começa com o nascimento, sobre o qual situamos os eventos biográficos importantes (abaixo da linha) até a data atual.

Em geral, o entrevistador inexperiente tenta focar em um único motivo de consulta e, ainda, é intolerante com as pessoas que apresentam vários motivos ("hoje consultaremos a nuca e outro dia veremos a questão do cansaço"). Propomos o contrário: faça um **mapa de queixas e demandas** que seja o mais completo possível, pois é *a única maneira* de chegar ao fundo dos problemas do paciente. No caso exemplificado, observa-se que o paciente está esboçando uma síndrome astênica com polialgias e sem dados que orientem para uma depressão. Portanto, é necessário investigar se também há anorexia e perda de peso, além de outros dados que excluam doença sistêmica. Essa conclusão não seria tão óbvia se tivéssemos nos concentrado exclusivamente na dor na nuca.

A *patobiografia* é outra técnica muito útil em demandas confusas. É recomendada principalmente quando o paciente supõe que você tem alguma informação que na verdade não possui ou quando você iniciou com uma abordagem que possivelmente é incorreta. Por exemplo:

Dr.: Os exames estão perfeitos.
P: Pois eu não entendo o que está acontecendo comigo. Estou a cada dia pior, com mais dores. Ah! O senhor lembra que mencionei que esta perna está falhando? Às vezes, de manhã, eu levanto e caio, porque ela não me sustenta. Eu já disse, mas o senhor não deu atenção.

Nesse ponto, o médico fica confuso, porque absolutamente não lembra que o paciente tenha mencionado esse assunto. Pode ficar tentado a resolver a demanda com uma prescrição sintomática, mas isso seria um erro. Mais tarde, ao revisar mentalmente tudo o que aconteceu, perceberia que se tratava de um paciente *mal resolvido*. Por isso prefere **começar do zero**, aplicando a técnica de *patobiografia*. Para isso, traça uma linha que parte do ano de nascimento do paciente e repassa toda a cronologia de doenças, incluindo a doença atual. Por exemplo:

Dr.: Vamos recapitular a partir do começo. Você nasceu em 1954, teve uma infância feliz? Por quais doenças importantes passou? Quando mudou para a cidade? Como reagiu ao primeiro parto? Já teve sintomas como esses que está tendo agora? Dessa vez, quando começou a se sentir mal?, etc.

Observe a Figura 2.2. Nesta patobiografia, é apresentado o caso clínico de uma mulher que inicia um quadro depressivo após o primeiro parto, o qual se torna mais grave com a morte da mãe e, atualmente, apresenta múltiplas somatizações. Na hora de estudar o significado da doença, não há dúvida de que esses dados estruturados de forma visual serão de grande utilidade.

Para além da demanda aparente

Nem sempre o que o paciente declara como motivo da consulta é aquilo que realmente deseja consultar. Na Figura 2.3, observe a seguinte decisão do clínico especialista: "Estou perplexo: o paciente diz que está aqui por X, mas duvido disso". O entrevistador tem dúvidas razoáveis ou simplesmente intuitivas e, por isso, por enquanto deixa em suspenso a razão verdadeira do encontro. Um clínico

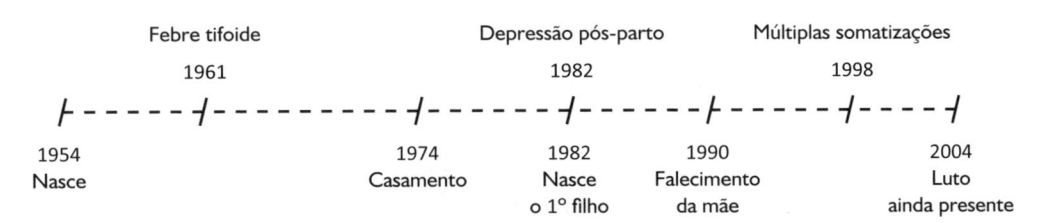

| Febre tifoide 1961 | Depressão pós-parto 1982 | Múltiplas somatizações 1998 |

1954 Nasce — 1974 Casamento — 1982 Nasce o 1º filho — 1990 Falecimento da mãe — 2004 Luto ainda presente

Figura 2.2 Patobiografia da paciente: Eugênia B.

pode demorar anos até ***dominar o ponto da perplexidade***, porque é como admitir que "não sei a razão verdadeira do encontro". Saber que não sabemos. Não saber provoca medo, porque essa é uma forma de fraqueza. Mas essa não é a dificuldade principal. A dificuldade está em continuar trabalhando com uma interrogação, em vez de uma certeza. Dizer: "Bom, não sei se o paciente realmente está aqui para consultar sobre sua obesidade, se deseja um apoio emocional ou se quer o dia livre; não sei, mas por enquanto vou trabalhar com a demanda aparente". Costuma acontecer de no final da entrevista aparecerem novos motivos de consulta (os que realmente preocupavam o paciente) ou demandas concretas que lançam luz sobre todo o processo. Na Tabela 2.3, estão resumidos alguns padrões típicos.

É muito importante descobrir, além das aparências, o motivo real que trouxe o paciente hoje e dessa *maneira* para a consulta, porque disso vai derivar um bom ou um mau uso do

O entrevistador deve perguntar com clareza "O que o traz aqui hoje?", a menos que essa razão tenha sido combinada previamente

- O paciente expressa claramente um motivo de consulta
  - O desenrolar dos fatos o confirma

- O paciente expressa claramente um motivo de consulta
  - O desenrolar dos fatos o desmente
    - Vou trabalhar com a demanda aparente, mas atento a sinais que indiquem a demanda real

- O paciente não é claro
  - *Perplexidade*: "O paciente diz que está aqui por X, mas duvido"

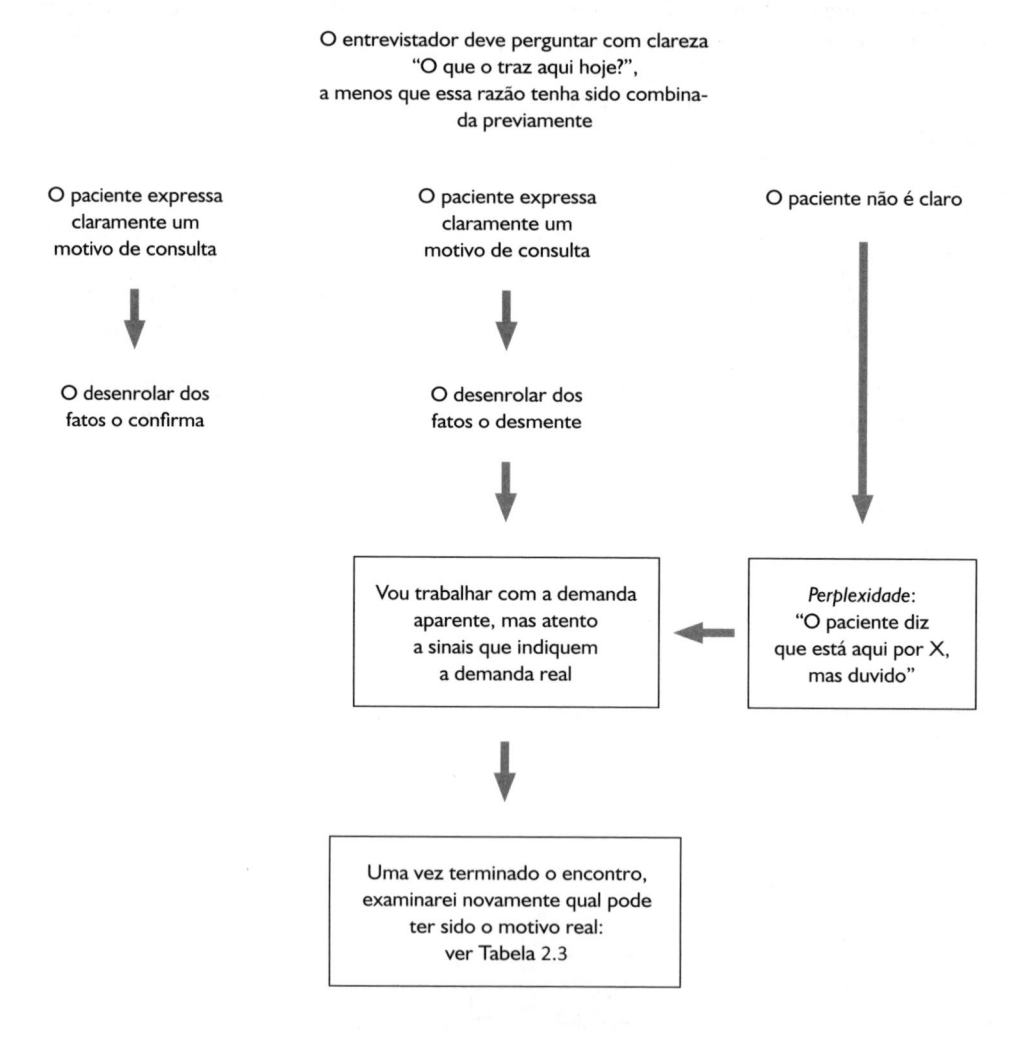

Uma vez terminado o encontro, examinarei novamente qual pode ter sido o motivo real: ver Tabela 2.3

Figura 2.3 O que trouxe o paciente para a consulta? Trabalhar nosso "ponto de perplexidade".

tempo. Um dos aspectos que diferenciam nosso modelo é que afirmamos que não haverá uma boa escuta se o profissional não souber gerenciar o tempo. Se há um atraso indevido, e as pessoas começam a reclamar, o profissional demonstrará impaciência, não poderá ser empático e não terá a postura psicológica necessária para escutar de maneira criativa. O conhecimento da Tabela 2.3 juntamente com as técnicas de administração do tempo, que veremos no Capítulo 5, darão o ponto de assertividade para que possamos dizer: "Vale a pena deixar que o paciente fale sem restrições, estou fazendo bem o meu trabalho e mais adiante vou recuperar esse tempo".

Escuta ativa: "ponto de fuga" da entrevista e técnica de "puxar a linha"

Perguntar muito não significa obter mais informação. Nesse sentido, insistimos em que na fase inicial da entrevista é preciso dar margem para a narrativa espontânea do paciente, tal como mostramos no exemplo a seguir, no qual são combinadas *facilitações, frases interrogativas, frases por repetição e expressões empáticas*.

O exemplo ilustra o que chamamos de *esvaziamento de informação pré-elaborada*. Todas as pessoas que vêm ao consultório pré-elaboraram algum tipo de informação; têm um

Tabela 2.3 Para além da demanda aparente

Alguns motivos de consulta que aparecem nas entrelinhas do "motivo oficial da visita":

Cartão de visita: "Venho com esta demanda (cartão de visita), mas na verdade, como logo revelarei, venho para outra coisa que talvez causaria a rejeição do profissional se eu mencionasse diretamente." **Racionalidade**: o paciente acredita que alguns motivos de consulta são melhor recebidos do que outros pelo profissional; por exemplo, os de tipo somático comparados à ansiedade ou a um mal-estar psicológico.

Demanda exploratória: "Venho com a demanda aparente de um resfriado, mas na verdade o que está me causando angústia é uma lesão genital. Se o profissional que me atender for do mesmo sexo e compreensivo, mencionarei o problema no final da consulta. Caso contrário, não." **Racionalidade**: não há suficiente confiança ou conhecimento sobre o profissional.

Shopping: "Primeiro tenho de conseguir tal produto ortopédico. Depois, se o profissional for querido, acrescentarei nesta ordem: alguma coisa para a pele seca, uma caixa de analgésicos, etc." **Racionalidade**: medo de que o profissional possa negar suas solicitações e interesse do paciente em tirar o máximo proveito do serviço.

Vou fazer que sinta pena: "Mencionarei todas as minhas dores para que ele me atenda bem e perceba que não estou fazendo drama; depois, vou pedir um relatório clínico com tudo o que ele possa incluir, para reconhecerem que tenho um determinado grau de incapacidade." **Racionalidade**: acredita que atraindo a atenção e compaixão do profissional conseguirá esta ou aquela vantagem.

Puxão de orelhas: "Hoje vou prolongar a consulta, mesmo que muita gente esteja esperando, para ele aprender que preciso de um tratamento diferenciado e quando peço uma receita há uma razão. Só se ele fizer tudo o que eu pedir vou embora mais depressa." **Racionalidade**: o paciente tenta moldar a conduta do profissional, para que ele ceda aos seus pedidos.

Cure minha alma: "Está doendo tudo, a cabeça, os braços, as pernas... vamos ver se, consertando pedacinho por pedacinho, ele também conserta a minha alma, que é o que mais dói." **Racionalidade**: o paciente sofre de uma dor moral que aumenta outras dores físicas ou se expressa por meio de uma dor somática; no entanto, vagamente solicita alívio para essa dor moral que se esconde por trás do estritamente físico.

Venho só para desabafar: "Já sei que não vai me curar, nem pretendo isso, mas pelo menos saiba quanto estou sofrendo. Se eu puder falar já é o bastante; também não quero conselhos que não vão servir para nada." **Racionalidade**: o paciente sente certo alívio simplesmente falando, compartilhando e mesmo envolvendo outra pessoa com sua emoção.

Vi o senhor na rua: "Outro dia vi o senhor na rua e pensei 'faz tempo que não vou ao médico', e é verdade, porque imagino que já é hora de novos exames, não é mesmo?" **Racionalidade**: essa é uma referência ao *efeito iatrotrópico* (Feinstein A, 1967) (*yatros*: médico; *tropos*: em direção), para explicar por que agora e não ontem um paciente vem à consulta. Talvez os sintomas sejam mais agudos, talvez escutou uma história na televisão que o assustou, talvez nos viu na rua ou pode ter pensado em alguma outra boa justificativa para vir.

plano que mais ou menos diz: "Quando chegar ao consultório, vou dizer isso e aquilo" e às vezes até mesmo (embora seja menos habitual): "Mas não devo dizer tal coisa, porque não quero revelar que...". Mas no diálogo que segue a pessoa pode baixar suas resistências e até mesmo *pode escutar a si mesma pela primeira vez*. São os **surdos emocionais**, pessoas que não sabem se escutar ou elaborar seus próprios sentimentos (baixo *insight*) se não for em um diálogo real. Essas pessoas, enquanto conversam, podem literalmente *descobrir* que seu relacionamento conjugal não está passando exatamente por um bom momento. São sentimentos instáveis que ganham presença no *ato de afirmá-los como reais*. Quando o paciente diz: "Acho que não há mais amor em meu casamento", não apenas constata a falta de afeto, mas *também* permite tornar isso evidente. Nesse ato, sempre há uma *certa dose de comprometimento* em dizer a verdade e tomar decisões de acordo com essa nova realidade. Precisamos ser consequentes com aquilo que dizemos. Por isso, uma forma de não tomar decisões é não falar sobre nossos sentimentos! Mas, infelizmente, os sentimentos instáveis estão aí, incomodando, lutando para aparecer em um diálogo e dar explicações ao próprio e surpreendido paciente. É vantajoso ter *insight*? Diríamos que uma pessoa com *insight* é aquela que sabe reconhecer seus sentimentos. Em geral, consegue isso *simulando diálogos* (**diálogos virtuais**), na intimidade de seu pensamento, imaginando que está falando com pessoas significativas. Para ter *insight é preciso perder o medo de enfrentar* o que sentimos. Essa é, justamente, uma das causas da surdez emocional: falta de sinceridade ou covardia consigo mesmo.

Em resumo, nos primeiros minutos da entrevista podem surgir comentários do paciente que são autênticos diamantes em estado bruto. Se você não os pegar nesse momento, provavelmente *não aparecerão novamente*.

Técnica de leitura textual e técnica de adição sugerida

Outra técnica muito útil com pacientes de clínica mista é a **leitura textual dos sintomas**.

Consiste em anotar literalmente as expressões do paciente, quase de maneira taquigráfica, e, em um segundo momento, ler essas anotações como se fossem de outro paciente desconhecido. Essa técnica permite minimizar preconceitos (e estereótipos) em relação ao paciente que possam bloquear nossa capacidade de reflexão. Além disso, ao atender pacientes somatizadores é sempre útil coletar literalmente suas expressões, uma vez que o paciente costuma esquecê-las por completo e pensa que "cada vez" são sintomas novos, sentindo-se, dessa forma, alarmado. Lembrá-lo de que "isso que está acontecendo" já ocorreu cinco anos antes (e ler suas expressões literais) pode ser de grande ajuda.

A técnica da **adição sugerida** (Coulehan JL, 1997) consiste em propor ao paciente algo que pensamos que ele quer dizer, mas não tem coragem ou não encontra as palavras adequadas. Trata-se de uma técnica muito utilizada pelos entrevistadores projetivos:

Paciente: Sinto, não sei, um mal-estar...
Entrevistador: Aí, onde está tocando? No peito?
Paciente: Começa no peito e vai até aqui, não é forte, mas...
Entrevistador: Mas assusta...
Paciente: Assusta, porque penso que pode ser o coração.
Entrevistador: Alguém que conhecia teve uma coisa assim... Pode ser?
Paciente: Claro, o meu pai, sim.

É uma técnica que acelera a entrevista e, se for bem usada, ajuda a estabelecer uma comunicação fluida, mas com o risco de cair em **interpretações sugeridas** ou **perguntas de resposta induzida**, por exemplo: será que também está mais nervoso ultimamente? A linha é muito tênue.

O entrevistador experiente vai desenhando uma imagem mental da pessoa e de seu sofrimento enquanto escuta. Por um lado, conta com um plano básico de entrevista (alguns assuntos gerais que deve desenvolver, como, por exemplo, perguntar como, quando e onde do sintoma

Exemplo: "puxar a linha", só alguns litros de café por dia
Abreviações: E: entrevistador; P: paciente.

HABILIDADE	DIÁLOGO
O entrevistador deixa que o paciente delimite o motivo da consulta	P: Tenho uma sensação muito ruim de cansaço. E: Sei, então me conte... P: Há mais ou menos um mês estou desanimada e com enjoo e não tenho vontade de fazer nada.
Facilitação	E: Hum...
Palavras/frases por repetição	P: Já tentei tomar *ginseng* vermelho da Coreia, mas não fez efeito nenhum. E: Nenhum? P: Nenhum. Uma vizinha disse que pode ser depressão e que o *ginseng* é bom para isso, mas eu não acho que seja depressão. E: Ah, não? P: Não, acho que estou exausta...
Empatia + ordem cordial	E: Entendo... continue, por favor. P: Há vários meses tenho um horário totalmente maluco: levanto às 5h da manhã e vou dormir à meia-noite.
Frase interrogativa	E: Não sei como aguentou tanto estresse... P: Aguentei à base de estimulantes...
Palavras/frases por repetição	E: Estimulantes? P: Café e algumas outras coisinhas...
Facilitações	E: Conte, conte... P: Não heroína e coisas fortes, mas algum baseado e coisas assim...
Investiga e completa dados	E: Você passa de... digamos... 15 por dia? P: Não, que absurdo! Não, às vezes vou ao bar à noite e se alguém me oferece posso chegar a 10, mas é difícil. Normalmente são uns três por dia. E: Quais outros estimulantes você usa? P: Não, cocaína não. Já usei, mas agora não, já tem uns meses que não. E: Coca-cola e assemelhados? P: Só café, mas na medida, viu? E: Na medida para você é quanto? P: Alguns litros por dia. E: Hum...

principal), mas ao mesmo tempo se pergunta "como eu iria me sentir nessas circunstâncias?". É uma *escuta empática*, na qual se imagina com os sintomas do paciente.

Enquadramento e reenquadramento da entrevista. Resistências

"O que ele quer de mim?" A resposta que damos a essa pergunta em cada momento da entrevista é o **enquadramento ou a intencionalidade da entrevista**. Por exemplo: uma mãe procura a enfermeira para um aconselhamento sobre regras de alimentação. Tudo transcorre bem até o momento em que a mãe **sai do roteiro** e começa a chorar. A enfermeira primeiro fica surpresa, depois fica irritada (há muitas pessoas esperando sua vez), mas, finalmente, percebe que está em uma entrevista do tipo "cartão de visita" (Tabela 2.3) e se pergunta: "O que ela quer de mim?", "Neste momento, quer apenas que a escute". É isso que faz e, logo em seguida, surge um grave problema conjugal. A enfermeira pergunta novamente "O que quer de mim?" "Não acredito que esteja esperando um conselho, quer apenas desabafar". Contudo, a paciente diz: "A senhora acha que eu devo me separar do meu marido?". Novamente a enfermeira precisa reenquadrar a entrevista: "O que ela quer de mim?". Um conselho para o qual não tenho suficiente informação nem formação psicológica. Portanto, devo deixar claro para a paciente que não podemos abandonar um enquadramento de escuta empática; não estou preparada para uma entrevista tipo *counseling*.

Algo parecido ocorre nesta outra sequência: um paciente declara: "Venho pedir um atestado porque estou com uma bronquite terrível". "O que quer de mim?", pensa o médico: "Um atestado para se afastar do trabalho devido à bronquite, mas também observo nele perda de peso... peso o paciente e constato que a perda de peso não é voluntária. O que quer de mim? O paciente ficaria contente só com o atestado, mas meu profissionalismo me obriga a investigar as causas da perda de peso; vou sugerir um exame".

Nesse segundo caso, observe que o reenquadramento não depende apenas do paciente, mas daquilo que o profissional considera uma boa práxis, algo que pode variar em cada momento histórico.

Por trás de um enquadramento de entrevista, há uma *previsão de atividades* necessárias e uma *previsão do esforço* que essas atividades exigem (Beach LR, 1990). Quando um paciente diabético diz à enfermeira que seus pés doem, a enfermeira projeta imediatamente sua própria imagem levantando da cadeira, tirando os sapatos e as meias, suportando o cheiro dos pés do paciente, etc. Pergunta-se: "Para que vai servir esse esforço?". Não há dúvida de que será grande, porque se trata de um paciente diabético que pode ter problemas neuropáticos. Mas a mesma queixa vinda de um paciente jovem e saudável poderia ser resolvida com um conselho de "banhos de água com sal".

A seguir, já para resumir, são mostrados os tipos de resistências ao reenquadramento:

– **Resistência ao esforço físico:** por exemplo, resistência em levantar da cadeira (o típico "por favor, poderia medir minha pressão arterial?") ou em fazer uma visita domiciliar ("logo agora que deveria ver tal paciente terminal, começou a chover horrores!").

– **Resistência ao esforço cognitivo:** por exemplo, resistência em considerar diagnósticos psicossociais quando estávamos seguindo uma pista orgânica ("Se esse enjoo fosse por depressão? Não! Não pode ser, porque isso seria entrar em um terreno complicado, ufa, que preguiça!"). Temos medo de expor diante de um paciente que **está sem apetite** a hipótese de uma depressão e pensamos "posso acabar passando por alto coisas mais importantes". Temos medo de que, ao olhar demais para o aspecto psicossocial, possamos acabar esquecendo o aspecto biológico. Em outras palavras: **desconfiamos de nós mesmos**. Sabemos que uma hipótese sedutora, lançando certa luz sobre o caso, **paralisa outras buscas**. Em resumo: justamente porque não dominamos os reenquadramentos pressentimos o perigo de ficarmos presos às primeiras hipóteses formadas em nosso cérebro. Assim, optamos pela via segura **e proibimos expressamente a nós de pensar no aspecto psicossocial até descartar o aspecto orgânico**. Por isso, chamamos de *"salto" psicossocial* a passagem de hipóteses orgânicas para psicossociais e recomendamos fazer desse "salto" um hábito automático.

– *Resistência ao esforço emocional:* por exemplo, quando emitimos um diagnóstico dizendo "Tenho certeza de que você está com tal coisa", e os dados posteriores não apontam nessa direção. Nessas ocasiões, *comprometemos nossa autoestima*. Quanto mais arrogante, presunçoso e petulante for um profissional, mais teimará em suas primeiras hipóteses, como se nisso estivesse em jogo seu amor próprio. Até o simples fato de fazer um diagnóstico antes de acabar toda a entrevista torna mais difícil retificá-lo. Nunca emita um diagnóstico de maneira precipitada, utilize o tempo que for necessário.

Erros a evitar

Erros de atitude

* *"Já sei o que está acontecendo com o paciente"*

"Apenas observando como o paciente entra no consultório praticamente sei o que está acontecendo com ele." Esse comentário pode ser, até certo ponto, verdadeiro (um bom observador é capaz de perceber muitas coisas), mas também costuma ser fruto da preguiça. Uma coisa é imaginar, a partir da nossa realidade, o que pode estar acontecendo com o paciente (o que Bennet MJ [1998] chama *simpatia por lembrança*) e outra é se aproximar do seu mundo, de suas crenças, expectativas e formas de interpretar a saúde e a doença (isso sim é o que chamamos de *esforço empático*). Isso exige uma atitude de imparcialidade diante do que é dito, mas esse respeito não deve ser equivalente à neutralidade. Podemos discordar ou confrontar as crenças do paciente com as nossas, mas sempre orientados para o benefício do paciente (e não para "quem tem razão").

* *"Sou apenas um técnico"*

"Os pacientes não podem esperar de mim empatia ou cordialidade. Isso não é um consultório de psicólogo, era só o que faltava. Eu posso oferecer meus conhecimentos técnicos, mas não estou aqui para cumprir o papel de "papai ou mamãe" e muito menos para solucionar a vida deles. Eu entendo de doenças, não de felicidade humana."

Esse discurso é constatado entre médicos e enfermeiras de hospital e de atenção primária e até mesmo entre alguns psicólogos e psiquiatras. Em alguns serviços clínicos, isso vai além e se faz "escola" da antipatia ou da frieza do técnico, ao ponto em que é possível ouvir o seguinte comentário: "Ele se formou com fulano, por isso tem esses (maus) modos". Que maneira de fazer escola! Por isso afirmamos que o problema atual na relação assistencial não é o paternalismo, mas a frieza do técnico. Além disso, a crítica ao paternalismo pode ser um álibi para justificar esse novo estilo frio e distante. Observe o seguinte comentário: "Eu dou ao paciente a informação que possuo, e ele decide o que fazer. Mas não me envolvo em seus sentimentos e não permito que seu sofrimento me afete".

É um comentário que evidencia o medo à outra pessoa, medo de estabelecer relações de amizade, de "doar-se" na relação assistencial. Esse estilo, no modelo proposto por Emanuel EJ (1999), seria equivalente a ser um conselheiro asséptico. O diálogo seguinte é típico de um conselheiro asséptico:

> *Abreviações: Dr.: Doutor; P: Paciente.*
> Dr.: Uma possibilidade é operar e outra é usar meias elásticas e adotar medidas posturais.
> P: O que o senhor faria?
> Dr.: Isso é a senhora quem deve decidir. Eu já informei sobre as chances de sucesso ou fracasso.
> P: Então não vou operar.
> Dr.: Concordo, mas não esqueça que essas varizes, sem dúvida, vão lhe trazer problemas.
> P: O que o senhor faria?

Dr.: Minha opinião é irrelevante. A senhora é quem deve decidir.
P: Então eu vou operar, está decidido...
Dr.: Concordo, mas que fique bem claro que a decisão é sua, não minha.
P: Pois então não opero.
Dr.: A senhora é quem sabe... depois vai chegar aqui com uma flebite e verá como se sofre...

Em qualquer relação humana é impossível deixar completamente de lado as emoções e os sentimentos. Cuidar do paciente, como dizia Peabody FW (1984), só é possível com certo afeto positivo, essa qualidade emocional solidária que concordamos em chamar de empatia. Não é preciso ficar aos beijos e abraços, basta, simplesmente, um olhar de compreensão, uma palavra de ânimo, uma *simpatia minor,* por assim dizer, que evidencie nossa **preocupação personalizada** com o paciente... ou será que o paciente não tem direito a isso? Às vezes, essa preocupação do profissional existe, mas ele não aprendeu a transferi-la para a relação. Um profissional preocupado com o paciente talvez se mostre distante ou cínico na aparência. Viemos de uma cultura do pudor que condena a expressão dos sentimentos, principalmente quando são positivos. Contudo, fazer isso de maneira honesta é um passo importante para construir confiança.

Queiramos ou não, *somos parte das influências* que o paciente *deseja* receber. É por isso que ele vem até o nosso consultório. Além disso, estamos capacitados como poucos para dar **conselhos personalizados** e, inclusive, para assumir determinados riscos. Claro que o tom sempre será de muito respeito com as crenças e decisões do paciente, mas isso não impede que uma parte do nosso trabalho seja justamente colocar a melhor decisão (e o melhor de nós mesmos) a serviço daqueles que nos consultam. No exemplo anterior:

P: O que o senhor faria?
Dr.: Em primeiro lugar, devemos partir do princípio de que é a senhora quem decide, porque apenas a senhora sabe o medo que tem de uma operação e conhece suas próprias condições de trabalho, familiares, etc.
P: Sim, claro... mas, se fosse um familiar seu, o que o senhor recomendaria?
Dr.: Nesse caso, diria para fazer a operação, porque a evolução das varizes em suas pernas será ruim, e há um risco bastante provável, a longo prazo, de desenvolver tromboflebite e outras complicações. É claro que uma operação também tem riscos. Os mais frequentes são, depois da anestesia geral, os seguintes... (enumera). Do meu ponto de vista, fazendo um balanço entre o risco de operar e o de não operar, é bom operar, mas a senhora deve entender que há uma anestesia geral envolvida.
P: (depois de refletir): Acho que não vou operar. Tenho muito medo da anestesia.
Dr.: É uma decisão que eu respeito. Se mudar de opinião, não vacile em entrar em contato comigo.

* *Atitude prepotente*

Os pacientes devem obedecer a ordens. Quando são pegos *em flagrante* saindo da dieta ou não tomando os medicamentos, é necessário repreendê-los. Essa atitude pode ser aceita por determinados pacientes, mas pode gerar forte rejeição em outros. Repreender é um dos atos mais típicos de uma relação paternalista. Mas, às vezes, pode ser necessário, como demonstra o comentário de alguns pacientes: "(o profissional) ficou muito sério e me censurou com toda razão, porque não tomei os remédios". Mas para repreender é preciso cumprir com uma condição emocional e outra pragmática. Quando nos irritamos porque um paciente faz "o que bem entende", devemos refletir sobre qual é a parte da irritação que corresponde à nossa autoestima ferida e qual parte é causada pelo mal que o paciente está fazendo a si mesmo. Só podemos repreender o paciente por essa segunda parte, a primeira deve ser neutralizada. A condição pragmática consiste em que se repreendemos é porque acreditamos que isso **terá alguma utilidade**. Às vezes somos conscientes de que repreendemos sem qualquer efeito sobre o paciente, mas fazemos mesmo assim, como uma forma de nos livrar da responsabilidade ("eu já tinha dito a ele").

Um profissional que repreende muito pode ter um **estilo culpabilizador**. Esse estilo costuma ser aprendido no seio da família de origem. Quando crescemos em um ambiente assim, as relações interpessoais se assemelham a um duelo de espadachins, no qual cada parte tem "vantagem ou desvantagem" registradas em um livro de prestação de contas com seu "crédito e débito". É claro que toda relação humana inicia com um "dar e receber", mas as coisas não funcionam se isso é o que predomina. "Você deveria ter feito...", "Onde vamos parar se você não leva a sério...". Pouco importa se o profissional tem ou não razão, o que importa é o clima que ele cria na consulta. Então devemos deixar de "repreender" os pacientes? Não totalmente, mas quando decidimos fazê-lo, de preferência poucas vezes, vamos fazer isso *por eles*, e não para satisfazer uma necessidade emocional pessoal!

* *Desconhecer nossas zonas de irritabilidade*

Cada profissional tem zonas de irritabilidade no tratamento interpessoal. É bom que você conheça suas zonas de irritabilidade (Tabela 2.4).

Se não conhecemos nossas zonas de irritabilidade, acabamos ficando expostos a um desgaste emocional diário e persistente. O patrimônio de um clínico é construído no dia a dia, como se fosse maratonista, e não em uma corrida de 100 metros. Tudo o que corrói a qualidade da vida profissional deve ser analisado e reconduzido e, acima de tudo, nossas próprias emoções negativas. Isso quer dizer que não devemos expressar nossas emoções negativas? Não. Podemos fazer isso quando:

– Fazemos isso para beneficiar o paciente e não como válvula de escape para a nossa própria tensão emocional.
– No final da entrevista, quando já chegamos a uma solução terapêutica ou já obtivemos

Tabela 2.4 Pontos que são motivo frequente da irritação dos profissionais e como transformá-los

---

Pacientes que em um determinado momento dizem: " A senhorita é muito jovem, não é?"
Diálogo interno que esses pacientes provocam: "Cretino! Será que não percebe que sou uma doutora? Está dizendo isso só para incomodar".
Resposta inteligente: Vou dizer, com um sorriso e sem irritação: "Não! Eu sou doutora/enfermeira, não sabia?".

Pacientes que exigem exames complementares ou conclusões/resultados de outros especialistas, antes de termos avaliado o seu problema.
Diálogo interno que esses pacientes provocam: "Quem ele pensa que é? Não sabe que sou um ótimo profissional?".
Resposta inteligente: "Primeiro vamos examinar seu problema".

Pacientes para os quais "nada parece bom".
Diálogo interno que esses pacientes provocam: "Se eu faço tudo errado, porque não procura outro profissional?".
Resposta inteligente: Vou dizer: "Percebo que o senhor está mal", e não interpretarei como um fracasso pessoal.

Pacientes muito falantes.
Diálogo interno que esses pacientes provocam: "Egoísta! Não é capaz de escutar".
Resposta inteligente: "Deve estar se sentindo muito solitário; vou lhe escutar um pouco para aliviar sua solidão".

Pacientes que não vão embora do consultório.
Diálogo interno que esses pacientes provocam: "Será que não percebe que estou cansado e seu tempo acabou?"
Resposta inteligente: "Vou levantar da cadeira e acompanhá-lo cordialmente até a porta".

---

dados suficientes para formar uma ideia do problema do paciente.

Dizemos que uma relação assistencial presidida por sentimentos de mútua colaboração significa *"estar em fluxo emocional com o paciente"* (Goleman D, 1996). A seguir, algumas dicas para entrar nesse fluxo:

Abreviações: P: Paciente; Dr.: Doutor.
P: O senhor sempre receita esses comprimidos, mas o que eu preciso é uma radiografia.

Dr.: Vou levar isso em consideração. Sempre valorizo o que o paciente acha que deve ser feito. O que acha de agora passar para a maca para fazer o exame físico?

O profissional usou uma técnica que chamamos **concessão intencional**. Não cede de maneira imediata, mas "leva em consideração". Isso basta para que o paciente descarregue uma parte de sua ansiedade. Outro paciente entra da seguinte maneira:

P: Puxa vida! Outra vez trocaram o médico, desse jeito não dá!
Dr.: (com um sorriso): Entendo sua irritação. (Recondução por objetivos): Mas já que nós dois estamos sentados aqui, vou tentar que seu esforço por vir até aqui seja de alguma utilidade. Em que posso ajudar?

Nesse caso, o profissional colocou em prática uma **recondução por objetivos**: passar para o que deve ser o conteúdo da entrevista. Mas não confunda "estar em fluxo" com "bajulação". Às vezes, por infortúnio, o paciente pode ser mal-educado e ultrapassar a fronteira do que é permissível. Não é fácil determinar quando isso ocorre, pois estamos falando de pacientes sujeitos a um alto nível de estresse ou com déficit cognitivo. Uma intenção clara e premeditada de manchar nossa reputação ou agressões reiteradas podem marcar o limite e tornar conveniente "marcar distâncias" ou até mesmo propor ao paciente procurar outro profissional. Eis uma **proposta de nova relação**: "Tornou-se muito difícil continuar tratando do senhor como paciente nessas circunstâncias... já considerou a possibilidade de procurar outro profissional?".

Erros de técnica

Reunimos na Tabela 2.5 os erros de técnica mais frequentes na parte exploratória da entrevista:

Cumprimento muito frio ou inexistente. Falta de cordialidade. Introduzir um motivo de antagonismo no início da entrevista

Exemplo de falta de cordialidade:

Tabela 2.5 Erros técnicos na escuta

Cumprimento muito frio ou inexistente. Falta de cordialidade. Introduzir um motivo de antagonismo no início da entrevista.

Não escutar com atenção as frases utilizadas pelo paciente no momento em que ele entra no consultório. Às vezes, elas contêm informação importante que depois não voltam a aparecer.

Não delimitar com clareza o (ou os!) motivo da visita. Dá-lo por óbvio ou aceitar explicações vagas.

Introduzir conselhos e elementos de educação sanitária quando ainda não concluímos uma anamnese correta. Certezas prematuras.

Não integrar a informação obtida com os outros problemas e diagnósticos que estão na história clínica.

Abreviações: P: paciente; E: enfermeira.
P: Esta dor de cabeça não me deixa viver! A propósito, não saiu nada para a artrose? Sinto muita dor.
E: Vejamos, se pulamos de um problema para outro não vamos esclarecer nada. Primeiro a dor de cabeça, tudo bem?

O correto seria:

E *(frase por repetição)*: O senhor veio pela dor de cabeça, mas parece que seu corpo está todo dolorido. *(Mapa de demandas e queixas)*: Diga-me todas as partes do corpo que doem...

Exemplo de antagonismo prematuro:

P: Venho para que faça essas receitas que me adiantaram na farmácia.
E: Eu não faço receitas adiantadas, o que faço é atender pacientes.

O correto seria:

P: Venho para que faça essas receitas que me adiantaram na farmácia.
E: Tem alguma outra coisa que desejaria consultar hoje?
P: Não, só isso.
E: Essa receita é para um antibiótico, para que está tomando?

P: Estou com uma infecção urinária. Conheço os sintomas, e para não perder tempo fui diretamente na farmácia, fiz bem, não é?
E: Quais foram os sintomas?

Depois de concluir a anamnese e, em caso de necessidade, outras explorações, continuaremos explicando as normas do centro médico em relação às receitas adiantadas pela farmácia.

E: Realmente, parece que o senhor teve uma infecção urinária, e o tratamento foi eficaz. Deve continuar por mais oito dias com o mesmo tratamento. No entanto, as normas do nosso centro médico impedem receitar antibióticos adiantados pela farmácia. Isso acontece porque existe uma tendência para a automedicação com antibióticos neste bairro (cidade), o que torna os antibióticos menos eficazes. Por isso, fomos instruídos a advertir o paciente e a não passar receitas, porque o serviço de urgências está à disposição 24 horas por dia. Como é a primeira vez que o senhor está pedindo, vou fazer a receita, mas não esqueça que é só desta vez, estamos de acordo?

Entendemos por **antagonismo** (Froelich RE, 1977, p. 29) aquela conduta verbal ou não verbal que opõe, critica, culpa ou refuta a conduta ou as emoções do paciente. Sua formulação mais habitual é de tipo culpabilizador: "Por que não fez o que eu disse?" "Se não emagrece não sei por que vem se consultar". "Não sei por que ensino os exercícios se não para de fumar", etc.

A **culpabilização** é uma arma mais defensiva do que agressiva. Uma demanda percebida como "perigosa" (p. ex., uma senhora que chega reclamando: "Tudo o que dizem que devo fazer não serve para nada") é desativada com um ataque ("Como quer melhorar se não segue a dieta?"). Contudo, o profissional consegue vantagem à custa de certa irritação. A deterioração da relação assistencial repercute em um **efeito antiplacebo**. O paciente pode desejar que "aquilo que disseram" não esteja certo para poder voltar "para reclamar", se possível com maior veemência.

Isso quer dizer que não podemos criticar os pacientes? Não há dúvida de que em certas ocasiões uma crítica sincera (p. ex., criticar uma conduta ou um hábito perigoso) deve ser considerada como parte das nossas responsabilidades de "cuidadores". Nessas circunstâncias, deveríamos observar algumas normas para fazer uma **crítica construtiva**:

1. A crítica deve ser formulada em um momento adequado, sem que o paciente possa entender que é menosprezado ou que o estamos "castigando". Já no início deve ficar claro que se trata de uma crítica construtiva, com finalidade operacional: melhorar seu nível de saúde contando com sua melhor colaboração.

2. O tom de voz, assim como o vocabulário, devem ser os habituais para qualquer outro conselho de saúde.

3. Se ficarmos interiormente irritados com o "mau comportamento" do paciente, será possível que tentemos "castigá-lo" mesmo sem querer, de forma explícita, fazer isso. A técnica de *self-disclosure* (Duck S, 1981, p. 42; Headington BJ, 1979, p. 64 e 72), que poderíamos traduzir como **mostrar/descobrir sentimentos próprios**, consiste em dizer ao paciente como nos sentimos: "Não acho certo o senhor não ter levado a sério tudo o que falamos no outro dia", "Tenho muito interesse em seu caso, mas é como se o que falamos não fosse com o senhor", etc. Até certo ponto, é se mostrar frágil, mas esse ponto de fragilidade nos torna mais humanos aos olhos do próprio paciente.

4. Sempre devemos deixar uma porta aberta para uma saída honrosa e positiva do paciente. Não pretenda que ele peça desculpas!

* Não escutar com atenção as frases utilizadas pelo paciente no momento em que ele entra no consultório. Às vezes, elas contêm informação importante que depois não voltam a aparecer
Exemplo: "Estou aqui pelos enjoos horríveis e um zumbido nos ouvidos. Ah, e também pelos nervos à flor da pele."

O profissional focaliza nos enjoos e zumbidos, quando a questão para resolver apropriadamente a entrevista estava nos "nervos à flor da pele". Bastaria que em um momento da entrevista tivesse dito: "e aquilo que dizia a respeito dos nervos à flor da pele?" Isso teria aberto as portas para conhecer o estresse psicossocial causador (ou amplificador) dos enjoos.

Cuidado! Um dos erros diagnósticos mais comuns é a incapacidade do clínico para estabelecer o que chamamos de **diagnóstico duplo**. Consiste em estabelecer como causa do padecimento do paciente não apenas uma causa orgânica ou psicossocial, mas duas ou mais causas, seja na mesma área ou em áreas diferentes. Diagnósticos duplos seriam:

– Paciente com pirose e epigastralgias devido a: esofagite com hérnia de hiato, úlcera duodenal com *H. pylori* positivo e ansiedade por estresse laboral.
– Sensação de enjoo por uma labirintite viral ocorrida dois meses antes e que se agrava devido a um transtorno de ansiedade generalizada.

Na verdade, uma porcentagem muito elevada de diagnósticos deveria corresponder a **diagnósticos duplos**. Como exemplo disso basta pensar em algum sintoma sofrido por nós mesmos e em quais seriam as categorias diagnósticas que poderíamos aplicar.

* Não delimitar com exatidão o (ou os!) motivo da consulta. Dá-lo por óbvio ou aceitar explicações vagas
Você tem fama de distraído? Na distração mora o maior perigo desse tipo de equívoco:

P: (chega com um abscesso que deforma um pouco seu rosto): Doutor, estou aqui por esta dor de cabeça (aponta para o abscesso justamente quando o médico está lendo a história clínica) que me deixa "um pouco assustada".
E: (focalizando prematuramente): Você tem dor de cabeça pela manhã ou à tarde?

* Introduzir conselhos e elementos de educação sanitária quando ainda não concluímos corretamente a anamnese. Certezas prematuras
Imaginemos um paciente que consulta devido a sintomas de resfriado, e o entrevistador pergunta ainda na fase exploratória:

E: Continua fumando?
P: Sim.
E: Pois se ainda continua fumando nada do que possamos dar vai adiantar. Se não se conscientizar, não iremos a parte alguma.

A intervenção em si pode ser correta, mas tente não interromper a parte exploratória com conselhos ou instruções (a menos que sejam muito pontuais). A parte exploratória da entrevista requer um clima de colaboração especial e, se for interrompida com conselhos, o paciente pode ficar na defensiva.

As **certezas prematuras** são um tipo de resposta habitual: "Vai ver como tudo se ajeita". É quase um lugar-comum para atenuar a própria tensão que sentimos quando um paciente chora ou comunica más notícias. Evita "entrar no assunto" e equivale a uma rejeição educada, aprendida em nossos relacionamentos sociais (Bernstein L, 1985, p. 65 e ss.). Quando encontramos um velho amigo e perguntamos: "Como estão as coisas?", esperamos que sua resposta seja invariavelmente: "Bem, obrigado". A tal ponto esse ritual deve ser cumprido que uma piada popular coloca nos lábios do interrogado a seguinte resposta: "bem, obrigado, ou quer que eu te conte?".

O que fazer quando um paciente nos envolve no seu sofrimento? A seguir, algumas recomendações:

1. Investigue as características do problema: "O que faz o senhor se sentir assim? Como sua esposa assume isso? Quais são seus planos para melhorar a situação? Em que pensa que posso ajudar?, etc.". Se não tem tempo para isso ou se a consulta já estava na parte final, ainda pode dizer: "Acha que deveríamos nos

encontrar com mais calma para estudar o problema a fundo?".

2. Alguns problemas de saúde têm poucas formas de solução, como uma cegueira irreversível, uma doença crônica, etc. No entanto, mesmo nesses casos, todos os problemas têm duas vertentes: *a)* o problema em si e as possibilidades de atenuá-lo e *b)* a maneira como podemos enfrentá-lo subjetivamente e adaptar nossa vida a ele. Não se deixe influenciar pelo pessimismo do paciente; pelo contrário, pergunte-se: como reagiria uma pessoa otimista e vital nessa mesma circunstância? Mesmo no pior dos casos, sempre será possível uma empatia solidária (mas não "certezas"), expressada em um olhar ou com um gesto (Tizón J, 1982, 1988).

* Não integrar a informação obtida com os outros problemas e diagnósticos que estão na história clínica

O paciente relata como novos problemas os que já havia relatado alguns meses ou anos antes, mas o pior é que o profissional também não percebe isso, aumentando as investigações. Isso poderia ser evitado se ele fosse capaz de integrar os dados da história clínica (lembre-se do **método de epícrise aberta**).

Galeria de situações

Examinaremos nesta seção:
– Quando escutar é doloroso.
– O paciente com múltiplas demandas.
– O acompanhante invasivo.
– Quando a língua é outra e de outro.

Quando escutar é doloroso

Neste primeiro exemplo, o profissional atende o cuidador de um paciente terminal. O processo se prolonga e aparecem emoções ambivalentes.

Exemplo: um cuidador a ponto de desistir.
/1/Familiar: É uma situação insuportável. Estou a ponto de desistir.
/2/Enfermeira: Precisa aguentar firme. Terá tempo para chorar depois. Agora precisa suportar um pouco mais a situação.
/3/Familiar: Estou muito mal, porque não posso fazer nada, nem para que fique bem, nem para que, pelo menos, acabe tanta dor.
/4/Enfermeira: Não deve pensar na morte. Sua mãe ainda pode viver. Enquanto há vida há esperança.

Comentários

1. Quais são os acertos e erros nesse breve diálogo?

Em /2/ a enfermeira diz primeiro: "Precisa aguentar firme. Terá tempo para chorar depois. Agora precisa suportar um pouco mais a situação". Não podemos considerar essa intervenção errada, se for feita com suficiente empatia. Curiosamente, a intervenção contrária também pode ser correta: "Faz bem desabafar. Se tiver de explodir, pode explodir, chore, grite se quiser. Tem todo o direito do mundo, porque está suportando muito". De que depende escolher uma ou outra intervenção? A primeira é adequada para cuidadores que têm facilidade para chorar (inclusive fazendo isso com frequência) e cujo problema é ter coragem suficiente para enfrentar os sofrimentos. A segunda serve para cuidadores muito contidos.

Em /4/ a enfermeira diz: "Não deve pensar na morte. Sua mãe ainda pode viver. Enquanto há vida há esperança". Aqui, sim, podemos dizer que há alguns erros. De nada serve negar a morte e dar falsas esperanças, justamente quando o cuidador está tentando adotar uma postura realista. Quando o profissional não assimilou a morte ou está assustado, pode reforçar as atitudes de negação repetindo fórmulas sociais muito típicas. Aqui surge a capacidade de contenção como um modo de escutar que não vai acabar, necessariamente, em um conselho ("você deve fazer...") ou em uma ação. Para ter contenção, devemos distinguir **minha maneira de ser** da maneira de ser do paciente. A contenção proporciona uma qualidade de calma à escuta. Também deve ficar claro que nem sempre devemos dar conselhos; mais do que isso, os conselhos também têm sua iatrogenia.

2. Deveríamos repreender o cuidador por expressar indiretamente que deseja o falecimento de seu familiar?

Pelo contrário. É normal que o cuidador esteja em conflito entre o carinho que sente pela pessoa e a dor que experimenta vendo ela sofrer. Não pode evitar pensar no alívio que ele terá quando o doente vier a falecer, e isso desperta sentimentos de culpa. O profissional pode normalizá-los e legitimá-los: "É muito normal que, em sua situação, deseje que tudo acabe, porque é muito doloroso ver sofrer tanto um ente querido; é algo que acontece com todos nós".

Como devemos agir nesse tipo de situação?

Nesses casos, o mais importante não são as palavras que iremos usar, mas *a forma de estar diante do paciente*, que deve ser cordial, próxima, compreensiva e, acima de tudo, serena. Se o profissional estiver atrás da mesa, colocará sua cadeira ao lado do familiar. A seguir, é apresentado um diálogo demonstrativo em que o entrevistador legitima e normaliza as emoções ambivalentes do cuidador:

/1/Familiar: É uma situação insuportável. Estou a ponto de explodir.
/2/Enfermeira (mostra empatia ficando um pouco em silêncio para dar um ritmo lento à entrevista): Já está há bastante tempo suportando em casa muita responsabilidade e muito trabalho.
/3/Familiar: Tenho vontade de chorar, gritar, mas não posso...
/4/Enfermeira (permite e apoia as emoções): Até mesmo poder dizer o que está dizendo agora já é bom para você, significa desabafar um pouco...
/5/Familiar: Às vezes, penso que não sou uma boa pessoa, porque desejo que acabe tudo, que deixe de sofrer.
/6/Enfermeira (legitima): Quando gostamos de uma pessoa e vemos que está sofrendo, temos todo o direito de dizer que nossas forças estão no limite.
/7/Familiar: Mas não tenho nenhum direito de pensar em sua morte.
/8/Enfermeira (legitima): São pensamentos muito normais, principalmente quando o peso de toda a situação recai sobre você.
/9/Familiar (soluçando): Ela sempre foi muito boa comigo, e agora eu penso que seria melhor se ela morresse.
/10/Enfermeira (oferecendo um lenço, reduz a importância da ambivalência afetiva): O que conta não é o que você pensa, mas o que está fazendo (levanta a autoestima): Além disso, o seu papel foi fundamental. Se não fosse por você, ela estaria hospitalizada, e em um hospital não estaria tão bem atendida quanto em casa. Disso não tenha a menor dúvida.

Lembre-se, diante de situações nas quais é doloroso escutar:

– Evite certezas prematuras e palavras de boa vontade.
– Demonstre empatia. Legitime e normalize as emoções ambivalentes do paciente.
– Acostume-se a que os silêncios não sejam um peso.
– Destaque os aspectos positivos do modo de reagir do paciente.

O paciente com múltiplas demandas

Os pacientes costumam comparecer, em média, seis vezes por ano nos serviços de saúde. Contudo, apenas 20% deles consomem 60% dos recursos materiais (tempo, medicamentos e exames complementares). A tendência atual é considerar que todos têm bons motivos para fazer isso e, de qualquer maneira, o desafio de reduzir sua exagerada frequência e seu estilo de demandas múltiplas recai sobre a equipe de saúde. Observe esta primeira cena:

Exemplo: um paciente com uma lista de compras
Abreviações: P: paciente; Dr.: doutor.
P: (pegando uma lista): Doutor, hoje trouxe tudo bem anotado, porque sempre me esqueço de alguma coisa.

Dr.: (em tom cansado): Não sei se vamos ter tempo para tantas coisas, senhora...

P: Estou muito mal, doutor, o senhor vai ver que assim não posso continuar...

Dr.: (com sinais de impaciência): Bom, vamos ver, diga-me.

P: Primeiro tenho o problema da pedra nos rins. Estou tomando cálcio e acho que, se estou com pedra nos rins, o cálcio não é bom, não é mesmo?

Dr.: Claro que é bom, não há nenhum problema.

P: Mas ouvi dizer que...

Dr.: (impaciente): Não importa o que a senhora ouviu dizer, eu confirmo que não faz mal. Vamos passar para outro ponto da sua lista.

P: (resmungando): Vamos ver, bom, tem o assunto da tosse, mas disso já estou um pouco melhor... (mudando repentinamente seu tom de voz para outro mais alegre). Ah, a propósito, doutor, sinto muito, mas hoje vai ter de examinar meu bumbum.

Dr.: (um pouco perplexo): Por quê?

P: (risonha): Porque as malditas hemorroidas estão muito mal.

(O doutor realiza um exame proctológico. Já de volta da maca)...

P: (com a lista na mão): Espere, doutor, tenho mais outras coisas, estou falando porque se sentarmos agora vamos ficar com preguiça de levantar depois.

Dr.: (desconcertado): Se a senhora concordar, hoje já vimos dois pontos da lista. Outro dia vamos ver outros dois pontos.

P: (desesperada): O problema é que hoje eu vim principalmente por esse enjoo que sinto; na farmácia mediram minha pressão e estava em 21!

Comentários

1. É correto o método de "um motivo de consulta por visita"?

Esse aforismo de "um motivo por consulta" leva à frustração do paciente e não permite que o médico chegue ao fundo do problema. As consultas se multiplicam em um clima de escasso entendimento e obtêm pouca eficácia. Conforme dizíamos, o profissional deve fazer um mapa de queixas e demandas, porque esse macrodesenho do paciente ajudará, em grande medida, a compreendê-lo.

Uma vez que delimitamos "vários problemas" a serem abordados, começaremos por ordem sequencial a resolvê-los. Abriremos um episódio de doença para cada um deles (sempre que entendamos que são problemas separados) e, se não temos suficiente tempo para abordá-los *lex artis*, vamos agendar outra visita com o paciente.

2. Qual é o principal erro do profissional?

O principal erro é o tom emocional que demonstra, cansado e irritado. O paciente se sente desprotegido e confirmado em seu pessimismo vital. Isso o faz voltar ao consultório pouco tempo depois, para esclarecer muitos pontos de sua "lista" que não foram esclarecidos. O clínico **emocionalmente proativo** (Borrell F, 2002) se mantém sereno e, inclusive, injeta otimismo na relação: "Vejo que está muito bem, senhora Gertrudes", "Parabéns, seus exames estão como se a senhora tivesse 20 anos!". Esse tipo de frase, dita por um profissional com perfil "supercientífico", estabelece uma conexão com o mundo simbólico do paciente e pode mudar sua percepção de bem-estar subjetivo, sempre com a condição de *não mentir*, nem mesmo mentiras *piedosas*. Não podemos esquecer que muitas vezes o mais importante para nossa felicidade pessoal não é como está *de verdade* nossa saúde, mas *como acreditamos estar*.

3. Tem alguma significação a forma como a paciente vai introduzindo as demandas e, de maneira especial, a necessidade de um exame proctológico?

Em geral, os pacientes apresentam uma "agenda" e conteúdos pré-elaborados na consulta. A ordem e o significado dessas demandas não deveriam passar despercebidos. A paciente tinha previsto uma consulta mais longa do que aquela que o médico está disposto a conceder. Para ela, trata-se de um ritual em que existe um componente social importante. Deseja "poder se explicar" e, possivelmente, imaginou um diálogo agradável, até mesmo carinhoso, com seu doutor. Esse padrão é próprio de pacientes solitários, para os quais a visita ao médico ou à enfermeira de família é uma forma de socializar. A mudança de tom para anunciar o exame proctológico talvez seja um recurso para atenuar seu próprio pudor ou para esconder certa tensão erótica. Ambas as possibilidades devem ser consideradas, uma vez que na comunicação sempre é melhor manejar várias hipóteses, de forma flexível, em vez de contar com apenas uma.

4. Quando termina o exame proctológico, a paciente introduz o que parece ser a sua principal preocupação... como deve proceder o médico?

Em primeiro lugar, deve detectar sua própria reação emocional, sem dúvida contrária a reabrir a entrevista. Também deve pesar as consequências de que realmente seja verdade o que a paciente está relatando. É justamente em situações parecidas com essa que **uma boa dose de flexibilidade** faz a diferença entre *cometer ou evitar* um erro clínico. Medir a pressão arterial vai levar apenas alguns minutos, e não medi-la pode, no entanto, ativar ansiedades posteriores: "E se ela realmente estava com uma crise hipertensiva?". O custo pessoal dessa preocupação é mil vezes maior **do que o pequeno esforço de medir a pressão.**

Como devemos agir nesse tipo de situação?

1. Deixe-a ler toda a "lista de compras" e, principalmente, antes de concluir o exame físico insista: "Tem certeza de que não precisamos ver mais nada?" Se apesar disso no final da entrevista o paciente apresentar uma nova demanda (demanda que não nos faça prever alguma gravidade ou perigo iminente para ele), vamos propor com toda franqueza: "Bom, se o senhor concordar, vamos deixar esse problema para uma visita posterior". Se o paciente insistir, poderemos esclarecer: "Infelizmente, hoje não disponho de mais tempo para o senhor. É muito difícil tratar em uma única consulta mais de... (dizer aqui o número de doenças abordadas), por isso é melhor que marque outra consulta para...".

2. Diferencie o "novo" do "velho". Pacientes desse tipo são de alto risco para erros clínicos, basicamente porque o profissional aplica com eles a regra "você vem aqui tantas vezes que não vou prestar atenção". Outro médico ou enfermeira que avaliasse o mesmo paciente sem conhecê-lo poderia descobrir transtornos e doenças com uma possível abordagem terapêutica.

Reconsiderar esses pacientes "como se não os conhecesse" costuma ter um impacto positivo na prevenção de erros.

3. Tente você mesmo regular as consultas de acompanhamento, para que elas sejam divididas entre o médico e o setor de enfermaria. Pouco a pouco mude as visitas semanais para quinzenais, e as quinzenais, para mensais. Utilize a fórmula: "Quero vê-lo em... dias". Se o paciente adiantar sua consulta sem uma razão relevante, *não se recuse a consultá-lo* e mais uma vez marque uma consulta de acompanhamento com um intervalo que seja aceitável para o paciente.

4. Tente de todas as maneiras possíveis que os idosos com problemas cognitivos acostumados a exagerar nas consultas venham acompanhados por algum familiar ou tutor. Ative os dispositivos de assistência social para que avaliem suas necessidades de apoio, ajuda no próprio domicílio, etc. Às vezes, suas visitas expressam esse déficit (que jamais conseguiremos suprir com uma consulta).

Vejamos esses princípios aplicados na entrevista anterior:

P: (pegando uma lista): Doutor, hoje trouxe tudo bem anotado, porque sempre me esqueço das coisas.

Dr.: (em tom cordial): Perfeito, é muito bom que traga tudo organizado. Se a senhora permitir, poderemos ler juntos.

(Os dois leem todos os pontos da lista.)

Dr.: A senhora tem 10 itens em sua lista, mas hoje, com sorte, vamos conseguir ver uns dois ou três no tempo de que dispomos... quais a senhora acha que são mais importantes?

P: Doutor, todos são importantes!

Dr.: É por isso que vou marcar outra consulta para a próxima semana, para ver o resto. Qual desses itens considera hoje que são mais importantes?

Uma vez priorizados dois ou três aspectos, o profissional começa a resolvê-los. A estratégia de **negociar as demandas a prazo**, que defendemos aqui, não é contraditória com o mapa de queixas e demandas exposto anteriormente. Mesmo que protele algumas demandas, o médico deve possuir um mapa completo das queixas, única maneira de chegar a bons diagnósticos. Imagine o quão difícil é diagnosticar um paciente depressivo se o fracionamos em todas as moléstias corporais que ele sente! No encerramento da entrevista, a paciente ainda acrescenta:

P: Ai! E as costas! Não vai olhar minhas costas?

Dr.: Claro que sim. As costas merecem uma boa consulta. Gostaria de vê-la daqui a 10 dias. Minha agenda está lotada, mas posso abrir uma espaço no dia... Então veremos suas costas e outros dois problemas da lista. Pode vir nesse dia?

O acompanhante invasivo

Uma forte tradição biomédica demoniza o acompanhante, que, por definição, "temos de fazê-lo se calar" para que possamos ouvir a voz do "verdadeiro paciente". Grave erro que leva a subutilizar um enorme potencial tanto no aspecto semiológico quanto de aliado terapêutico. Não por isso vamos negar que, às vezes, o acompanhante pode ser incômodo. Vejamos, por exemplo, a seguinte situação:

Dra.: Diga, senhor José.

José: Outra vez estou constipado.

Esposa: Diga que não, doutora. Ele não está constipado, é uma bronquite porque ele não para de fumar. Ele não ligou para o que a senhora disse. A senhora precisa assustá-lo, porque já não sei onde vamos parar.

Dra.: Conte, José...

Esposa: A noite toda tossindo e no fim quem paga o pato sou eu, que não fecho os olhos.

Dra.: Teve febre, José?

Esposa: Febre não, mas outro dia, subindo as escadas, ficou pálido como cera. Conta tudo para ela, José! Além disso, tinha uma dor aqui (apontando o peito), vamos, conta para ela, que da doutora não se deve esconder nada!

Dra.: (irritada): Senhora, pelo amor de Deus, não percebe que está deixando ele agoniado e assim não há quem consiga dizer nada?

Comentário

1. Você observa algum erro na maneira de agir da profissional?

A última intervenção da doutora é, sem dúvida, rude. Julga a relação do casal ("deixar ele agoniado") e dá vazão à sua impaciência.

2. Há alguma questão de tipo semiológico que seria importante resgatar no diálogo anterior?

Apareceram várias questões semiológicas importantes:

— O paciente declara que está resfriado, com tosse, mas não apresenta febre (esse

Lembre-se, diante de um paciente com múltiplas demandas:

- Mapa de demandas e queixas.
- Negociar o conteúdo da visita.
- Marcar uma consulta de acompanhamento.
- Distancie as consultas chegando a uma por mês.
- Mantenha um tom emocional proativo.
- Diferencie o que é "novo" das velhas demandas ou queixas.

ponto deveria ser confirmado), e continua fumando.
- Além disso, parece que teve um episódio de dor precordial ao esforço, talvez acompanhada de vegetatismo.
- Finalmente, a própria relação interpessoal do casal constitui um dado semiológico, como veremos a seguir.

3. Podemos deduzir algum tipo de relação peculiar entre casais que se apresentam na consulta desse modo?

O modo de interagir de um casal obedece a uma relação previamente estabelecida e sedimentada pelos anos. O profissional facilmente vai perceber quem leva as rédeas da situação, o grau de dependência mútua, o grau de apreço e respeito entre eles, etc. No caso que abordamos:

- Um dos membros do casal não poderá ser tão invasivo sem a passividade, concessão *ou secreto interesse* por parte do outro para que ele atue nesse sentido.
- Quando nos deparamos com um dos membros do casal agindo de maneira muito invasiva, temos de pensar em um diagnóstico diferenciado que possa abranger diversas situações: *a)* o acompanhante está detectando uma situação de risco, e o membro mais capacitado em habilidades sociais toma a iniciativa; *b)* um dos membros do casal (que também é o dominante) está irritado com o outro membro e demonstra seu mal-estar por meio de sintomas que atribui a seu companheiro ou, o que é mais comum, que o incomodam, por exemplo: "Ele ronca e não me deixa dormir"; *c)* o padrão de comunicação obedece a um tipo de dependência aceita pela outra parte, o qual configura o tipo de relação interpessoal que eles sustentam há tempos; e *d)* existem aspectos sadomasoquistas (p. ex., insultos verbais ou maus-tratos psicológicos), e o membro dominante quer evitar que o paciente diga coisas inconvenientes, como revelar abusos físicos ou psicológicos. Em tais casos, podemos afastar o paciente e levá-lo a outro consultório com a desculpa de realizar algum procedimento. Outras vezes, a mãe deseja revelar informações sobre o filho que supostamente ela não deveria saber (p. ex., que ele usa drogas). Se tivermos essa suspeita, faremos perguntas muito concretas (você consome cocaína? Êxtase?), seguindo o aforismo: "o paciente talvez dissimule, mas quase nunca mente".

Como devemos agir nesse tipo de situação?
1. Aplique a técnica chamada **esvaziamento da interferência** (Tabela 1.1, Capítulo 1): dirija-se ao acompanhante invasivo com toda cordialidade e convide-o a dizer tudo o que tiver a dizer. Leve a sério a informação proporcionada por ele.
2. Solicite ao paciente que expresse, sem restrições, o motivo da consulta, por exemplo: "Em seu modo de ver, o que o traz por aqui hoje?" Confirme os pontos mais importantes que o acompanhante trouxe: "O que acha sobre o que disse sua esposa em relação a...?" É o que chamamos de **técnica da ponte**.
3. Em caso de o acompanhante interromper novamente, e você não considerar úteis suas contribuições, sugira um **pacto de intervenção**: "Bom, o senhor teve seu tempo para contar tudo o que queria. Que tal se agora deixarmos esse tempo para XX?". Se, apesar disso, o acompanhante insistir, poderemos levar o paciente até a maca e prosseguir ali com a anamnese, junto com o exame físico. Se ainda assim o acompanhante invadir o espaço do paciente, talvez seja oportuno conduzi-lo a outro consultório ou convidar o acompanhante a se retirar (**criação de um novo ambiente**): "O senhor poderia nos deixar a sós por um momento? Em seguida pode entrar novamente". Procure fazer isso com toda cordialidade.

No caso analisado:

Dra.: Diga-me.
José: Outra vez estou constipado.
Esposa: Diga que não, doutora. Não está constipado, é uma bronquite porque ele não para de fumar. Ele não ligou para

o que a senhora disse. Deve assustá-lo, porque assim não sei onde vamos parar.

Dra. (propondo ao paciente que dê seu consentimento para realizar o "esvaziamento da interferência"): O senhor concorda em primeiro deixar sua esposa dizer tudo o que tem vontade e, logo em seguida, o senhor também nos conta tudo o que quiser?

Esposa (sem esperar o consentimento do marido): Veja, doutora, apesar de ele não ligar a mínima para o que a senhora diz, vamos ver se você assusta ele, porque não para de fumar. Outro dia fiquei muito assustada, porque quando estava subindo as escadas ficou pálido e com dor aqui (aponta o precórdio).

Dra.: A senhora quer comentar mais alguma coisa sobre seu marido?

Esposa: Não, do marido não, mas eu também estou aqui porque tenho dor no ombro.

Dra. (*ignorando* a demanda da acompanhante): Pois se a senhora estiver de acordo agora vamos dar a palavra para o paciente, tudo bem? Vejamos, o senhor veio por causa do resfriado, certo?

P: Sim.

Dra. (*técnica da ponte*): E isso que sua esposa contou sobre essa dor que sentiu subindo as escadas?

Na agenda do profissional, deve ser prioridade esclarecer esses sintomas que podem anunciar uma precordialgia, mesmo nos casos em que o paciente nega ou subestima tais sintomas! Como dizíamos: evite a **dependência de campo**. Os objetivos do profissional não precisam coincidir com os do paciente. Devemos levar em consideração a opinião do paciente, mas também precisamos acrescentar aqueles outros objetivos derivados de nossos conhecimentos técnicos.

Quando é necessário um intérprete

Asha, 32 anos, vem acompanhada de sua filha de 10 anos, Anaia. Ambas são do Magrebe. Anaia fala bastante bem o espanhol, mas sua mãe, não.

Lembre-se, diante de acompanhante invasivo:

– Faça o "esvaziamento da interferência", continue com o "pacto de intervenção" e com a "técnica da ponte".
– Não hesite em criar um novo ambiente, se for necessário.
– Aproveite todo o conteúdo proporcionado pelo acompanhante.
– Evite a "dependência de campo": seu critério como profissional é importante.

Abreviação: E: enfermeira.
Anaia: Minha mãe diz que sua barriga dói.
Asha aponta ostensivamente para o baixo ventre enquanto a menina fala.
E: Pergunte para ela há quantos dias está sentindo dor.
Anaia: Já tem muitos dias.
E: Pergunte se ela tem espasmos.
Anaia: Não entendo...
E: Pergunte se tem diarreia.
Anaia: Ela diz que na frente.
E: Pergunte se a urina arde.
Anaia: Ela diz que sim.
E: Diga para sua mãe que vá ao banheiro, coloque um pouco de urina neste pote e traga de volta.

A amostra reativa da urina mostra indícios de leucocitúria, para o que se indica um antisséptico urinário. No dia seguinte, a mãe é internada no setor de urgências e operada de uma gravidez ectópica.

Comentários

1. Qual foi a principal barreira para estabelecer uma comunicação eficaz?

A principal barreira foi a preguiça do entrevistador. Pensou que poderia economizar um exame físico se baseando nas referências da menina e na suposta disúria. Nesse caso, não há dúvida de que era necessário fazer um exame físico da região abdominal e pélvica, mesmo que fosse apenas pelos gestos ostensivos da mulher indicando a parte baixa do ventre. O valor da palavra ficava em um segundo plano.

2. Na ausência de um mediador cultural, deveríamos negar a assistência a esse perfil de paciente para evitar erros clínicos?

Nunca negaremos assistência. Em diversas comunidades autônomas, existe um número de telefone de tradução simultânea para a maioria dos idiomas. Se isso não for possível, seria melhor tentar entender diretamente a mulher e, pontualmente, por palavras concretas, solicitar o auxílio da menina. Finalmente, sempre devemos compensar a falta de comunicação oral com um exame físico exaustivo, sem deixar de lado a comunicação em nível não verbal enquanto estamos examinando. Se persistirem dúvidas sobre a orientação diagnóstica e se forem relevantes, devemos solicitar a presença de um mediador ou encaminhar o paciente para um centro que conte com um.

Como devemos agir nesse tipo de situação?

1. Tenha sempre perto um livro "Torre de Babel" (no qual, em diferentes idiomas, aparecem desenhos com frases ilustrativas das doenças mais comuns).
2. Familiarize-se com o uso dos telefones de tradução simultânea ou, na falta deles, com apoio de voluntariados que oferecem serviços similares.
3. Combine com o paciente um código simples não verbal: "aqui sim/não dói", "faça a mesma coisa que eu faço", etc.
4. Mesmo que um familiar ou amigo traduza o paciente, não esqueça que podem ocorrer erros muito graves. Não esqueça nunca de realizar um exame físico completo e atribua um valor independente aos dados do exame.
5. Em determinadas situações, o acompanhante que atua como tradutor pode se confundir e responder como se ele fosse o paciente. Tente perceber se é um tradutor capacitado: o comprimento das frases é parecido, cada vez se dirige ao paciente, esforço por se fazer entender...

Conceitos avançados

Tipos e propósitos da escuta

A escuta que praticamos em nossas relações sociais é uma escuta operacional, direcionada a solucionar problemas cotidianos. Quando entramos em conversações mais íntimas, escutamos, até certo ponto, por cortesia, para acompanhar a outra pessoa e, se existe uma amizade, por simpatia, para nos contagiar mutuamente de emoções ou opiniões (compartilhar nossa realidade íntima é *colorir* o mundo de maneira parecida).

A escuta profissional é diferente. Por um lado, substitui simpatia por empatia. O conceito de empatia *dá direito* ao clínico de compreender de maneira afetuosa, mas *não emocionada*. Isso possibilita ir além dos conteúdos superficiais. Um clínico anota não apenas o que o paciente diz, mas também *como* diz. Um paciente "chato" pode ter um déficit cognitivo; uma repentina euforia faz suspeitar de uma hipomania por ingestão de antidepressivos; transtornos digestivos mencionados "sem querer" pelo paciente levam a pensar em uma dispepsia ulcerosa... Nisso consiste a **escuta semiológica**: passar da narrativa para a *categoria*.

Algumas vezes, a escuta descritiva e a escuta semiológica foram consideradas opostas (Fernández Liria, 2003). O conselho seria mais ou menos esse: "É melhor que você procure escutar sem preconceitos o que o paciente declara em cada momento, deixando, mas não provocando, que se forme em sua mente um cenário do que possa vir a ocorrer". Essa estratégia permitiria coletar matizes da realidade impossíveis de perceber quando estamos escutando com o único propósito de "rotular". Algo parecido ocorre quando tentamos coletar literalmente, na história clínica, as frases mais típicas do paciente, ou o que chamávamos de **leitura textual de sintomas**. Contudo, depois de um primeiro momento durante o qual somos esponjas, deve vir um segundo momento, no qual precisamos *interpretar*. Nem todos sabem extrair o máximo da esponja. A atitude semiológica é uma atitude caracterizada por:

- Uma visão do paciente que separa aquilo que pensamos ou sentimos por ele daquilo que pensamos e sentimos sobre os sintomas que ele apresenta. Por essa razão, não se é um bom médico para os melhores amigos, uma vez que com eles não ousamos pensar "no pior".
- Uma galeria de imagens e situações de referência. São os *códigos-fonte* que devemos procurar e comparar com as imagens e situações diárias. Para tirar todo o proveito possível, o clínico deve se dedicar a estudá-los periodicamente (p. ex., por meio do estudo de casos clínicos, refrescar a memória com imagens típicas, etc.).
- A vontade de *pensar criativamente* sobre o paciente. Ir além dos primeiros rótulos. Criar, a partir da realidade, novos códigos-fonte para enriquecer nossa visão de mundo.

Imaginemos que o paciente declara:

— Eu brigo com todo mundo. Estou muito nervoso.

Em vez de pensar: "Que violento!", o clínico pensa: "Agressividade e nervosismo. Vamos procurar mais dados na área psicossocial".

A escuta semiológica deve ser realizada não apenas sobre o que o paciente diz verbalmente, mas também sobre o que diz seu corpo e o que dizem suas expressões faciais. Isso exige um estado de alerta e concentração capaz de propiciar que tudo o que for dito pelo paciente se transforme em dado com valor clínico. Por exemplo:

— Esse paciente diz que não sai de casa para fazer as compras porque fica enjoado. Vejo que está nervoso, arredio... Expressa com dúvidas a origem de seus enjoos, mas também parece ficar incomodado quando menciono seu estado de ânimo.

Uma das grandes dificuldades da escuta semiológica é praticá-la quando: *a)* damos pouco crédito ao paciente ou *b)* tendemos a considerar o paciente como cidadão e muito pouco como paciente. O Quadro 2.1 exemplifica isso.

Somente encontramos dados semiológicos quando a inteligência pode se desligar dos aspectos mecânicos para obter bons dados, centrando-se completamente na sua interpretação. Isso é algo muito difícil, ou mesmo impossível, de conseguir quando temos emoções, principalmente negativas, interferindo na escuta.

Emoções e escuta
Possivelmente foram Karl Rogers (1980) e, pouco tempo depois, a Escola de Palo Alto que começaram a usar o termo *empatia*. Quase todo mundo acredita que essa é uma palavra antiga, devido à rapidez com que se popularizou, mas na verdade é uma criação intelectual moderna, em grande medida coletiva (como todas as palavras importantes) e, com certeza, muito refinada. A **empatia** é, em primeiro lugar, um estado emocional do entrevistador que permite detectar emoções em seu interlocutor *(primeiro momento da empatia)*. Graças a isso, ele pode evidenciar que percebeu tal emoção *(segundo momento da empatia)*, seja em nível verbal (expressões de so-

---

Quadro 2.1
O perigo de não acreditar no paciente

Entra um paciente pedindo um atestado para uma licença de trabalho por debilidade física generalizada. O médico pensa "temos aqui outro pensionista". Essa classificação retira dele o valor de paciente para dar-lhe o valor de "cidadão-pensionista" e, consequentemente, o profissional deixa de praticar a escuta semiológica. O paciente se queixa de debilidade física difusa: "tenho dor nas pernas e eu não consigo trabalhar assim". O médico examina o paciente de má vontade e não encontra dados relevantes. Há uma discussão sobre o atestado para o trabalho, e o médico perde uma excelente oportunidade de diagnosticar um linfoma de Hodgkin, o que seria evidente com uma simples radiografia do tórax.

lidariedade do tipo "entendo", "vejo que sofre", etc.) ou não verbal (gestos faciais equivalentes). Um sorriso pode ter valor de cordialidade e, em outro contexto, ter um valor empático. A formulação verbal mais generalizável seria: "Compreendo como se sente". Na empatia, *o componente não verbal prevalece sobre o propriamente verbal.* Uma frase empática, como "vejo que está sofrendo", pronunciada com desdém ou cansaço, tem um valor contrário ao desejado: seria de crítica ou antagonismo. Também não devemos confundir intervenções empáticas com **juízos de valor** ("Você fez o que podia") ou com **certezas prematuras** ("Tudo vai dar certo, não se preocupe").

A empatia se distingue da simpatia pela qualidade gradativa da solidariedade. A simpatia solicita de nós uma disposição única e total com o familiar ou amigo, entrar em sintonia com ele e coparticipar na manifestação de suas emoções. Já com a empatia, damo-nos permissão de sentir a dor alheia, mais pela razão do que pelo coração. Quando empatizamos (p. ex., dizendo de modo verbal ou gestual: "Percebo que você está sofrendo"), oferecemo-nos como possibilidade de ajuda, mas, diferentemente da simpatia amigável, é uma atitude regida por normas de profissionalismo. A empatia começaria assumindo o seguinte: *a)* não é necessário que você sofra com o paciente, basta que perceba seu sofrimento e o reconheça; *b)* é permitida a pequena hipocrisia, ou o "teatro", de declarar que "sentimos" uma dor alheia quando na verdade quase não a sentimos, dado que a consequência dessa atitude é positiva para o paciente, mas também *para mim* (cria um hábito de solidariedade emocional, como o ator que acaba assumindo seu papel); *c)* você não apenas tem o direito, mas o dever, de manter uma *distância emocional* com o paciente, uma vez que essa **distância** é **terapêutica** na medida em que permite pensar e decidir de maneira mais analítica e moderada. Trata-se de uma **amizade médica** (Laín Entralgo,1964) ou de **enfermaria** na qual podemos argumentar um "não": "veja, isso que está pedindo eu não posso fazer, porque...". Veja outras características da empatia na Tabela 2.6.

Contudo, enquanto o conceito de empatia é muito claro, a prática da empatia é difícil. Viemos de uma cultura do pudor, na qual as manifestações externas de solidariedade *quase ocorrem por transbordamento do afeto*. A empatia profissional pede exatamente o contrário (Figura 2.4): encenar um gesto de solidariedade quando apenas temos uma pontinha de afeto para com o paciente. Isso não é "fazer teatro"? Pergunta-se,

Tabela 2.6 Diferenças entre cordialidade, empatia e simpatia

	Cordialidade	Empatia	Simpatia
Sentimentos	"Seja bem-vindo. É um prazer falar com você"	"Entendo como se sente"	"Sofro com você"
Atitude de base	Cumprir com o papel determinado pela sociedade	Pode esperar favores, mas respeitando algumas normas (p. ex., evitarei cometer atos injustos)	Sempre um "sim", como se fosse "da família"
Tipo de amizade que propicia	Tratamento agradável; pode incluir tratamento paternalista. Não há propriamente amizade	Amizade médica ou profissional	Amizade ilimitada. Irmandade
Conteúdo ético	"Sou um técnico e ajo como tal. Não me peça mais"	"Tentarei fazer tudo o que possa por você, sempre que seja correto"	"Tentarei beneficiá-lo ao máximo, inclusive dando-lhe um tratamento preferencial"

com razão, o aluno esperto. Sim, é, até certo ponto é. Mas teatro não é equivalente à hipocrisia. Podemos dizer que é encenação que, após ser muito repetida, cria o hábito da solidariedade. Essa é a sua base racional e ética.

Quando falamos de empatia, não pode faltar uma reflexão sobre a paciência. Não há possibilidade de sentir emoções positivas pelo paciente sem uma boa dose de paciência. Podem se imaginar tentando dizer qualquer coisa parecida com uma resposta empática se estão irritados ou com pressa? Paciência, para alguns, é o mesmo que *saber sofrer* (Sádaba J, 1999). Preferimos defini-la como a qualidade emocional que permite aceitarmos como inevitável aquilo que é inevitável (Platt F, 2000). É inevitável que um idoso de 85 anos demore certo tempo para tirar a roupa e depois caminhar e subir na maca. Paciência é deixar fluir o presente *sem empurrá-lo* e sem sofrer pelo fato de não poder ir mais depressa. Uma mulher maltratada levará um tempo para desabafar e é ótimo quando consegue fazer isso. Muitas vezes, precisamos nos curar do desejo de curar, *mas não do desejo de entender* (Guillem Salvador, 2002). Com a paciência *entramos no ritmo das coisas*, e isso já é, em si, empático. Você já considerou que também pode haver lugar para uma qualidade contemplativa ao realizar uma consulta? Quando se atinge essa qualidade, a paciência deixa de ser sofrimento para se transformar em sintonia: sintonizamos no *ritmo do inevitável*.

Comunicação em fluxo *versus* comunicação turbulenta

Para Suchmann (1998), há duas posturas básicas em toda relação humana: colaborativa ou competitiva. Na consulta, damos como certo estarmos na primeira posição, mas a verdade é que há vestígios de desconfiança, engano, hostilidade, rancor, humilhação ou culpa, entre outros sentimentos negativos.

O **estilo emocional** mais natural é aquele que chamamos anteriormente de **reativo**: ser agradáveis com as pessoas que se comportam de maneira agradável; hostis com aquelas que se mostram hostis. Pagamos cada um com a mesma moeda. O contrário do estilo reativo é o **estilo proativo**. No estilo proativo, tentamos romper

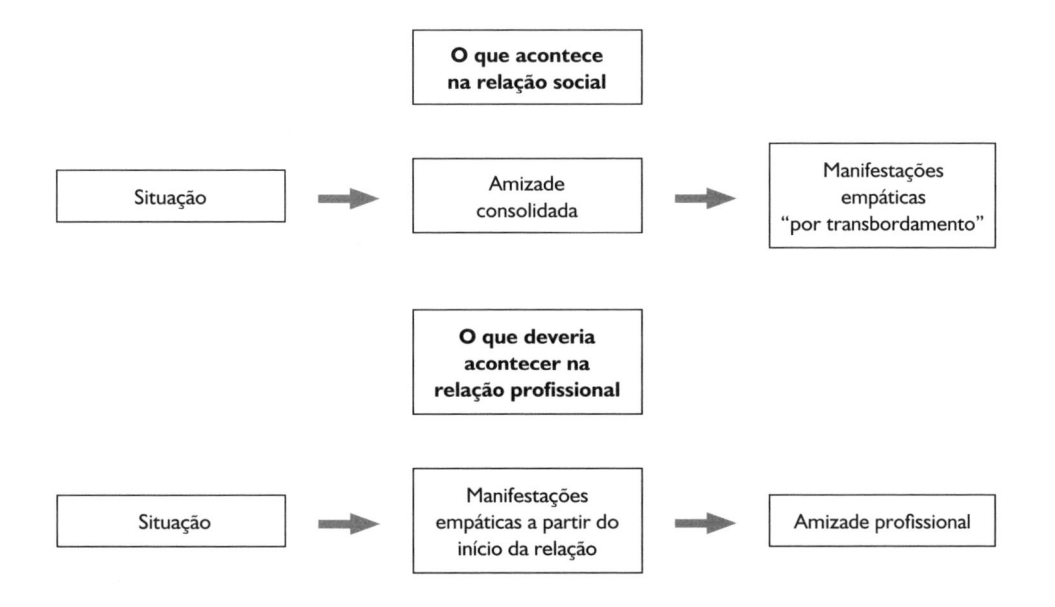

Figura 2.4 Diferença entre manifestação empática no meio social e no meio profissional.

o círculo vicioso das emoções negativas. Há pessoas dotadas de um humor à prova de balas: parece que sempre estão alegres e otimistas. São pessoas proativas em todas as facetas da vida. Sua capacidade de impregnar o meio em que se movem com essas qualidades as tornam muito apreciadas. Podemos aprender muito com elas; por exemplo, podemos aprender a ter senso de humor: sorrir e rir com o paciente, nunca *pelas costas do paciente*. Também podemos aprender a *inutilidade do rancor*. O rancor é uma fantasia de vingança que nunca se realiza. A pessoa rancorosa tem um livro de prestação de contas no qual, com paciência de agiota, acumula números negativos, esperando o momento oportuno de fazer as contas... Não importa muito se esse momento chega ou não, porque no fundo sente prazer *com a infelicidade da espera*. Em resumo, de um estilo proativo surge uma comunicação emocional em fluxo, e de um estilo reativo, uma comunicação turbulenta. Vamos estudar esse último caso.

Pode se imaginar como médico ou enfermeira de um paciente que lhe provoca repulsa? Isso acontece. A origem pode ser "uma trapaça" que o paciente tenha feito conosco tempos atrás. As consequências podem ser graves: ao bloquear a relação e impedir um autêntico interesse pelo que está acontecendo com o paciente, desviamos as energias para pensar em qual pode ser o máximo benefício que podemos tirar dele. Mesmo que o clínico pense estar agindo "como com qualquer outro paciente", arrisca-se a banalizar as queixas: "Outra vez a mesma coisa, que cara chato". *É um perfil de alto risco para erros clínicos*. Portanto, temos de colocar as cartas na mesa e decidir se prosseguimos com essa relação ou se a interrompemos. Se decidirmos prosseguir com a relação, precisaremos, necessariamente, "esquecer o passado e começar do zero". Limpar a memória dos acontecimentos desagradáveis com os quais tropeçamos na vida é um mecanismo básico para preservar a saúde de nossas relações pessoais, o que é quase a mesma coisa que dizer de nossa saúde mental.

Outro método que pode ser usado pelo clínico para dar vazão à sua frustração é humilhar o paciente ou seus familiares. Por exemplo, em urgências pediátricas:

– Por que trouxe a menina só depois de tanto tempo? Claro, como acabou a partida de futebol, todo mundo vem para a emergência, não é? Se estivessem doentes de verdade, a situação seria bem diferente.

Na consulta, podemos desgastar a relação assistencial com comentários culposos do tipo:

– Você não faz nada para emagrecer e quer resolver tudo com medicamentos. Assim não vamos chegar a parte alguma.

A mesma coisa dita de forma construtiva:

– Claro, vou receitar um remédio para dor no joelho, mas pense que a outra metade do trato é que você emagreça, mesmo que sejam apenas 5 ou 10 quilos.

Em oposição a uma **comunicação turbulenta** (na qual a culpa, a humilhação e o rancor são os pilares básicos), a **comunicação em fluxo** é um tipo de comunicação de cooperação. O conceito de *autoridade* cede lugar para o conceito de *utilidade:* ser útil para o paciente, mesmo se é preciso corrigi-lo. A chave desse estilo reside em um tom emocional de aceitação do outro, integração de suas expectativas e empatia.

Aceitação do outro

O paciente não precisa do cartão de apresentação de uma doença orgânica para ser considerado paciente. Suas inquietações ou seu mal-estar são razões suficientes. Também não vamos criticar seu modo de ser. As pessoas são como são, e é inútil (quando não contraproducente) imaginar um cenário de pacientes "perfeitos" ou "bons pacientes". Bons para quem? O clínico deve aceitar toda a variedade e riqueza do ser humano. Um paciente difícil é uma grande oportunidade para detectar deficiências técnicas e emocionais. A utopia (na verdade, a distopia) do "bom paciente" consiste em um mundo repleto de cidadãos educados que trazem motivos de consulta bem elaborados em um perfeito estilo expressivo e, de preferência, com doenças *interessantes*. A *utopia do bom paciente* tem feito um mal enorme ao profissionalismo e vai se alastrando de forma imperceptível de tutores para alunos ou residentes.

Integração de expectativas
Propiciar a verbalização das expectativas é o primeiro passo, mas não basta apenas escutá-las, devemos torná-las nossas. Isso acontece quando declaramos: "Vou considerar isso" ou quando adaptamos o curso da ação às preferências do paciente ou propiciamos alternativas para que ele tenha sensação de controle.

Empatia
Já falamos dela, mas aqui o que nos interessa é enfatizar seu componente expressivo. Nesse ponto, há muito de *purificação voluntária* de nossa maneira habitual de falar. Um paciente não *é* tuberculoso, ele *tem* uma tuberculose, suas ansiedades nunca são *bobagens*, suas queixas não são *banalidades a priori*. Quando depuramos expressões cotidianas como essas começamos a fazer da empatia um hábito (e começamos a *ser* melhores, como ensinou Siddharta Gautama, 600 anos a.C. [Smith H, 2002, p. 117]).

Comprometimento terapêutico
Não devemos confundir a qualidade emocional de uma relação com comprometimento terapêutico. Entendemos por **comprometimento terapêutico** (Shea SC, 2002) o grau de risco, esforço e até mesmo sacrifício pessoal que o paciente, ou o clínico, estão dispostos a investir no processo terapêutico. Posso manter uma comunicação em fluxo, mas ter escasso comprometimento terapêutico. A seguir, serão apresentados alguns dados para suspeitar dessa falta de comprometimento:

- O paciente falta a algumas consultas.
- Quando o diálogo avança em direção a situações conflituosas, um dos protagonistas (paciente ou profissional) desvia a conversa.
- Detectamos falta de adesão a uma determinada medicação ou conselho por parte do paciente.
- Quando o paciente sai do consultório, o profissional precisa fazer um comentário irônico com algum colega ou estudante que o acompanha.

As causas que fazem com que um paciente não se comprometa na relação podem variar dependendo da situação clínica ou do problema de saúde. Ele pode ter pânico de reconhecer a autêntica natureza de suas relações familiares, vergonha de mostrar uma parte de sua vida íntima, suspeitas de que a confidencialidade não será mantida, pudor de mostrar uma parte do corpo... ou vergonha de sua maneira de ser, de depender dos outros, etc.

Da parte do profissional, o problema não é tanto a confiança ou o pudor, mas a preguiça e o risco. Comprometimento terapêutico é pedir uma radiografia e discutir o resultado com o radiologista ou, no caso da enfermaria, solicitar uns minutos de espera ao paciente enquanto confirma uma dúvida com o médico, chamar um especialista para conseguir uma consulta urgente ou levar um caso no qual cometemos um erro para a sessão clínica, tentando trocar ideias com outros colegas para corrigir um erro.

Às vezes, o paciente literalmente "entrega" sua intimidade ao profissional, até mesmo na primeira entrevista. *A cordialidade provoca no paciente uma falsa sensação de familiaridade,* mas isso não equivale a um comprometimento futuro com o processo assistencial, entre outras razões, porque na solidão de seu lar pode sentir uma vergonha que o impeça de voltar ao consultório. Consequência: teremos perdido o paciente. Nesse sentido, quando na primeira entrevista o paciente revela aspectos muito íntimos, pode ser oportuno dizer, antes de encerrá-la: "Como se sentiu contando tudo isso?". Se aparecem sentimentos de culpa ou vergonha, continue trabalhando e ***normalizando*** esses sentimentos: "Muitas pessoas se sentem assim... o que contou não é curioso nem estranho para mim, é normal sentir pudor por isso que comentou, e não esqueça que nós temos o dever profissional de confidencialidade". E, finalmente, para minimizar a reação de vergonha: "Vamos marcar outra consulta para tal dia... quero muito ver a evolução dessa doença" (sendo a doença, de preferência, na área biológica).

A boa escuta

Byrne e Long (1984), em um trabalho pioneiro realizado com gravações em áudio, estudaram mais de 2 mil entrevistas de atenção primária e chegaram à conclusão de que a maioria dos profissionais tende a um estilo "centrado na experiência do entrevistador". Com isso quiseram destacar que a ocupação do tempo, o que chamamos hoje em dia de *ocupação verbal do tempo da entrevista*, era a favor do profissional. Em consequência, o paciente não podia expressar todas as suas inquietações. No início da entrevista, permitia-se que ele expressasse uma demanda, mas depois a entrevista transcorria com um "alto controle" (Platt FW, 1979): o entrevistador delimitava a todo momento o que desejava que o paciente dissesse. Conforme o Eurocommunication Study, as ocupações verbais médias de bons entrevistadores oscilam entre 51 e 54% do tempo total da entrevista (van den Brink-Muïnen, 1999).

Pode representar uma grande perda de tempo deixar que o paciente se expresse com absoluta liberdade? Traz benefícios reais? Defendemos que haja um instante em cada entrevista que chamamos de *apoio narrativo* ou *ponto de fuga*, no qual fazemos o esvaziamento da informação pré-elaborada, assim como defendemos uma escuta sem ressalvas, durante a qual o profissional *deverá atuar como mero apoio e estímulo*.

A cordialidade determina, junto com a reatividade, a *quantidade* de informação proporcionada espontaneamente pelo paciente. A empatia (já suficientemente descrita) determina a *profundidade* dos conteúdos. Entendemos por *reatividade do entrevistador* o tempo que ele demora em intervir depois da fala do paciente. Com reatividade alta, ocorrem *interrupções* do profissional e, com reatividade baixa, *silêncios disfuncionais*. Silêncio disfuncional é aquele em que o paciente espera que o entrevistador *diga ou faça algo* (Froelich RE, 1977, p. 39). A incomodidade do paciente recai sobre o próprio entrevistador. Os *silêncios funcionais* ajudam o paciente a se concentrar, dão um espaço para que medite ou provocam uma tensão que o leva a dizer ou fazer algo que inicialmente não queria dizer ou fazer. O diálogo seguinte é um exemplo de silêncio disfuncional:

> Mãe: As dores de barriga aparecem na menina quando está no colégio.
> Pediatra: Ah, sim? (olhando para a menina). Que coisa... (silêncio).
>
> Mãe (interrompendo o silêncio): Pode ser dos nervos?

Esse silêncio é *disfuncional* porque coloca o foco em observar a menina, não em que a menina fale. A mãe nota e interrompe o silêncio. O seguinte diálogo seria *funcional*:

> Mãe: As dores de barriga aparecem na menina quando está no colégio.
> Pediatra: Ah, sim? (olhando para a menina). Vamos ver, Marta, o que você tem a dizer a respeito disso? (técnica da ponte).

Há um silêncio que o pediatra respeita olhando para a menina com um sorriso. Como percebe que a paciente não se anima a falar, continua:

> Pediatra (em tom cordial): Há alguma coisa na escola que deixe você nervosa ou incomode você?

Um novo silêncio, que nessa ocasião é interrompido pela mãe.

> Mãe: Ela comentou que algumas crianças zombam dela na ginástica. Não é verdade, Marta?
> Marta cruza os braços e as pernas (*postura fechada*), e, por isso, o pediatra prefere diminuir a tensão:

Pediatra: Às vezes isso acontece e é muito desagradável. Marta, se fosse esse o caso, eu entenderia perfeitamente. De qualquer modo, vamos examinar sua barriga, venha para a maca...

Outra técnica menos vigorosa são as *facilitações* e as ordens *cordiais*. A primeira delas é uma conduta do entrevistador, verbal ou não verbal, por meio da qual tenta ajudar o paciente a iniciar ou prosseguir seu relato, sem indicar, sugerir ou prejulgar os conteúdos da narrativa. Para isso, pode fazer movimentos com a cabeça que indiquem "Continue, estou escutando com atenção" ou sons guturais de similar significado. Outras vezes, indicará com ordens cordiais do tipo: "Continue, por favor", "O que mais?", "Fale mais desse assunto...".

Os entrevistadores com **habilidades de facilitação** costumam usar uma *técnica de espelhar* que consiste em expressar no próprio rosto reações emocionais similares às que experimenta o paciente. Se o paciente manifestar dor, também farão uma pequena expressão de dor, se o paciente rir, eles sorrirão, etc. Observe o quanto é importante detectar em uma conversação a *posição assimétrica* (contrária à de espelhar): sorrimos, e nosso interlocutor evita o olhar ou evidentemente não sorri. Essa assimetria indica claramente que o paciente não está em fluxo emocional, não há empatia ou simpatia. Algo está ocorrendo. Não devemos esquecer que a comunicação é um processo eminentemente qualitativo, no qual são importantes sinais desse tipo, carregados de significado. Consequentemente, a base dessa técnica de espelhar é a *correspondência*: dou o quanto recebo; "recebi a mensagem e entendi". Um breve franzimento das sobrancelhas e um sorriso que significa "claro", somados a uma baixa reatividade e silêncios funcionais, irão configurar a dimensão não verbal de uma técnica de espelhar; portanto, *trata-se mais do clima alcançado do que de uma técnica concreta*.

Não confunda *facilitação* com uma frase inicialmente facilitadora que culmina com uma pergunta, como: "continue, continue... a perna dói mais à noite?". Nesse caso, a facilitação não tem valor, uma vez que a atenção do paciente é direcionada para a pergunta final. Quando se justapõem duas técnicas verbais, o valor do conjunto costuma ser o da última técnica.

As *frases por repetição* consistem em repetir uma palavra ou frase recém pronunciada pelo paciente, com a finalidade de orientar sua atenção para aquele aspecto. Tem a grande vantagem de que o paciente não pode negar algo que acabou de dizer. Se, por exemplo, o paciente diz: "Tudo isso faz com que me sinta mal, mas a gente segue com a vida normalmente e tenta esquecer", e nós repetimos: "Faz com que se sinta mal?", faremos com que o paciente resgate as lembranças que o fazem sofrer. Porém, se dissermos: "O senhor quer ter uma vida normal", essa frase facilitará a recomposição de suas defesas.

As *frases por repetição* têm uma grande utilidade quando são usadas pontualmente. Por serem fáceis de formular (basta repetir o que acaba de ser dito pelo paciente), podemos ter a tentação de abusar delas, com o consequente cansaço (ou mesmo irritação) do paciente. Como norma, recomendamos que sejam utilizadas nos momentos culminantes da entrevista, quando se tem a impressão de que o paciente está dizendo algo importante, e o fluxo de ideias parece levá-lo para aspectos menos interessantes. Vale a pena advertir que a repetição deve ser pronunciada em um tom de voz apropriado. Se, por exemplo, o paciente diz: "Não consigo trabalhar nada", e nós repetimos: "Nada?", com incredulidade, obviamente mostramos um **antagonismo**, e não uma frase por repetição. Muito próximo dessa técnica temos a **adição sugerida**: acrescentamos um adjetivo ou um dado que pensamos que o paciente deseja expressar ou está a ponto de expressar.

O *esclarecimento* é uma intervenção verbal ou não verbal que obriga o paciente a explicar o sentido de um termo ou uma ideia. Por exemplo: "O que você entende por...?" ou uma expressão de estranhamento equivalente. Como dizíamos, seria um erro abusar dessa técnica, pois daríamos a impressão de que estamos fazendo um interrogatório policial. Também evitaremos um tom inadequado que se transforme em uma crítica implícita.

A técnica de *sinalização* evidencia emoções ou condutas. Isso pode ser feito por meio da observação do estado de ânimo do paciente ("É como se eu estivesse..."), ou uma conduta recente ("Há um mês observo que..."). Chamamos a primeira de *sinalização emocional*, e a segunda, de *sinalização comportamental*.

A *sinalização* equivale a: "Observe o que está acontecendo ou ocorrendo com você. O que isso lhe sugere?". Não é preciso dizer que se trata de uma técnica muito potente, ao ponto de poder transformar completamente a relação assistencial. Vamos imaginar o caso de uma paciente em uma consulta de enfermaria para fazer o controle de sua obesidade; a profissional nota pequenas demonstrações de tensão e, inclusive, hostilidade. Em um determinado momento, comenta: "Ultimamente estou vendo a senhora muito inquieta". O efeito é imediato: a paciente olha para baixo e seus olhos ficam úmidos. Faz-se um silêncio disfuncional, cujo peso recai sobre a enfermeira; uma vez que a paciente está paralisada pela emoção, a enfermeira acrescenta: "Podemos falar desse assunto, se a senhora achar que pode ser de alguma utilidade". Essa sugestão basta para que a paciente explique suas dificuldades com a filha adolescente. A partir desse ponto, o objetivo assistencial se transforma: a obesidade deixa de ter importância, e a prioridade passa a ser a acomodação da paciente em sua realidade.

Cuidado com o *efeito iatrogênico das sinalizaçõess*. O caso típico é o de um profissional que descobre na primeira visita a relação entre determinados sintomas e um falecimento vivenciado recentemente pelo paciente. Uma *sinalização* do tipo: "Seus problemas começaram justamente após a morte do seu familiar, o que isso sugere para você?", pode ser correto se estiver ancorado em uma relação presidida pela confiança e pelo comprometimento terapêutico, mas pode ter efeitos imprevisíveis em uma primeira visita.

Alguns autores confundem *sinalizações*, empatia e interpretações (p. ex., a medição que fazem Carkhuff e Pierce da empatia [1975]). Isso pode levar o entrevistador a pensar que está realizando uma manobra empática quando na verdade está fazendo uma *sinalização*, por exemplo: "Está exausta por ter de cuidar da sua mãe, a ponto de ter sentimentos contraditórios". E, inclusive, isso seria *interpretação*, se fosse acrescentado: "Isso porque se sente sozinha com tanta responsabilidade e a omissão do resto dos irmãos". Para Brammer LM (1985, p. 84-86), seria possível traçar um arco-íris que fosse das intervenções verbais com valor de *sinalização* até as interpretações profundas. Vamos imaginar que no decorrer de uma conversação o paciente narrasse suas dificuldades conjugais. Exemplificamos as três posições do arco-íris da seguinte maneira. *Sinalização para as emoções* do paciente: "Mas o que o senhor sente por sua esposa?". *Sinalização para as condutas*: "O senhor percebe que sempre precisa colocar a culpa nela?". *Interpretação sugerida*: "Será que o senhor não fica incomodado de ver sua esposa tão independente?". Finalmente, estaríamos *interpretando* se disséssemos: "Sua relação conjugal está cheia de recriminações, vocês brincam de machucar um ao outro", e seria, inclusive, *interpretação profunda* se afirmássemos: "O senhor assume o papel de protetor de sua esposa, mas ela quer demonstrar que é uma pessoa livre e autônoma, e isso o senhor não consegue aceitar facilmente".

Recomendamos usar *interpretações sugeridas* e, apenas em poucos casos, *interpretações*. Um modo de fazer isso é relativizar as opiniões e, sempre que for possível, expressá-las como perguntas. Por exemplo: "Parece-me", "Pergunto-me se o fato de que esteja bebendo mais álcool pode estar relacionado com...", "Corrija-me se estou errado, mas...", etc., acabando com um "Talvez o que está acontecendo é...?". Observe a seguinte lista:

Evitaremos

— Parece que perdeu a vontade de viver.
— Para você, sua relação conjugal é opressiva.
— Sente-se culpado pelo fato de desejar que venha a falecer.

Para preferir
- Pergunto-me se encontra motivos para viver.
- Talvez você viva seu casamento como se tivesse de agradar sempre?
- Às vezes, vemos sofrer tanto um ente querido que desejamos que tudo acabe logo...

Com essa gradação de técnicas, estabelecemos um ritmo que respeita as necessidades e a maturidade do paciente (Balint M, 1971, p. 175). Devemos dizer, para finalizar, que vemos com frequência a utilização de sinalizações e interpretações cujo verdadeiro objetivo é **confrontar**, **criticar**, **culpar** ou **humilhar** o paciente. Há uma diferença fundamental entre confrontar e antagonizar. A **confrontação** é colocar o paciente diante de sua realidade para que ele reaja positivamente. O propósito é conseguir um movimento de energias em uma direção positiva. Por exemplo: "Precisamos conversar seriamente sobre a bebida. Estou achando que o senhor voltou a beber, não é verdade?". No entanto, **antagoniza** quem critica sem indicar uma conduta alternativa. Por exemplo: "A senhora não se esforça minimamente em tomar o remédio, porque espera se curar da doença com chás e simpatias. Todos esses remédios populares que a senhora toma não passam de bobagens e falta de cultura". A maior parte dos antagonismos se instaura simplesmente pela forma como pronunciamos uma palavra. Por exemplo: "Estou muito cansada", e o profissional responde com estranheza e chacota: "Ééééé?".

A importância da paralinguagem
Tudo aquilo que nos é próximo parece estranho, dizia o filósofo francês Bataille G (1975). Nada mais próximo *a nós mesmos* do que a palavra, mas não o que pretendemos dizer com ela, e sim sua articulação. O ser humano é ato. Habermas, por exemplo, gosta do termo "ato de comunicar" (Habermas J, 1999) para mostrar essa vontade de fazer e também esse caráter de gesto que tem qualquer átomo de comunicação. No fundo, o ser humano é gestualidade. Inclusive quando pensamos imaginamos em palavras ou gestos e, se acreditamos em William James, quando pensamos em palavras não deixamos de articulá-las em um plano imaginário.

Entendemos a paralinguagem como um tipo de gestualidade, e como tal possui os quatro valores de qualquer gesto:

- *Valor de emblema:* quando traduz um significado exato. É como quando dizemos "Éééé" como se estivéssemos dizendo "Tem certeza?". Ninguém deixaria de notar um tom emblemático desse tipo.
- *Valor de ilustrador:* quando acompanha o significado da palavra para destacá-la ou pontuá-la. Por exemplo: "Muuuuuito grande".
- *Valor de adaptador:* quando expressa sem querer estados de ansiedade, tensão ou alguma outra emoção. É característico o tremor inicial na fala de um conferencista, que desaparece quando ele se sente mais seguro.
- *Valor de regulador:* com a paralinguagem indicamos... "Já estou acabando de falar" ou, ainda, "Fale você, por favor" e, até mesmo, "Não vou escutar até eu acabar de falar".

Para além desses valores, a paralinguagem também nos informa sobre o dialeto (variedade local na maneira de falar) e diz muito da pessoa (Tabela 2.7), tanto sobre aspectos da personalidade e do caráter (o *Ethos*, de Aristóteles), quanto sobre sua habilidade no uso da paralinguagem para se fazer ouvir e entender melhor (o *pathos*).

O entrevistador experiente aprende a tirar proveito de tudo isso de duas maneiras: *a)* para seguir as emoções menos aparentes de seu interlocutor e *b)* para se aperceber de suas próprias emoções. Nesta obra, ampliamos a ideia de William James no sentido de que as emoções configuram um fluxo constante de resposta ao ambiente. Só percebemos as emoções que chegam a um determinado limite e impactam com tanta força que ativam nosso corpo de maneira evidente. Chamamos essas emoções de "medo", "excitação", "surpresa", etc. Mas muitas outras emoções são expressadas como pequenas alterações na transpiração corporal ou como um frio

Tabela 2.7 O que nos diz a paralinguagem

Qualidade estrutural: dialeto, modo de entoar e pronunciar determinadas palavras.

Qualidade pessoal: reatividade na pronúncia; uso das pausas (p. ex., qualidade dramática), precisão na articulação das palavras, etc.

Qualidade de comunicação: tom e inflexão de voz, uso das pausas, articulação, volume ajustado ao receptor e à situação, pausas para permitir que seja assimilado o que estamos dizendo. Valores de emblema, ilustrador, regulador ou adaptador. Força ilocucionária (ver Glossário).

Qualidades semiológicas da paralinguagem: voz escandida (p. ex., Parkinson), bitonal (p. ex., hipotireoidismo), disfonia (p. ex., devido a edema das cordas vocais ou pólipos) e tom grave ou agudo (p. ex., estágios transexuais).

na barriga ou um aperto no peito, sem que possam receber um adjetivo concreto. Poderíamos dizer que em seu primeiro estágio são variações em nosso estado de atenção e quando vivemos uma situação relevante se soma a essa ativação uma interpretação que lhe dá um sentido mais preciso, apto para receber o adjetivo "medo, alegria, estranheza" ou aquele que corresponda.

A paralinguagem é bastante sensível a essas pequenas mudanças. Junto com a observação da transpiração (mais difícil de notar sem ajuda instrumental), são os dois indicadores mais apurados para marcar a direção de nossa *emocionalidade mais tênue*. Vamos considerar que, seguindo novamente James, percebemos as emoções e colocamos um rótulo quando interpretamos a atividade corporal em um determinado ambiente. Quando, por exemplo, notamos nossos músculos tensos diremos "Estou nervoso". Em geral, damos nomes concretos a conjuntos de sensações internas. Nesse processo, podemos ser muito grosseiros, ao ponto de ignorar quase todas as reações corporais, ou podemos ser muito sensíveis, ampliando as mais mínimas dessas sensações. Algumas pessoas têm, ou acreditam ter, um bom ***insight***, ou seja, uma boa capacidade para perceber suas emoções e seus sentimentos. Contudo, pode ocorrer que algumas delas se enganem sem saber, isto é, atribuam nomes equivocados a determinados conjuntos de sensações internas. São pessoas que antepõem uma determinada imagem de si mesmas àquilo que realmente sentem. Praticar uma total transparência com nossas próprias emoções não é simples, porque nem sempre há coincidência entre *aquilo que somos e aquilo que queremos ser*. É uma tensão que possui uma explicação racional. Vamos imaginar um cleptomaníaco tentando reprimir sua pulsão em uma grande loja. Sem dúvida, ao passear reiteradamente entre as fileiras de objetos sem tocá-los, chegará um momento em que extinguirá, até certo ponto, seu impulso. Há uma plasticidade em nossas reações emocionais. Mas o primeiro passo desse virtuoso cleptomaníaco foi admitir honestamente seu impulso, isolá-lo e neutralizá-lo.

Propomos ao leitor que trabalhe seu *insight* partindo de uma total transparência com suas reações. Para isso, deverá vencer toda tentação de hipocrisia consigo mesmo, o que não é equivalente a se justificar, mas a ser cauteloso para fazer qualquer julgamento. Todo ser humano experimenta reações emocionais que contrariam o projeto de homem ou de mulher que tinham se proposto. É melhor saber do que ignorar isso. No âmbito que nos ocupa, o profissionalismo, podemos experimentar, por exemplo, reações de rejeição ou cansaço diante de situações que deveriam nos inspirar compaixão e paciência. Em tais circunstâncias, nossa verdadeira maneira de ser fica oculta por aquilo que teoricamente "deveríamos ser". Não nos permitimos ser transparentes, porque estaríamos ferindo nossa autoestima e, além disso (e o mais importante), deveríamos modificar nossa conduta para sermos coerentes. Escutar nossa paralinguagem é uma fonte rica e exata que nos aproxima dessas emoções ocultas, daquilo que realmente sentimos. E, da mesma maneira, polir a paralinguagem obrigaria, no exemplo anterior, a atender com mais paciência, além de, em geral, dar um novo enfoque às emoções muito primárias. Reeducar a paralinguagem é reeducar os sentimentos. Confucio, especialista nesses assuntos, disse certa vez: "Aos 70 anos já podia seguir o que meu coração desejava sem cair em incorreção alguma" (Mosterín J, 1997). Tomara que o leitor consiga isto antes.

Gerenciamento do tempo

Tudo o que vimos... ocorre em apenas 10 minutos de entrevista. Parece, e até certo ponto é, um desafio impossível para um clínico sem experiência, perplexo ou em condições psicofísicas baixas.

Uma das grandes dificuldades é, justamente, estar bem concentrado cada dia do ano, para render ao máximo de nossas possibilidades. Essa pretensão de "dar o máximo de nós mesmos" não deve nos levar a querer "dar o máximo em cada encontro e para cada paciente". Isso é simplesmente impossível, porque temos reservas de energia para o conjunto da jornada de trabalho. Devemos ajustar nossas forças e administrá-las com sabedoria.

O que quer dizer "sabedoria" nesse contexto? Quer dizer, basicamente, o seguinte:

- Adivinhar a complexidade do caso clínico e, se necessário, reformular a primeira estimativa de tempo que fizemos.
- Saber quando devemos acelerar a resolução de uma entrevista e quando devemos nos refrear. É como quando estamos dirigindo um automóvel, temos de passar do acelerador para o freio.

Observe a quantidade de "microcontrole" emocional que utilizamos em todo esse processo. Devemos "entrar em sintonia" quando iniciamos a jornada de trabalho. Devemos perguntar: "Estou bem para realizar a consulta?" "Estou desconcentrado, de mau humor?". Se a resposta for positiva, devemos pôr em andamento diversos mecanismos corretores.

O gerenciamento do tempo é um dos grandes reguladores da nossa emocionalidade. Exige muita paciência. Paciência, por exemplo, quando depois de prevenir de forma consciente as demandas aditivas do paciente, ele diz: "O que fazemos com a minha dor nas costas?". Paciência quando pacientes ou colegas da equipe interrompem repetidas vezes por telefone ou quando entram sem avisar no consultório. Um clínico com experiência não é um clínico com muitos anos de trabalho, mas um profissional que sabe *regular* a emocionalidade ligada aos pequenos gestos e acontecimentos diários. É um profissional que conhece os infortúnios de "correr a qualquer preço para poder tomar café da manhã", que errou e aprendeu com seus erros. E mais: *erros que doeram*. A experiência de errar apesar de ser um bom profissional e de aparentemente fazer "tudo certo" leva o profissional à reflexão e à prudência, o que é *sinal inequívoco* de maturidade. Quando se atinge essa etapa, os próprios pacientes notam. Há um tom de segurança complementado pela humildade, um tom que permite dizer:

- Isso que você está contando é muito importante e merece ser analisado em detalhe. O que você acha de marcar uma visita para o dia...?

Esse tom proporciona grau de liberdade ao clínico: para poder prolongar uma entrevista que parecia concluída, ou para concluir rapidamente quando se trata de uma demanda banal. Em resumo, para dar a cada demanda o esforço racionalmente necessário.

Resumo

Entrevista semiestruturada para a parte exploratória.
- Cumprimento cordial. Observar o paciente e corrigir estereótipos.
- Revisar a lista de problemas e o resumo do paciente.
- Delimitar o motivo da consulta. Mapa de demanda e mapa de queixas. Patobiografia.
- Escuta ativa ("ponto de fuga" da entrevista). Facilitação, esclarecimento, adição sugerida, frases por repetição, etc.
- Investigar e completar dados.
- Resumo da informação obtida.
- Exame físico, se necessário.

Habilidades para a escuta ativa:
Externas:
– Mostrar interesse.
– Facilitações.
– Frases por repetição.
– Empatia.

Internas:
– Visualizar o que estão me dizendo.
– Prever o que vão me dizer.
– Surpreender-me e refletir.

Trabalhar meus pontos de irritação.

Erros técnicos na escuta:
– Cumprimento muito frio ou inexistente.
– Não escutar com atenção as frases utilizadas pelo paciente no momento em que ele entra no consultório.
– Não delimitar com clareza o (ou os!) motivo da consulta.
– Introduzir conselhos e elementos de educação sanitária quando ainda não concluímos a anamnese corretamente. Certezas prematuras.
– Não integrar a informação obtida com os demais problemas e diagnósticos da história clínica.

Mapa de queixas e demandas: o que traz você aqui hoje? Deseja mais alguma coisa? O que mais está sentindo?

Patobiografia: situar sobre uma linha de tempo, que inicie no nascimento, os principais acontecimentos vitais, as doenças e os tratamentos.

Técnica de leitura textual: ignorar o relato falado e ler os dados que temos anotados como se pertencessem a um paciente anônimo.

Conhecer e monitorar nossa paralinguagem.

Referências

Balint M. El médico, el paciente y la enfermedad. Buenos Aires: Libros Básicos, 1971.

Bataille G. La experiencia interior. Madrid: Taurus, 1975.

Beach LR. Image Theory: Decision making in personal and organizational contexts. Chichester, UK: Wiley, 1990.

Bennet MJ. Overcoming the Golden Rule: Simpathy and empathy. In: Bennet MJ. Basic Concepts of Intercultural Communications. Maine: Intercultural Press, 1998.

Bernstein L, Bernstein RS. Interviewing. A guide for health professionals. Norwalk, Connecticut: Prentice-Hall Inc., Appleton Century Crofts,1985.

Borrell F. Cómo trabajar en equipo. Barcelona: Gestión 2000, 2001.

Borrell F. Manual de Entrevista Clínica. Barcelona: Doyma, 1989.

Borrell F, Núñez B, Guerrero J, Babi P, Navarro J, Alvarado CE. Auditoría de las Historias Clínicas de Atención Primaria: 6 años de experiencia. Gaceta Sanitaria 1988; 6(2): 144-149.

Borrell F. El problema no és el paternalisme, el problema és la fredor del tècnic. Comunicación Congreso Salut Mental Atenció Primaria, SCMFC, Fundació Salut Mental. Badalona, 14-15 março 2002, "Canviant la mirada". Badalona 2002, págs. 11-13.

Brammer LM. The helping relationship: process and skills. Londres: Prentice-Hall International Editions, 1985, págs. 84-86.

Brown JB, Stewart MA, McCracken EC, McWhinney IR, Levenstein JH. The patient-centred clinical method II. Definition and application. Fam Pract 1986; 3: 75-79.

Byrne PS, Long BEL. Doctors Talking to Patients. Londres: Her Majesty's Stationary Office, 1976.

Camps V. Una vida de calidad. Barcelona: Ares y Mares, 2001, págs. 184-186.

Carkhuff RR, Pierce RM. Trainer's guide. The art of helping. Massachussets: Human Resource Development Press, 1975.

Cohen-Cole SA. The Medical Interview: the three-function approach. Sant Louis: Mosby, 1991.

Coulehan JL, Block MR. The Medical Interview. Mastering Skills for Clinical Practice. Filadelfia: FA Davis Company, 1997.

Duck S, Gilmour R. Personal Relationships. Londres: Academic Press, 1981, pág. 42.

Emanuel EJ, Emanuel LL. Cuatro modelos de la relación médico-paciente. In: Azucena Couceiro (ed.). Bioética para clínicos. Madrid: Triacastela, 1999.

Feinstein A. Clinical Judgment. Baltimore: Williams and Wilkins, 1967.

Fernández Liria A. Conceptos sustantivo y pragmático de la enfermedad mental. Implicaciones clínicas. In: Baca E, Lázaro J. (eds.). Hechos y valores en psiquiatría. Madrid: Triacastela, 2003.

Froelich RE, Bishop FM. Clinical Interviewing Skills. Saint Louis: The CV Mosby Company, 1977.

Habermas J. Teoría de la acción comunicativa. Tomos I y II. México DF: Taurus, 1999.

Headington BJ. Communications in the counseling relationship. Cranston: The Carroll Press, 1979, págs. 64 y 72.

Guillem Salvador. Comunicació a la Mesa: Relació metge-pacient, canvis i reptes. Congrés Salut Mental Badalona, 2002.

Goleman D. Inteligencia emocional. Barcelona: Kairós, 1996.

Laín Entralgo P. La relación médico-enfermo. Historia y Teoría. Revista de Occidente. Madrid, 1964.

Mosterín J. Historia de la Filosofía. La filosofía oriental antigua. Madrid: Alianza Editorial, 1997, pág. 119.

Peabody FW. The care of the patient. JAMA 1984; 252(6): 813-818.

Platt F. Patience. Health and Communication International Conference. Barcelona: Universitat Pompeu Fabra, 2000.

Platt FW, McMath JC. Clinical hypocompetence: the interview. Ann Intern Med 1979; 91: 898-902.

Rogers C. El poder de la persona. México: El Manual Moderno, 1980.

Rubert de Ventós X. Ética sin atributos. Barcelona: Anagrama, 1996.

Sádaba J. El hombre espiritual. Barcelona: Martínez Roca, 1999.

Shea SC. La entrevista psiquiátrica. El arte de comprender. Madrid: Harcourt, Saunders Elsevier Sciences, 2002.

Smith H. Las religiones del mundo. Barcelona: Kairós, 2002.

Stewart MA. What is a successful doctor-patient interview? A study of interactions and outcomes. Soc Sci Med 1984; 19(2): 167-175.

Suchman AL, Bothelo RJ, Hinton-Walker P. Partnerships in Health Care. Transforming relational process. Rochester: University of Rochester, 1998.

Tizón J. Componentes psicológicos de la práctica médica. Barcelona: Doyma, 1988.

Tizón T. Apuntes para una psicología basada en la relación. Barcelona: Hora, 1982.

van den Brink-Muïnen, Verhaak PFM, Bensing JM et al. The Eurocommunication Study. Utrecht: Nivel, 1999.

Capítulo 3

Dados de qualidade para bons diagnósticos

Ideias-chave

- Os pacientes não têm nenhuma obrigação de ser os *bons pacientes* que os profissionais desejam.
- Valorizamos mais as estratégias para *simplificar e encurtar o tempo* de entrevista do que as para minimizar o risco de um *erro clínico*.
- Uma anamnese não deveria acabar até que o clínico fosse capaz de escrever um relatório especificando pelo menos a cronologia e a natureza do problema.
- Anamnese por visualização patográfica: cronologia (*filme dos fatos*), enredo (*trilha sonora, o que acontece*) e impacto (*destaque biográfico*).
- É preciso automatizar *grupos* de perguntas, em função das situações clínicas, com o objetivo de minimizar o esforço para colocá-las em prática, em especial o chamado "salto psicossocial".
- O exame físico faz parte da relação interpessoal e começa no momento em que um paciente atravessa a porta do consultório. Escutar e observar *já é* examinar.
- Devemos conhecer nossa tolerância a "não saber" (tensão crítica) e também à pressão que às vezes os pacientes nos transmitem ("Cure-me!"), para nos dar mais tempo e não encerrar a entrevista *prematuramente*.
- Patologia da hiperassiduidade: "você vem tanto aqui, que lhe ignoro".
- Começar do zero com um paciente assíduo é um autêntico exercício de humildade!
- Ser prudente ao expressar um diagnóstico é ter a liberdade de corrigi-lo com maior facilidade no futuro.
- Qual é o principal desafio bioético do clínico?... ***Levantar-se vez ou outra da cadeira!***

Habilidades básicas para obter dados de qualidade

Olhar é fixar os olhos em algo, escutar é prestar atenção, mas compreender não consiste apenas em estar atento, mas também inclui algo de *recriação*. O clínico capaz de compreender torna seus os materiais trazidos pelo paciente, os reproduz em sua imaginação e os recria, como se, até certo ponto, fossem vivências próprias. Descobrimos, então, que todo bom clínico é alguém que antes de entender os demais *entendeu*, examinou e escutou *a si mesmo*. Quem pretende saber alguma coisa do mundo apenas projetando o que escutou ou leu está iludido! O mundo, o paciente, o *outro* em geral, somente pode ser vislumbrado por meio das nossas vivências. Nosso próprio corpo e nossas próprias emoções são, sem dúvida, o melhor filtro, também o instrumento musical, iniludível para interiorizar o outro. Temos algo como uma imagem do paciente que comparamos com outras do mesmo paciente e transportamos para o nosso próprio corpo: "Como eu me sentiria se...?". Dessa forma, *entendemos com* profundidade. Possivelmente, interiorizar por *analogia* seja uma das chaves do pensamento intuitivo. Mas isso não é tudo. O clínico não renuncia à análise semiológica, objetiva, puramente externa e baseada em critérios bem estabelecidos. Para uma escuta semiológica, deve adquirir *hábitos* de grande complexidade. A isso está dedicado este capítulo. Procurar bons dados para nós mesmos, para irmos além das primeiras impressões e permitir que nossa inteligência atue. Defenderemos um conceito de perícia com base em um contraste contínuo entre **pensamento intuitivo** e **pensamento com base em critérios**.

Este capítulo irá se ocupar disso tudo. O ponto de partida será a **entrevista semiestruturada** para a parte exploratória. Vamos lembrar que as tarefas são:

1. Revisão da lista de problemas ou o breve resumo do paciente.
2. Cumprimento cordial.
3. Delimitação do motivo da consulta. Mapa de demandas e de queixas. Patobiografia.
4. Escuta ativa ("ponto de fuga" da entrevista).
5. Investigação e complementação de dados.
6. Resumo das informações obtidas.
7. Exame físico, se necessário.

No Capítulo 2, abordamos até o quarto ponto. Neste, abordaremos os pontos 5, 6 e 7, com ênfase nas habilidades semiológicas, do ponto de vista do modelo emotivo-racional de ato clínico.

Investigar e completar dados. Na hora de perguntar: pacotes de habilidades de anamnese

Qualquer entrevistador deve poder ativar sem esforço quatro pacotes de perguntas (Tabela 3.1).

Esses pacotes devem ser aprendidos de tal maneira que surjam quase sem esforço. No Apêndice 1, há um guia mais detalhado. Como saber se aplicamos essas técnicas de maneira adequada? A seguir, alguns indicadores:

Pacote de escuta ativa

Um indicador de que esse pacote de habilidades dá resultados surge quando o paciente começa a falar de maneira mais solta, propiciando *respostas mais longas*. Já falamos desse pacote no Capítulo 2, por isso não nos prolongaremos aqui.

Pacote de anamnese focal ou natureza do problema

Um indicador de que esse pacote de habilidades dá resultados é termos *dados suficientes* para poder escrever um *relatório clínico* com as características e a cronologia das doenças do paciente. É a anamnese que o paciente espera como mais específica da *arte de curar*. Contudo, muitas vezes, o clínico faz a anamnese de maneira incompleta, conforme veremos mais adiante.

Pacote de anamnese psicossocial

É um erro pensar que esse pacote deve ser ativado apenas em casos de problemas psicológicos ou no ambiente sociofamiliar. Na verdade, todo paciente com dores crônicas, hiperassíduo ou com sinto-

Tabela 3.1 Quatro pacotes de perguntas de habilidades de anamnese

Primeiro pacote: habilidades de escuta ativa

Tipos de técnica	Quando é necessária
– Mostrar interesse	– Para visualizar o mundo e as experiências do paciente sem influenciar na sua narrativa dos fatos
– Facilitações	– Muito útil no início da entrevista
– Frases por repetição	– Quando a demanda é confusa
– Empatia	– Quando parece que o paciente quer revelar "material sensível"
– Técnica de adição sugerida	– Quando o paciente tem muita dificuldade para falar

Segundo pacote: perguntas para a anamnese focal ou natureza do problema

Tipo de pergunta	Quando é necessária
– Como é a doença	
– A partir de quando e cronologia da doença	– Para estabelecer fatos semiológicos
– Onde e irradiação	– A demanda está muito clara
– Fatores que agravam e aliviam	– Há um sintoma ou sinal guia
– Sintomas associados	
– Fatores de risco	

Terceiro pacote: perguntas para a anamnese psicossocial

Tipo de pergunta	Quando é necessária
– Como descansa à noite?	– Para estabelecer o impacto do fator psicológico no mal-estar do paciente
– Como está seu estado de ânimo?	– Suspeitamos de estresse psicossocial ou mal-estar psicológico
– Tem muitas preocupações ou coisas que lhe saem da cabeça?	– Há muitos sintomas confusos na narrativa do paciente – O paciente é hiperassíduo
– Problemas ou acontecimentos graves em casa ou no trabalho?	– O paciente dá pistas que orientam nessa direção

Quarto pacote: perguntas na anamnese centrada no paciente

Tipo de pergunta	Quando é necessária
– Com que relaciona a doença ou o que pensa que pode ter?	– Para saber o destaque biográfico da doença
– Até que ponto afeta (ou transformou) sua vida?	– O paciente expressa inquietação, mau humor, agressividade
– Em que pensa que podemos ser úteis e o que acha que deveria ser feito para melhorar a situação?	– Temos a impressão de que o paciente quer algo que não consegue manifestar
– Ocorreu alguma coisa que mudou sua vida ou o impressionou muito?	
– Problemas em casa ou no trabalho que poderiam influenciar?	– Suspeitamos de problemas no ambiente de trabalho ou sociofamiliar

mas confusos pode se beneficiar de uma avaliação psicossocial. Um indicador de que esse pacote está trazendo resultados é *poder enumerar elementos de estresse ou aspectos emocionais* do paciente.

Convém distinguir uma verdadeira resistência ao falar de problemas psicossociais ("Desse assunto preferiria não falar") do medo de atribuir seus sintomas a esta área ("Todos dizem que são os nervos, mas não são os nervos"). Nesse último caso, diminuiremos a prevenção do paciente se começarmos fazendo a anamnese focal e, antes de passar para o plano psicossocial, advertirmos a ele: "Bom, agora gostaria de conhecê-lo melhor como pessoa... tem algum passatempo? Qual? Descansa bem à noite? Como está seu estado de ânimo?", etc. Outra estratégia para iniciar o salto psicossocial é investigar a qualidade do sono. No entanto, seria um erro perguntar: "Como estão seus nervos... mal?".

Pacote centrado no paciente
É um pacote que não se costuma ativar em um primeiro momento, pois poderia provocar certa desorientação. Às vezes, perguntamos: "O que acha que está acontecendo com você?", e o paciente responde: "Não sei, é por isso que venho consultar". Chamamos essa resposta de **efeito bumerangue**. Deve-se prosseguir com: "Sim, é claro, mas agora o que me interessa saber é sua opinião, o que o senhor pensa a respeito ou o que pode ter comentado com amigos ou familiares" (contrabumerangue). Um indicador de que esse pacote está sendo aplicado corretamente é a melhora no fluxo de comunicação com o paciente.

O grande desafio nessa parte da entrevista é obter dados de qualidade. Por isso, é importante que sejam *dados reais*, ou seja, efetivamente sentidos ou vivenciados pelo paciente, *confiáveis*, de tal modo que se outro entrevistador o questiona obtenha respostas similares, e *válidos*, ou seja, ser os dados que procuramos obter. Em outras palavras:

– Dados reais: este paciente... está me contando coisas que realmente aconteceram?
– Dados confiáveis: outro entrevistador... vai obter respostas similares?
– Dados válidos: os dados que tento obter para chegar a uma orientação diagnóstica são úteis para o paciente e situação clínica?

Técnicas básicas para obter dados reais, confiáveis e válidos

O mais importante é criar um clima de concentração no paciente, evitando respostas quase automáticas, como "sim" ou "não". Em geral, quanto mais detalhados são os dados que o paciente proporciona, mais reais e confiáveis são.

O clima de concentração é prejudicado quando o entrevistador faz uma **cadeia de perguntas fechadas**. Por exemplo:

E: Isso ocorre mais durante a manhã?
P: Sim.
E: E quando ocorre, sente náuseas?
P: Sim.
E: Suponho que nunca viu sangue no vômito...?
P: Não, não...

Observamos aqui **perguntas fechadas** que podem ser respondidas com monossílabos. O perigo de que o paciente responda "para agradar" é muito alto. Se uma das respostas tivesse ido contra o plausível, por exemplo: "Pensando bem, agora que mencionou, sim, uma vez observei sangue...", sem dúvida teria muito valor semiológico.

As **perguntas abertas**, ao contrário, obrigam a uma certa verbalização e não podem ser respondidas com um monossílabo, como as fechadas. Por exemplo: "Como era a dor?", "O que estava fazendo quando a dor começou?", etc. Devemos evitar o erro de acrescentar uma sugestão que "feche" a pergunta; por exemplo: "Como era a dor, uma pontada?", para não transformá-la em uma pergunta fechada. Não devemos esquecer o **princípio de justaposição de técnicas**, exposto anteriormente, segundo o qual *quando duas técnicas são justapostas, a que predomina é sempre a formulada por último*, nesse caso, a pergunta fechada.

Também é precipitado fazer uso de uma pergunta fechada sem antes experimentar um cardápio de sugestões. Entende-se por **cardápio de sugestões** o oferecimento de "pistas" que indiquem o tipo de resposta que esperamos. Por exemplo: "A dor é uma pontada, como uma mordida ou como um aperto?", "Ocorreu há anos, dias ou meses?", etc.

Os **cardápios de sugestões** não precisam orientar o paciente quanto ao que prevemos como mais lógico ou plausível. Se, por exemplo, perguntamos: "Ocorre há dias ou meses?", estamos insinuando que esperamos um intervalo de tempo curto e não aceitaríamos como congruente que respondesse: "Não, já faz muitos anos". Por esse motivo, preferimos uma sequência ilógica do tipo: "Anos, dias ou meses?".

Outro erro muito comum é formular um **cardápio de sugestões** que não passa de uma sugestão, seja porque não lembramos de outras ou porque, quando queremos mencionar a segunda sugestão, o paciente interrompe e diz: "Sim, é exatamente isso que acabou de dizer". Em ambos os casos, reformularemos o cardápio, a fim de verificar que, de fato, o paciente queria dizer o que disse.

As **perguntas fechadas** são as que mais utilizamos. Proporcionam informação de valor muito variável, dependendo do grau de sugestionabilidade do paciente e da possibilidade de verificar a validade da informação por meio de outras técnicas. Contudo, em determinadas ocasiões não podemos evitá-las, sobretudo quando estamos interessados em algum aspecto muito concreto. Sua formulação é óbvia: "Acontece mais de manhã?," Sente dor aqui?", etc.

Perguntas desse tipo devem ser complementadas com perguntas abertas e cardápios de sugestões. É útil acrescentar uma pergunta aberta quando um paciente responde de maneira afirmativa a uma pergunta fechada. Assim, por exemplo, se perguntarmos: "Sente ardor ao urinar?", e o paciente disser: "Sim", será prudente verificar a resposta solicitando mais informação: "Vejamos, explique com mais detalhe". Se você tiver a tendência de fazer perguntas fechadas, poderá facilmente transformá-las em "cardápio de sugestões" acrescentando "...ou será o contrário?". Por exemplo: "Sente dor antes ou depois das refeições? A dor é na boca do estômago... ou em outras partes da barriga?". As frases resultantes não entrarão nos anais da Academia de Letras, mas o efeito final é apropriado para as finalidades que perseguimos: evitar "sins e nãos" mecânicos.

As **perguntas de resposta induzida** são ainda mais perigosas. Por exemplo, um profissional diz:

– Mas uma dor no peito, aqui, imagino que não tenha tido, não é mesmo?
– Certo, mas no geral está mais animado, não é?
– Suponho que não vomitou sangue, não é mesmo?

Entretanto, as perguntas abertas e de conteúdo concreto apresentam claras vantagens. Observe, no primeiro exemplo, um entrevistador sem habilidades especiais, e o mesmo paciente nas mãos de um entrevistador experiente.

Entrevista com um novato

P: O senhor sempre com a mania da depressão, mas essas minhas dores não passam, estou zangada. E com todo o trabalho que tenho em casa!
E: Está com vontade de chorar?
P: Como quer que não tenha, do jeito que estou?
E: Pelo menos o seu marido ajuda?
P: Meu marido já tem muito trabalho. Levanta às 6h da manhã e não volta até a hora da janta. Fazer o quê?
E: Mas acha que vocês se comunicam bem, têm uma boa sintonia?
P: Eu tenho enchido ele com as minhas queixas. Já pode imaginar.

Entrevista com um profissional experiente

/1/P: O senhor sempre com a mania da depressão, mas essas minhas dores não passam, estou zangada. E com todo o trabalho que tenho em casa!
/2/E (empatizando): Entendo... (**Acompanhando na transição**): Depois vamos voltar para as suas dores. Agora gostaria de falar de outro assunto, para que eu possa conhecê-la um pouco melhor. (Pergunta aberta): Com o que a senhora se distrai quando fica sozinha em casa?
/3/P: Eu gosto de ouvir música. Antes dançava sozinha em casa (ri um pouco). E também saía com umas amigas para passear e tomar um café com leite.

/4/E (empatiza): Isso é muito bom. (Pergunta aberta): Quando o seu marido volta para casa, o que ele costuma fazer?
/5/P: Ele toma banho e depois jantamos.
/6/E (pergunta fechada): Vocês conversam enquanto jantam?
/7/P: Assistimos à televisão. É o único momento do dia em que podemos ver os esportes.
/8/E (frase de confirmação): Claro, a senhora também gosta de futebol...
/9/P: Não, eu não gosto nem um pouco, mas... o que se vai fazer...
/10/E (pergunta aberta com valor de indicação comportamental): E à noite, que tipo de pessoa é seu marido?
/11/P: Ele vai direto ao que interessa, o senhor entende...
/12/E (pergunta fechada): A senhora quer dizer que ele usa seus direitos como marido?
/13/P: Sim...
/14/E (frase de confirmação): Mas a senhora não sente vontade.
/15/P (baixando os olhos): Não...
/16/E (pergunta fechada com valor de indicação emocional): Alguma vez sentiu medo dele?

A paciente começa a chorar e, a partir desse ponto, o clínico pode estabelecer um quadro de violência intrafamiliar.

Observe o uso de perguntas fechadas e incorretas feito pelo primeiro entrevistador, comparado à técnica mais aberta, mas, ao mesmo tempo, de *conteúdo muito concreto* do segundo. Em particular, interessam, nessa segunda entrevista, as seguintes intervenções:

/2/E (empatizando): Entendo... (***Acompanhando na transição***): Depois vamos voltar para as suas dores. Agora gostaria de falar de outro assunto, para que possa conhecê-la um pouco melhor. (Pergunta aberta): Com o que a senhora se distrai quando fica sozinha em casa?

Com essa intervenção, ele *segmenta* a realidade em dois planos: o plano das queixas, prometendo voltar a ele mais adiante, e o plano da vida cotidiana, para o qual desloca o foco de atenção. Desse modo, consegue baixar os mecanismos de defesa da paciente e entra no plano biográfico pela via dos *hobbies*. As seguintes perguntas ou intervenções também são muito concretas, com o entrevistador literalmente *se intrometendo* na realidade da paciente. Ele quer *visualizar* o que acontece e os *sentimentos* que invadem a paciente nessas circunstâncias. Recomendamos ao leitor que *o esforço para visualizar*, mais do que uma técnica concreta, seja um guia. Tudo isso permite que o profissional diga:

/10/E: E à noite, que tipo de pessoa é seu marido?

É uma **pergunta aberta**, mas muito concreta e de conteúdo *simbólico* bem definido. Por isso, devemos acrescentar que tem um valor de **indicação comportamental** e, possivelmente, **emocional**, porque definitivamente fará com que a paciente pense em seus relacionamentos afetivos e sexuais. Também seriam oportunas perguntas do tipo: seu marido demonstra carinho, ele a abraça, por exemplo? Ele diz palavras carinhosas?, etc. Finalmente, para entrar no assunto dos maus-tratos:

/16/E: Alguma vez sentiu medo dele?

Essa pergunta é uma autêntica "carta na manga", de alto rendimento. Na Tabela 3.2, são resumidas outras "cartas na manga", indicando os contextos clínicos em que podem ser usadas.

Outras maneiras de entrar nas relações conjugais: "Vocês têm uma relação agradável? Alguma vez sentiu que os comentários dele machucaram?" Observe que, em todas as situações da Tabela 3.2, o fundamental é *traçar um quadro* com dados *concretos* da realidade do paciente (técnica de **visualização patográfica**, da qual falaremos mais adiante).

Tabela 3.2 Cartas na manga

Intervenção	Contexto clínico
Alguma vez pensou em se machucar?	Suspeita de ideação suicida
Algum familiar (cônjuge) já se queixou porque você bebe?	Suspeita de etilismo
É fácil deixar de tomar algum remédio... isso acontece com você?	Suspeita de fraca adesão à terapia
Que tipo de pessoa é seu marido à noite?	Suspeita de problemas sexuais
Alguma vez sentiu medo físico estando com ele?	Suspeita de maus-tratos

Importância da anamnese focal. Cronologia e sintomas associados

Os trabalhos de avaliação da competência clínica destacam um déficit em anamnese focal e exame físico (Suñol R, 1992; Barragán N, 2000; Borrell F, 1990; Prados JA, 2003). Mesmo o clínico experiente dá como óbvios muitos dados, não investiga a cronologia dos fatos ou os sintomas associados com suficiente cuidado. Isso, até certo ponto, deve-se à falta de tempo. Valorizamos mais *estratégias de simplificação da entrevista* do que *estratégias que minimizem o risco* de um erro clínico.

Mencionamos que uma anamnese focal não deve terminar até que o clínico seja capaz de escrever um relatório detalhando o início, a qualidade da doença e sua variação ao longo do tempo, os fatores desencadeantes que se agravam ou melhoram e, principalmente, os sintomas associados.

Qualquer dado objetivo (sinal) ou subjetivo (sintoma) pode nos levar a um diagnóstico, ou seja, *pode se transformar em sintoma ou em sinal guia*. Vejamos alguns aspectos técnicos necessários para obter dados de qualidade com o método que chamamos de ***visualização patográfica***:

1. Cronologia (*filme dos fatos*). O clínico inexperiente costuma investigar em detalhe a qualidade do sintoma, mas esquece com frequência da *cronologia*: quando começou, se houve intervalos livres de sintomas, se existiram ocorrências anteriores, se estão aumentando ou diminuindo. Contudo, *revelar o filme dos fatos* tem um valor inestimável. Uma cefaleia que dura três meses e pouco a pouco se torna pior, ao ponto de não permitir o descanso noturno, deve nos deixar em estado de alerta. Procure por precisão: uma data é melhor do que "semanas". Seja minucioso: sempre com a mesma intensidade? Há intervalos assintomáticos?, etc.

2. Enredo (*trilha sonora*). Revelado o filme dos fatos, vamos acrescentar a trilha sonora: como são os sintomas? Qual é sua qualidade? Onde começam os incômodos e para onde vão? Como já foi dito, vá progredindo de frases ou perguntas abertas para cardápios de sugestões e, finalmente, para perguntas fechadas (Figura 3.1). Por exemplo, ao perguntar por uma dor de cabeça, preferimos dizer: "Aponte a parte da cabeça que dói mais", em vez de dizer "Dói aqui?" (indicando uma parte concreta). Se, por exemplo, dissermos: "Dói TODA a cabeça (enfatizando) ou apenas aqui?", isso poderá indicar, em nível não verbal, que esperamos que seja "toda" a cabeça. Essa seria, portanto, uma ***pergunta de resposta induzida***.

Devemos pedir para o paciente localizar as dores em seu corpo, preferindo, em vez de uma referência verbal, que aponte com o dedo para o lugar. Em certos casos, vamos pedir que descreva se a dor é superficial ou profunda e se "vai em alguma direção", frase que costuma ser melhor compreendida do que a palavra "irradiação". Devemos evitar termos médicos como "pirose", "gastrite", "cefaleia", mesmo quando pensamos que seremos entendidos.

3. Impacto (*destaque biográfico*). Agora ainda falta o impacto: importância vital dos sintomas, fatores que agravam ou aliviam, o que o paciente faz para se aliviar... Não esqueça aqui do salto psicossocial e, inclusive, das hipóteses que o paciente construiu para explicar o que está acontecendo. Sempre que possível,

quantificaremos o sofrimento do paciente (p. ex., quantos metros é capaz de andar sem sentir dor, quantos andares é capaz de subir sem parar, etc.). A importância ou repercussão vital será estabelecida a partir de coisas que o paciente deixa de fazer ou faz de maneira limitada: "Essa dor repercute em sua vida normal? De que maneira?". Investigaremos individualmente os fatores que agravam ou aliviam: "Notou alguma coisa que alivia a dor? E que faz aumentar?" Finalmente, indagaremos sobre a presença ou ausência de sintomas associados: por exemplo, no caso de uma epigastralgia: "Nas refeições, como a dor se comporta?" Os sintomas associados estão *estreitamente ligados* a cada motivo de consulta e ao diagnóstico diferencial. Em geral, a positividade ou negatividade de um sintoma associado abre as portas para um diagnóstico (p. ex., um desconforto abdominal que melhora com a ausência de lácteos indica intolerância à lactose, ou a presença de sangue em uma diarreia crônica aponta para uma doença inflamatória intestinal), daí a importância de conhecer o conjunto de perguntas e os dados exploratórios que estão atrelados, literalmente, a cada sintoma ou motivo de consulta. Um bom guia pode ser encontrado em Kraytmann (1983). De qualquer modo, devemos deixar tempo para abrir nossa biblioteca de situações clínicas e recuperar essa informação. Uma boa técnica para isso é o ***resumo de informação obtida***.

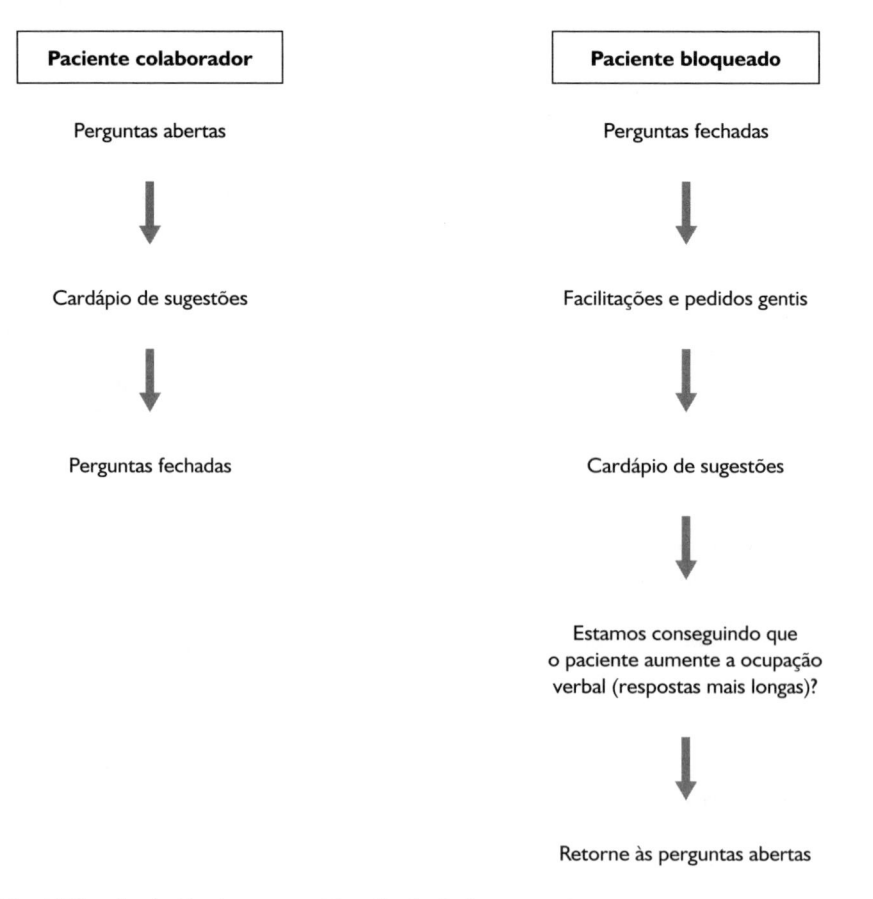

Figura 3.1 Utilização de técnicas para obtenção de dados concretos.

Resumo da informação obtida

Essa técnica aumenta a confiabilidade, a realidade e a validade dos dados obtidos. Oferecemos ao paciente um resumo dos dados, concluindo com as seguintes perguntas: "Acha que esse resumo reflete bem o que acontece com você? O que você acrescentaria? O que você excluiria?".

O uso dessa técnica proporciona resultados surpreendentes. O paciente sente que é escutado, mas também participa diretamente na *visualização final* que se forma em nossas cabeças. Também são reforçados o fluxo de comunicação e a qualidade dos dados. Observe o seguinte exemplo de uma paciente que acreditava ter um tumor na cabeça e se queixava de cefaleias constantes:

> E: Vou fazer um resumo dos dados que obtive sobre o seu problema. Por favor, escute com atenção. Se eu disser alguma coisa que não se ajusta à realidade, não hesite em me corrigir. Se entendi bem, há três meses a senhora tem uma dor de cabeça, em toda a testa, que ocorre mais à tarde. Quase nunca sentiu dores de manhã, embora a dor seja quase diária, correto? Mas parece que durante três semanas, em outubro, coincidindo com uma estada no campo, a senhora ficou praticamente bem e não precisou tomar remédios... certo? No entanto, quando toma paracetamol sente pouco alívio, e mesmo tomando ibuprofeno não há alívio... está certo até agora?

Nesse caso, o entrevistador não incluiu no resumo o dado de que essas cefaleias começaram quando a paciente soube que foi diagnosticado um tumor cerebral em uma amiga sua, para não dar a entender que orientava o caso prematuramente para o lado psicológico. Preferiu guardar esse assunto para outro momento da relação. No entanto, teve o cuidado de confirmar que durante três semanas a dor havia desaparecido, uma vez que esse dado, junto com a ausência de cefaleia matinal, torna menos provável uma hipertensão intracraniana (valor preditivo negativo).

Exame físico, se necessário

O exame físico começa quando um paciente atravessa a porta do consultório. *Escutar já é examinar*. Observar também é. Longe de querer segmentar a parte exploratória da entrevista em anamnese e exame físico, partimos do princípio de que são duas facetas subordinadas ao mesmo processo discursivo. Além disso, o *exame físico faz parte da relação interpessoal*. O que dizer de mãos que não sabem se aproximar do abdome doloroso? Sem dúvida, desacreditam todos os títulos acadêmicos que possam estar pendurados na parede do consultório. O exame físico tem, além disso, um sentido simbólico profundo. Significa entrar em contato com outra realidade, a do paciente, e, de certa forma, representa a entrega de sua intimidade. Há uma frase interessante que costumam dizer os pacientes quando o profissional não faz o exame físico: "Nem sequer me examinou". Talvez o profissional tenha formado uma ideia precisa do problema após meia hora de minuciosa anamnese, mas para esse paciente o médico simplesmente "não me examinou", porque não foi superada a barreira do contato físico. O contrário ocorre quando comenta: "Ele me tratou muito bem". Tratar, nesse contexto, significa sempre examinar. Um psiquiatra, por exemplo, nunca vai "tratar" nesse sentido semântico, por mais que seu exame psicopatológico seja impecável. As perguntas muitas vezes sobrecarregam o paciente, mas o exame físico o conquista. Talvez comente, admirado, com o médico da família "Tal especialista fez a mesma coisa que o senhor fez agora". Uma das grandiosidades do ato clínico é exatamente esse *reconhecimento* da corporalidade, essa *interiorização* do outro (até certo ponto, colocar-se no corpo do outro).

Entendemos por exame físico básico o conjunto de manobras com um máximo rendimento, com a finalidade de detectar doenças prevalentes em cada faixa etária e sexo. Esse conjunto de manobras nos deixa familiarizados com o corpo do paciente, com suas características e com o que o paciente entende como normal ou anormal. No entanto, o exame físico orientado para os problemas (EFOP) (Borrell F, 2002, a, b) consiste em uma seleção de manobras cuja

Exemplo prático: um paciente "estourado"
Abreviações: Dr.: Doutor; P: Paciente.

TAREFA	DIÁLOGO
Leitura dos dados mais importantes e planejamento de objetivos	O médico lê o histórico. Determina seus próprios objetivos: "Há muito tempo esse paciente não vem a uma consulta e não tem os exames preventivos básicos, é preciso fazê-los".
Cumprimento cordial	Dr. (dando a mão): Como vai, Sr. Garrido?
O paciente delimita a demanda	P: Muito bem, estou aqui por um problema que tem me preocupado... acho que me machuquei... que estou " estourado".
Prevenção de demandas aditivas	Dr.: Já vou examiná-lo. Quer consultar mais alguma coisa? P: Não, não. Dr.: Conte-me um pouco mais sobre essas dores.
Escuta ativa, ponto de fuga	P: Fui carregar um botijão de gás e senti uma forte dor na virilha. Dr.: Quando foi isso? P: Há exatamente um mês.
Ativa o módulo de anamnese focal sobre a dor inguinal, mas, se aparecer um dado discordante, também será integrado na anamnese focal	Dr.: Como o senhor se sente desde então? P: Bem, mas tenho "intestino preso". Dr.: Apareceu algum caroço ou sente dor na virilha? P: Não, mas tenho muita dificuldade para evacuar, e disseram que isso é um sintoma da hérnia estrangulada.
Investiga e completa dados	Dr.: Antes disso o senhor estava sempre bem? P: Acho que sim... Dr.: Não lembra de períodos em que sentia dificuldade para evacuar, como agora? P: Não... Dr.: Desde quando tem "intestino preso"? P: Há umas três semanas...
Resumo da informação obtida	Dr.: Vamos ver... se entendi bem, o senhor acha que está estourado porque sentiu dor quando levantava um botijão de gás, mas não tem problemas na virilha, só que está preocupado porque está com o "intestino preso"... P: Sim, é isso.

Investiga e completa dados	Dr.: O senhor perdeu peso? P: Não, não. Mas à noite eu levanto, vou até a geladeira e como tudo o que encontrar pela frente.
Tenta um salto para a área psicossocial	Dr.: Como se tivesse muita fome, ou melhor, como se estivesse nervoso, com ansiedade? P: Ansiedade, preocupação, não sei... a menina, bom, já é grandinha, saiu de casa, coisas que acontecem.
Adição sugerida com valor de indicação	Dr.: Mas o senhor não pode evitar ficar preocupado.
O paciente retorna para a área somática e o profissional respeita a "resistência" a entrar no plano psicológico	P: Claro, claro. Acho que isso também aumenta o meu problema de "intestino preso", porque vou ao banheiro uma ou duas vezes por semana e antes ia quase todos os dias.
Ativa novamente a anamnese focal sobre a prisão de ventre	Dr.: O senhor tem dificuldade para evacuar? P: Sim, às vezes quando faço esforço as fezes vêm com um pouco de sangue, mas, claro, tenho hemorroidas... Dr.: Como é o sangue? P: De que cor?... vermelho, muito vermelho, parece manchar as fezes. Mas isso foi agora, esta semana, antes nunca tinha acontecido. Dr.: Tomou algum laxante ou alguma outra medida para se aliviar? P: Não. Minha mulher diz para fazer um laxante com cebolas, o que o senhor acha?
Tenta novamente um salto psicossocial, muito atento para não forçar as resistências do paciente	Dr.: Bom, depois falamos sobre isso, mas agora eu gostaria de saber como está seu estado de ânimo. P: Eu sou animado, mas depois de tudo o que aconteceu lá em casa... é muito forte... mas disso eu prefiro não falar.
Frase ponte para acomodar o exame físico. Planejou as manobras que vai realizar, mas durante o exame abrirá áreas de anamnese em função dos dados que for encontrando	Dr.: Claro, como o senhor quiser. Se o senhor concordar, vamos examinar para ver como está e também faremos uma revisão geral.

finalidade é orientar a etiologia dos sintomas. Por exemplo: "Esse paciente tem formigamento nas mãos, portanto devo avaliar a presença da síndrome do túnel do carpo com as manobras de Phalen e Tinel".

O melhor rendimento de um exame físico é obtido quando se combina o exame físico básico com o orientado para os problemas. No entanto, é um erro pensar que primeiro vem a anamnese e depois o exame físico. Na verdade, enquanto examinamos podem surgir hipóteses e, para confirmá-las, combinamos perguntas e manobras exploratórias. É o que chamamos *anamnese integrada ao exame físico*.

Observe o conjunto dessas técnicas no exemplo prático "Um paciente estourado".

Em poucos minutos de entrevista, apareceram materiais bastante complexos. Foi uma anamnese satisfatória? Apliquemos a técnica do relatório clínico, procuremos sintetizar os dados que obtivemos: "Paciente sem antecedentes patológicos de interesse, de quem faltam dados preventivos atualizados, veio à consulta porque acredita ter uma hérnia inguinal causada por esforço um mês antes. Com constipação intestinal há três semanas, sem antecedentes prévios de constipação. Sangue vermelho manchando as fezes. Acredita que ambos os processos estão relacionados". Nesse ponto, podemos observar que a delimitação cronológica do sangue nas fezes não foi completada de modo satisfatório. Faltam perguntas como: houve alguma ocorrência anterior ou é recente, como parece sugerir o relato? Finalmente, o profissional pode planejar o exame físico orientado para os problemas, por exemplo: "Neste paciente é preciso fazer um exame básico para completar os dados de base, manobra de detecção de hérnia inguinal, palpação abdominal superficial e profunda e tato retal, procurando pela presença de sangue, fissuras, hemorroidas (sobretudo internas) e tumorações". É importante que cada manobra tenha *intencionalidade:* "No tato retal, vou procurar principalmente fissuras, hemorroidas internas e tumorações". Um caçador não caça nada se não estiver atento, se não imaginar o tipo de movimento do mato sugerindo que ali há uma presa escondida. Algo muito parecido ocorre no exame físico: somos caçadores de anomalias. Mas, para encontrá-las, devemos evocar a imagem daquilo que buscamos antes mesmo de fazer a manobra.

Erros a evitar

Resumimos na Tabela 3.3 os principais erros que devemos evitar. A seguir, esses erros serão examinados.

Entrevistadores intuitivos e dependentes-de-campo

Leia com atenção as seguintes definições: *entrevistador intuitivo*: tem a tendência de inventar dados que na verdade não comprovou de modo suficiente; *entrevistador* dependentes-de-campo: sua atenção flutua sobre os materiais que surgem na conversação, sem seguir um plano de entrevista. Infelizmente, com frequência, ambas as síndromes podem coincidir na mesma pessoa, formando um padrão típico de *entrevistador disperso*. Por exemplo:

P: A coceira nas pernas não me deixa dormir. Já fiz aquilo que recomendou com sabão de glicerina, e também lavo a minha roupa com esse sabão, mas não adiantou nada...

E: Por um acaso as mudanças de temperatura fazem o seu problema piorar?

P: Eu acho que é a cama... é só eu deitar e a coceira começa... podem ser pulgas?

E (perde seu plano de entrevista e cai na ***dependência-de-campo***): Você tem animais domésticos?

P: Há anos tivemos um gato, mas tivemos de dá-lo, porque eu tinha crises de asma.

Tabela 3.3 Erros de técnica na parte exploratória

Entrevistadores intuitivos e dependentes-de-campo.
Entrevistadores que focalizam.
Pacientes bloqueados e entrevistadores que perguntam muito, mas... com perguntas fechadas!
Ir rápido demais no aspecto psicológico.

E (novamente *dependência-de-campo*): Mas agora não tem mais sintomas de asma, certo?

Uma objeção que costuma ser feita para não seguir o plano de entrevista é respeitar a vontade do paciente. Contudo, nosso objetivo é dar bons dados ao nosso cérebro para que pense melhor e possa tomar decisões de qualidade. Existe somente uma situação na qual é bom ser **dependente-de-campo**: quando tentamos que nosso interlocutor se sinta, acima de tudo, confortável. Shea (2002) chamou essa estratégia de "alimentar o vagabundo", no sentido de vagabundear de um lado para outro com o paciente, sem pressa, vendo os materiais que ele seleciona. É uma estratégia apropriada para conhecer um paciente muito desconfiado ou defendido, com a condição de ter um plano de entrevista como referência.

Entrevistadores que focalizam

São entrevistadores que contemplam o espectro saúde-doença a partir da perspectiva psicossocial ou biológica, mas que têm dificuldade para integrar ambas as perspectivas. São incapazes de fazer uma **anamnese extensa**, isto é, uma anamnese que considere não apenas o pacote que denominamos focal, mas também os outros dois: o psicossocial e o centrado no paciente. Distinguimos três tipos de focalizações:

– *Focalização biologista*: todo o plano psicológico fica em uma categoria residual do tipo: "ansioso depressivo", "funcional" ou, pior ainda, "histérico ou pitiático" ("piti"). Um profissional focalizado biologicamente acreditará que, acima de tudo, é imprescindível descartar "o aspecto orgânico" e, somente em um segundo momento, considerará o aspecto psicológico "por exclusão". É muito típico o paciente "com enjoos", do qual se mede a pressão arterial, faz-se otoscopia, fundoscopia, exploração neurológica... e ninguém pergunta como está seu estado de ânimo! Na Tabela 3.1, mostramos algumas perguntas para o que chamamos de **salto psicossocial**.

– *Focalização psicologista*: a *focalização psicologista* consiste em atribuir as causas do sofrimento exclusivamente a fatores psicossociais e centraliza a busca nesse terreno. Os profissionais médicos esquecem com frequência os aspectos psicossociais do adoecer (Engel GL, 1977; 1980), ao passo que os profissionais de enfermagem têm, às vezes, a tendência oposta. Um problema dermatológico pode ser interpretado como "má higiene"; pressão arterial alta ou glicemia alta porque "está sempre nervosa", etc. Apesar de um paciente costumar desculpar um profissional que confunde sua depressão nervosa com uma artrose, *não costuma perdoar* o erro inverso. Cunhou-se o verbo "balintizar" (verbo derivado de Balint, em alusão ao conhecido psiquiatra, Gask L, 1988; Aseguinolaza L, 2000) para fazer alusão ao seguinte cenário: "paciente complicado, no qual não se encontrava uma doença concreta nem um alívio duradouro, que após uma escuta empática relata um conflito intrapessoal relevante; depois que o conflito vem à tona os sintomas desaparecem". Não há dúvida de que algum paciente vai responder a esse esquema, mas será uma minoria. Em geral, podemos afirmar que uma visão psicologizante implica deixar de lado importantes causas orgânicas da doença. Imaginemos os pacientes com hipotireoidismo, com seu cansaço, suas polialgias, seu transtorno do sono, submetidos a um interrogatório de terceiro grau em busca do conflito que *devem* verbalizar para começar a se curar. Todo mundo tem *certo grau* de conflito ou estresse psicossocial e, por isso, esse tipo de conexão é aceitável se o entrevistador insistir nela e, inclusive, com pacientes sugestionáveis pode conseguir que venham a relatar abusos sexuais que não ocorreram (veja a chamada "falsa lembrança de abusos", Ratey JJ, 2002, p. 270).

– *Focalização sintomática*: basta uma pergunta como "Está contente com o que estuda?" ou "Como está sua mãe?", para que a pessoa, e não apenas a doença, entre na consulta. Gross DA (1998) encontrou maior satisfação nas entrevistas em que ocorria esse tipo de interação social. Contudo, apesar de exigir um esforço mínimo, muitos entrevistadores preferem se manter no emaranhado de sintomas, apreciando a superfície das águas.

Assim, como conclusão prática de tudo o que foi exposto, como realizar uma coleta de dados que tenha a suficiente "extensão" biopsicossocial?:

1. Pratique o "ponto de fuga" da entrevista e o "esvaziamento da informação pré-elaborada".
2. Seja consciente das primeiras hipóteses que formula. Diante da menor dúvida, pratique o reenquadramento com a *técnica da hipótese inversa*: "Estou formulando hipóteses de tipo biológico... e se o problema estiver no âmbito psicossocial?" ou vice-versa.
3. Faça entrar "toda a pessoa" no consultório. Mesmo que seja apenas uma pergunta relativa a interesses, passatempos ou família... faça-a!

Pacientes bloqueados e entrevistadores que perguntam muito, mas... com perguntas fechadas!

A tendência natural de qualquer entrevistador é trabalhar com perguntas fechadas, ou seja, perguntas que podem ser respondidas com um "sim" ou "não", e focalizar sua atenção nos aspectos da demanda que entende poder resolver com maior facilidade. Essa combinação leva a interrogatórios induzidos: investigamos os sintomas "mais claros" e esquecemos os mais vagos e difíceis de trabalhar.

Quanto menos esforço precisar fazer o paciente para responder a uma pergunta, *menos confiável será a resposta* e, ainda, pode ocorrer que o paciente responda com "sins" ou "nãos" com a secreta esperança de *agradar o entrevistador*. Evite essa tendência incluindo em seu repertório de habilidades frases como: "Conte mais", "O que mais aconteceu?", etc.

Ir muito depressa no plano psicológico

Respeite as defesas psicológicas. Observe o estilo agressivo do entrevistador:

P: Eu vim porque tenho uma dor de cabeça que acho que vem da cervical.
E (fazendo uma *indicação de tipo emocional* prematura): Vejo que está preocupado, até mesmo triste.
P: Não, nem um pouco, estou bem.
E (de novo tenta uma *indicação*, mas dessa vez *de tipo comportamental*, seguida de uma *interpretação*): Pois observo que fecha o punho e franze a testa, como se experimentasse uma forte tensão.

No plano das emoções, cada coisa tem seu ritmo. Aproximações cautelosas têm vantagens:

E (enquanto examina o paciente anterior): Observo que está com a musculatura muito tensa...
P: Sempre dizem isso, mas estou bem.
E (*interpretação sugerida*): Às vezes, o estresse ou os problemas cotidianos podem sobrecarregar um pouco as costas...
P: Não acredito que seja o meu caso. Tenho essa dor de cabeça que não tem nada a ver com os nervos.
E (*cedendo*): Claro, sua dor de cabeça. Vamos medir sua pressão....

Mesmo que tenhamos uma forte suspeita de que há elementos psicossociais influenciando os sintomas do paciente, precisaremos esperar um pouco para abordar esses elementos, até que o paciente abra um pouco a porta para nós.

Galeria de situações

Examinaremos nesta seção:

– O paciente pouco concreto.
– Dificuldades para o salto psicossocial.
– Começar do zero!
– Exame pélvico.
– A anamnese de hábitos sexuais e de risco.

O paciente pouco concreto

O médico já se apresentou e cumprimentou corretamente a paciente quando a seguinte cena começa.

Abreviações: Dr.: Doutor; P: Paciente.
/1/P: Doutor, eu urino muito à noite.
/2/Dr.: A urina arde?
/3/P: Não, o que acontece é que fico nervosa e tenho de levantar.
/4/Dr.: Por que está nervosa?
/5/P: Não, não tenho nenhum motivo... acho que acordo porque sinto uns nervos nas pernas e se não levanto parece que vou explodir.
/6/Dr.: Ou seja, a senhora veio hoje porque descansa mal à noite, é isso?
/7/P: Não, não, eu vim porque tenho de levantar para urinar.
/8/Dr.: Então urina muita quantidade?
/9/P: Não, às vezes só um pouquinho, isso é o que acho estranho.
/10/Dr.: Há vezes em que nem urina?
/11/P: Sim, é isso.
/12/Dr. (irritado): Que confusão, assim não há quem entenda.

Comentários

1. O médico tem razão em se queixar da paciente que parece tão confusa em suas respostas?

Os médicos têm (temos) uma imagem idealizada do que deve ser um bom paciente. Gostaríamos que o paciente entendesse nossa pressa e colaborasse proporcionando dados confiáveis e organizados. Quando ocorre exatamente o contrário, não podemos evitar uma sensação de irritabilidade e facilmente pensamos: "Que paciente chato", em vez de dizer: "Os dados que preciso para chegar a um bom diagnóstico estão aqui, depende da minha habilidade saber obtê-los". Os pacientes não têm nenhuma obrigação de ser os *bons pacientes* que os profissionais desejam e, além disso, essa ideia do bom paciente *prejudica* o entrevistador. A pergunta correta não é: "Por que esse paciente não é um bom paciente?", mas: "O que *eu devo fazer* para acomodar esse paciente?".

2. O médico comete algum tipo de erro? Em caso positivo: qual?

O estilo do entrevistador corresponde a um estilo "**dependente-de-campo**", já descrito: os entrevistadores "dependentes-de-campo" elaboram as perguntas e, de maneira mais geral, o plano de entrevista a partir dos materiais que o paciente proporciona em cada momento, sem formar as hipóteses necessárias para "desprender-se" do campo sintomático e constituir um plano de entrevista. Ou, então, quando têm um plano não conseguem fixá-lo e deslizam na direção dos conteúdos que o paciente sugere.

3. Você considera correto o esclarecimento do motivo da consulta que o médico faz em /6/?

/6/Dr.: Ou seja, a senhora veio hoje porque descansa mal à noite, é isso?

Os esclarecimentos sempre ajudam, mesmo que, como é o caso, sejam formulados com pouca habilidade. Ajudam porque obrigam paciente e profissional a chegarem a um acordo sobre os materiais que irão trabalhar juntos.

É preferível obter um "não" ou uma retificação do paciente diante de um esclarecimento inexato do que um consentimento forçado.

4. Ocorre-lhe alguma orientação diagnóstica que pudesse justificar um quadro como o que foi ilustrado nesse diálogo?

Se o médico aplicasse a **técnica de escuta textual** (*ler* o que acabamos de escutar como se fosse escrito e pertencesse a um paciente anônimo), obteria os seguintes dados semiológicos:

– Trata-se de uma mulher de uns 55 anos que precisa levantar à noite para urinar.
– Tem uma sensação de "nervos nas pernas" que a obriga a levantar, "se não, parece que vou explodir".
– Não há uma síndrome urinária clara.

Se o médico tivesse "lido" esses dados, como você fez agora, em vez de ter "escutado" em um contexto de certa confusão, certamente pensaria em:

– Síndrome das pernas inquietas em uma pessoa que também sofre polaciúria de outra origem.

- Um quadro clínico inicial de insuficiência cardíaca com nictúria e certo grau de dispneia paroxística noturna, que a paciente confunde com inquietação.
- Ansiedade, que a paciente somatiza como vontade de urinar.

Mencionamos essas possibilidades e, sem dúvida, existem outras, mas aqui o que nos interessa é o bloqueio que sofre o clínico, vítima de certa irritação diante do estilo confuso da paciente. Essa irritação leva o clínico a banalizar os sintomas ("Está se queixando por bobagens").

Como devemos agir nesse tipo de situação?
1. Não pode haver uma boa entrevista sem que exista uma boa delimitação da demanda. Conduza a entrevista a fim de conseguir isso, mesmo que precise interromper um paciente muito falante. Ele aceitará a recondução se você não mostrar nervosismo ou irritação. Mais concretamente, o médico poderia ter "desenhado" o **mapa de queixas**, isto é, poderia ter examinado todas as queixas da paciente sem hierarquizá-las e deixar que elas mesmas sugerissem o motivo da consulta. Por exemplo:

/4/Dr.: Entendo, e o que mais acontece com a senhora?

Ao abrir o **mapa de queixas**, o médico pode escolher como sintoma-guia aquele que aparece com maior relevância.

2. Permita que seja o próprio paciente quem hierarquize a importância de suas demandas. Às vezes, pode ser útil: "De tudo isso que você conta, o que o trouxe aqui hoje?". Ou, ainda, quando o paciente traz à tona problemas pessoais de difícil solução podemos tentar: "O que acha que posso fazer por você?".

3. Esclareça: "O que entende por...?". Outra técnica similar é o **esclarecimento forçado**: "Por favor, tente explicar o enjoo sem usar a palavra "enjoo".

4. Uma técnica útil é **criar cenários**: "Como se sentiria se levantasse?" "O que aconteceria se subisse uma ladeira?" "Vamos imaginar que está com o carrinho de compras e precisa subir até o último andar", etc.

5. **Cardápio de sugestões**: a dor que sente... é como se espetassem você ou mais como se apertassem com um punho?

6. Quando um paciente se expressar de maneira muito confusa ou tiver a sensação de "estar completamente perdido", considere a possibilidade de **começar do zero** (como se não conhecesse nada do paciente) e aplique as técnicas de "mapa de demandas e queixas", "patobiografia" e "leitura textual". Nessas situações, relaxe, aproveite seu tempo e deixe que sua mente trabalhe com liberdade. Não tente "demonstrar" que "estava certo", pelo contrário: "E se até agora estava indo por um caminho errado?" (chamamos essa técnica de **técnica da hipótese inversa**). Saiba escutar *os ecos* que as palavras do paciente despertam em sua cabeça. Quantas vezes nós, os clínicos, reconhecemos *a posteriori* que em algum momento pensamos no diagnóstico correto, mas depois descartamos por considerá-lo "pouco provável"!

7. Quando se trata de pacientes idosos e com déficit cognitivo, pode ser absolutamente necessário contar com a ajuda de um familiar ou cuidador para compreender de modo exato o que acontece com ele, quais são suas atividades diárias ou se toma ou não os medicamentos. Não pretenda suprir com técnicas de entrevista o que deve ser uma tarefa de equipe. Às vezes, *nossa tarefa prioritária consiste em mobilizar os recursos familiares* para que o paciente seja atendido em seu entorno familiar.

Vamos aplicar algumas dessas ideias ao exemplo. Curiosamente, o caso é muito fácil de resolver apenas com a técnica de "palavras ou frases por repetição", que esclarecem o conteúdo informado pelo paciente:

/1/P: Doutor, urino muito à noite.
/2/Dr.: Entendo... conte mais...
/3/P: Fico nervosa e tenho de levantar.
/4/Dr.: Nervosa?
/5/P: Na verdade, sinto uns nervos nas pernas e se não levanto... parece que vou explodir.
/6/Dr.: Entendo... se não levanta, sente que vai explodir.
/7/P: Não dá para resistir a isso que sinto nas pernas. A única coisa que me alivia um pouco é o frescor do chão.

Nesse ponto, vai se tornando evidente que a paciente descreve uma síndrome das pernas inquietas, e a confusão vinha da relação estabelecida com o fato de urinar.

Observe também essas habilidades em outro fragmento:

/1/P: Sinto enjoos, na verdade estou piorando, com este cansaço, levanto da cadeira e sinto enjoo, o coração sai pela boca, tenho falta de ar e medo até de ir para o corredor de casa, porque então sei que tudo piora...
/2/E (*esclarecendo*): O que entende por enjoo?
/3/P: Quando saio da cama de manhã ou levanto da cadeira, fico enjoado outra vez.
/4/E (*esclarecimento forçado*): Tente explicar suas sensações ao levantar da cama sem usar a palavra enjoo. (**Criando um cenário**) você levanta da cama e...
/5/P: Bom, levanto e é como se perdesse a visão e sinto ânsia de vômito! Mas aí digo: "Calma, não mexa a cabeça", e então parece que me recupero um pouco.
/6/E: Pode chegar até o banheiro para fazer suas necessidades sem ajuda?
/7/P: Sim, mas apoiado nas paredes e devagar.
/8/E (***cardápio de sugestões***): É como se tivesse fraqueza ou como se as coisas girassem ao seu redor?
9/P: Como se perdesse o mundo de vista. Um enjoo ruim, ruim de verdade.

Em apenas alguns minutos de entrevista, conseguimos dados semiológicos relevantes que orientam o enjoo como posicional. Contudo, apareceram vários sintomas que será preciso investigar: *a)* uma dispneia de esforço; *b)* um aumento do enjoo ao sair do quarto. O primeiro dado aponta para um quadro clínico de insuficiência cardíaca ou respiratória; o segundo, para sintomas que poderiam ser de ansiedade. Deveremos investigar cada uma dessas possibilidades.

Lembre-se, diante de um paciente pouco concreto:

– Delimite a demanda e faça um mapa de queixas.
– Facilite a narrativa livre, mas esclareça.
– Organize os materiais como se precisasse escrever um relatório clínico.
– "Leia" os dados obtidos como se fossem de "outro" paciente.

Dificuldades para o salto ao psicossocial

Mencionamos dois tipos de dificuldades muito comuns na parte exploratória da entrevista: *a)* traçar de maneira satisfatória a cronologia dos sintomas e *b)* abordar os aspectos psicossociais. Essas dificuldades podem ser vistas no exemplo que segue:

Dr.: O que o trouxe aqui hoje?
P: Um enjoo muito forte que sinto de vez em quando. Acho que tenho alguma coisa nos ouvidos.
Dr.: Além disso, sente mais alguma coisa?
P: Não, só isso, mas é que quando sinto é muito forte, quase me faz cair, tenho de me apoiar, e passa logo. Estou muito assustado.
Dr.: Notou perda de audição?
P: Não, não.
Dr.: E visão dupla ou dores de cabeça?
P: Não, nada disso...
Dr.: Zumbidos nos ouvidos?

P: Também não.
Dr.: Muito bem, passe para a maca, quero examiná-lo.

Comentários

1. As características dos sintomas foram suficientemente estabelecidas?

O entrevistador ignora aspectos tão importantes como: quando e de que maneira começaram os sintomas, em que consiste exatamente a sensação de enjoe e qual é sua evolução cronológica, o que o faz piorar ou melhorar, com o que o paciente os relaciona e quais são suas crenças e expectativas sobre esses sintomas. Por estranho que pareça, esse tipo de anamnese tão breve é realizado por profissionais que contam com muitos anos no exercício da profissão. É como se pela demanda e pelo aspecto do paciente já soubessem o que acontece com ele (***entrevistador intuitivo***).

2. Quando podemos ter certeza de que realizamos uma anamnese satisfatória?

Uma técnica que mencionamos é a ***técnica do relatório clínico***. Consiste em perguntar: "Com os dados que possuo, poderia fazer um relatório clínico sobre o que está acontecendo com o paciente?" Tente descrever na folha de consultas do histórico um relatório que agrupe o como, o quando e o onde dos sintomas: imediatamente detectará as lacunas existentes.

3. Era importante abordar aspectos de tipo psicossocial?

Muito importante. A origem de enjoos na maioria dos pacientes afetados está em processos de tipo psicossocial: ansiedade, depressão, transtornos adaptativos, etc. A hipótese do paciente ("Acho que tenho alguma coisa nos ouvidos") pode dificultar o salto para a área psicossocial. De qualquer modo, devemos aprender a distinguir os quadros sintomáticos que podem ser expressivos dos aspectos psicossociais subjacentes e, nesses casos, não se pode hesitar em fazer o "salto psicossocial".

4. De que maneira podemos entrar nos aspectos psicossociais sem gerar resistências psicológicas?

Alguns pacientes reagem mal quando lhes é perguntado: "você está um pouco mais nervoso?" e, principalmente, quando lhes é dito diretamente: "Tudo isso é nervosismo". As perguntas do "pacote psicossocial" são melhor recebidas se começarmos com: "Como descansa à noite?" ou também: "Como está seu estado de ânimo?". Ainda assim, podemos despertar resistências como as que analisaremos a seguir.

Como devemos agir nesse tipo de situação?

Vejamos o exemplo anterior, mas selecionando o momento em que o profissional dá o salto para o psicossocial:

Dr. (fazendo um ***resumo***): Se entendi bem, você sente uma sensação de enjoo repentina, por apenas alguns segundos, como se fosse perder o equilíbrio. Isso acontece em qualquer lugar, há mais ou menos dois meses, certo?
P: Exato.
Dr. (***salto psicossocial***): Acha que está descansando mal?
P: Sim, na verdade sim.
Dr. (depois de investigar as características da insônia, continua da seguinte maneira): Como está seu estado de ânimo?
P: Não, tudo isso não é nervosismo, porque estou bem dos nervos.
Dr. (enfrentando as resistências psicológicas para entrar no "plano mental"): Ninguém está dizendo que são os nervos, mas esse é um aspecto a mais do ser humano, seu estado de ânimo, a vontade de fazer coisas, os sonhos que agora mesmo pode ter... Tudo isso também me interessa, o que pode me dizer a esse respeito?
P: Atualmente, sonhos, sonhos mesmo, tenho bem poucos.
Dr. (fazendo uma ***indicação emocional***): Você fala isso como se estivesse triste...

P (começando a chorar): Como o senhor quer que eu esteja se a minha esposa me largou depois de 15 anos de casamento!

A resistência a entrar no plano mental *não equivale* a uma proibição. Na verdade, os pacientes que mais resistências demonstram costumam ser aqueles que mais precisam desse tipo de abordagem. É um passo doloroso que deve ser dado com tato e uma técnica apropriada.

Lembre-se, para "saltar" ao psicossocial:

- Comece pelo descanso noturno, pois isso quase não gera resistência. Além disso, se detectar pesadelos, eles poderão estar diretamente ligados com as ansiedades mais ocultas.
- Prossiga com o estado de ânimo, os sonhos e as preocupações.
- Evite atribuir os sintomas aos "nervos". Prefira diagnósticos como "ansiedade", "estresse" ou outros mais ajustados ao quadro clínico.
- Se o paciente apresentar resistência a entrar no plano psicossocial, justifique seu interesse como meio para conhecê-lo como pessoa, não apenas como paciente.

Começar do zero!
Conhecer os pacientes durante anos certamente possui vantagens, mas também pode causar ***patologias da familiaridade***. Em primeiro lugar, ver com frequência um paciente não quer dizer que o conhecemos. Talvez todos, ou quase todos, os encontros prévios tenham ocorrido em um plano superficial, sem uma avaliação preventiva nem uma revisão de sistemas. Em segundo lugar, temos uma falsa sensação de segurança, como se o fato de o paciente já ter consultado muitas vezes afastasse as piores hipóteses. Essa falsa segurança aumenta com os pacientes hipocondríacos, nos quais já descartamos reiteradamente um câncer. Chega o momento em que se cumpre o aforismo: "Ele vem tanto aqui que o ignoro". Em terceiro lugar, muitos dados podem ser processados como "já conhecidos". Traçamos um perfil das queixas "já estudadas em outro momento" e atendemos de maneira seletiva as "novas" queixas. É uma boa estratégia, mas com a condição de que sejamos rigorosos e indiquemos de modo exato qual é o perfil da queixa. Há diferença se o paciente manifesta falta de apetite, e apenas isso, ou se também está perdendo peso. Na verdade, somos obrigados a processar de novo, periodicamente, os sintomas que podem representar uma certa gravidade ou mudar de intensidade. Não esqueça que um quadro de dor corporal difusa pode anteceder o aparecimento de um câncer (McBeth J, 2003).

Observe a seguinte situação:

P: Assim não posso continuar! Ou me livra dessa dor insuportável ou me manda seja lá aonde for...

E: Não entendo, de que dor está falando?

P: Em todo o meu corpo, não imagina como dói.

E (revisando o histórico): Vamos ver, aqui há consultas por causa da hipertensão, do diabetes, da artrose do joelho... mas até agora você não tinha se queixado de dor em todo o corpo.

P: Porque eu já disse outras vezes, mas o senhor não liga para o que eu digo.

E: É difícil que eu ligue para uma dor que o senhor mencionou hoje pela primeira vez, não acha?

Comentários

1. Qual é a melhor estratégia em uma entrevista desse tipo?

O melhor é começar como se estivéssemos vendo o paciente pela primeira vez, com a ideia de esquecer o que sabemos, os preconceitos e os sentimentos de irritação que nos causa. "Não saber" sempre incomoda, mas não saber no contexto de um paciente que teoricamente consultou conosco com frequência nas últimas semanas costuma irritar. ***Começar do zero*** é um autêntico exercício de humildade!

2. O que significa exatamente "começar do zero"?

Significa revisar o histórico verificando e completando os dados gerais, em especial o contexto familiar e psicológico, e iniciar uma nova anamnese, pelo menos sobre as queixas atuais. A técnica de *patobiografia*, que foi vista no Capítulo 2, pode ser de grande ajuda.

Como devemos agir nesse tipo de situação?

Na seguinte situação, o paciente consultou sete dias antes devido a um processo brônquico que já melhorou. Hoje consulta para fazer o controle para atestado de sua licença médica.

E: Como está, Sr. Faustino?
P: Mal. Estou muito fraco. Dá para ver que dessa vez me pegou forte, porque estou me arrastando pela casa.

Depois do exame físico:

E: Estou vendo que melhorou muito da bronquite.
P: Mas não tenho apetite e vomito tudo. Estou perdendo peso. Eu não estou bem para trabalhar.
E: Concordo, vou prolongar seu atestado por mais uma semana, para o senhor se recuperar.

Após sete dias acontece a seguinte conversação:

E: Como estão as coisas, Sr. Faustino? Já está bem?
P: Claro que não. O senhor não me escuta, eu já disse que estou muito mal.
E: Está com tosse, expectorando...?
P: Não, não, não estou de atestado por causa de tosse. Estou de atestado porque perdi 10 quilos em uma semana.
E: Dez quilos em uma semana? Isso é ridículo, é completamente impossível...
P: Olhe as minhas calças e veja se é impossível...

Nesse ponto, o entrevistador literalmente não sabe como prosseguir, por isso decide **começar do zero**. Depois de revisar os antecedentes familiares e patológicos, aborda outra vez a doença atual, mas a partir de uma nova perspectiva.

E (colocando em prática a *técnica de visualização* cronologia-enredo-impacto): Vamos ver, Sr. Faustino, gostaria de recomeçar como se estivesse vendo o senhor pela primeira vez. Quando começou a se sentir mal?
P: De fato, faz um mês que tenho a digestão pesada... sim, há um mês que não como e a comida não me cai bem.
E: E depois veio o assunto da bronquite.
P: Isso, mas eu diria que já estava fraco... pode ser que baixaram as defesas?
E (sem dar atenção às perguntas do paciente nesse momento e fazendo um *resumo*): Por favor, vamos continuar: se entendi bem, há um mês que o senhor está sem apetite e começou a perder peso... correto?
P: Acho que sim. Quando vim com a bronquite já disse para o senhor fazer uns exames e uma radiografia do peito, e o senhor disse que não valia a pena.
E (sem dar atenção à acusação): De fato, há uns 15 dias começou a tosse, um pouco de febre e o cansaço generalizado mais acentuado, certo? E quando a tosse passa, o senhor continua sem apetite, e o senhor diz que a comida lhe provoca nojo...
P: Exato. Não entra nada. Estou à base de caldinhos e sucos já tem uns 10 dias... pode ser o antibiótico que o senhor me deu? Mas o caso é que já acontecia antes de começar a tomar.

O entrevistador continua com sua tarefa até determinar uma síndrome tóxica com um mês de evolução sobre a qual se instalou uma bronquite aguda autolimitada. Os estudos posteriores demonstraram que se tratava de uma neoplasia de estômago que começou a invadir a região periportal. Se o médico tivesse insistido na sua primeira hipótese ("O que esse paciente quer é prolongar sua licença médica"), teria demorado em fazer diagnóstico e feito jus à acusação: "O senhor dizia que eu tinha uma bronquite e na verdade estava com um câncer".

Lembre-se, diante de todo quadro clínico obscuro:

- Comece como se não conhecesse o paciente.
- Pratique a técnica de "visualização".
- Desconfie de qualquer quadro clínico, por mais óbvio que pareça, que transcorra com uma importante repercussão biográfica. Não atribua ganhos secundários como causa do quadro clínico antes de ter completado um estudo exaustivo.

Exame pélvico

Em uma cultura do pudor, um exame pélvico pode ser protelado para evitar um mau momento ao paciente. Grande erro. É preciso *normalizar* ao máximo esse tipo de manobra: "Fazemos o toque retal em todas as pessoas de sua idade", "Esse exame é rápido e tão importante, ou até mais, quanto uma radiografia", etc. Observe como uma enfermeira apresenta um toque vaginal:

> E: Agora vamos fazer um exame pélvico. Em seu caso, precisamos fazer um toque vaginal para ver se existe um problema no útero. Às vezes, ocorre um problema nessa parte, e temos de fazer uma curetagem.
> P: Fizeram uma curetagem quando eu tive um aborto.
> E: Então já sabe do que estou falando. De qualquer jeito, como agora a senhora não está desacordada saiba que depois do toque vaginal vamos colocar este espéculo, suavemente, e abrir para ver primeiro o colo do útero... já fizeram isso com a senhora, não é?

> P: Sim, para o preventivo.
> E: Muito bem, já sabe que isso não machuca e permite ver que a senhora não tem nada de tipo canceroso ou infeccioso, e também vamos coletar uma amostra e, com a análise, comprovar melhor que não há nenhum problema. Na verdade, acredito que o problema pode estar no útero, mas uma vez que já estamos aqui vamos aproveitar para fazer o preventivo.

Comentários

1. É possível detectar algum erro ou algum aspecto da entrevista que possa ser melhorado?

Em geral, o entrevistador foi muito correto, mas podemos objetar:

> "Às vezes, ocorre um problema nessa parte, e temos de fazer uma curetagem". Nesse ponto, antecipa acontecimentos que são hipotéticos.
> "Já sabe que isso não machuca e permite ver que a senhora não tem nada de tipo canceroso ou infeccioso". A palavra câncer possui um alto conteúdo emocional e deve ser evitada. Facilmente a paciente pensará: "Estão fazendo esse exame porque acham que tenho câncer".
> E mais adiante: "Na verdade, acredito que o problema pode estar no útero, mas uma vez que já estamos aqui vamos aproveitar para fazer o preventivo". É inadequado dar uma informação não confirmada (ainda não há diagnóstico e, quando houver um, corresponderá ao médico emiti-lo), mas, além disso, também é inadequado o "mas uma vez que já estamos aqui", pois dá a entender que realizamos um exame secundário.

Como devemos agir nesse tipo de situação?

Com muita assertividade. Se você não der importância ao pudor, o paciente também não dará. Por exemplo:

> E (*racionalidade da manobra*): Precisamos fazer um toque retal para ver como

está a próstata... (***Estabelece bidirecionalidade***) o senhor sabe em que consiste esse exame?
P: Não, nunca fiz esse exame, mas meu pai sofre disso.
E (***transforma o medo em ação preventiva***): Razão suficiente para prevenir. Consiste em tocar a próstata introduzindo o dedo no ânus... não é muito incômodo com a condição de que fique bem relaxado... Por favor, passe para a maca para que possamos prepará-lo...

Imaginemos que nesse ponto o paciente mostra resistência e nós consideramos o exame absolutamente necessário:

P: Prefiro não fazer o exame.
E (***investiga crenças***): Sente medo, pudor, quer se preparar no banheiro?
P: Um pouco de tudo....

As ideias do paciente não estão organizadas. Nesse momento, podemos optar por trabalhá-las um pouco mais, aplicando estratégias de entrevista motivacional. Também podemos deixar um intervalo de tempo e agendar outra consulta. Mas vamos imaginar que se trata de um exame que não pode ser adiado:

E: No seu caso, o exame não pode ser adiado. (***Normaliza***) Pense que fazemos esse exame um milhão de vezes. (***Legitima***) É normal que se sinta nervoso, mas pense que para nós é a coisa mais normal do mundo. (***Favorece o controle***) De qualquer maneira, se quiser ir ao banheiro e voltar daqui a alguns minutos, não há nenhum problema, mas eu recomendaria fazer o exame agora, mesmo se não estiver totalmente preparado. É melhor superar os maus momentos sem pensar muito, o senhor não acha?

Evite dizer: "Se preferir, pode voltar outro dia, não há pressa...", pois existe o perigo de que o paciente não volte. Não tema ser um pouco insistente, porque mesmo que o paciente, nesse momento, possa considerá-lo "um chato", a longo prazo predominará o "Ainda bem que já fiz o exame".

Lembre-se, vencer a cultura do pudor significa:

— Respeitar a intimidade do paciente, cobrir as regiões íntimas, separar com uma cortina seu espaço, etc.
— Solicitar permissão para que estudantes estejam presentes.
— Explicar o exame e normalizar o pudor.
— Ser muito claro em relação à necessidade de fazer o exame: "Mais cedo ou mais tarde esse exame precisa ser feito, e melhor agora do que mais tarde".

A anamnese de hábitos sexuais e de risco

Para finalizar a galeria de situações, escolhemos, por sua importância, a anamnese de condutas sexuais e de risco. As técnicas que veremos são similares àquelas que deveremos utilizar na anamnese de outras condutas (alimentares, fisiológicas, etc.), com a ressalva de que entramos em um terreno no qual precisaremos ganhar a confiança do paciente. Observe o seguinte fragmento com um jovem de 24 anos:

E: Antes de continuar com o resfriado, gostaria que falássemos um pouco de condutas que consideramos de risco. Você é homossexual ou heterossexual?
P: Não entendo...
E: Pratica sexo com homens ou com mulheres?
P (rindo): Normalmente com a televisão.
E: Masturba-se?
P: Sempre que mostram os desenhos da Heidi.
E (desorientado): Bom, imagino que deve haver vídeos pornôs... não?

O paciente não responde e olha para o entrevistador com um sorriso irônico. O entrevistador muda de assunto.

Comentários

1. Qual foi o erro do entrevistador?

O entrevistador introduziu o assunto de maneira brusca e, assim, colocou o paciente na defensiva. Possivelmente o paciente não gostou de ser questionado diretamente sobre sua opção sexual e se vingou zombando do entrevistador. Nesse ponto, o profissional não sabe como continuar e muda de assunto.

2. Como podemos introduzir o assunto da sexualidade sem grandes tensões?

Alguns pacientes toleram, e até gostam, de uma abordagem muito direta, mas em geral é preferível utilizar uma gradação. Por exemplo:

- Tem namorado, amigo ou é casado?
- No que se refere ao casal, como funcionam suas relações íntimas?
- Às vezes as doenças crônicas causam dificuldades na área da sexualidade, notou alguma coisa a respeito?
- Notou recentemente alguma mudança em seu interesse sexual?
- Hoje muita gente tem medo de se contagiar com o vírus da Aids, o senhor tem algum risco de contágio? (Após a resposta do paciente, o entrevistador esclarece): Veja bem, os fatores de maior risco são relações entre homem e mulher sem preservativo, o fato de receber uma transfusão de sangue, o uso de seringas que outras pessoas usaram e relações entre dois homens... o senhor está em algum desses grupos de risco?

Como devemos agir nesse tipo de situação?

Sempre tentaremos ganhar a confiança com uma introdução gradual do assunto, normalizando o interrogatório e avançando do geral para o específico. No próximo caso estamos falando com uma mulher de 56 anos. Suspeitamos que exista algum problema sexual que possa condicionar uma distimia de longa evolução.

E (fazendo um ***resumo*** da informação obtida até o momento): Pelo que vejo seus problemas não se modificaram em relação ao que havia comentado há três meses. Porém, hoje eu gostaria de avançar um pouco mais. Um assunto que nunca abordamos é se a senhora está satisfeita com o relacionamento que mantém com seu marido.

P: Bom, alguma vez já comentei com o senhor que meu marido é muito na dele. Não se comunica. Assiste à televisão, lê coisas sobre futebol, mas falar... fala pouco e mal.

E (investigando se há maus-tratos): Alguma vez a senhora se sentiu ameaçada?

P: Não, isso nunca. É uma pessoa pouco carinhosa, não sei como explicar, mas nunca foi violento comigo, isso não.

E (***interpretação sugerida***): Ou seja, sua queixa é mais pela falta de carinho...

P: Sim, é isso.

E: E no que se refere a um âmbito mais íntimo, há relação íntima?

P: Não, porque ele é incapaz de falar de assuntos sérios.

E (percebe que a paciente não entendeu e **esclarece**): Estou falando de ter relações íntimas, como marido e mulher...

P: Já tem pelo menos três anos que ele não me pede nada de nada. Às vezes, eu digo para ele "Ainda somos muito jovens para termos os corpos mortos, por que você não consulta um médico?", mas ele não quer saber nada de nada. Diz que por causa da hérnia não pode. Assim são as coisas...

Não esqueça a ***regra de ouro***: quando se trata de hábitos sexuais e de risco quase sempre é preciso ser muito claro. Podemos iniciar o diálogo de maneira metafórica, mas em um segundo momento é necessária uma comunicação o mais transparente possível.

Conceitos avançados

Em geral, as diversas fases da entrevista analisadas até aqui ocorrem com uma brevidade

Lembre-se, para hábitos de risco:

- Inicie a anamnese de tal maneira que não provoque resistências: "O que bebe nas refeições?..." ou no caso de perigo de fazer algo contra si mesmo: "Acredita que a vida vale a pena de ser vivida?".
- Já avançado na matéria, seja muito claro: "Quantas doses toma de manhã"... ou ainda: "Já pensou em um jeito concreto de tirar a própria vida?".
- Em algum momento comente: "É muito normal falar/examinar tudo isso, não se preocupe". O que é normal para você, também será normal para o paciente.

assombrosa. Recebemos o paciente, descobrimos o motivo da consulta e em menos de um minuto realizamos a exploração verbal. Nesses instantes iniciais da entrevista, o entrevistador realizou um esvaziamento da informação pré-elaborada, aplicando técnicas de apoio narrativo. A partir da informação inicial, ele já terá formulado suas primeiras hipóteses, tentando responder a duas questões centrais: "O que está acontecendo com o paciente e o que eu deveria fazer". É o *enquadramento* ou a *intencionalidade da entrevista*. De maneira quase automática, o entrevistador começará a fazer suposições (formular hipóteses) a partir das quais irá traçando um plano de entrevista (Burack RC, 1983; Esposito V, 1983; Boucher FG, 1980). Nas páginas seguintes, veremos a necessidade de cruzar essas hipóteses e ocorrências (plano avançado de entrevista) com um plano básico de entrevista. Começa então um processo para decidir com os dados obtidos com qual das hipóteses ficaremos, processo de grande complexidade no qual combinamos dois tipos de pensamento: *pensamento de tipo intuitivo ou guiado por analogias ou semelhanças* e *pensamento guiado por critérios*. Finalmente, examinaremos o modelo biopsicossocial e sua contribuição na tarefa diagnóstica.

Desenhos na cabeça

Um dos desafios mais importantes que enfrentamos na entrevista clínica é conseguir que vários profissionais diferentes cheguem a diagnósticos semelhantes diante do mesmo paciente e da mesma situação clínica. Estudos desse tipo são denominados *estudos de variabilidade diagnóstica* e abrangem tanto o campo da medicina quanto o da enfermagem. Temos a impressão de que uma das chaves que explicam as diferenças entre clínicos na hora de analisar os problemas de seus pacientes está na maneira como apreendem ou, dito de outro modo, nos *desenhos* que têm na cabeça das entidades ou situações mórbidas. Vamos examinar brevemente esse ponto e também dar algumas chaves de como podemos compartilhar com maior eficácia esses *desenhos mentais*, tão importantes na hora de interpretar a realidade clínica.

Primeira afirmação: quando tentamos compreender uma situação clínica, não usamos um método indutivo. Não é verdade que coletamos os dados e aparece na nossa frente um diagnóstico ou um modo de descrever o problema. Sempre temos esquemas prévios ou modelos, a partir dos quais interpretamos a realidade. O conhecimento, tal como o entende Popper, é sempre dedutivo (Popper K, 1972). Por essa razão, durante anos e anos os médicos atenderam pacientes fibromiálgicos aplicando todo tipo de diagnóstico, e provavelmente diante de nossos olhos passam pacientes que no futuro agruparemos de maneira eficaz sob outras epígrafes. *Somente vemos aquilo que estamos preparados para ver.* Somente vemos aquilo que de algum modo *já temos* em nosso cérebro em forma de modelo.

Segunda afirmação: perante um determinado paciente aplicamos apenas uma parte de tudo o que sabemos. Esse paradoxo é similar ao do estudante que acha mais fácil uma prova de perguntas de múltipla escolha do que outra de perguntas que exijam respostas curtas. No primeiro caso, no qual "já ouviram falar disso", tudo é mais fácil; no segundo caso, precisam *empacotar* os conhecimentos para explicá-los racionalmente. É outra forma de estudar. De maneira semelhante, o clínico deve *empacotar* o que aprende *para ser usado na frente* do paciente. Como aponta Schon (1987), por um lado, há um *conhecimento na ação*, um conhecimento quase automático que podemos resgatar diante do paciente; e, por outro lado, há muitos conhecimentos que seríamos capazes de resgatar em uma prova, mas que somos incapazes de resgatar *na frente* do paciente. Pensemos no muito que custa introduzir como hábito uma prescrição farmacológica completamente nova, e quantas vezes precisamos consultar o *Vademécum* para nos sentir minimamente seguros. Ou em como é perigoso ler uma radiografia na frente do paciente, em pleno atendimento, em comparação a fazê-lo depois de finalizada a consulta e com toda a atenção dedicada a isso.

As consequências dessa colocação são duas: por um lado, em relação a como estudar e, por outro, a como planejar a entrevista para obter o melhor rendimento.

Estudar clínica. Um modo de estudar clínica (de acordo com a ideia de "conhecimento para a ação") é a técnica que denominamos *empacotar para usar.* Na Tabela 3.4 mostramos um exemplo que se refere à fibromialgia, e como raciocina um clínico sem experiência em um caso como esse, a partir da bibliografia que consulta. O exemplo não pretende ser uma análise da doença, mas expor o processo discursivo que propomos.

Planejar a entrevista. A segunda consequência que apontamos é que devemos deixar um tempo para coletar dados de qualidade, sem nos precipitar em querer diagnosticar e "saber o que é preciso fazer o quanto antes". Para tanto, é preciso percorrer um plano básico (tarefas imprescindíveis), com um plano avançado (tarefas que sobrevêm no contexto dos materiais que o paciente apresenta). Vejamos com mais detalhe.

Plano de entrevista básico e avançado

Imaginemos um clínico tentando discernir a natureza de uma dor torácica em um paciente de 23 anos sem fatores de risco. "A dor vai para a boca do estômago, sobe até o peito e aperta forte, pode ser que tenho alguma coisa no coração", diz o jovem. Como o profissional raciocina?

Há um plano básico de entrevista que o profissional deve cumprir: o *pacote* de "escuta ativa" e o de "anamnese focal", junto com um exame físico básico. Mas à medida que vai avançando no primeiro pacote de anamnese focal, surgem hipóteses diagnósticas: "Se ele tem uma esofagite?". Essa hipótese provoca a pergunta: "Quando vai dormir e deita na cama, algumas vezes tem a impressão de que sobe ácido para a boca?". Portanto, vamos construindo nossa escuta e nossas perguntas a partir de dois tipos de guias:

Tabela 3.4 Empacotar para usar: a fibromialgia como exemplo

Quando vou suspeitar: dores difusas, qualquer dor sem causa definida, dores que se expressam com certo dramatismo, polialgias em pacientes com insônia ou com aspecto cansado ou depressivo.

Condutas de verificação: dor em nove dos 18 pontos predeterminados, dores com pelo menos três meses de evolução, perguntar pelo sono e pelo estado de ânimo, mas sem provocar resistências, excluir artrite, febre e sintomas sistêmicos...

Outros quadros com manifestação semelhante: psicalgia depressiva, polimialgia reumática, doenças sistêmicas.

No meu caso, posso ter as seguintes dificuldades: ignoro exatamente a situação dos pontos de fibromialgia e a pressão que devo exercer. É urgente aprender isso com um especialista. Enquanto não tiver esclarecido esse aspecto, não tenho condições de fazer o diagnóstico.

Luz vermelha (sinal de alerta) na comunicação com o paciente: devo evitar assustá-lo com a palavra "fibromialgia", uma vez que pode associar o termo com uma doença grave.

Luz vermelha no diagnóstico: não devo mencionar o diagnóstico antes de confirmar a normalidade biológica.

Escolha do tratamento: primeira opção: doses baixas de amitriptilina; segunda opção: miorrelaxantes e outros inibidores seletivos de recaptação de serotonina (ISRS).

Luz vermelha no tratamento: não conheço em profundidade esse fármaco nem a evolução dos pacientes tratados; também não sei qual é o seguinte passo se amitriptilina não funcionar. Antes de começar a tratar, devo esclarecer esses pontos.

O exemplo simula a forma com que um clínico que não conhece esse quadro *empacota* a informação com o objetivo de usá-la em uma situação clínica concreta.

- Um guia muito genérico (parte esquerda da Figura 3.2) que indica grandes áreas e questões que devem ser abordadas: como, quando e onde do incômodo, fatores que agravam ou aliviam, crenças do paciente, etc.
- Um guia específico das hipóteses diagnósticas que vão aparecendo como plausíveis. Exemplo: "Essas dores podem vir de uma pericardite, portanto devo perguntar, etc.".

A Figura 3.2 mostra como esse cruzamento entre o plano básico e o avançado forma a entrevista finalmente realizada.

Portanto, o plano da entrevista muda a cada curva do caminho, tanto em função da exploração verbal quanto dos dados exploratórios que surgem. E é aqui que um bom clínico supera três obstáculos para elaborar os dados.

Três dificuldades para elaborar os dados semiológicos. Conceito de tensão crítica

São três os obstáculos que devemos superar para elaborar os dados coletados na anamnese e no exame físico (Tabela 3.5).

Em primeiro lugar, é preciso evitar a tentação de "pegar atalhos", seja pela via da intuição ou pela do esquecimento (no exemplo anterior, podemos esquecer a precordialgia ao nos preocupar exclusivamente com a borda hepática). Outras vezes, os atalhos nos levam a não completar o plano básico; por exemplo, encontramos amígdalas com pus e, por isso, não auscultamos os pulmões.

Um segundo obstáculo consiste na preguiça de desmentir as primeiras hipóteses. No caso analisado (Figura 3.2), as primeiras hipóteses são: ansiedade e/ou apreensão do paciente. Mas, na exploração básica, o médico encontra uma hepatomegalia. Deve modificar suas primeiras hipóteses? Isso sempre representa um grande esforço. Passa por sua cabeça: "Há a presença de dois sintomas, a dor torácica e a borda hepática, ou apenas de um, por exemplo, etilismo que condiciona ansiedade e diversas somatizações?". Mas também pensa: "É possível que a borda hepática não tenha nenhuma importância, e ignorando-a

vou economizar muito esforço". Sempre há um desejo mais ou menos disfarçado de acabar a entrevista o quanto antes.

Sempre queremos finalizar a entrevista o "quanto antes"? Sim, quase sempre. A parte exploratória da entrevista *acumula muita tensão*: não sabemos o que o paciente tem ou o que devemos dizer, se ele aceitará nossas explicações, se vamos satisfazer suas expectativas. Em consequência, o ato clínico sempre trafega no âmbito das emoções e, de modo geral, no da tensão-relaxamento. Temos uma tensão (não saber) que desejamos descarregar (emitir um diagnóstico ou dizer o que deve ser feito). Quando o paciente pressiona, acumula-se ainda mais tensão, por exemplo:

P: O senhor não acerta o que tenho.
E: Pois sabe de uma coisa? Vou encaminhá-lo para outro colega e vamos ver se ele acerta o que o senhor tem.

Esse médico descarrega a tensão com a resposta mais fácil. Na Figura 3.3, ilustramos sua capacidade de "aguentar" a tensão com a linha "limiar de tensão crítica-1". A outra linha, situada acima, ("limiar de tensão crítica-2") ilustra um profissional com mais controle emocional, menos irritável, mais paciente com a ambiguidade do "não saber".

Portanto, na Tabela 3.5, os dois obstáculos de tipo cognitivo: *a)* compatibilizar o plano geral com um plano concreto de entrevista que vai surgindo de maneira dinâmica e *b)* permitir-nos segundas hipóteses (reenquadramento) remetem

Tabela 3.5 Os três obstáculos para elaborar um bom plano de entrevista

- Compatibilizar e completar o plano básico com o plano avançado de entrevista. Evitar intuições e tendências a cair na dependência-de-campo.
- Fazer o reenquadramento das primeiras hipóteses. Vencer a preguiça de "repensar" o paciente.
- Protelar a resolução da entrevista. Suportar a tensão crítica.

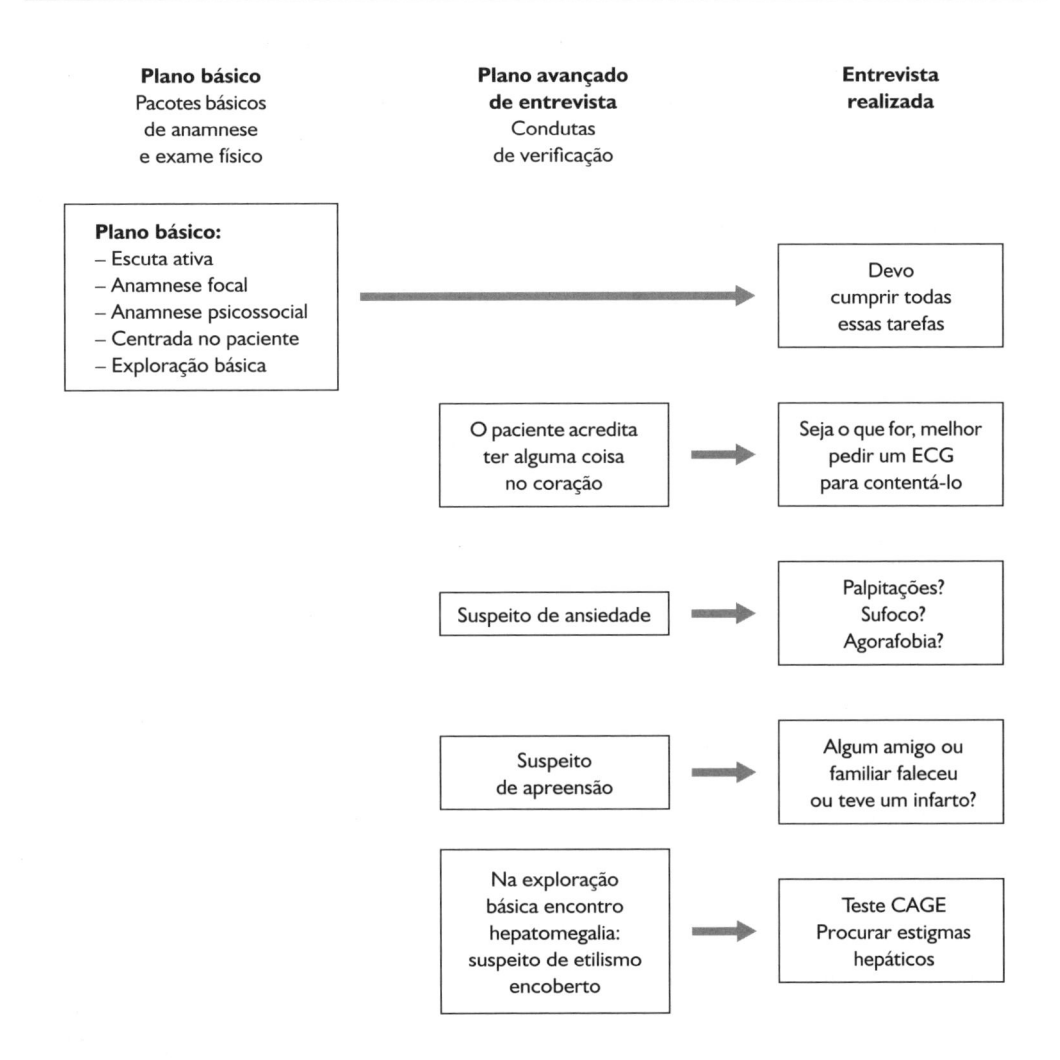

Figura 3.2 Plano de entrevista básico e avançado: condutas de verificação.

Plano básico
Pacotes básicos de anamnese e exame físico

Plano avançado de entrevista
Condutas de verificação

Entrevista realizada

Plano básico:
- Escuta ativa
- Anamnese focal
- Anamnese psicossocial
- Centrada no paciente
- Exploração básica

→ Devo cumprir todas essas tarefas

O paciente acredita ter alguma coisa no coração → Seja o que for, melhor pedir um ECG para contentá-lo

Suspeito de ansiedade → Palpitações? Sufoco? Agorafobia?

Suspeito de apreensão → Algum amigo ou familiar faleceu ou teve um infarto?

Na exploração básica encontro hepatomegalia: suspeito de etilismo encoberto → Teste CAGE Procurar estigmas hepáticos

---

a um terceiro, de tipo emocional: *c)* tolerar caso a entrevista se complique, protelar sua resolução para obter melhores dados. Em breve: *tolerar uma tensão crítica maior*. Por isso defendemos um modelo de ato clínico que é emotivo (tolerar uma tensão crítica) e, ao mesmo tempo, cognitivo ou racional (elaborar de modo racional dados semiológicos).

O conceito de limiar de tensão crítica explica o que chamamos de **abordagem** ou **entrevista em duas fases**. Descartado o aspecto "orgânico" em um paciente somatizador, convocamos esse paciente para outra entrevista com o objetivo de preencher a área psicossocial. O diagnóstico psicossocial não ativa "tensão", como faz o diagnóstico biológico, de modo que o entrevistador adia essa parte.

Dar sentido ao relato do paciente. Condições de suficiência para um diagnóstico

Permanentemente o clínico se pergunta: "Estou avançando na compreensão do que acontece com meu paciente?" e também: "Quanto tempo

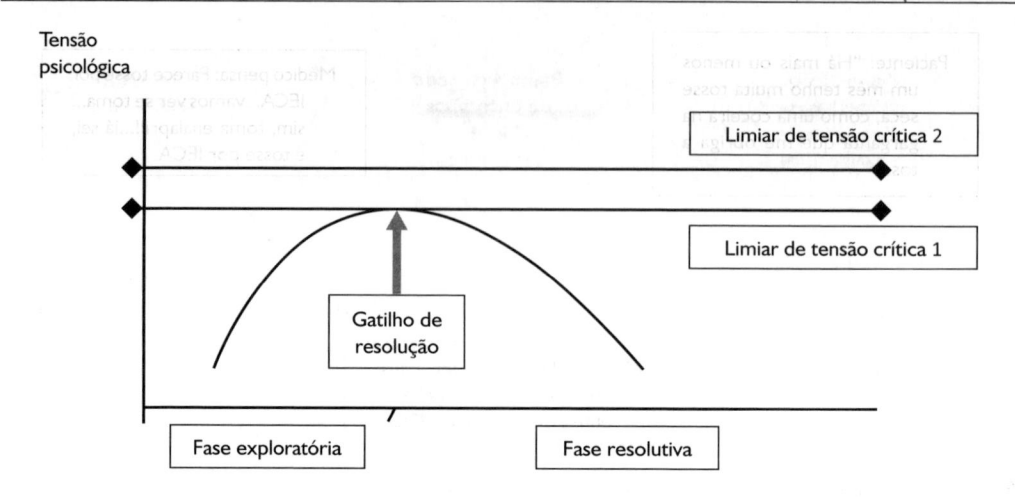

Figura 3.3 Limiar de tensão crítica.

Cada entrevistador tem uma capacidade de suportar o "não saber o que fazer". Chamamos essa capacidade de limiar de tensão crítica. Chegando nesse limiar, ativa-se a resolução da entrevista, mesmo que a resolução não seja a melhor. No exemplo, se o entrevistador tivesse maior resistência à tensão crítica (limiar 2), não resolveria a entrevista de modo precipitado.

ainda tenho para 'resolver o caso'?". Nós, entrevistadores, somos muito diferentes na hora de dar por finalizada uma anamnese. Alguns clínicos se contentam com algumas pinceladas e já criam hipóteses sobre o que acontece com seu paciente; outros, pelo contrário, são minuciosos e perfeccionistas. Os primeiros dizem rapidamente... "Já entendi, já sei o que está acontecendo com esse paciente". Outros são mais parcimoniosos. De qualquer modo, existem algumas **condições de suficiência** para estabelecer diagnósticos. Não basta que um paciente se queixe de formigamento noturno nas mãos para diagnosticar uma síndrome do túnel do carpo. Em geral, fazemos um arranjo entre informação verbal e dados exploratórios. No entanto, cada matéria tem suas condições de suficiência, que podem mudar em função da situação clínica. Por exemplo: "Se visito um paciente em sua casa vou considerar que uma febre com dor pleural e crepitações são dados suficientes para estabelecer o diagnóstico de pneumonia. Porém, no setor de urgência de um hospital exigirei contar com uma radiografia compatível com esse diagnóstico".

Mas uma coisa são boas intenções e outra muito diferente é a prática. O clínico, como dizíamos, procura constantemente "atalhos". Uma estratégia desse tipo é a que chamamos de ***lei do um mais um***. Consiste em que se um dado proporcionado pelo paciente orienta na direção, por exemplo, de uma síndrome do túnel do carpo ("tenho formigamento na mão durante a noite"), e depois o profissional encontra uma manobra de túnel do carpo positiva (p. ex., uma manobra de Phalen), ele dará o diagnóstico de síndrome do túnel do carpo. A Figura 3.4 ilustra a ***lei do um mais um***, que precipita o "Já entendi" ou o "Já sei o que acontece com esse paciente", com um prematuro fechamento da entrevista.

O conceito de ***tensão crítica*** (Figura 3.3) ajuda a compreender a ***lei do um mais um***. Quanto menos tolerarmos a tensão emocional de "não saber", mais procuraremos atalhos e mais nos apoiaremos em um ***pensamento intuitivo***. Já quando toleramos a incerteza, mais minuciosos podemos ser e mais aplicamos ***pensamento por critérios***. Para que possam surgir em nosso cérebro os critérios clínicos de decisão, é preciso deixá-los certo tempo em

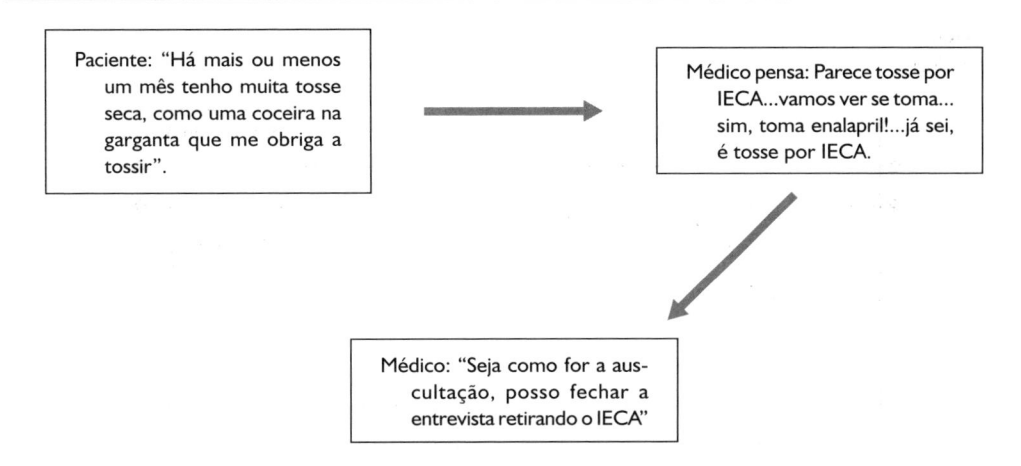

> Paciente: "Há mais ou menos um mês tenho muita tosse seca, como uma coceira na garganta que me obriga a tossir".
>
> Médico pensa: Parece tosse por IECA...vamos ver se toma... sim, toma enalapril!...já sei, é tosse por IECA.
>
> Médico: "Seja como for a auscultação, posso fechar a entrevista retirando o IECA"

Figura 3.4 Lei do um mais um e fechamento de entrevista.

Admite-se como certeza o fato de encontrar um dado exploratório ou na anamnese que aponta na mesma direção de uma hipótese que acabamos de formular. Muitas vezes, quando ocorre essa circunstância, o clínico deixa de executar manobras do plano básico da entrevista.

IECA: Inibidor da enzima conversora da angiotensina.

elaboração prévia. Muitos clínicos pensam: "Bom, para começar escutarei minha intuição e, se não funcionar, reconsiderarei o caso com uma abordagem mais minuciosa". Com o passar dos anos, *essa é a tendência natural* de todo clínico. A armadilha consiste em que, se o clínico não tem muita agilidade mental para os reenquadramentos, muitas vezes não vai querer abandonar sua primeira orientação diagnóstica. Permanece "*ancorado*" em suas primeiras hipóteses diagnósticas, sem assumir o **custo emocional do reenquadramento** e, pouco a pouco, empobrece seu pensamento com base em critérios. Antes de prosseguir na análise do pensamento por critérios, vejamos um pouco mais o conceito de ancoragem diagnóstica.

Ancoragem diagnóstica

Entendemos por ***ancoragem diagnóstica*** o grau de certeza ou de comprometimento social que temos com um determinado diagnóstico. Por um lado, a certeza, em geral, responde às evidências ou provas científicas (dados do exame físico, laboratoriais, exames de imagem). O comprometimento, por outro lado, tem uma origem emocional e social. Anteriormente vimos como um médico intuitivo deseja demonstrar que tem "bom olho clínico". Para ele, reenquadrar um diagnóstico pode ser equivalente a "ser um profissional inexperiente". Às vezes, um paciente diz: "Se essa amigdalite for uma mononu-cleose?". O médico talvez aceite a sugestão, mas pode se sentir desafiado e responder: "Claro que não, o que o senhor tem é muito diferente da mononucleose". Mesmo que a evolução clínica posterior seja compatível com mononucleose, será muito difícil para o médico considerar essa possibilidade. Que diferente teria sido responder: "Não acho que seja, mas vou considerar!". Isso teria permitido fazer retificações sem custo emocional, porque o que mais "ancora" um diagnóstico é, muitas vezes, nosso amor próprio. Para ilustrar esse ponto da ancoragem diagnóstica e da autoestima, veja a Figura 3.4 e imagine que nesse exemplo o paciente diz: "Não, doutor, o senhor está errado. Na verdade, estou com essa tosse desde antes de o senhor receitar enalapril". Nesse ponto, entra em jogo a autoestima do profissional. Se ele reenquadrar a entrevista e desmentir sua primeira hipótese, também poderá ter a impressão de que sua autoridade diante do paciente irá pelo ralo. Mas essa é apenas sua impressão. A verdade é que *os pacientes agradecem que o clínico retifique o diagnóstico* quando há motivos. Eles gostam da segurança do clínico, *mas gostam ainda mais da flexibilidade.*

Mas também há uma ancoragem diagnóstica de origem social. Por exemplo: *forçamos* um diagnóstico de depressão para explicar a conduta de um paciente que agrediu sua esposa e, assim, dar-lhe uma *segunda* oportunidade no seio familiar. Nesse caso, o médico talvez saiba que seu diagnóstico não é cientificamente rigoroso, mas comprometimento e certeza científica se confundem. Outras vezes, insistimos no caráter de doença do alcoolismo, para *ancorar* o paciente aos seus deveres de doente: tomar a medicação, comparecer a um grupo terapêutico, etc.

Corolário: quando emitimos um diagnóstico, nosso prestígio fica *ancorado* a esse diagnóstico. O clínico com anos de experiência usa expressões como "O mais provável é que o senhor tenha...", "Tudo parece indicar"... Ser prudente na expressão de um diagnóstico é *ter a liberdade de retificá-lo* mais facilmente no futuro. Quando o paciente aponta uma hipótese diagnóstica, não é difícil conceder: "Vou levar em consideração isso que o senhor está dizendo". Contudo, outras vezes é preciso ser taxativo para *ancorar* o paciente à sua realidade: "Sua doença se chama alcoolismo". (A função da *ancoragem sobre o paciente* será retomada ao falar da entrevista motivacional.)

Pensamento por critério *versus* pensamento intuitivo

Analisamos a forma em que chegamos a diagnósticos e como, do ponto de vista emocional, quando emitimos um diagnóstico, nosso prestígio fica comprometido (*ancorado*) com esse diagnóstico.

Vamos avançar um pouco mais nos mecanismos mais íntimos desse processo. Isso deve permitir que nos aproximemos de estratégias para evitar erros clínicos. Vejamos, em primeiro lugar, o papel que desempenha a intuição (o "olho clínico") no processo diagnóstico.

Talvez você tenha levado seu automóvel até uma oficina mecânica, onde disseram: "Seria conveniente que trocasse os pneus traseiros" ou, talvez: "O senhor deve trocar os pneus traseiros; repare como aqui e aqui não há mais desenho". Qual é mais convincente? Algo similar ocorre quando dizemos ao paciente: "Seria bom que deixasse de fumar" ou "Deve deixar de fumar porque você tem um risco cardiovascular superior a 20%". No segundo caso, o receptor percebe que aplicamos um critério.

Pensar e decidir por critérios ("tal circunstância clínica corresponde realizar tal ação diagnóstica ou terapêutica") leva a um tipo de pensamento mais estruturado, com base na experiência acumulada de muitas pessoas e, possivelmente, em algoritmos igualmente provados por ensaios clínicos (*medicina baseada em evidências*) ou sugeridos por especialistas. Parece uma forma superior de decidir comparada com a simples intuição clínica. O especialista é justamente a pessoa que tem critérios para uma realidade muito específica e, ao mesmo tempo, complexa. Mas mesmo o especialista encontra várias limitações:

a) Enfrenta limitações para adquirir todos os critérios que as ciências da saúde acumulam para uma situação clínica concreta.
b) Além disso, mesmo que os saiba, talvez apenas alguns vêm à sua cabeça. É muito diferente refletir sobre um caso clínico de estar com um paciente e precisar decidir diante dele.
c) E, como se fosse pouco, a realidade sempre está cheia de sutilezas e exceções. O que vale para um diabético hipertenso talvez não valha mais se ele também tem uma insuficiência renal.

Passemos agora a analisar o pensamento intuitivo. Em vez de agir por critérios, esse é um tipo de pensamento que opera com analogias: "Essa situação é parecida com aquela outra, portanto corresponde fazer...". Assim, esse é um pensamento cujas características são:

a) É muito rápido. Estabelece vínculos com situações semelhantes e propõe formas de resolver a situação tomando como modelo

experiências passadas. Tem a vantagem do imediatismo, mas a desvantagem de que pode nos enganar com facilidade (viéses de impacto, de experiências recém vivenciadas, etc.) (Esteve MR, 1996).
b) Às vezes, age como sinal vermelho que diz: cuidado! Esse paciente tem algo que vai além do que é aparente. A realidade se tinge de dúvida, surpresa ou perplexidade na qual o pensamento por critérios vê rotina, clareza ou branco sobre preto. É um *contraponto* do pensamento analítico que o enriquece.

Ou seja, quando predomina o pensamento intuitivo nós *empobrecemos*, porque deixamos de lado o enorme caudal de experiência formalizada que, definitivamente, é o que propicia a *segurança do especialista*. Mas, quando o pensamento por critérios sabe escutar *em um segundo plano* o que diz o pensamento intuitivo, fica reforçado e enriquecido. Por exemplo: "Esse paciente se queixa de dor epigástrica, mas a fibroscopia e o eletrocardiograma são normais; claro que é um paciente ansioso e muito estressado, mas ele me transmite vivência de dor orgânica; não estou tranquilo, vou pedir uma tomografia computadorizada (TC) do abdome". E a TC mostra um tumor abdominal. Devemos dizer nesse ponto que o médico talvez considere sua decisão motivada por um afã de *medicina defensiva*, quando na verdade seu raciocínio foi muito mais complexo. Tão complexo quanto oculto e rápido. O termo *medicina defensiva* deveria ser guardado para decisões motivadas exclusivamente para satisfazer as expectativas do paciente (seria melhor chamá-la, nesse caso, de *medicina para satisfazer*). Mas nosso médico soube captar dados semiológicos de dor orgânica que nem mesmo o paciente sabia expressar e escutou uma voz que o alertava, uma voz que não tinha o respaldo de nenhum critério formal.

Contudo, se mencionarmos apenas os sucessos do pensamento intuitivo, não faremos justiça à realidade. A verdade é que muitas vezes nossa intuição se engana, seja mais ou menos: "Seria necessário fazer uma fibroscopia, mas com certeza o resultado será negativo, esse paciente é muito o exagerado!". No final, o paciente *exagerado* tinha um linfoma de estômago. É aqui que o clínico, quer saiba, quer não, goste ou não, sempre educa sua intuição em um processo que chamamos de **duplo contraste subjetivo**.

Como funciona a educação do pensamento intuitivo? Transformamos em critério aquelas intuições que a experiência demonstra serem corretas por meio do **duplo contraste subjetivo**. É um processo que se realiza quase sempre em duas consultas cronologicamente distanciadas. Vamos imaginar que atendemos um paciente que tem um tom de pele oliváceo.

Primeiro contraste subjetivo: qual é a avaliação intuitiva que faço desse paciente? Esse tom de pele é normal? As escleróticas não são ictéricas, não há hepatomegalia... mas não tenho completa certeza. Vou pedir alguns exames.

Segundo contraste subjetivo: o paciente retorna com os exames normais e então pensamos: "Achei que o paciente estava mais doente do que realmente está porque interpretei a cor olivácea de sua pele e seu tipo estrutural leptossômico como sinais de gravidade, sem perceber que é um tipo de pele normal em algumas pessoas". Concluindo: "A partir de agora considerarei esse tipo de pele como uma variante da normalidade". Dessa maneira, transformamos uma intuição inicial em critério, mas um critério "para mim", uma vez que não tenho dados para sustentá-lo perante a comunidade científica.

Uma prática profissional criativa tem diálogos internos do tipo: "Embora ninguém tenha me ensinado, o tremor de mãos que observo nesse paciente deve ser ansiedade, porque desaparece quando ele toma o remédio ansiolítico; a partir de agora interpretarei assim". O **duplo contraste subjetivo** não é nem mais nem menos que esse processo natural de adquirir experiência, porque é um pensamento construído com **critérios "para mim"**. Quando o clínico toma consciência desse processo "para mim", passa a ter uma fonte muito rica de possíveis trabalhos de pesquisa: transformar esses critérios em critérios válidos para outros clínicos. Não é justamente isso que faz o especialista?

Uma primeira aproximação às regras (heurísticas) de decisão

Afirmamos que o pensamento especializado é um pensamento regulado por critérios: "Tal situação corresponde a tal ação". Esses critérios são também denominados regras de ação, regras de decisão, *schematas* ou heurísticas. Tomaremos esses termos como sinônimos. Existem algumas **idades do clínico** em relação à aquisição e ao enriquecimento das regras de ação. Inicialmente, na *etapa de estudantes*, esses critérios são assimilados como verdades absolutas. Na *etapa madura*, a mais criativa na prática profissional, colocamos em dúvida esses critérios, estamos dispostos a mudá-los quando estamos abertos ao pensamento intuitivo e, sobretudo, abertos a reconhecer o ponto de perplexidade ("isso eu não sei"). Aplicamos também o **duplo contraste subjetivo** para transformar intuições em **critérios "para mim"**. No *declínio* da carreira (não em um sentido cronológico, mas quando a mediocridade, ou seja, *o não querer trabalhar melhor*, deteriora-nos), talvez novamente nos fechemos em verdades absolutas, incapazes de repensar de forma criativa a realidade. Retorno à semente, diria Alejo Carpentier. Pois bem, o modelo defendido por nós postula que na etapa criativa acrescentamos à nossa maneira de agir mais e mais regras de ação (ou heurísticas), de complexidade crescente. Melhoramos nossa perícia, porque cada situação clínica ativa regras de ação mais complexas, que consideram mais possibilidades, compensam mais riscos ou deixam mais portas abertas para retificar cursos clínicos adversos. No entanto, essas regras de ação são aplicadas, mas não pensadas; *foram pensadas antes*, quando nos propusemos aplicá-las; depois, com um pouco de tempo, deixamos de pensar nelas e simplesmente são incorporadas como hábitos e convicções. No fundo, falar de hábitos é falar de *inteligência automatizada*. O caráter mecânico do hábito é a razão pela qual custa um grande esforço de análise detectar quais são as regras de ação que utilizamos e, no caso de que sejam incorretas, mudá-las. É um fenômeno que ocorre em camadas ou estratos, de maneira que as heurísticas ou regras de ação obsoletas permanecem nas profundezas da memória, mas permanecem. São as chamadas **heurísticas de baixo nível** e costumam ser regras de decisão que exigem pouco esforço para serem aplicadas. As **heurísticas de alto nível**, pelo contrário, são regras de decisão que obrigam a um maior número de ações para dar por resolvida uma situação clínica (Tabela 3.6).

Estamos interessados, nesse ponto, em chamar a atenção do leitor para um fenômeno que denominamos **queda de heurísticas**. Quando nos abate o cansaço, a pressa, a sensação de não dar conta ou uma *inundação* emocional como a raiva, a vergonha ou o rancor (Tabela 3.7), talvez estejamos experimentando o que chamamos de "queda de heurísticas" e podemos tentar resolver uma situação clínica aplicando regras de decisão que exigem pouco investimento de energia. Nesse ponto, aparecem as heurísticas de baixo nível. Se usássemos um termo psicanalítico, poderíamos dizer que sofremos uma *regressão*, dado que passamos a utilizar uma regra de ação que aprendemos em etapas iniciais de nossa formação profissional. Se usássemos termos jurídicos, falaríamos de *conduta negligente*. Imaginemos a seguinte situação:

Paciente com dor tipo cólica no hipogástrio, com antecedentes de litíase renal. Heurística de alto nível: "Antes de confirmar o diagnóstico de

Tabela 3.6 Heurísticas de alto e de baixo nível

De baixo nível
- Escassa/nula reflexão ou elaboração por parte do sujeito.
- Costuma ser aprendida em etapas iniciais da vida ou da formação profissional.
- São cômodas de aplicar, com um baixo consumo de energia.
- Muitas vezes são "o mínimo" que deve ser feito diante de uma determinada situação.

De alto nível
- Aparecem após a reflexão consciente, ou seja, após questionar as primeiras regras de decisão (aquelas regras que constituem o "conhecimento tácito").
- Respondem a uma análise mais sofisticada da situação e geralmente previnem cursos desfavoráveis que não haviam sido considerados antes.
- Sua aplicação consome mais energia psíquica/física.

Tabela 3.7 Fatores restritivos de nossa competência

Falta ou excesso de ativação emocional

- Cansaço.
- Problemas cognitivos transitórios (p. ex., transtornos do sono, consumo de álcool, etc.).
- Falta de motivação.
- O profissional tem pressa de acabar a consulta e iniciar outra atividade.
- Estar estressado, sensação de que não estamos dando conta, muitos estímulos sensoriais simultâneos.
- Inundação de outras emoções extremas, sejam elas positivas ou negativas.

Falta ou excesso de energia hedônica

- Hostilidade do paciente.
- Hostilidade do próprio profissional.
- Dor ou desconforto somático do clínico.
- Expectativa de que, se uma determinada hipótese for confirmada, teremos mais trabalho.
- Permitimos zonas de pensamento mágico: por exemplo "Não vou pensar que pode ter câncer, sendo ela uma pessoa tão simpática!".

cólica renal, "Devo fazer um exame físico e uma tira reativa de urina em busca de sangue". Heurística de baixo nível: "Já é suficiente com o caráter de cólica da dor e o antecedente de litíase, por isso vou manter o diagnóstico, mesmo que o exame físico ou o teste de urina sejam negativos. Não vale a pena complicar minha vida com mais exames".

Observe na Figura 3.5 a queda de heurísticas. No fundo, se às vezes atuamos de modo negligente não é porque queremos prejudicar o paciente, mas porque pensamos que seu problema pode ser solucionado sem grandes esforços. Fazemos uma estimativa da energia que temos para investir na resolução do caso e, quando ela é escassa, procuramos em heurísticas de baixo nível para nos dar por satisfeitos.

Na Figura 3.5 é possível observar o que acontece no caso da litíase renal: passamos de uma taxa de erros de 1/250 para uma taxa de 1/100 (essas taxas são meramente ilustrativas) ao aplicar a heurística de baixo nível. Isso é o que ocorre quando atuam fatores restritivos: estamos cansados, nervosos, irritados, preocupados por outros pacientes que exigem nossa dedicação imediata, etc. Nessas circunstâncias, simplesmente assumimos mais riscos, "resolvemos o assunto de forma rápida e sem maiores considerações" e, graças às heurísticas de baixo nível, fechamos a entrevista de maneira mais precipitada do que seria conveniente. Mas, para deixar agir essas regras de ação de baixo nível, precisamos contar com um ***álibi cognitivo***, uma justificativa do tipo: "Você já fez o que deveria ser feito, pode concluir a entrevista" ou ainda "Nessa hora da madrugada já fiz muito, posso concluir a entrevista". Entretanto, talvez permaneça alguma insatisfação oculta, que se revele ao desaparecer o fator restritivo (p. ex., o cansaço). Talvez depois de algumas horas, ou dias, diremos surpresos (como se víssemos a cena rebobinada): "Resolvi mal o caso daquele paciente!". Quando um juiz declarar que agimos com negligência porque não consideramos a possibilidade de uma torção de ovário, a única coisa que poderemos alegar é que estávamos sob os efeitos de algum daqueles fatores restritivos enumerados na Tabela 3.7. Esses fatores restritivos ativam álibis cognitivos que permitem a passagem de heurísticas de baixo nível. Esse é um dos pontos mais importantes do modelo emotivo-racional.

Vamos voltar com todos esses conceitos para o tema central: em que consiste a perícia do clínico? Por um lado, em organizar seus conhecimentos e sua experiência a fim de saber aplicá-los a casos concretos. Em outras palavras: criar regras de ação mais e mais adaptadas à complexidade da vida real. E, por outro lado, estar com uma boa ativação cognitiva ("energética") para questionar: "Estou fazendo o que devo?", "Estou atuando sob um álibi cognitivo?".

Permita o leitor outro exemplo. Um residente aprende em um contexto de urgência que "um olho vermelho com remelas e sensação de areia equivale a uma conjuntivite, nesse caso é preciso receitar X". Infelizmente, essa heurística de baixo nível acaba gerando problemas muito sérios, por isso adota esta outra:

Diante de um olho vermelho, somente vou admitir uma conjuntivite se não houver

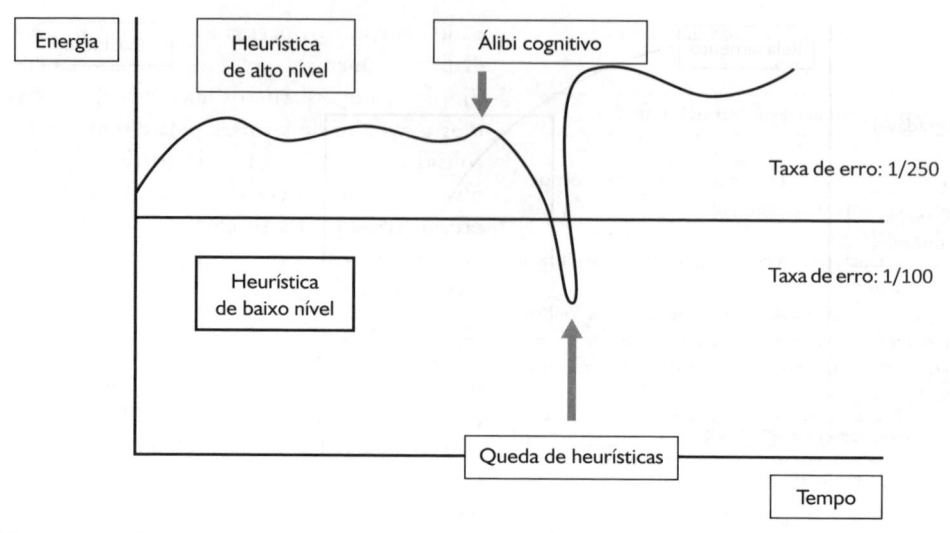

Figura 3.5 Queda de heurísticas.

Devido à presença de algum fator restritivo, o profissional soluciona a situação clínica com uma regra de decisão (heurística) de baixo nível. Isso se traduz em uma redução de sua perícia.

muita dor, se o eritema é periférico e não em torno da íris. Em caso de dúvida, vou excluir a presença de queratite com o teste da fluoresceína.

Foi feita a primeira parte da viagem (importante dizer, sempre regido pelos avanços concretos de cada especialidade). Mas agora ainda falta a *segunda parte*: aplicar a heurística mais complexa às 4h da madrugada de um plantão especialmente duro. Aqui o que conta é: *a)* detectar os **álibis cognitivos** e dizer para si: "Não, mesmo que esteja cansado o melhor é fazer as coisas bem feitas, por isso aplicarei a regra de ação de alto nível"; *b)* ter uma boa **regulagem ótima da zona de trabalho**, ou seja, chegar às 4h da madrugada o mais disposto possível. Vejamos esse último conceito, do qual ainda não falamos.

Regulagem ótima da zona de trabalho

Não é a mesma coisa trabalhar com dor nas costas e sem dor nas costas. Não é a mesma coisa ter descansado bem e ter apneia do sono. A partir de fatos tão óbvios, Apter (1989) criou sua *teoria da inversão emocional*, que em essência diz: há uma zona de trabalho idônea que se alcança com uma boa energia corporal e uma boa ativação cognitiva. Mas cuidado, porque (como mostra a Figura 3.6) tanto uma "excessiva" boa energia corporal quanto uma excessiva ativação cognitiva prejudicam o rendimento. Nossos inimigos são tanto um excessivo relaxamento quanto uma excessiva ativação, *o tédio tanto quanto a excitação*.

Mas, perguntará o leitor, por acaso não somos muito conscientes de nossa energia corporal (ou hedônica) ou ativação cognitiva? Não, em geral não somos. Há um **caráter circular das emoções** que faz com que cada emoção se justifique a si mesma. Muitas vezes ocorre que, quando estamos irritados, estamos irritados demais para considerar que essa irritação é desproporcionada; quando estamos cansados de dirigir costumamos estar cansados demais para considerar que seria prudente parar em um local de descanso, etc. Chamamos isso de **caráter circular das emoções**. A pessoa que sai desse círculo envolvente aprendeu a regular sua zona de trabalho por meio de indicadores externos a ele. Por exemplo: "Estou mais cansado do que parece, porque minha caligrafia está horrível" ou ainda: "Estou levantando muito a voz... estou

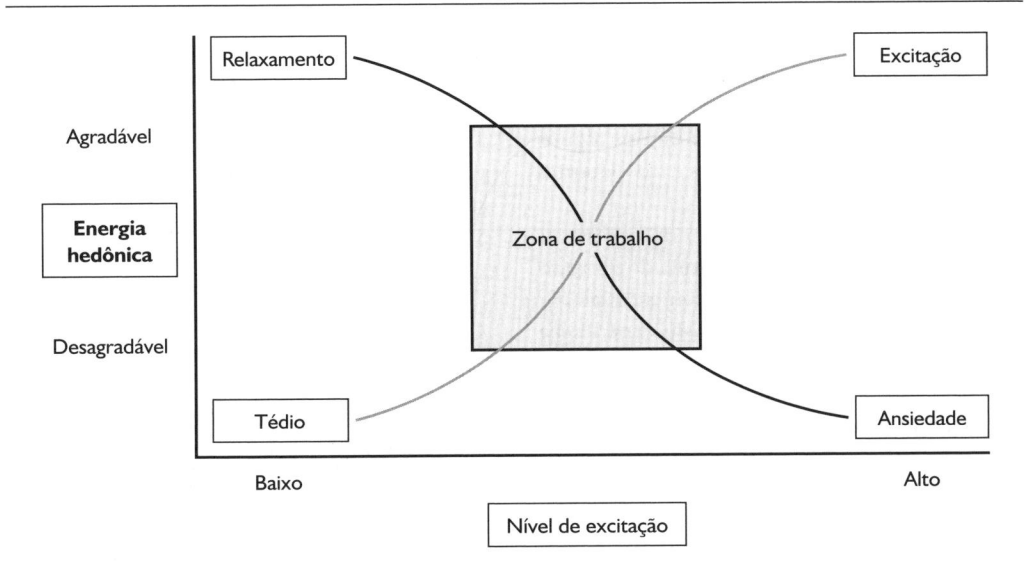

Figura 3.6 Teoria da inversão emocional de Apter. O jogador de golfe que fracassa repetidamente em uma jogada passará da excitação para a ansiedade. Outro jogador excessivamente relaxado chegará a se entediar. A intensidade das emoções influencia o modo como as ordenamos.

exaltado e isso pode me levar a sustentar um critério com excessiva rigidez".

Os fatores restritivos podem nos deslocar de nossa zona ótima de trabalho. Por isso, devemos estar munidos de indicadores que garantam nossa melhor perícia.

Seguro de perícia

Os clínicos desenvolvem diferentes estratégias para não errar. Chamamos o conjunto dessas estratégias de ***seguro de perícia*** (uma vez que se refere a estratégias para manter a perícia, mais do que a uma prevenção global de erros). Conhecer e preservar a zona ótima de trabalho faz parte desse esforço. Nesta seção, abordaremos outras duas partes: *a)* hábitos de questionamento e *b)* sinalização de situações clínicas. A primeira é uma estratégia tipo global, e a segunda se refere a situações concretas potencialmente perigosas ou nas quais já erramos antes. É claro que as medidas organizativas e formativas são da maior importância na prevenção de erros, tal como foi destacado a partir do enfoque sistemático e organizativo (Khon LT, 2000). Mas aqui interessa o outro enfoque mais personalista, que absolutamente não é contraditório com o sistemático.

a) Hábitos de questionamento e compensação de erros típicos mediados pelo nosso caráter

Epstein propôs que o clínico é uma espécie de instrumento musical que deve ser afinado para que faça boa música (Epstein RM, 1999). A comparação parece oportuna e nada exagerada. Da mesma forma que um apreciador de música consegue distinguir a maneira de tocar a mesma música entre dois músicos diferentes, nosso caráter imprime um estilo no modo que temos de resolver problemas. Também em nosso modo de errar.

O conceito de *erro latente* se refere a um tipo de erro que acabará aparecendo com o tempo. Um pequeno defeito no projeto do motor de um carro faz com que, com o tempo, a maioria dos carros do mesmo modelo sofram o mesmo tipo de defeito. Quando transferimos o defeito para os clínicos, pensamos em falta de conhecimentos e habilidades. Sem dúvida, esse é um fator importante de erros, mas o caráter é muito mais importante. Na Tabela 3.8, resumimos alguns conceitos-chave em relação aos erros latentes e ao caráter.

Junto com o conhecimento de nossas características devemos ter uma rotina de trabalho para evitar os erros que em geral comete qualquer clínico. Qualquer profissional com experiência sabe que possui um *hábito de questionamento* por meio do qual supervisiona os processos mais importantes. Por exemplo:

– Estou suficientemente ativado/acordado?

Esse hábito de questionamento leva à regulagem da zona ótima de trabalho, da qual já falamos. Observar nossa caligrafia, nossa preguiça de levantar da cadeira, etc., são bons indicadores "externos".

– Estou abrindo minha galeria de situações da maneira mais ampla possível?

Está muito relacionado com o ponto anterior. Às vezes não conseguimos lembrar de um conjunto de situações parecidas com aquelas que tentamos resolver. A razão disso é que podemos estar em uma zona não ótima de trabalho; nervosos, atordoados ou simplesmente cansados. Em tais ocasiões, é preciso parar, pegar caneta e papel e se perguntar: em que situações parecidas já estive? O que está acontecendo com o paciente?

– Deveria reenquadrar a entrevista formulando novas hipóteses?

As primeiras hipóteses surgem sem esforço, mas reformulá-las requer muita energia, principalmente se estamos pensando em concluir logo a entrevista. Essa pergunta deveria surgir também quando o paciente visita com frequência o consultório.

– Tenho dados suficientes para escrever um relatório?

Tabela 3.8 Caráter e erros latentes

O *distraído* deixará de realizar tarefas que havia pensado em algum momento da entrevista.
Correção: quando lembrarmos de uma medida que queremos tomar, deveremos anotá-la como "plano" no curso clínico do histórico do paciente.

O *dogmático* não irá procurar ou escutar dados que discordem das suas primeiras hipóteses (incapaz de se desmentir ou de deixar que os outros o desmintam).
Correção: demonstrar (outra pessoa!) que ele também erra. O dogmático sai de sua ilusão apenas quando se sente fraco ou frágil.

O *impulsivo* vai querer solucionar o processo discursivo a partir de poucos dados ("eu já sei").
Correção: temos aqui uma patologia derivada da habitual falta de tempo nas consultas; devemos aprender a frear e dar tempo a nós mesmos para evitar conclusões prematuras antes de completar o plano básico de entrevista. Crie o hábito de se perguntar: eu seria capaz de escrever um relatório clínico com os dados que acabo de obter?

O *inseguro* tentará descartar as possibilidades mais remotas com o uso exagerado de exames complementares; outras vezes, assumirá como verdadeiras as intuições ou expectativas do paciente ou de outros clínicos, sem formar, ou considerar, as suas próprias; no fundo, suas decisões estão orientadas no sentido de evitar tensões e ansiedades e, de forma secundária, de chegar a um diagnóstico.
Correção: aprender a sempre ter o próprio critério, entendendo que ter uma opinião própria não precisa ser equivalente a enfrentar as outras pessoas.

O *perfeccionista* investigará todos os detalhes e as possibilidades uma e outra vez, sem fazer um balanço adequado entre tempo, esforço e importância da situação clínica. Os detalhes tornarão difícil ver "o mais importante" do paciente.
Correção: no fundo, o perfeccionista procura atenuar a ansiedade pelo desconhecido explorando todas as possibilidades; seu esforço deveria ser dirigido a seguir os protocolos, sem exagerá-los, com a convicção de que são consensos adequados. O excesso pode derivar também em iatrogenia! Por exemplo: estimular a hipocondria dos pacientes.

Esse hábito de questionamento previne um fechamento prematuro da fase exploratória. Já mencionamos o perigo de encontrar dados que confirmem nossas primeiras hipóteses e não prosseguir com o plano básico de entrevista.

– Estou fechando a entrevista muito rápido e, mais concretamente, estou sendo vítima de um *álibi cognitivo* para fechar prematuramente a entrevista?

Essa pergunta deveria fluir automaticamente quando não sintonizamos com as expectativas do paciente, quando as hipóteses que formulamos não abrangem com clareza todo o complexo sindrômico que o paciente apresenta ou quando suspeitamos que fechamos a entrevista "em falso".

O clínico deve escolher, a partir dos erros ou das falhas que tiver detectado em sua prática clínica, qual dessas perguntas (ou outras parecidas) vale a pena incorporar como hábito. Esse aspecto é relevante: são perguntas que devem aparecer automaticamente durante a entrevista, e de cumprimento obrigatório. Só assim agem como seguro de perícia.

b) Sinalização de situações clínicas

Os clínicos posicionam balizas com luzes vermelhas naquelas situações clínicas que podem levar ao erro. Introduzimos o termo **sinais que obrigam** justamente para enfatizar a presença de um dado anamnésico ou exploratório que sempre deve nos levar a uma determinada atuação. Outro conceito de grande importância é o de **sintoma ou sinal de luz vermelha/verde**, ou seja, dados que, mesmo não sendo tão conclusivos quanto os anteriores, apontam para doenças potencialmente graves ou não graves. Uma cefaleia que piora de manhã e vem acompanhada de náusea e vômitos acende a luz vermelha, ao passo que uma com amplos períodos de melhora entre as crises aponta para a benignidade (luz verde). O clínico que organiza bem suas ideias posiciona esse tipo de **sinais que obrigam** e **sintomas e sinais de luz vermelha/verde** como indeléveis de processamento obrigatório, por mais cansado que esteja. A análise das situações que levaram ao erro tem sempre grande interesse. Compartilhar experiência clínica com outros profissionais é compartilhar também nossos erros e, assim, facilitar que nossos colegas *marquem* com luz vermelha as situações de risco pelas quais nós passamos. Desse modo, podemos afirmar que trabalhar em equipe é uma grande oportunidade para aprender.

Profundidade de um diagnóstico, enunciação do diagnóstico e modelo biopsicossocial

Analisamos os mecanismos microscópicos da decisão, e agora é hora de recuperar uma perspectiva mais ampla. Temos na nossa frente um paciente com um problema de saúde e perguntamos: "O que devo fazer para que ele fique contente com meus serviços profissionais?". Essa pergunta marca em grande medida o enquadramento inicial da entrevista (a intencionalidade). Contudo, não podemos ficar apenas nisso. O profissional que quer aproveitar ao máximo o ato clínico também pergunta:

– Além da demanda e das expectativas do paciente, *quais podem ser os problemas e as necessidades de saúde desse paciente*?

Há uma verdadeira *ruptura* entre os profissionais que trafegam no *âmbito da demanda* (modelos simples de adoecer) e aqueles que trafegam no *âmbito das necessidades*. Assim como há diagnósticos concretos ("bronquite", "úlceras de decúbito", etc.), há também macrodiagnósticos como: "síndrome do ninho vazio", "cuidador desesperançado", "maus-tratos domésticos", "estresse sociofamiliar crônico", etc. Esses macrodiagnósticos infelizmente não estão sistematizados na bibliografia, apesar de serem a chave para uma abordagem biopsicossocial extensa e, ao mesmo tempo, profunda. Quando são aplicados conferem nada menos que *profundidade diagnóstica,* uma profundidade com o mesmo alcance tanto para o profissional de enfermagem quanto para o médico. Por exemplo:

- O cuidador do paciente crônico que se rende (sente-se superado pelos deveres de cuidador) apresenta sintomas depressivos, polialgias com ou sem fibromialgia, insônia e costuma projetar seu mal-estar sobre o paciente que é objeto de seus cuidados; às vezes se comporta como um acompanhante doente (entende-se como tal aquele acompanhante que projeta sintomas próprios sobre outro familiar que representa o papel de doente).
- A mulher que é objeto de maus-tratos pode vir à consulta com quadro de dor recorrente, costuma negar conflitos psicológicos, embora, em nível não verbal, mostre expressões de tristeza, tem baixa autoestima e às vezes solicita encaminhamento para diferentes especialistas, para ganhar o *status* de doente, com a esperança de ser melhor tratada no âmbito familiar. Trata-se, consequentemente, de outro quadro muito confuso.
- O paciente homem com obesidade e resistência periférica à insulina costuma acumular outros fatores de risco, como: sedentarismo, hipertensão, tabagismo, proteína C reativa (PCR) alta, dislipidemia, etc. Todos esses fatores devem ser considerados para obter o risco cardiovascular global.

Os **macrodiagnósticos** combinam aspectos biológicos e psicossociais e, por isso, possuem uma versatilidade que escapa a um enfoque diagnóstico clássico. Compare:

"Sr. Francisco, está com um resfriado muito forte e eu recomendo..." com:
"Sr. Francisco, está com um resfriado, mas, além disso, o cigarro e a falta de exercício prejudicam seriamente sua saúde, e observo também uma ansiedade em relação ao seu trabalho."

Objeção imediata do leitor: como podemos praticar enfoques tão amplos com os escassos minutos dos quais dispomos? Resposta: *nem sempre podemos e devemos levar para o plano da relação tudo o que pensamos sobre o paciente*, sobretudo quando pensamos que pode provocar rejeição. Também é verdade que devemos dispor de alguns minutos, mas menos do que se costuma pensar. Quando o clínico faz uma boa delimitação da demanda e um mapa de queixas e usa de maneira apropriada a técnica de **enunciação múltipla**, boa parte das dificuldades desaparecem como por magia. Por exemplo:

"Sra. Maria, apesar de hoje só poder tratar a questão do seu joelho, não esqueça que deveria começar a tomar seu antidepressivo para prevenir recaídas".
"Sr. João, está com uma bronquite. Agora vou dar seu tratamento, mas gostaria de lhe mostrar sua lista de problemas: veja que o senhor tem diabetes, está com a pressão alta e continua fumando. Tudo isso causa um risco cardiovascular de 24%. É uma porcentagem que já consideramos alta. Deveríamos tomar medidas imediatamente. O que o senhor acha?"

Uma abordagem em profundidade não significa simplesmente ir acrescentando diagnósticos. Isso seria um absurdo. A profundidade vem porque o profissional tem modelos na cabeça, como aqueles que vimos. Imaginemos por um momento três pacientes com cefaleia, o primeiro é um cuidador que desistiu, o segundo, uma mulher que é alvo de maus-tratos, e o terceiro, um homem com muitos fatores de risco... Não exigiriam abordagens muito diferentes? Reflexão que leva a outra: não é justamente esse o enfoque biopsicossocial? Um enfoque biopsicossocial, com os conhecimentos "empacotados" ao modo de Schon (1987), não tanto como "novo paradigma" científico, mas como uma práxis clínica ampla e profunda que supera o clássico "um sintoma = um tratamento" (Borrell F, 2002). Na Tabela 3.9, resumimos algumas das características que permeiam essa práxis.

Tabela 3.9 Enfoque biopsicossocial: propostas para uma práxis

1. O clínico estabelece como objetivo conseguir um componente emocional intrinsecamente terapêutico na relação estabelecida.

2. O clínico legitima qualquer motivo de consulta, não apenas os biomédicos ou os problemas psicossociais que conseguem certidão de autenticidade (depressão, bulimia, insônia, etc.).

3. O clínico distingue entre *demanda de saúde* e *necessidade de saúde* e aplica macromodelos nos quais considera aspectos psicossociais e biológicos.

4. O clínico tem o *dever ético de não mentir sobre o que sabe sobre o paciente, salvo em situações em que a verdade criaria um mal maior. Também tem o dever de colocar sua própria agenda na relação assistencial e influência sobre as crenças do paciente*, com o único limite que o próprio paciente tiver explicitamente demarcado para nós. Às vezes, esse princípio supõe a coragem de propor a origem psicossocial de determinadas somatizações, rompendo ciclos de medicação crônica ou iatrogênica, mas sempre evitando um mal maior que o sofrimento que tentamos aliviar.

5. Diante de um problema diagnóstico de certa complexidade, o clínico aplica uma metodologia que evita inicialmente se posicionar por hipóteses diagnósticas exclusivamente biológicas ou psicossociais, ou seja, evita *focalizar*.

6. Quando for possível, o clínico irá dispor de uma perspectiva sociofamiliar de seus pacientes e saber valorizar a rede social de apoio.

7. O clínico aplicará técnicas de decisão racionais, baseadas em evidências, mas também no conhecimento das inclinações que introduzem suas próprias emoções. Os perigos de errar diante de pacientes com os quais "não simpatizamos" são enormes.

8. O clínico deve se acostumar aos momentos de incerteza nos quais não deverá ceder à tentação de dar significado aos sintomas a partir de dados não definitivos. Não existe "caso fechado". Cada paciente é uma realidade em constante evolução. Se não damos ao paciente a oportunidade de nos surpreender "agora", ele irá nos surpreender amanhã.

Resumo

Pacotes de habilidades na anamnese que devem ser automatizadas
- Primeiro pacote: habilidade de escuta ativa: mostrar interesse, facilitações, frases por repetição, empatia.
- Segundo pacote: perguntas para a anamnese focal: como é a dor? Desde quando? Cronologia da dor, onde? Irradiação, fatores que agravam e aliviam, sintomas associados, fatores de risco.
- Terceiro pacote: perguntas para a anamnese psicossocial: como descansa à noite? Como está seu estado de ânimo? Tem muitas preocupações ou coisas que não saem de sua cabeça? Problemas ou acontecimentos graves em casa ou no trabalho?
- Quarto pacote: perguntas para a anamnese centrada no paciente: com que relaciona a dor e o que pensa que pode ter? Até que ponto afeta sua vida? Em que acha que podemos ser úteis e o que pensa que deveria ser feito para melhorar sua situação? Aconteceu alguma coisa que mudou sua vida ou o impressionou muito? Problemas em casa ou no trabalho que possam estar influenciando?

Erros de técnica na parte exploratória
- Entrevistadores intuitivos e dependentes-de-campo.
- Entrevistadores focalizadores.
- Pacientes bloqueados e entrevistadores que perguntam muito, mas... com perguntas fechadas!
- Correr muito no aspecto psicológico.

Pacote de técnicas para aumentar a capacidade diagnóstica
Dados de qualidade a partir de um informante concentrado, que elabora verbalmente suas respostas e evita respostas automáticas. E um entrevistador capaz de fazer um reenquadramento das primeiras hipóteses, praticar a técnica da leitura textual de dados, hipótese inversa e técnica do relatório clínico, entre outras técnicas.

Perícia e seguro de perícia
Controle sobre a zona ótima de trabalho, conhecer nossa tolerância à tensão crítica, erros latentes derivados de nosso caráter, hábitos de questionamento e sinalização com luz vermelha. Macrodiagnósticos e prática biopsicossocial.

Referências

Apter MJ, Reversal Theory: Motivation, Emotion and Personality. Londres: Routledge, 1989.

Aseguinolaza L, García-Campayo J, Tazón MP, Grupos Microbalint. In: Tazón MP, García-Campayo J, Aseguinolaza L, eds. Enfermería. Relación y Comunicación. Madrid: DAE, 2000.

Barragán N, Violan C, Martín Cantera C, Ferrer-Vidal D, González-Algas J. Diseño de un método para la evaluación de la competencia clínica en atención primaria. Aten Primaria. 2000 Nov 30; 26(9): 590-594.

Borrell F, Sunyol R, Porta M, Holgado M, Bosch JM, Jiménez J. Capacidad para detectar y registrar problemas de salud, en relación a la calidad de la entrevista clínica. I WONCA European Regional Conference on Family Medicine. Barcelona, 1990.

Borrell F. Exploración Física Orientada a los Problemas Aten Primaria 2002; 30(1): 32-45.

Borrell F. CD ROM: Exploración Física Orientada a los Problemas-CD-ROM I. FMC Novembro 2002.

Boucher FG, Palmer WH, Page G. The evaluation of clinical competence. Can Fam Physician 1980; 26: 151-152.

Burack RC, Carperter RR. The predictive value of the presenting complaint. J Fam Pract 1983; 16(4): 749-754.

Engel G. The need for a new medical model: a challenge for biomedicine. Science 1977; 196 (4286): 129-136.

Engel G. The clinical application of the biopsychosocial model. Am J Psychiatry 1980; 137(5): 535-544.

Epstein RM. Mindful Practice. JAMA 1999; 282(9): 833-839.

Esposito V, Schorow M, Siegel F. A problem oriented precepting method. J Fam Pract 1983;17(3): 469-473.

Esteve MR. Teoría de la decisión (II): el teorema de Bayes. In: Godoy A. Toma de decisiones y juicio clínico. Madrid: Pirámide, 1996; págs. 215-221.

Gask L, Goldberg D, Lesser AL, Millar T. Improving the psychiatric skills of the general practice trainee: an evaluation of a group training course. Med Educ 1988; 22: 132-138.

Gross DA. Patient satisfaction with time spent with their physician. J Fam Pract 1998; 47(2): 133.

Khon LT, Corrigan JM, Donaldson S. To Err is Human. Building a Safer Health System. Institute of Medicine. Washington DC: National Academy Press, 2000.

Kraytmann M. El diagnóstico a través de la historia clínica. Madrid: IDEPSA, 1983.

Prados JA, Muñoz E, Santiago JM, Cebrià J, Bosch JM, Peguero E, Borrell F. Evaluación de la competencia en Habilidades de exploración clínica de los Médicos de Familia en situación real: Capacidad de detección de signos en pacientes con hallazgos clínicos confirmados previamente. Influencia en el manejo Diagnóstico-terapéutico. FISS 2003.

Ratey, JJ. El Cerebro: manual de instrucciones. Barcelona: Mondadori, 2002; pág. 270.

Shea SC. La entrevista psiquiátrica. El arte de comprender. Madrid: Harcourt Saunders Elsevier Sciences, 2002.

Suñol R. Correlación entre los procesos y los resultados de la Entrevista Clínica: su aplicación a los programas de calidad en Atención Primaria. Tesis Doctoral, Universidad Autónoma de Barcelona. Barcelona, 1992.

Capítulo 4

INFORMAR E MOTIVAR O PACIENTE

IDEIAS-CHAVE

- O profissional que comunica com inteligência sabe utilizar diferentes técnicas de comunicação para indicar onde existe certeza e onde ela acaba, até onde chega a ciência e onde começa a fé, *ou a boa fé*.
- Não é por falar muito que se informa melhor.
- Aliança terapêutica: comprometimento, confiança, compartilhar objetivos, e tudo isso *para* o paciente.
- De um ponto de vista ético, não podemos transmitir mais segurança sobre um diagnóstico ou tratamento do que realmente sentimos, mas *tampouco menos*.
- É lícito influenciar a conduta do paciente? Não influenciar seria ilícito, e isso não apenas porque o paciente vem consultar com essa intenção, mas porque longe de impor limites à sua liberdade somos um elemento a mais da sua liberdade.
- Talvez obtenha um "sim" por cansaço, mas apenas por *convencimento* ou por *hábito* conseguirá adesão a um plano terapêutico.
- A autoestima é a bateria da vontade. Aceitar que somos responsáveis por nossa vida é a chave de ignição para colocá-la em movimento.
- O êxito para alcançar uma mudança de comportamento reside no fato de a pessoa compartilhar um projeto: *uma nova maneira de imaginar(se)*.
- Se, depois de ler este capítulo, você tiver a impressão de que alguma das técnicas expostas não serve para um determinado paciente, o mais provável é que *terá razão*. Adapte as técnicas ao seu próprio estilo, e não seu estilo às técnicas. Mas evite que seja a preguiça o que leve você a desistir de experimentar novas habilidades.

Habilidades básicas na resolução de uma entrevista

Em um seminário sobre motivação para a mudança, uma enfermeira expôs o seguinte dilema: "Quando vamos visitar os colégios devo fazer uma série de perguntas e dar conselhos aos adolescentes, entre os quais conselhos sobre o cigarro. Porém, tenho a impressão de que os conselhos caem em um saco furado. O que poderia fazer para melhorar os resultados?". Imediatamente surgiram várias opiniões:

– Mesmo que seja um conselho isolado, sempre existe uma porcentagem de sucesso que justifica o esforço. Não desanime.
– Você poderia dizer que são seus chefes que a obrigam a falar do tema, mas que você gostaria de saber o que eles pensam de verdade.
– Mais do que dar conselhos, você poderia fazer perguntas: "Alguma vez você pensou em parar de fumar?. Essa seria uma pergunta adequada tanto para aqueles que fumam, que com seu silêncio, afirmação ou negação, confirmariam seu hábito, quanto para os que não fumam, que imediatamente negariam".

São eficazes os conselhos explícitos como: "Deveria praticar sexo seguro", "Deveria parar de fumar"? De fato, essas mensagens unidirecionais (que chamaremos de conselhos explícitos) têm uma eficácia limitada, mas suficiente (veja a revisão de Bonet JA, 2003). Por isso, a enfermeira recebe sugestões no sentido de criar um diálogo. Esse diálogo ultrapassa a fronteira do conselho, sendo já uma entrevista motivacional. Neste capítulo, aprofundaremos sobre o **modelo de influência interpessoal** para dar resposta a essa e outras situações, assim como sobre as bases éticas da influência. Finalmente, falaremos sobre o **modelo de influência interpessoal**, que dá sentido às diferentes técnicas.

Entrevista semiestruturada para a parte resolutiva

Uma vez que a anamnese e o exame físico estejam concluídos, realizaremos a **entrevista semiestruturada** para a parte resolutiva:

– Informar sobre a natureza do problema. Enunciação.
– Propor um plano de ação em um clima de diálogo.
– Explicar o tratamento e a evolução previsível.
– Comprovar a compreensão e/ou o consentimento do paciente.
– Tomar precauções e concluir a entrevista.

Na página seguinte, observaremos essas tarefas em uma entrevista com um paciente que sofre de lombalgia e, não vamos esquecer, já foi adequadamente examinado.

Aspectos formais na emissão da informação

Nessa cena, o entrevistador vai direto ao assunto, é breve, confirma que o paciente entende a informação e dá as instruções por escrito. É importante educar nosso modo de falar, evitando uma voz inaudível e monótona. As frases devem ser curtas e pausadas. Evitaremos termos médicos (o que chamamos de "jargão médico") ou muito cultos. Também evitaremos os com alto conteúdo emocional (p. ex., "câncer", "agressivo", "incurável", por si sós esses termos já desencadeiam uma resposta emocional). Utilizaremos outros termos, de conteúdo mais neutro ("tumor", "persistente", "crônico", no caso dos exemplos citados). Veja outras características formais de como dar uma informação na Tabela 4.1.

Enunciação do problema de saúde

A **enunciação do problema de saúde** consiste em dar um diagnóstico ou definir o problema de saúde. Podemos destacar, entre outros:

Enunciação simples: "O senhor tem uma bronquite crônica. Sabe o que isso significa?"
Enunciação múltipla: "O senhor tem vários problemas: está com a pressão alta, com uns 10 quilos de sobrepeso e com o fígado um pouco inflamado. Além disso, como o senhor mesmo diz, está submetido a muito estresse no trabalho. De todos esses problemas, o mais urgente e no qual vamos nos concentrar hoje é a pressão arterial."

Tabela 4.1 Elementos formais na emissão de mensagens informativas

- **Frases curtas.** As frases devem ter comprimento não superior a 20 palavras (em média).
  Exemplo: "Você tem uma doença que chamamos de bronquite crônica. Ficará resfriado facilmente durante os invernos, com tosse e mucosidade. Se continuar fumando, os pulmões irão enfraquecer, e a doença avançará".
- **Vocabulário neutro.** Utilizar palavras de baixo conteúdo emocional.
  Exemplo: "Tumor, em vez de câncer; persistente, em vez de crônico; perigoso, em vez de maligno; etc.".
- **Pronúncia clara e tom adequado.** As palavras ficam suficientemente enfatizadas, e sua pronúncia permite a compreensão sem esforço.
  Exemplo: "Um indivíduo que 'entoa' sua paralinguagem se faz escutar. No entanto, uma voz monótona provoca desatenção".
- **Complemento visual-tátil.** Acrescentar informação de tipo visual ou tátil à verbal.
  Exemplo: "O senhor nota a pressão do braçal do esfigmomanômetro? Pois essa é a força que o seu coração precisa fazer para impulsionar o sangue".

Enunciação parcimoniosa: é usada quando acreditamos que nossa orientação diagnóstica não coincide com as expectativas do paciente. Vamos dando a informação diagnóstica no decorrer de um diálogo bidirecional. Por exemplo:

Enfermeira: O doutor pediu um eletrocardiograma para ter certeza de que o seu coração está bem.
Paciente: Devo ter alguma coisa, porque essas palpitações e essa falta de ar não são normais...
Enfermeira: A senhora entrou na menopausa há poucos meses. Nessas circunstâncias, é normal que ocorram distúrbios do sistema nervoso, que é o que regula as pulsações e o calor corporal.
Paciente: Ou seja, tudo é por causa da menopausa.
Enfermeira: Não sei, não sei... apesar de que também percebo que a senhora está mais nervosa ultimamente... pode ser?

Paciente (começa a chorar): Estou muito mal com a minha filha... ela quer sair de casa...

Enunciação autoritária: pode ser adequada para provocar uma **ancoragem diagnóstica**, por exemplo:

Doutor: Depois de examiná-lo, minha conclusão é que o senhor não tem uma doença no coração, mas que o senhor tem, sim, um outro problema, um problema grave com o álcool.
Paciente: Com o álcool? Mas eu quase não bebo!
Doutor: Calculei 120 g de álcool ingeridos diariamente e acredito que pode ser mais. O exame físico também mostra dados com valores altos. Para ser mais exato, o senhor está com o fígado inflamado.
Paciente: Pode ser grave?
Doutor: Vamos precisar fazer uns exames, mas vale a pena dizer as coisas como elas são. Agora mesmo o senhor tem uma doença grave que se chama alcoolismo. Sobre isso, eu e o senhor devemos ser completamente conscientes e sinceros. Só a partir dessa sinceridade as coisas podem começar a ser resolvidas.

Em caso de divergência com as expectativas do paciente, quando devemos preferir uma enunciação parcimoniosa ou uma autoritária? E ainda: pode ser correto admitir a orientação diagnóstica trazida pelo paciente ou pelos familiares, mesmo que seja provisoriamente?

A *enunciação parcimoniosa* abre um período de ambivalência que pode ajudar na melhor acomodação psicológica, sempre que o profissional souber negociar o significado final da doença, pois não podemos mentir nem alterar o seu significado (ou prognóstico). No entanto, reservaremos a *enunciação autoritária* para situações clínicas graves, nas quais é urgente e não negociável que o paciente assuma o diagnóstico que oferecemos. Existe com ela um risco de perder o paciente. Por isso, cabe perguntar:

Exemplo de técnicas resolutivas. um paciente com lombalgia
Abreviações: E: enfermeira; P: paciente.

TAREFA	DIÁLOGO
Já fizemos a anamnese e o exame físico, agora estamos na fase resolutiva:	
Informa sobre a doença de maneira bidirecional. Enunciação simples	E: O senhor está com uma lombalgia aguda. Já teve lombalgia antes? P: Não. Isso é dos ossos, como artrose?
Informa e propõe uma ação	E: Não exatamente. É uma contração dos músculos das costas. Vou dar ao senhor um tratamento para aliviar essa contração. P: E uma radiografia? Eu ficaria mais tranquilo.
Cessão condicionada: toma nota da solicitação, mas demora	E: Pode ser necessária se você não melhorar em alguns dias. De qualquer modo, na radiografia aparecem os ossos, não os músculos, e o senhor lesionou um músculo. P: Pode ter sido aquele "creck" que notei ao levantar o armário?
Informa por meio de uma exemplificação. Dá controle sobre a doença	E: Pode ser. Em geral, são pequenos rompimentos das fibras do músculo, como se formassem lesões por causa de um mau jeito. Pegue esse folheto informativo e esse *site* onde pode procurar mais informação. Como está o estômago? P: Bem, anos atrás tive um início de úlcera, mas não se repetiu.
Explica o tratamento; dá por escrito e comenta a possível evolução	E (indicando as receitas): Pode tomar esse protetor para o estômago durante duas semanas, de manhã cedo. É melhor tomar o anti-inflamatório junto com as refeições, durante 5 dias. E por uns 10 dias, tome esse relaxante à noite. Vai sentir melhora em 24 horas, mas só vai estar bem dentro de, aproximadamente, uma semana. Vou anotar tudo para o senhor. P: Devo ficar na cama?
Confirma a compreensão da informação	E: Não é necessário. Mantenha uma vida normal sem fazer esforços. Entendeu como deve tomar os remédios? P: Sim. Mas... antes ou depois das refeições?
Toma precauções	E: O anti-inflamatório é junto com a refeição. Os outros, antes. E se depois de uma semana não estiver melhor, por favor, não hesite em pedir outra consulta. P: Vou fazer isso.
Oferece acessibilidade	E: Aqui está meu *e-mail*. Se o senhor tiver alguma dúvida pontual, poderá ligar entre as 13 e 14 horas ou enviar um *e-mail*.

o que ocorreria se o paciente decidisse procurar outro profissional?

Um aspecto de grande importância é detectar qualquer divergência verbal ou não verbal no enunciado dos problemas que propomos ao paciente. Seja qual for a estratégia escolhida, imaginemos que o paciente faz uma expressão de desgosto. No diálogo anterior:

> Doutor: Nesse momento, o senhor tem uma doença grave que se chama alcoolismo. Sobre isso, eu e o senhor devemos ser completamente conscientes e sinceros. Só a partir dessa sinceridade as coisas podem começar a ser resolvidas.
> Paciente (duvidando): Não sei, não me parece....

Nesse ponto, o profissional pode (e, em geral, *deve*) dar uma **Resposta Avaliativa**:

> Doutor: Por favor, continue, estou escutando... Do seu ponto de vista, qual é o problema? Ou ainda: o que acha que deveríamos fazer?

Mas infelizmente a maior parte dos profissionais dá uma **Resposta Justificativa**:

> Doutor: Não dê mais voltas ao assunto, a coisa está clara, tão clara como o fígado inflamado que encontrei no senhor...

Somente profissionais treinados em entrevista clínica dão a **resposta avaliativa**. *Não é uma resposta que vem naturalmente.* Devemos praticar previamente com um paciente-ator ou com um colega ou programar de modo consciente até que se instale como um hábito automático.

Proposta de ação

Na entrevista que analisamos, o profissional propõe um tratamento. Às vezes, existem várias opções válidas e, nesse caso, expressaremos isso com toda a honestidade. Também pode ser oportuno acrescentar: "o senhor tem mais alguma sugestão?". Se o paciente propor uma medida claramente inadequada, ("gostaria de fazer uma TC"), daremos uma resposta avaliativa seguida de uma **cessão intencional**: "anotei" a sua opinião, mesmo que não coloquemos de maneira imediata a ideia em prática. Com essa técnica, o paciente *sente que foi escutado,* e sua ansiedade diminui. Se de qualquer modo insistisse em sua solicitação de radiografia, estaríamos diante de uma entrevista de negociação, da qual falaremos no Capítulo 5.

Confirma assimilação, toma precauções e encerra a entrevista

"Lembra como deve tomar os remédios?" seria **confirmar a assimilação**. É uma técnica incorreta quando assume um tom de censura. Nesse caso, experimente: "Vai lembrar de todos os conselhos que dei ao senhor? Às vezes, não é fácil", e deixe um silêncio para facilitar que o paciente relembre as instruções.

A **tomada de precauções** consiste em: "Caso não melhore, não hesite em voltar", "Caso perceba que a febre ou o estado geral piora, traga outra vez a menina sem nenhum problema, porque para mim não apenas não é nenhum incômodo, como também vai me deixar mais tranquilo. Entende?". Parece trivial e, contudo, é de grande ajuda, principalmente nos serviços de urgências. Os pacientes trocam de profissional porque "Como o senhor me disse com tanta certeza que era infecção urinária, e a febre não baixava com o remédio que me deu, fui para o setor de urgências e encontraram uma pneumonia". Às vezes, também trocam de profissional para não ser "chatos" e não nos irritar.

Quando analisamos a entrevista do "Exemplo prático" com clínicos ativos, eles ficam surpresos de que o profissional dê o seu número de telefone e seu *e-mail* para consultas pontuais. Costumam temer uma avalanche de ligações. A verdade é que esse temor poucas vezes se confirma, principalmente se restringirmos o horário. De qualquer forma, caso seja interrompido durante uma consulta não hesite em esclarecer cordialmente: "Desculpe, agora mesmo estou atendendo um paciente. Por gentileza, poderia ligar mais tarde?" ou ainda: "Deixe seu telefone e ligarei assim que for possível. Se eu não ligar, o senhor, por favor, tente ligar de novo em duas horas" ou ainda: "Esse assunto que menciona é muito importante e não podemos falar sobre ele por telefone... O que o senhor acha de marcar uma consulta para a semana que vem?" Não tenha medo do telefone; pelo contrário, faça dele um aliado. Na Tabela 4.2 consideramos diferentes perfis de pacientes e formas de adaptar a resolução da entrevista.

Prescrição de um fármaco: elementos de segurança

Vale a pena tornar as seguintes perguntas parte de uma rotina anterior ou simultânea ao ato de prescrever:

- O senhor é alérgico a algum produto?
- Vou dar ao senhor XXX (o nome da medicação). Já tomou esse medicamento alguma vez?
- Alguma vez tomou antibióticos? Em geral fazem bem ao senhor?
- Em alguma outra ocasião, para um (resfriado/dor de cabeça ou garganta, etc.), receitamos ao senhor alguma coisa que fez particularmente bem ou mal?

Alguns clínicos anotam no histórico os medicamentos preferidos pelo paciente, e os que fizeram mal. Julgamos ser uma excelente estratégia.

Técnicas de informação

Vamos aprofundar sobre as técnicas de informação. O desafio consiste em dar ao paciente uma informação clara que desperte seu interesse e sua confiança, sem por isso cair em conceitos básicos. A seguir, as tarefas que devem ser desenvolvidas:

- Investigar quais são as áreas de interesse e as expectativas do paciente.
- Informar sobre a natureza do problema.
- Procurar a participação.
- Realizar uma "venda" adequada da opção terapêutica escolhida. Criar confiança.
- Explicar o tratamento e a evolução previsível.
- Conferir a compreensão e/ou consentimento do paciente.
- Tomar precauções.

Tabela 4.2 Resolução de uma entrevista: adaptar nossa estratégia ao paciente

Conselhos gerais

- Ofereça informação adaptada a cada paciente. Em geral, seja breve. Às vezes, queremos ser tão prolixos que o paciente é incapaz de nos acompanhar. Muita informação acaba sendo indigesta.
- Proporcione as instruções por escrito.
- Acostume-se à seguinte frase: "Se não melhorar, não hesite em voltar...".

Mais concretamente, você deveria ser um especialista detectando os seguintes perfis de pacientes:

Pacientes com vontade de saber

- Profissionais e pessoas "com estudos" aos quais pode até mesmo incomodar uma informação banalizada.
- Pessoas temerosas, com recentes experiências traumáticas, apreensivas ou desconfiadas.
- Pessoas que estranham sua doença: não entendem como "isso" aconteceu com elas.

Esses pacientes agradecem a "controlabilidade", isto é, sugestão de *sites*, informação escrita, facilidades para solucionar dúvidas, etc.

Pacientes com escassa capacidade para seguir pautas terapêuticas

- Pacientes analfabetos ou que "não percebem".
- Pacientes autossuficientes e que não estão acostumados a estar doentes.
- Pessoas com hábitos de vida muito estruturados, e pouco adaptáveis a mudanças ou pouco persistentes nas mudanças (característico de idosos).
- Pacientes nos quais já detectamos anteriormente uma baixa adesão às pautas terapêuticas.

Esses pacientes vão precisar de técnicas de motivação, das quais falaremos mais adiante.

Pacientes que querem controlar seu processo terapêutico

- Pessoas que demonstram dúvidas ou vacilações diante da nossa proposta de ação, e parece que não as convencemos.
- Pessoas que pedem muitos detalhes sobre exames ou tratamentos.
- Pessoas que trazem solicitações concretas: fazer exames, enviar para um especialista, etc.

Esses pacientes vão exigir técnicas de negociação e participação, que examinaremos no Capítulo 5.

Investigar as áreas de interesse

> Dr.: De fato, está com diabetes. Sabe do que se trata?
> Outras vezes vamos preferir: "Quais são os aspectos que mais interessam ao senhor com relação ao seu diabetes?"

Essa técnica tão simples poupa muito trabalho e permite direcionar o esforço para o que for mais útil. Ao contrário do que costumamos pensar, muitos pacientes não têm grande interesse em saber "o que é essa doença" ou sua fisiopatologia e, em compensação, podem estar muito interessados em aspectos mais práticos, como a dieta, quando tomar os remédios, prognóstico, complicações, etc.

Informar sobre a natureza do problema

A **técnica de exemplificação** é muito adequada, principalmente se combinada com a racionalidade da medida terapêutica que estamos propondo.

Uma **exemplificação** clássica pode ser a seguinte para hipertensão arterial:

> A pressão sanguínea está muito alta, como se o encanamento de uma casa tivesse de aguentar mais pressão do que a devida, entende? Portanto, temos de baixá-la para evitar vazamento de água, que em nosso corpo corresponderia a uma trombose ou um ataque do coração...

A seguir, uma eficaz **exemplificação** para o caso da hipercolesterolemia e o tabagismo:

> Não é verdade que, quando a gente passa piche na rua, os pedestres ficam grudados no chão? Então, com o cigarro acontece a mesma coisa, é como se as artérias fossem pintadas com piche. O colesterol gruda nas artérias. Por isso, é tão importante não só diminuir o colesterol, mas também evitar que o alcatrão do fumo fique grudado nas paredes das artérias.

Procurar a participação do paciente

Às vezes, basta dar espaço para o paciente. Um bom indicador é a *ocupação verbal*, que consiste em medir a porcentagem de tempo ocupado pela fala do paciente e do profissional. Desenvolvemos um aparelho eletrônico, o Centeremeter, para calcular automaticamente essa porcentagem (Borrell F, 2003). A ocupação verbal do profissional não deveria ser superior, em média, a 52% desse tempo (van den Brink-Muïnen, 1999). Uma forma de incrementar a porcentagem de um paciente abatido seria por meio de perguntas diretas: "Está bem para o senhor?", "Entende?", "Já pensou nisso?", "Vejo que está em dúvida, tem mais alguma pergunta?", etc.

Usamos o termo *falsa bidirecionalidade* para aqueles diálogos nos quais o entrevistador tem um estilo tão reativo que praticamente não permite que o paciente participe. Por exemplo:

> E (depois de explicar em que consiste ter diabetes): "Bom, isso é o diabetes, entende, não é? (sem dar um tempo para elaborar perguntas), e agora vou ensinar como funciona um glicosímetro, venha, venha, deixe ver o seu dedo, etc."
> Neste parágrafo, fica claro que quanto maior for a *reatividade,* mais difícil será conseguir uma verdadeira *participação* do paciente.

"Vender" adequadamente a opção terapêutica escolhida. Criar confiança

De modo geral, o termo "vender uma proposta terapêutica" levanta suspeitas. Contudo, ajusta-se à verdade, porque somente haverá *compromisso* de fazer um tratamento se primeiro, em nível simbólico, o paciente *comprar* a proposta que estamos fazendo. Em geral, não partimos do zero: há uma confiança em nós como profissionais ou na instituição para a qual trabalhamos. O que é a confiança? Uma atitude ou predisposição que nos leva a dizer: "Estou em boas mãos, o profissional sabe o que faz e, além disso, procura o melhor para mim". A confiança depende, portanto, dos fatores listados na Tabela 4.3, entre eles a **assertividade**, isto é, saber em cada momento o que deve ser feito, expressar-se com segurança, moderar as reações emocionais do paciente sem cair na agressividade nem na passividade.

Como consequência, o mais normal é que, ao chegarmos nessa parte da entrevista, a confiança já existirá. Mas isso nem sempre acontece, mais do que isso, dependendo de como "vendemos" a proposta terapêutica pode haver um retrocesso significativo. Por exemplo:

> Doutor: O senhor tem um resfriado simples. Tome uma aspirina ou faça umas vaporizações de eucalipto ou uns gargarejos com limão, enfim, o que antes chamávamos de remédios da vovó, não sei se está entendendo...

Ao usar **palavras de alto conteúdo emocional**, no exemplo citado "simples", "aspirina" e "remédios da vovó"..., sendo pouco objetivo na proposta (parece estar dizendo "faça isso ou isso, tanto faz"), retira a credibilidade da mensagem. Não há "resfriados banais", porque se o paciente está gastando seu tempo para vir nos consultar é sinal inequívoco de que para ele não é tão "simples" assim.

Compare com esta outra intervenção:

> Para o resfriado, recomendo uns gargarejos com bicarbonato, que vou reforçar com umas pastilhas que também são desinfetantes e se dissolvem na boca lentamente. Pode complementar tudo isso com vaporizações descongestionantes e, caso tenha um pouco de febre, um paracetamol.

Tabela 4.3 Fatores que geram ou prejudicam a confiança

- Prestígio social. O que os outros dizem do profissional. Projeção em meios de comunicação gerais ou da comunidade.
- A forma de agir do profissional, em especial a **assertividade**.
- Os resultados que o profissional obtém, tanto em termos de solucionar problemas quanto em de satisfazer as expectativas dos seus pacientes.
- Incidentes críticos, ou seja, resposta a solicitações urgentes ou especiais. Divergências, discussões, recusas a facilitar algum papel ou receita ou qualquer outro procedimento.

Queremos chamar a atenção do leitor sobre uma técnica de grande importância: a **racionalidade da medida terapêutica**. Consiste em explicar ao paciente *como* funciona o tratamento que recomendamos. Todo enfermeiro ou médico deveria tê-la em seu leque de habilidades (combinadas com exemplificações), para uma população de baixo nível cultural, as quais expomos a seguir:

Explicar a evolução previsível

Importante para aumentar a **controlabilidade** do paciente (ou seja, a sensação de que controla seu processo terapêutico) e evitar que retornem poucos dias depois, porque "ainda estou resfriado". Pode servir para este fim:

> Dr: Com esse remédio vai sentir alívio em umas 12 horas, mas o resfriado costuma durar de 7 a 10 dias, não importa o que se faça. Se piorar muito, não hesite em voltar aqui, mas pense que é normal ter um pouco mais de tosse. Em caso de dúvida, pode ligar de tal a tal hora. Se não retornar, nem disser nada, entenderei que está tudo bem.

No caso de um hipertenso que não quer tomar remédios pode ser oportuno:

> E: Tomando esses comprimidos conseguimos que o coração faça menos força e, desse modo, se desgaste menos. Se você tomar corretamente por um longo período, seu coração ficará descansado. E se cuidar do coração, ele vai cuidar do senhor, não acha?

Para demonstrar o esforço extra que o coração hipertenso precisa realizar, foi proposta a **técnica estereognóstica** (Vallbona C, 1982): enche-se o braçal do esfigmomanômetro até a pressão sistólica do paciente, e então se diz: "Observe a força do braçal sobre seu braço, e agora, por favor, compare com essa outra..." E o braçal é esvaziado até 120. "Toda essa força a mais o seu coração faz a cada batida; controlar sua pressão significa aliviar o senhor de todo esse desgaste diário."

Situação	Exemplificação + racionalidade da medida terapêutica
Diabetes	Quando o açúcar acumula no sangue, é como se ele ficasse tóxico para o nosso corpo. É como uma gasolina muito concentrada que queima os condutos, ou seja, as artérias. Por isso acaba prejudicando a retina do olho, os rins, o coração... Com esses comprimidos, tentamos fazer o pâncreas produzir mais insulina, que faz o açúcar entrar no músculo e não ficar acumulado no sangue.
Dislipidemia	Hoje sabemos que há um colesterol bom e outro ruim, como nos filmes de faroeste. O bom contrabalança o ruim e, além disso, limpa as artérias, evitando a formação de tampões (trombos). No seu caso, há muito do ruim e pouco do bom. Se praticar esporte com regularidade, faremos com que o bom aumente de um modo completamente natural. Esses comprimidos que estou dando também fazem aumentar o bom e baixar o ruim; assim evitamos que o colesterol grude nas paredes das artérias.
Bronquite crônica	O fumo acumulou como a fuligem de uma chaminé. Por isso, um pequeno resfriado complicou tanto, porque os brônquios têm tanta fuligem que se infectaram com muita facilidade. O que em outra pessoa é um resfriado, no senhor se transforma em bronquite, como a que tem agora. Esse inalador faz os brônquios abrirem e expulsarem melhor toda a secreção com a tosse. No entanto, é imprescindível que não fume, pelo menos enquanto estiver com os inaladores, pois, com os brônquios abertos, a fumaça do cigarro entrará com maior facilidade e prejudicará mais, entende?
Síndrome depressiva	Está com depressão crônica. É como se pouco a pouco as pilhas do cérebro tivessem gastado, e agora vamos recarregá-las. Isso é justamente o que fazem esses comprimidos. Já usou alguma vez um recarregador de pilhas? Nesse caso, sabe que não se recarregam em uma hora, é preciso esperar muitas horas. A mesma coisa acontece com o cérebro. Para que recarregue é preciso tomar os comprimidos por bastante tempo. A princípio se prepare para tomá-los por pelo menos... meses, apesar de que em cada consulta vamos rever isso.
Artrose	Os ossos têm, entre um e outro, uma cartilagem que funciona como um travesseiro, para que não se choquem diretamente. Mas com a idade, essa cartilagem vai ficando gasta, e os ossos roçam diretamente entre si. Por isso, a artrose é tão incômoda. Essa medicação faz... diminuir a dor e faz essa cartilagem se regenerar.
Fibromialgia	Durante a noite os músculos do corpo também precisam dormir e, se não fazem isso, sofrem uma contratura e começam a doer. Isso é o que está acontecendo com você. Apesar de seu cérebro dormir, os músculos não conseguem descansar, e durante o dia há um ponto de contratura. Esses comprimidos que estou dando não são apenas para dormir, mas provocam um tipo de sono especial, para que as fibras musculares também descansem.

Outra técnica muito importante é *detalhar as instruções e as mudanças comportamentais* e dar as *instruções por escrito*. Alguns estudos destacaram que a maior parte dos pacientes é incapaz de lembrar mais do que 60% dos conteúdos mencionados na entrevista (a esse respeito pode ser consultada a ampla revisão bibliográfica de Sackett DL, 1994). Felizmente, *aquilo que lembram é o mais importante* (Pendleton D, 1983), mas ainda assim isso deveria nos obrigar a deixar por escrito, *sempre*, as instruções terapêuticas e detalhar as mudanças que nossa prescrição introduz na vida do sujeito. Por exemplo:

Situação 1: O profissional não detalha mudanças:
"Você vai tomar esses comprimidos a cada oito horas."

Situação 2: O profissional detalha mudanças:
Profissional: A que horas costuma levantar de manhã?
Paciente: Mais ou menos às 7h.
Profissional: Então nessa hora deixe seu comprimido preparado junto ao café da manhã ou à escova de dentes. E a que horas costuma almoçar?, etc.

A Tabela 4.4 apresenta um resumo das técnicas informativas.

Educar e motivar para a adesão terapêutica (cumprimento)

A falta de adesão ao tratamento é um problema de saúde pública. Por isso, o médico deve realizar várias tarefas:

- Suspeitar ou detectar deficiências ou erros no cumprimento terapêutico.
- Apoiar a boa predisposição do paciente.
- Ser realista e priorizar os objetivos terapêuticos: um passo depois do outro.
- Procurar o apoio dos profissionais de enfermagem.
- Simplificar ao máximo os regimes terapêuticos.
- Aplicar técnicas de motivação intrínsecas e extrínsecas.

Vamos analisar essas tarefas com as conseguintes habilidades.

Detectar e suspeitar falta de cumprimento

Nós, profissionais de atenção primária, costumamos manejar três tipos de conceitos errados. Em *primeiro lugar,* pensamos que com nosso "olho" clínico seremos capazes de detectar os maus cumpridores. Os estudos de campo demonstram exatamente o contrário. Os maus cumpridores estão "em toda parte", não importando sua condição social e idade (Sackett DL, 1994). Costumamos rotular "a olho" como mau cumpridor o paciente de baixo nível sociocultural e o idoso. Essa apreciação é um estereótipo. *A segunda* concepção errada é entender como causa fundamental do mau cumprimento uma falta de compreensão por parte do paciente sobre o que significa sua doença e os benefícios da terapia. Na verdade, os pacientes melhor informados também deixam de cumprir suas terapias, seja por preguiça ou esquecimento (Schaub AF, 1993). Portanto, a resposta dos sanitaristas ao mau cumprimento não significa repetir de modo interminável em que consiste uma determinada doença e seu tratamento. Outras estratégias mais simples são, felizmente, mais eficazes. *Finalmente*, nós, profissionais da saúde, pensamos que um paciente mau cumpridor uma vez descoberto e doutrinado de modo adequado será um "bom" cumpridor durante o resto de sua vida. Estudos demonstram que o mau cumprimento é um padrão de conduta que tende a se reproduzir ao longo da vida. Um mau cumpridor é um indivíduo que será, *provavelmente ao longo de toda a sua vida*, um mau ou regular cumpridor.

Algumas ***técnicas para detectar má adesão*** são:

- ***Pergunta facilitadora***: "Com tantos remédios vira uma confusão, não é mesmo?". "É comum que alguns pacientes deixem de tomar alguns comprimidos. É o seu caso ou o senhor é muito rigoroso tomando os seus comprimidos?"
- ***Método da sacola***: "Traga para cá, em uma sacola, todos os remédios que você tem em casa, e, desse modo, será mais fácil revisar o que está tomando". Uma vez que os medicamentos estão sobre a mesa, poderemos aplicar o método de contagem de comprimidos (estabelecer quantos comprimidos deveriam estar faltando nas cartelas desde o último controle) e retirar os que não deve tomar.

Apoiar a boa predisposição do paciente

Para esse objetivo, pode ser muito adequado:

- O senhor já fez muito vindo até aqui. O primeiro ponto para que tudo corra bem é que o senhor venha nos ver, e esse esforço já vale muito...
- Dos três comprimidos que deveria tomar, comprovamos que, de fato, toma apenas um... bom, já é alguma coisa. É quase meio caminho andado, mas agora nos esforçaremos com a outra metade. O senhor não acha?

Tabela 4.4 Técnicas informativas

Memorize algumas das seguintes técnicas. Se forem utilizadas, seu rendimento como entrevistador será melhor:

Delimitar o conhecimento prévio e as áreas de interesse para o paciente.

Objetivo: permitir que seja o próprio paciente quem delimite as áreas de seu interesse.

Formulação: "O que gostaria de saber sobre esse assunto?" "O senhor sofre de pressão alta. O que sabe a respeito desse tema?"

Exemplificar.

Objetivo: oferecer uma imagem simples e de compreensão imediata similar ao conceito que desejamos explicar.

Formulação: "Está com os brônquios como chaminés cheias de fuligem." "Hipertensão é o nome que usamos quando a pressão dos encanamentos do corpo está muito alta."

Explicar a racionalidade da medida terapêutica.

Objetivo: explicar a forma como age um medicamento, ou seja, o porquê de sua ação benéfica.

Formulação: "Esses comprimidos fazem que o sangue seja menos espesso e, assim, evitam coágulos nas pernas e no cérebro."

Detalhar mudanças.

Objetivo: incorporar novos hábitos aos que o paciente já tem na sua vida cotidiana.

Formulação: "A que horas levanta? Bom, nesse caso, poderia deixar os comprimidos junto à escova de dentes. Assim ficaria mais fácil lembrar?"

Complementar com elementos visuais e/ou táteis.

Objetivo: complementar a informação verbal com outra fonte de assimilação mais intuitiva.

Formulação: "Observe o diagrama em que são representadas as vias urinárias... aqui estaria a sua pedra."

Dar instruções por escrito.

Objetivo: evitar que o paciente esqueça. Dar uma fonte de informação que pode ser consultada a qualquer momento.

Formulação: em geral, as instruções por escrito serão suficientes, embora às vezes pode ser aconselhável fornecer ao paciente uma gravação de voz ou outros materiais didáticos.

Ser realista e priorizar os objetivos terapêuticos: um passo depois do outro

A lei de Murphy aplicada a esse assunto prevê que, dos 10 comprimidos que um idoso deve tomar, vai acabar tomando exatamente os três ou quatro, que são perfeitamente inúteis. É melhor aplicar a seguinte equação: vamos tirar dele todos os comprimidos que não sejam vitais e começar por garantir que os mais importantes sejam ingeridos de forma correta. Somente em uma segunda fase introduziremos os medicamentos que não são vitais.

Procurar o apoio dos profissionais de enfermagem

– Trabalho com o sr. Rafael, enfermeiro que dirige um programa de educação para diabéticos. É especialista no tema. Acho que seria muito interessante que o senhor fosse vê-lo. Vou agendar uma hora com ele para o senhor... etc.

Com essa breve intervenção, o médico legitima e prestigia o colega com o qual trabalha em equipe. Também preferimos usar, em vez da expressão "meu enfermeiro", a expressão "o enfermeiro com o qual trabalho".

Simplificar ao máximo os regimes terapêuticos

Escolheremos as fórmulas com dose única diária (ainda melhor as semanais), a via oral e um perfil terapêutico de baixa iatrogenia e máxima compatibilidade com a dieta. Veja a Tabela 4.5 em relação à típica pergunta "Antes ou depois das refeições?".

Aplicar técnicas de motivação

Podemos distinguir entre as técnicas destinadas a aumentar a autonomia do paciente, seu autocontrole e a responsabilidade sobre seu próprio tratamento e aquelas destinadas a responsabilizar o entorno do paciente pela administração correta (motivação extrínseca). Essas últimas podem ser escolhidas nos casos de pacientes com déficit cognitivo, analfabetos, com pouco hábito de cuidar de si mesmos, e também naqueles em que as técnicas de motivação intrínseca fracassaram reiteradamente. Na Tabela 4.6 fazemos um resumo do que é fundamental em ambas.

Na Figura 4.1 resumimos algumas técnicas para personalizar as posologias.

Como dar más notícias

Má notícia é qualquer diagnóstico ou impressão sobre a saúde de nossos pacientes *que tenha impacto emocional negativo* (Prados JA, 1998). Algumas pessoas começam a chorar quando lhes diagnosticamos faringite crônica, porque confundem a inflamação com câncer. Outras, no entanto, podem receber o diagnóstico positivo do vírus da imunodeficiência humana (HIV) com um sorriso nos lábios. Mas, conforme relatos de pacientes, o processo de como uma má notícia foi comunicada influenciou decisivamente na sua maneira de se adaptar (Buckman R, 1992).

Momento e lugar para comunicar más notícias

Sempre tentaremos dar uma má notícia no consultório (jamais no corredor), transmitindo, na medida do possível, tranquilidade e segurança.

Tabela 4.5 Antes ou depois das refeições?

- Recomendaremos ao paciente tomar os mesmos medicamentos sempre no mesmo horário.
- Como norma geral, sempre uns 15 minutos antes das refeições, exceto os medicamentos lesivos ao sistema digestivo: AINE, corticoides.
- Em jejum estrito (2 h): difosfonatos, alendronato e similares.
- Principais medicamentos que podem sofrer interferências de alimentos: astemizol, atenolol, azitromicina, captopril, cefalexina, colestiramina, cotrimoxazol, difosfonatos, ácido fólico, furosemida, ferro, isoniazida, mononitrato de isossorbida, josamicina, lactulose, levotiroxina, levodopa, metotrexato, nimodipino, norfloxacino, paracetamol com ou sem codeína, rifampicina, sucralfato, sulpirida, teofilina, tetraciclinas, zidovudina.

Tabela 4.6 Técnicas de motivação intrínsecas e extrínsecas

Motivação extrínseca	Motivação intrínseca
– "O único esforço que peço é seguir as instruções que darei."	– Modificar crenças. – Melhorar a autoestima.
– E-mails/ligações de reforço periódico.	– Aumentar a sensação de autocontrole. Formulários de autocontrole, automonitoramento.
– Visitas de acompanhamento.	– Aumentar a sensação de eficácia e êxito.
– Método das caixas (Figura 4.1).	– Elogiar pequenas conquistas.
– Um familiar é designado "tutor" ou "supervisor", conforme o caso.	– Apoiar e elogiar a boa predisposição para melhorar sua qualidade de vida, mesmo que esteja fracassando em seguir as instruções.
– Embalagens com doses únicas ou, ainda, dar os comprimidos dia por dia.	– "Advogado do diabo": colocar em dúvida a vontade ou a competência do paciente como meio para conseguir uma reação baseada em seu amor próprio.

Método das caixas
Colocamos na casa do paciente três caixas: uma com o desenho de um galo (ou um despertador) com os comprimidos que deverá tomar de manhã. A caixa do meio-dia tem o desenho de um sol. A da noite, uma lua. Em cada caixa deve ser colocada uma cartela ou uma caixa inteira, o que obriga a duplicar ou triplicar os comprimidos à disposição do paciente.

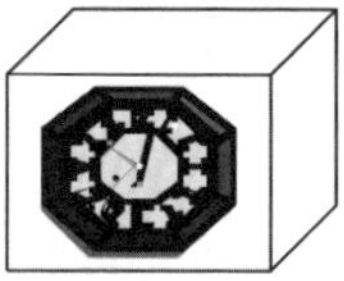

Manhã 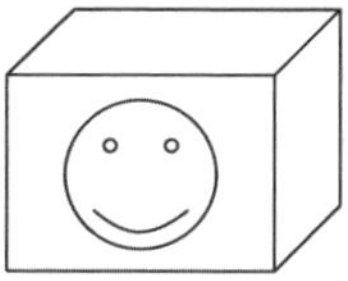   Meio-dia 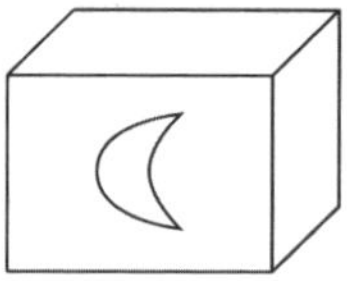   Noite

Método dos cartões
Em uma folha, recortamos e colamos cada uma das caixas com o nome dos diferentes medicamentos. No lado direito, deixaremos um espaço para indicar com uma figura se deve tomar um comprimido de manhã (galo), ao meio-dia (sol) ou à noite (lua).

Método dos desenhos
Diretamente sobre as diferentes caixas de medicamentos colocamos um adesivo com o desenho relacionado: galo, sol ou lua.

Sistema de dosagem individualizada (cartelas)
Consiste em uma cartela tamanho Din-A4 na qual o farmacêutico colocou em cada uma das cavidades todos os comprimidos que o paciente deve tomar de manhã, ao meio-dia e à noite (foto).

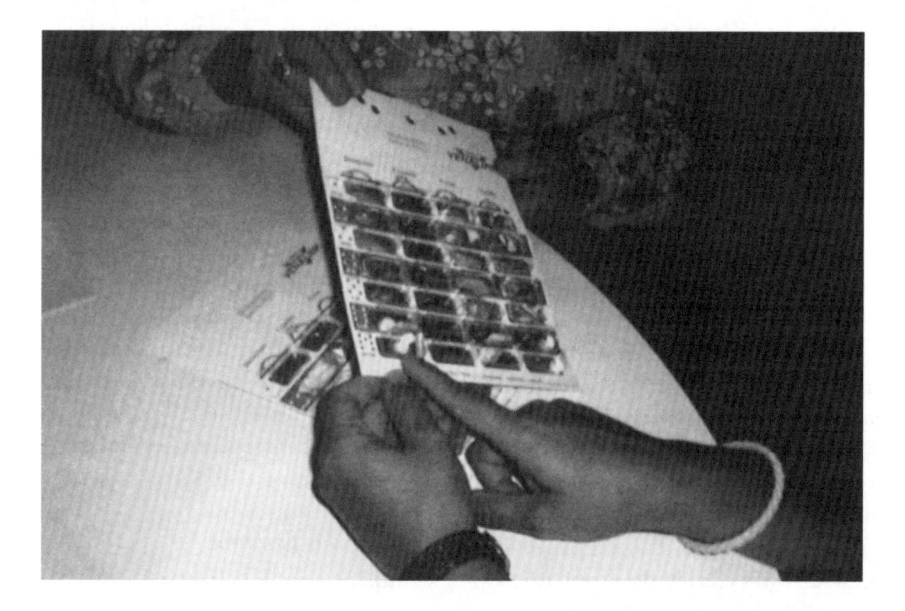

Figura 4.1 Métodos para melhorar o cumprimento e personalizar as posologias.

Sua segurança (e assertividade) será contagiosa; seu nervosismo, também. Evite pensar que perderá o controle da situação, porque pelo menos sempre poderá manter o controle sobre si mesmo. Evite também começar com o típico "Tenho de dar uma má notícia". Deixe que cada pessoa qualifique a notícia em todos os seus tons de cinza. De sua parte, use palavras de baixo conteúdo emocional: por exemplo, prefira "hepatite ativa" a "hepatite agressiva ou maligna", "tumor" a "câncer", etc.

Acomodação diante de um falecimento imprevisto

Quando um paciente falece no setor urgência e os familiares chegam, pode ser conveniente que sejam recebidos por uma enfermeira: "Meu nome é X. O senhor é familiar do paciente tal? Por favor, sente-se. Quais doenças ele tem? Hoje de manhã ele estava bem?" Evite dizer: "Que doenças tinha esse senhor?", uma vez que o tempo verbal utilizado revela aos familiares que ele pode estar morto e costuma desencadear uma reação emocional imediata. Após essas perguntas, acrescente: "O senhor tal nesse momento está em estado muito grave. Daqui a pouco o doutor virá para informá-los melhor". Com os dados obtidos, o médico responsável pode ter uma ideia mais aproximada de como ocorreu o evento e, após poucos minutos, falar com os familiares: "Sou o Dr. X, atendi o Sr. Y. Fizemos tudo o possível para tentar estabilizar suas funções vitais, mas devo dizer que ele teve... (um infarto, um ataque do coração, etc.) que não conseguiu superar. Infelizmente, devo informá-los de que ele faleceu".

Evite pronunciar a palavra "morte" ou dizer "foi internado morto". É possível usar: "faleceu/ aconteceu", "aconteceu o inevitável"... Procure, além disso, dizer aos familiares que:

– Recebeu todos os cuidados necessários.
– Quando venha ao caso, que a atuação dos parentes foi correta (evitando, assim, reações de culpa): "Vocês fizeram tudo o que estava ao seu alcance".
– Que o sofrimento foi mínimo (ou será mínimo) e, se o paciente já faleceu, dizer que esteve acompanhado o tempo todo.

O telefone

Evitaremos comunicar por telefone notícias de extrema gravidade (p. ex., o falecimento do paciente). Atribuiremos a um auxiliar administrativo a tarefa de localizar os familiares, com o pedido de que compareçam ao centro de saúde ou ao hospital. Esse auxiliar terá apenas a informação básica: dados pessoais do paciente e que está sendo atendido. Nos poucos casos em que *inevitavelmente* devemos comunicar a notícia por telefone, identificaremos a pessoa que está do outro lado da linha e tentaremos, na medida do possível, selecionar o familiar mais competente:

– Com quem falo? É familiar de...? Os filhos estão em casa? Posso falar com ela? A senhora é filha de XXX? Bem, eu sou..., do hospital...

Se não tivermos a certeza de estar "fazendo certo", vamos escrever o conteúdo da mensagem e memorizá-lo. A mensagem poderia ser alguma coisa do estilo: "Estou ligando porque acabamos de atender o seu tio em nosso centro de saúde, o senhor X, de 73 anos. Infelizmente, as notícias que vou dar não são boas... A senhora está preparada? Olha, seu tio estava passeando na rua quando sofreu um ataque do coração. Foi atendido de forma imediata, mas não chegou a recuperar a consciência. O tempo todo esteve acompanhado e não sofreu. Devo dizer que, infelizmente, ele não sobreviveu".

Informaremos a localização do centro de saúde e acrescentaremos: "É melhor que a senhora não dirija, pois o impacto emocional aumenta o risco de acidentes. Infelizmente, nada mais pode ser feito, de modo que o mais importante é sua própria segurança. Não tenha pressa, por favor".

O valor das palavras

Compare estes dois fragmentos:

Enfermeira 1: Sim, seu marido entrou pela porta do setor de urgência às 14h. Pelo visto, ele foi atropelado por um carro e estava muito mal. Há alguns minutos me disseram que ele ainda estava sendo operado. A operação já está durando quase três horas, porque o coitado estava em estado grave.

Enfermeira 2: Seu marido foi internado às 14h. Ele mesmo deu seus dados pessoais e imediatamente foi atendido pela equipe médica. Agora está sendo operado pelo Dr. X. Está em boas mãos. Tenham a bondade de esperar na sala 3 e serão informados sobre os detalhes da evolução.

Conforme os próprios pacientes, a forma de dizer as coisas condiciona o impacto emocional. Além de evitar palavras de alto conteúdo emocional, também é preciso usar uma expressividade neutra. Nessa mesma linha, *evitaremos culpabilizar*: "Se tivesse trazido o paciente há algumas semanas, teríamos evitado a maior parte dos problemas que temos agora". A culpa *sempre tem efeito de eco*: o paciente ou o familiar procurarão descarregá-la sobre nós ou sobre outro profissional da saúde assim que possível, ou *sobre si mesmos*.

Conversações com pacientes neoplásicos
Analisaremos as situações mais complexas:

Situação 1: O paciente vem do hospital com um relatório clínico que diz: "leucemia mieloide crônica" e solicita que o informemos sobre sua doença.

Essa é uma situação delicada que deve ser abordada quase sempre com a pergunta:

Entrevistador: O que explicaram ao senhor no hospital?

Caso o paciente não seja claro de modo suficiente, não hesite em pedir mais esclarecimentos, por exemplo: "Quem é seu médico?", "Para quando foi marcada a próxima consulta?", "Que tratamento indicaram?", etc.

Uma vez esgotada a informação que o paciente pode oferecer, a conversação pode continuar da seguinte maneira:

E (entrevistador): Pelo que está contando, posso concluir que disseram ao senhor que está com uma inflamação do sangue.
P (paciente): Isso mesmo.
E: Bom, é isso que indica o diagnóstico... Quais outras coisas gostaria de saber?

Nesse ponto, o paciente pode optar por saber mais sobre "inflamação do sangue" ou direcionar sua atenção para aspectos do prognóstico ou do tratamento. Vamos ver as opções mais difíceis para o profissional, e tome nota das frases que destacamos em itálico:

P: Eu me pergunto se isso é câncer.
E: Sei. *O que o senhor entende por câncer*?
P: Que as células começam a crescer de maneira descontrolada e desordenada e acabam matando a pessoa.
E: A primeira parte do que diz é correta, mas nem sempre acabam matando a pessoa. Na verdade, o senhor de fato tem um tipo de câncer, um câncer no sangue. Mas hoje, com o tratamento que estão dando, o câncer se comporta como uma doença crônica. O senhor conhece algum diabético? Não é verdade que o diabetes não tem cura? É preciso tomar medicamentos a vida toda. Pois o que o senhor tem é parecido.
P: Mas eu acho que é mais grave, não é?
E: Sim, é verdade. Em alguns casos o tratamento chega a curar totalmente, mas em outros casos, infelizmente, não.
P: Se fosse o pior dos casos, quanto tempo de vida ainda teria?
E: Quando não ocorrem complicações imprevistas, *a maior parte dos pacientes vive anos*, e inclusive alguns morrem de outras doenças...

Situação 2: Os familiares se opõem radicalmente a que informemos o paciente. Trata-se de uma situação delicada que é preciso saber contornar. Tome nota das frases em destaque:

Familiar: Doutor, por nada desse mundo queremos que ele saiba o diagnóstico, porque conhecemos ele e sabemos que vai pular pela janela ou fazer alguma loucura. Por tudo o que é mais sagrado, não diga a verdade para ele, porque seria como matá-lo. Deixe que aproveite o que ainda lhe resta de vida. Se forem meses, que sejam meses, mas que pelo menos viva sem preocupações.

Entrevistador: O que está me dizendo é muito razoável. Quer o melhor para João, e eu também. Por isso, *vou levar muito a sério o que está me dizendo.*

Familiar: Muito obrigado, doutor.

Entrevistador: Mas vocês querem o melhor para o João, não é verdade? *Então imaginem que o João exige saber de nós qual é sua doença* e, se não fizermos isso, vai perder a confiança em mim e em vocês. *Estou convencido de que nessas circunstâncias vocês, se vocês fossem o João, não aceitariam uma mentira*, não é?

Outra possibilidade seria:

E: Acho que vocês têm muita razão no que dizem. Conhecem o paciente e sabem como reagiu outras vezes. Contudo, a doença irá avançando, *e não estranhem se mais adiante vocês mesmos acharem conveniente ir, pouco a pouco, contando a verdade para o senhor João.* Se vocês concordarem, iremos analisando conjuntamente, *sem esquecer o direito do senhor João de saber a verdade.*

No caso muito improvável de os familiares insistirem, poderemos acrescentar:

E: Em geral, na circunstância de que o senhor João exija saber a verdade, vocês serão os primeiros a perceber que isso é o melhor para ele. De qualquer maneira, não esqueçam que minha obrigação é com o paciente, apesar de que sempre vou considerar a opinião de vocês. Agradeço que tenham sido tão sinceros comigo.

Situação 3: O paciente quer e não quer saber.

Apesar de que sempre devemos estar psicologicamente preparados para "dizer a verdade", *também devemos estar preparados para respeitar o direito de não saber* ou para delegar o conhecimento na família. Esse pode ser o caso de uma paciente moribunda, a quem o médico ofereceu em várias ocasiões a oportunidade de conhecer seu prognóstico, sem que ela tenha demonstrado interesse. Na situação exemplificada, o médico quer dar uma última oportunidade à paciente para que conheça sua situação e possa se preparar para os últimos acontecimentos.

Entrevistador: Sra. Matilde, estou aqui para conversar um pouco com você.
P: Hoje não vai olhar a minha barriga?
E: Não, hoje não. Hoje vim para conversar, para que a senhora me conte como está, como está cuidando da sua varanda, enfim, em que anda pensando e com o que está sonhando.
P: Que sonhos o senhor quer que eu tenha com esse desânimo? Não tem alguma coisa que possa dar para melhorar meu ânimo?

Durante alguns minutos, o diálogo transcorre sobre os sintomas da paciente, até que o entrevistador reconduz para o tema que quer abordar (frase em itálico):

P: Na semana passada, parecia que iria melhorar, mas esta semana estou muito mal. Se pelo menos alguém me dissesse quanto tempo tenho...
E: Vamos ter oscilações, é muito normal. Já sabe que é um processo crônico. A propósito, gostaria de fazer uma pergunta, *você tem fé, Sra. Matilde?*
P: Antes eu tinha.

Um familiar intervém na conversação: Sim, ela tem – diz que sim –, ela tem a imagem da Virgem no criado mudo.

>P: A Virgem é outro assunto.
>E: *Às vezes, a visita de um padre pode ser apropriada... A senhora gostaria?*
>P (com um sorriso): Eu já disse tudo o que tinha para dizer aos padres. Se querem vir, que venham, mas eu não preciso deles.
>E: Quer dizer que a senhora está em paz consigo mesma, não é?
>P: Estou sim, porque fiz o que tinha de fazer nesta vida e, se existe outra vida, pois que venha, e, se não existe outra, pois que não venha...
>E: É bom ter tudo organizado, *as coisas deste e do outro mundo, para qualquer coisa que possa vir a acontecer, não é verdade?*

O profissional pode ter certeza de que a paciente agora já sabe bem que seu prognóstico não vai melhorar, e *deu a ela uma oportunidade* para que faça suas últimas vontades.

Situação 4: O paciente quer saber tudo e, além disso, seu prognóstico não é nada bom.

Vamos imaginar a pior e mais ingrata das situações. Observe, de novo, as frases em destaque:

>Entrevistador: Vejo que está muito preocupado, Senhor V.
>P: É verdade, isso está ficando cada vez pior, e faço tudo o que vocês dizem. Não sei quem está falhando aqui, se vocês ou eu.
>E: Tem toda a razão de estar zangado. A verdade é que os remédios não estão fazendo tudo o que nós gostaríamos que fizessem.
>P: O que eu tenho parece que vai acabar comigo, não é?
>E: Está perguntando se vai ficar bom?
>P: Eu acho que não vou ficar bom, não é?
>E: *Acho que, infelizmente, o senhor tem razão.*
>
>(Após um silêncio)
>
>P: O senhor, doutor, sinceramente... Acha que ainda tenho muito tempo?
>E (O profissional acredita que o paciente pode morrer nos próximos dois meses, por isso focaliza o tema da seguinte forma): O senhor acha que pode viver meses ou anos?
>P: Acho que devo ter pelo menos um ou dois anos, não é?
>E: Bom, sim, mais ou menos isso. *Talvez eu estaria pensando mais em meses do que em anos.*

Observe o modo delicado em que desmente a perspectiva temporal do paciente. De qualquer modo, considere o **princípio da coragem compartilhada**: se o paciente tiver coragem para enfrentar sua situação, nós também deveremos ter para falar dela e acompanhá-lo no sofrimento (Borrell F, 1995). No entanto, se você *sentir* que deve esconder uma parte da verdade, talvez terá razão. Não aplique dogmas, *deixe espaço para sua intuição criativa* e atrase as grandes verdades até *sentir* que podem ser ditas com vantagem. Cada verdade tem seu momento, e a melhor sorte é para aqueles que sabem esperar.

Situação 5: Preparar a família para a morte.

Quando prevemos que em poucas semanas ocorrerá o desenlace fatal, convém comentar isso com a família. Por estranho que pareça, às vezes os parentes e amigos se acostumam com a situação, ao ponto que perdem a perspectiva dos acontecimentos.

>Entrevistador: Sr. Tomás, chamei o senhor para falar do estado de sua esposa. Já comentamos em outro momento que lhe foi diagnosticado um câncer de pâncreas; infelizmente, foi piorando nos últimos meses.
>Familiar: É verdade. Mas nesta última semana parece que está comendo um pouco melhor.
>Entrevistador: Toda a família, o senhor em particular, cuidaram dela de forma exemplar. Infelizmente, hoje ainda não existe uma solução para esses tumores. Mas o senhor pode estar orgulhoso de tudo o que fez por ela.

Familiar: Apenas cumpri com o meu dever.
Entrevistador: Provavelmente porque cuidou tão bem da senhora XX, ela pôde viver de maneira bastante confortável nesses últimos meses... Mas é preciso ir se acostumando com a ideia de que o processo está acabando e que, mais cedo ou mais tarde, vamos ter algum desgosto... O senhor está preparado?

O leitor encontrará na galeria de situações as técnicas apropriadas para acompanhar uma pessoa depois do falecimento de um familiar.

Acomodar as reações emocionais

Prevenção de reações emocionais por meio da técnica de aclimatação por etapas.

Exemplificamos o caso de um menino em idade escolar com uma fratura que se complica com uma embolia gordurosa. Os pais são recebidos de maneira "especial" no serviço de urgência. Depois, são encaminhados para uma sala onde uma enfermeira informa o que aconteceu: "O menino sofreu fratura na tíbia e na fíbula. Nesse momento, ainda estamos cuidando dele e não podem vê-lo porque surgiu uma complicação rara. Às vezes, um pouco de gordura do próprio osso entra no sangue e provoca problemas no pulmão, e foi o que aconteceu. Estive em seu quarto há pouco, e ele mandou muitas lembranças para vocês. Daqui a pouco poderão vê-lo". Depois de uma meia hora os pais são chamados de novo e falam com o médico, que explica a situação exata: o menino está na UTI, e seu estado é grave, embora não corra risco de vida. Antes de acompanhar os pais até o quarto, explica com detalhes os aparelhos aos que o menino está conectado e qual é a função de cada um. Também dá instruções de como devem reagir diante do menino para não assustá-lo.

De mesma forma, a um paciente com risco de ter os anticorpos anti-HIV positivos e que solicita um exame perguntaríamos no momento de dar a ele o resultado impresso: "Sabe o que significa se o exame for positivo? O que isso representaria para você?, etc."

Notificação neutra, valorizada, compensada e paradoxal

A **notificação neutra** consiste em evitar qualquer valorização verbal ou não verbal que estimule a emocionalidade do paciente. Na **valorizada**, ao contrário, fazemos uma advertência de que daremos uma "má notícia": "Sra. Lídia, preciso lhe dar uma má notícia: o seu açúcar está muito alto". Esse tipo de frase ativa reações emocionais, principalmente quando a pessoa não espera isso. Preferimos evitá-las. Na **compensada**, advertimos sobre a má notícia, mas compensamos com outra notícia melhor:

Tenho para o senhor uma boa e uma má notícia. A má notícia é que encontramos células malignas na biópsia. A boa é que descobrimos isso tão cedo que o tratamento será muito eficaz.

Finalmente, a **paradoxal** joga com a contraposição entre mensagens verbais e não verbais, por exemplo, quando desejamos ironizar: Enfermeira (tentando estimular a autoestima para conseguir uma transformação de conduta): "Não, rapaz! Não tem problema nenhum continuar bebendo! De qualquer jeito, o fígado não dói...". Voltaremos a falar sobre essa notificação na seção de erros.

Técnica de acomodação

A **acomodação** é, muito provável, a parte mais complexa das más notícias e está baseada em várias habilidades (Quadro 4.1). Essas habilidades variam dependendo de quando são feitas, se em uma primeira fase (a quente) ou após um período de assimilação. Um exemplo vale mais do que mil palavras:

Nesse caso, a assistente social começou a **modelar condutas** (tomar as rédeas da situação, reorganizar os espaços físicos da casa, etc.), **restituiu valores** (inevitabilidade do falecimento, impossibilidade de preveni-lo, dever com o outro filho) e **ativou** outros **recursos** comunitários (o padre do bairro) e **psicológicos** ("o outro filho precisa de vocês").

Quadro 4.1
Acomodação depois de uma má notícia

Uma menina com 9 anos afetada por uma cardiopatia congênita faleceu de modo repentino enquanto passeava com seus pais. O impacto do falecimento foi enorme. Alertados por vizinhos, o médico de família, junto com a assistente social, fizera uma visita à casa da família. Ali o panorama de desolação era extremo, com pais e avós chorando ao mesmo tempo, sem que ninguém tomasse as rédeas da situação ou fosse capaz de conter minimamente a dor do grupo. A assistente social, mais experiente nesse tipo de situação, fez uma aproximação emocional imediata abraçando a mãe. Pouco a pouco, introduziu palavras de conforto, animando-a a entrar no quarto para arrumar a menina falecida antes da chegada dos funcionários da funerária. O fato de agir, fazer alguma coisa, foi positivo, pois a serenidade da mãe contagiou o grupo familiar. Foram tomadas diversas medidas (avisar parentes, notas de falecimento, etc.), enquanto o médico preenchia a certidão de óbito (evitando aumentar o sofrimento com uma autópsia). Quando a assistente social foi embora, havia sido recuperado um mínimo de equilíbrio funcional.

Poucos dias depois, retornou e comprovou que havia se instalado um processo de negação: a família agia como se a filha estivesse viva. Ninguém se atrevia a entrar no quarto, intacto e com todos os vestidos no armário. A assistente social abordou o assunto com coragem e acordou em doarem os vestidos de presente para umas freiras do bairro. Na semana seguinte, ela chamou os pais para comparecerem ao seu escritório. Ali fez uma nova entrevista, na qual surgiram sentimentos de culpa por não ter percebido o estado de fragilidade da menina. A revisão fria e exaustiva dos fatos revelou que as normas ditadas pelos especialistas haviam sido cumpridas e que eles haviam avisado sobre a possibilidade de que o evento pudesse ocorrer. "Vocês precisam reagir, porque têm outro filho que também precisa de vocês, ele precisa que vocês estejam com todas as suas capacidades. Se a sua filha pudesse falar agora, certamente essa seria sua mensagem", concluiu a assistente social. Também aconselhou a intervenção do padre do bairro, amigo da família.

Erros a evitar

Podem ser de tipo formal ou conceitual (Tabela 4.7).

Tabela 4.7 Erros na emissão da informação

Erros de tipo formal

- Informação emitida de forma incorreta: frases longas, termos médicos, alto conteúdo emocional...

Erros conceituais

- Não informar sobre a orientação diagnóstica.
- Ignorar o fato de o cumprimento terapêutico adequado ser um processo que ocorre com sucessivas visitas, e não um trabalho de um dia só.
- Não saber trabalhar em equipe com os enfermeiros ou o farmacêutico comunitário. Não lhes delegar tarefas educativas.
- Uso de termos muito cultos ou médicos (jargão).
- Acompanhamento precário ou inadequado.
- Informação não adaptada às necessidades do paciente.
- Dizer o que outro profissional fará ou deveria fazer.
- Valorizações indevidas.
- Falar de hipóteses.
- Falsas esperanças.
- Dar "um bola fora" e sair correndo.
- Anjo da verdade.
- Notificação contraditória.

Erros de tipo formal

Infelizmente, continua sendo comum alguns profissionais falarem de maneira inaudível, confusa ou retórica nas consultas. Por exemplo:

Informação emitida de forma incorreta: "Veja, meu senhor, acredito que está com hipertensão arterial, doença que, como sabe, é incurável, mas pode ser bem controlada com dieta e medicamentos. De qualquer modo, antes de mais nada vou pedir uns exames e uns testes para descartar que a hipertensão tenha afetado algum órgão, e de momento não vou dar nada para o senhor, pois não vem de algumas semanas e podemos esperar, o senhor concorda?".

Observações: parágrafo muito longo, sem pausas. Somente no final dá ao paciente a possibilidade de "concordar", mas isso de nenhum modo cria um clima de bidirecionalidade. Além disso, utiliza jargões médicos (descartar, órgão) e palavras de alto conteúdo emocional (incurável). Em nenhum momento enuncia o que vai falar nem separa a explicação da natureza do problema e das medidas a tomar. Finalmente, comete o erro de justificar de modo desnecessário suas decisões ("pois não vem de algumas semanas...").

A mesma coisa dita de forma correta:
Informação emitida de forma correta: "Primeiro, vou explicar ao senhor o que acredito que tem e, depois, o que devemos fazer. Acho que está com hipertensão arterial. Sabe o que é isso? (...) Tem certeza de que não tem algum familiar com essa doença? (...) Bom, nesse caso vou informar o senhor. É o seguinte: imagine o encanamento da sua casa. A água está a uma determinada pressão e, se aumentar muito, poderá ter problemas, não é mesmo? Pois a mesma coisa ocorre com o sangue dentro das artérias. O termo "hipertensão" quer dizer que o sangue está com uma pressão muito alta, e teremos de baixá-la. Tudo entendido até aqui? Pois agora vamos para a segunda parte, ou seja, o que devemos fazer. Em primeiro lugar, etc."
Observações: existe informação completa, as frases são curtas e esclarecem os termos médicos que surgem, e um vocabulário "neutro" é usado. Além disso, existe bidirecionalidade desde o início e também exemplificações ("é como a pressão alta de um encanamento").

Erros conceituais

* Não informar sobre a orientação diagnóstica
Alguns profissionais têm o costume de não informar sobre a orientação diagnóstica que realizam, a não ser que o paciente solicite. Isso dá a eles a vantagem de poder retificar um diagnóstico em uma visita de acompanhamento. Por exemplo, um resfriado que evolui para uma bronquite permite dizer: "Eu já desconfiava de que iria complicar". Mas com isso perdem também oportunidades de fazer educação sanitária.

* Ignorar o fato de o cumprimento terapêutico adequado ser um processo que ocorre com sucessivas visitas, e não com uma só
Lembre-se: somos corredores de longa distância. Aplique estratégias paulatinas e planeje uma intervenção multidisciplinar: médico-enfermeiro-farmacêutico e, às vezes, assistente social, obtendo o comprometimento da família.

* Não saber trabalhar em equipe com os enfermeiros ou o farmacêutico comunitário
* Não lhes delegar tarefas educativas
Uma prestação de serviços de enfermagem na área que nos ocupa abrange, entre outras tarefas:

- Informação e educação sanitária sobre as principais doenças crônicas.
- Plano para abandonar o tabagismo.
- Orientação específica sobre uso de inaladores e outros medicamentos especiais.
- Detecção e educação sanitária de pacientes que não cumprem o tratamento de modo adequado.
- Orientação de grupos de pacientes crônicos para adquirir habilidades de autocontrole e aumentar sua autonomia. Por exemplo: crianças asmáticas, pacientes anticoagulados, diabéticos, pacientes que sofreram infarto do miocárdio, etc.
- Técnicas individuais e grupais de relaxamento.
- Técnicas de apoio psicológico a pacientes oncológicos, mulheres maltratadas e pacientes sujeitos a algum problema vital agudo.

No caso do farmacêutico comunitário, uma potencial prestação de serviços seria:

- Detectar pacientes que não aderem à medicação. Comunicação discreta à equipe de saúde.
- Dosagem individualizada de medicamentos para pacientes devidamente selecionados.
- Educação sanitária sobre uso de inaladores, aplicação de enemas, pomadas e gotas oftálmicas, uso de fraldas, etc.
- Conselhos sobre como parar de fumar coordenado pelo protocolo de interrupção do tabagismo da equipe de saúde.
- Conhecimento e acompanhamento da parte correspondente dos protocolos fundamentais para o diagnóstico, a terapia e o acompanhamento de doenças crônicas.
- Compromisso de comunicação preferencial com o médico quando forem detectadas

incompatibilidades ou efeitos indesejáveis em suas prescrições.

* Uso de termos muito cultos ou de jargão médico

Não estamos falando apenas do típico jargão médico (pirose, úlcera, angina, etc.), mas também do uso de palavras muito cultas: "descartar", "órgãos", etc.

* Acompanhamento precário ou inadequado

Não dê como certo o cumprimento do tratamento, nem que o paciente "vai voltar antes do que gostaríamos", e que, por isso, não vale a pena marcar uma consulta. A maior parte das consultas deveria terminar com "venha de novo em... meses para...". Se a doença não estiver estabilizada, os intervalos entre as consultas poderão ser semanais ou quinzenais, conforme o critério do médico. Caso se trate de uma doença estável: uma consulta de enfermagem a cada dois meses e uma consulta médica a cada três ou quatro, segundo o critério adotado (adaptado de Martín Zurro A, 1994).

* Informação não adaptada às necessidades do paciente

Quando for encaminhar um paciente, evite indicar o que "farão ou deixarão de fazer" com ele. Por exemplo: "Vou encaminhar a senhora para a reabilitação. Lá farão ultrassonografias e receberá massagens. Vai ver como ficará mais contente".

Uma dúvida frequente é se devemos ou não explicar os efeitos secundários de uma determinada medicação. Essas dúvidas são fruto do alto grau de sugestionabilidade de alguns usuários. Observemos a utilização da **técnica de contrassugestão** para introduzir efeitos secundários:

Situação 1: O entrevistador ativa a sugestionabilidade da paciente.
 Profissional: Vou receitar um anti-histamínico para a sua alergia. Vai notar melhora muito rápido, mas o medicamento tem a característica de causar um pouco de sonolência.

Paciente: Ai! Não quero esse remédio, eu sou terrível para isso.

Situação 2: Usando a **técnica de contrassugestão**.
 Profissional: Vou receitar um anti-histamínico para a sua alergia. Notará melhora logo em seguida. Costuma fazer bem a todos os meus pacientes e seria um verdadeiro azar se a senhora ficasse com um pouco de sonolência. Avise se acontecer, mas insisto que faz bem para quase todo mundo.

Na segunda situação, a informação tem uma parte sugestiva ("um pouco de sonolência"), *junto com a outra contrassugestiva* ("seria um verdadeiro azar"). Para pacientes altamente sugestionáveis, as advertências com respeito aos efeitos secundários devem se limitar àquelas mais importantes. Além disso, que seu conhecimento, por parte do interessado, suponha vantagens diagnósticas ou de manejo.

* Dizer o que outro profissional fará ou deveria fazer

Depois de diagnosticar um tumor de estômago, o profissional diz:

Entrevistador: Tivemos muita sorte, porque com apenas uma cirurgia essa parte do estômago é retirada, e o senhor ficará curado. É uma operação que não costuma implicar gravidade.

Mas não quiseram operar o paciente, porque o câncer estava bastante alastrado. E, agora, como explicar ao paciente a nova situação?

* Valorizações indevidas

A senhora F. ligou as trompas e, apesar disso, engravidou.

Entrevistador: A senhora realmente tem muito azar. Isso ocorre em um a cada três mil casos, e aconteceu com a senhora. Deve ter alguma coisa especial.

Esses comentários atraem um raciocínio com base em princípios do pensamento mágico, estimulando explicações inoportunas (p. ex., "mau-olhado"), profecias e maus presságios para o futuro, tanto em relação ao feto quanto à saúde da mulher.

* *Falar de hipóteses*

O médico tem o dever de pensar em todos os diagnósticos diferenciais, mas deverá se abster de fazer comentários com seus pacientes. Observemos a seguinte cena:

> Entrevistador: Encontramos uma pequena lesão na radiografia. Pode ser a cicatriz de uma pneumonia que o senhor teve quando era jovem, mas também pode ser que esteja se formando alguma coisa ruim na pleura, porque o senhor trabalhou com asbesto e, por isso, deveremos fazer mais exames.

Mesmo se depois tudo não passar de um mal-entendido, esse paciente sempre pensará que "certa vez eu *quase* tive um câncer por causa do asbesto".

* *Falsas esperanças*

Indicaram ao senhor Júlio uma substituição valvular. Ele foi ao consultório acompanhado pela esposa e, diante das dúvidas entre operar e não operar, o médico disse:

> Entrevistador: Precisamos ser um pouco atrevidos para tirar proveito desta vida. Agora o senhor está muito bem para a cirurgia. Além disso, muitas operações dessas são realizadas, e a maioria transcorre bem. Eu não pensaria muito.

O sr. Júlio faleceu no pós-operatório. A decisão de fazer uma operação no fundo sempre é tomada pelo paciente, mas o médico não podia evitar sentimentos de culpa cada vez que aparecia em seu consultório a viúva do sr. Júlio, olhando para ele como somente ela era capaz de olhar...

* *Dar "um bola fora" e sair correndo*

O Dr. X, depois de visitar um paciente internado em um hospital e com pneumonia, saiu do quarto e encarou os familiares: "Esse senhor está fazendo algum tratamento para o câncer no fígado?". A esposa do paciente não sabia que seu marido havia sido diagnosticado com câncer no fígado, pois o exame era muito recente e os filhos haviam preferido não dizer nada até ter superado a pneumonia. O médico, embaraçado ao compreender a situação, escapuliu garantindo que voltaria um pouco mais tarde.

Sempre haverá um momento em que erraremos, é inevitável. Temos o direito de errar, *mas não de ficar inibidos por causa do nosso erro*. São esses momentos que exigem coragem para assumir o erro e tentar minimizá-lo. No caso anterior:

> Entrevistador: Desculpe, a senhora não estava informada?
> Esposa (chorando): Não, eu não sabia de nada.
> Entrevistador: Saiba que sinto muito por isso. Se a senhora quiser, podemos passar ao meu consultório para explicar a situação.

* *Anjo da verdade*

O Dr. X, impregnado por determinadas ideias anglo-saxãs de dizer toda a verdade ao paciente, costuma manter este tipo de diálogo:

> Paciente: Poderia explicar o que diz no relatório, doutor?
> Entrevistador: Claro que sim. Encontraram no senhor um tipo de câncer no fígado. Devido à hepatite que teve quando era jovem e ao álcool que bebeu durante tantos anos.
> Paciente: É grave, doutor?
> Entrevistador: Parece que sim. De fato, o câncer atingiu o pulmão.
> Paciente: Mas, deve haver um tratamento, não é?
> Entrevistador: Infelizmente acho que não, mas faremos todo o possível para que não sofra.

Paciente: Então... Eu vou...?
Entrevistador: De fato. Não acredito que sua expectativa de vida seja superior a um ano, embora esses prognósticos sempre estarem sujeitos a erros.

Cada paciente *tem seu ritmo* e deve escolher o *grau de verdade* que deseja ouvir. Devemos favorecer um processo de sondagem, de aproximação progressiva e também de participação dos familiares.

* Notificação contraditória

Entrevistador (em tom alegre): Bom, assim como já presumia, não errei nem um milímetro: encontramos na sua avó um tumor no colo.
Familiar: Será que é maligno, doutor?
Entrevistador (mantendo o tom alegre): Sim, infelizmente acho que sim.

Esse tipo de notificação contraditória se deve à incapacidade do médico de dominar seu estado de otimismo ou euforia, seja ele provocado por circunstâncias independentes do caso clínico (p. ex., ganhou um prêmio na loteria), seja porque no fundo considera o diagnóstico como um triunfo intelectual ("no final foi confirmada minha suspeita diagnóstica, como sou esperto!") e desconsidera o lado humano.

Galeria de situações

Abordaremos os seguintes casos paradigmáticos:

– O paciente fibromiálgico que não entende em que consiste sua doença.
– O paciente imaturo que está bravo com sua doença.
– O paciente que acabou de perder um familiar ou alguém próximo.
– O paciente que ainda não tem diagnóstico ou não sabemos orientá-lo sobre a etiologia da doença.

O paciente fibromiálgico que não entende em que consiste sua doença

A seguir, um diálogo bastante típico, no qual um médico tenta informar um paciente que sofre de fibromialgia sobre a natureza de sua doença:

E: Sra. Maria, depois de examiná-la com atenção e com todos os testes que realizamos, cheguei à conclusão de que a senhora sofre de fibromialgia.
P (apontando para os braços): A única coisa que sei é que sinto dor aqui e aqui.
E: A fibromialgia é uma doença que ainda não se conhece muito bem, mas parece ser uma contratura das fibras musculares, quase sempre relacionada com um descanso noturno deficiente.
P: Ah! Mas eu durmo muito bem à noite.
E: Também ficou comprovado que está relacionada com depressão.
P (manifestando insatisfação): Eu de depressão não tenho nada de nada!
E: E, outras vezes, não se sabe de onde vem, mas está aí.
P: Só falta que o senhor me diga que tudo são nervos.
E: Não são nervos, senhora, são os músculos.
P: O que acontece comigo é que sinto muita dor nos ossos. Será que não é falta de cálcio? Todas as minhas amigas tomam cálcio e coisas para os ossos recomendados pelo médico, mas o senhor não quer me dar nada.
E: Claro, porque com uma alimentação saudável se obtém cálcio suficiente.
P: Pois então eu não entendo como sinto tanta dor nos ossos.
E (irritado): Não estou dizendo? A senhora tem uma fibromialgia!
P: E não seria melhor se me mandasse para um especialista? Pelo menos ele faria um teste de cálcio.

Comentário

1. Percebe algum tipo de erro no enfoque utilizado pelo médico?

A fibromialgia é uma síndrome, e como tal ignoramos sua etiologia. Contudo, uma porcentagem elevada de pacientes fibromiálgicos tem má qualidade de sono. Antes de informar o paciente sobre sua doença, convém saber se sofre de insônia ou de depressão. A explicação dada pelo médico corresponde a um paciente que sofre de fibromialgia e insônia, mas a paciente nega ter insônia. A partir de nossa experiência, esses pacientes que negam ter insônia aparentemente "dormem", mas a qualidade do sono é ruim. Porém, esse dado deve ser investigado *sempre* antes de dar a explicação, para que não pareça que estamos procurando uma justificativa para nossa orientação diagnóstica. Em uma situação como a desse profissional, o melhor que se pode fazer é oferecer uma explicação do tipo: "A senhora tem fibromialgia. Sabe do que se trata? Ouviu essa palavra alguma outra vez?". E a partir da resposta explicar: "Trata-se de uma doença que basicamente consiste em dor nas fibras musculares, por isso a senhora sente dor aqui e aqui (indica os pontos de fibromialgia), mas as articulações estão bem".

2. Quais são as preocupações do paciente?

No diálogo objeto de análise, encontramos certa resistência a que o médico diga que é alguma coisa de origem nervosa. Provavelmente, essa paciente não quer aceitar um diagnóstico na área psicossocial. Isso costuma ocorrer quando se vivencia a dor como muito corporal. Infelizmente, essa vivência não tem nenhuma relação com sua origem. De qualquer maneira, quando damos um nome à doença, nesse caso "fibromialgia", oferecemos **controlabilidade** ao paciente. Então ele sabe ao que deve ficar atento: "disseram que eu tinha... Você sabe alguma coisa sobre isso?", etc.

3. É conveniente introduzir elementos de tipo psicológico ou psicossomático com pacientes que repudiam esse tipo de enfoque?

O paciente fibromiálgico apresenta um limiar de dor diminuído, como todos os pacientes que descansam mal à noite. O motivo pelo qual descansam mal pode variar: acordar com as dores provocadas pela artrose, necessidade de urinar, síndrome depressiva, preocupações que interferem no sono. Nesses casos, seguiremos uma regra cautelosa: introduziremos o aspecto psicossocial como elemento etiológico quando o paciente estiver aberto ao psicológico, de modo geral *sem forçar para que aceite*. Ou seja, caso o paciente se fechar para o plano mental, vamos preferir dar diagnósticos funcionais ou sintomáticos, e não *forçar* uma interpretação psicológica. Por exemplo, seguindo essa pauta: "Sim, de fato vejo que está com falta de elasticidade nos músculos e tendões, o que pode explicar suas dores. O senhor gosta de nadar? Etc." Até que ponto devemos levar essa estratégia? O próprio paciente, de forma indireta, vai nos dizer. O importante é *consolidar uma boa relação terapêutica* e esperar que, pouco a pouco, ele revele seu mal-estar psicológico. Não acredite que é um mau profissional porque não consegue *psicologizar* um paciente somatizador. Tudo tem seu tempo e, em primeiro lugar, é preciso preservar a qualidade da relação.

Como devemos agir nesse tipo de situação?

A seguir, algumas sugestões:

1. Antes de emitir o diagnóstico de fibromialgia, pergunte sobre a qualidade do sono e se certifique de que o paciente não sofre de síndrome depressiva. Por exemplo:

– Como está seu estado de ânimo?
– Algumas vezes, chora sem saber o motivo?
– Levanta de manhã mais cansada do que quando foi para a cama?
– Custa muito a adormecer?
– Sofre interrupções do sono? Quantas vezes? A que horas? Pode voltar a dormir depois de ter acordado? Quanto tempo demora para adormecer de novo?

2. Sempre inicie a explicação do diagnóstico com: "A senhora sofre de falta de elasticidade muscular/fibromialgia. O que sabe sobre essa doença?". Infelizmente, essa doença foi muito dramatizada, e algumas pessoas acreditam que se trata de uma doença degenerativa que causa invalidez. Ofereça um ponto de vista mais

construtivo: "A fibromialgia não costuma causar invalidez, embora seja incômoda". *Caso se trate de um primeiro diagnóstico, é melhor falar de falta de elasticidade das fibras musculares.* Não esqueça que são exigidos três meses de sintomas para o diagnóstico.

3. Adapte o formato geral oferecido anteriormente de forma personalizada. Por exemplo:

> Dr.: Sra. Maria, depois de examiná-la com atenção e com todos os testes que realizamos, cheguei à conclusão de que a senhora sofre de fibromialgia. A senhora sabe alguma coisa sobre essa doença?
> P (muito chocada): Meu Deus! Não é aquela doença que uma prefeita teve e, por isso, tiveram que aposentar?
> Dr.: Bom, em geral a televisão exagera muito. Não, é muito menos grave, embora seja bastante incômoda. A senhora percebeu como descansa mal à noite?
> P: Pois agora que diz isso, pode ser que tenha razão.
> Dr.: Os músculos também têm de dormir à noite, mas os seus não relaxam, e isso traz como resultado dor. Os músculos doem justamente aqui e aqui (toca pontos de fibromialgia). Está sentindo? Porque são pontos em que se inserem nos ossos.
> P: Bem que eu falei que meus ossos estão doendo.
> Dr.: Não. Justamente, os ossos têm a artrose normal para a sua idade, mas não é essa a dor que está sentindo. A dor que tanto a incomoda vem dos músculos. (Aplica uma técnica estereognóstica.) Veja, isso é o osso (toca um ponto de controle, por exemplo a diáfise do fêmur ou a testa), e isso é o músculo. Viu como tem diferença?
> P: Ui! Sim, tem sim.
> Dr.: Para tratar essa doença tenho de receitar para a senhora esses comprimidos que farão o músculo dormir à noite e assim, pouco a pouco, irá descontraindo. Entende? Natação também pode ajudar, etc.

Lembre-se, diante de um paciente com fibromialgia:

– Realize o salto psicossocial com ênfase no estado de ânimo e no sono.
– Explore as crenças e os conhecimentos preexistentes do paciente sobre a doença.
– Adapte o modelo de contração muscular a cada paciente e propicie controlabilidade: exercícios físicos, de relaxamento, massagens, etc.

O paciente imaturo que está bravo com sua doença

Analise o seguinte diálogo:

> /1/Enfermeira: O exame de diabetes continua mal e ainda por cima ataca o rim. Por isso, o especialista recomendou esses comprimidos para proteger seu rim, e esses outros para baixar os níveis de açúcar.
> /2/Paciente: Mais comprimidos? Isso é uma piada!
> /3/Enfermeira: Acho que o senhor está ficando bravo.
> /4/Paciente: Caramba! Só quem passa por isso sabe o que é ter diabetes. Você pensa que tomando mais comprimidos resolve o problema, mas eu é que tenho de aguentar.
> /5/Enfermeira: Veja, sr. Vicente, se não concordar com o que disser, poderemos falar sobre esse assunto o tempo que for necessário. Afinal de contas, estou tentando ajudá-lo...
> /6/Paciente: Bom, diga qualquer coisa e depois eu decido.
> /7/Enfermeira: Então veja, você deve tomar esse comprimido todas as manhãs e de preferência dessa maneira... (etc.).

Comentário

1. Quais são os erros e os acertos nesse fragmento de entrevista?

A profissional reconhece a irritação do paciente (/3/), empatiza com ele ("só quem passa por isso sabe o que é ter diabetes") e oferece seu tempo para falar sobre o que for necessário. Contudo: A) Nem sempre é oportuno fazer uma *indicação* emocional ("você está bravo"). Existe o risco de o paciente ficar ainda mais zangado. É melhor uma frase empática, inclusive em tom de bom humor: "Nossa, estou vendo que o senhor não gostou nenhum pouco disso". B) Em /7/ a enfermeira cai na armadilha de voltar a um modelo de relação com base na "instrução", em vez de aprofundar-se nas expectativas e crenças do paciente.

2. Quais são as emoções que o paciente demonstra?

Irritação em /4/ e certo desprezo para com o trabalho da profissional em /6/. As doenças crônicas (e em especial o diabetes, com sua dieta restrita) testam a capacidade de frustração do paciente. A perda da potência sexual ou da acuidade visual podem ser vivenciadas como um autêntico luto. Às vezes, a disciplina de uma dieta ou para se injetar insulina pode significar um verdadeiro transtorno psicológico. Devemos entender como algo relativamente normal (embora não justificável) que o paciente descarregue sua raiva no profissional que tenta ajudá-lo. É justamente nesse ponto que o profissional deve saber colocar o paciente em seu devido lugar, para evitar ser transformado em um *profissional-sarjeta*.

3. Você tem alguma sugestão de intervenção para usar, em vez daquela que a entrevistadora faz em /7/? Relembrando: /7/ Então veja, você deve tomar esse comprimido todas as manhãs e desta maneira... (etc.).

Nessa intervenção, a profissional opta por seguir seu plano e "o paciente fará o que quiser, porque já é crescidinho". É compreensível. No entanto, as técnicas de comunicação são justamente para melhorar a taxa de êxitos. Portanto, é preciso *ensaiar novas respostas para velhos problemas*. No caso que tratamos, evitaremos aumentar a tensão ("Se não vai fazer o que digo, melhor não receitar nada, afinal de contas, é o senhor quem sai perdendo"), para investigar as crenças do paciente: "Gostaria de ouvir o seu ponto de vista". Se não estamos de bom humor (p. ex., ficamos magoados com os comentários do paciente), melhor fazer uma pausa do tipo:

/7/Entrevistador: Talvez tenha razão, hoje pode não ser o melhor dia para fazer mudanças... O que acha se esperarmos umas duas ou três semanas? O senhor faz um esforço com a dieta e com a medicação e nos encontramos de novo, com um perfil glicêmico que pode ser feito no dia...

Como devemos agir nesse tipo de situação?

A dificuldade da entrevista reside em "entrar" no mundo do paciente, apesar da sua hostilidade. A primeira coisa a ser feita é visualizá-lo não como um "mal-educado", mas como uma pessoa que não sabe se adaptar, o que aumenta seu sofrimento. Se estivéssemos no lugar dele... O que faríamos? A partir dessa perspectiva, tentaremos "entrar" em seu mundo por meio de uma resposta avaliativa:

/1/Entrevistador: O açúcar no sangue continua mal e ainda por cima ataca o rim. Por isso, o especialista recomendou esses comprimidos para proteger seu rim, e esses outros para baixar os níveis de açúcar.

/2/Paciente: Mais comprimidos? Isso é uma piada!

/3/Entrevistador (em um tom cordial): Uma piada? (Com essa **palavra/frase por repetição**, o profissional indica um sentimento do paciente e está também realizando uma **resposta avaliativa** de suas crenças.)

/4/Paciente: Caramba! Só quem passa por isso sabe o que é ter diabetes. Você pensa que tomando mais comprimidos resolve o problema, mas eu é que tenho de aguentar.

/5/Entrevistador (**interpretação sugerida**): Acho que o senhor está se esforçando muito com a dieta e o exercício e está decepcionado com os resultados, ou estou errado?

/6/Paciente (em tom depreciativo): Que nada!
/7/Entrevistador (faz outra afirmação sabendo que é falsa): E, além disso, parou de fumar! Por isso sim devo parabenizá-lo...
/8/Paciente (contente de poder contradizer): Que nada! Continuo fumando.
/9/Entrevistador (nova afirmação falsa): Bom, mas pelo menos toma os remédios todos os dias, e isso já é muito...
/10/Paciente: Tomo os remédios quando lembro. Sinceramente, não fico preocupado.
/11/Entrevistador (fazendo uma *indicação comportamental* seguida de uma *interpretação*): Claro, porque no fundo prefere que a gente se irrite com o senhor e, assim, tem alguém com quem brigar.
/12/Paciente (surpreendentemente risonho, possivelmente porque percebe que o profissional descobriu seu jogo): Não esteja tão certo disso! Com a minha mulher também tenho arranca-rabos!
/13/Entrevistador (fazendo uma *interpretação* e *mostrando seus sentimentos [self-disclosure]*): Agora eu deveria brigar com o senhor, mas como já sabe tudo o que eu poderia dizer, acho que é melhor não ficarmos irritados. (Fazendo uma *indicação emocional* outra vez seguida por uma *interpretação sugerida*. O senhor sente muita raiva pela doença que deve suportar. Acho que, com essa raiva, pensa que vai solucionar alguma coisa, nem que seja descarregar uma parte da raiva nas pessoas que estão em volta. O que acha de eu e o senhor tomarmos algum tempo para refletir? Pensamos em tudo isso e voltamos a nos encontrar daqui a três semanas.
/14/Paciente: E aqueles comprimidos tão importantes que iria me receitar?
/15/Entrevistador: Ah! Não tem importância. Podemos esperar tranquilamente essas três semanas.
/16/Paciente: Não, não, prefiro que me dê agora.

Observe como o profissional resolve bem a situação. Primeiro, ativa o lado infantil do paciente com afirmações que são rapidamente desmentidas, mas em /11/ revela o jogo e, nesse mesmo instante, o prazer de jogar desaparece. Evite dar a menor pista de que "ganhamos ou perdemos" em função de conseguir este ou aquele comportamento do paciente. Ninguém ganha ou perde e, além disso, qualquer apelação a isso seria entrar outra vez em um jogo imaturo.

Lembre-se, diante de um paciente imaturo que não aceita sua doença:

- Não confunda paciente imaturo com paciente com distúrbio cognitivo.
- Evite se transformar em profissional-sarjeta. Evite censurar ou apelar para "culpas".
- Pratique a resposta avaliativa: "Gostaria de saber a sua opinião/como vivencia o problema/o que pensa".
- Não permita imputações de culpa e, em compensação, recorra à autonomia e liberdade do paciente: "Entendo que se não faz o tratamento é porque o senhor decide isso livremente, afinal de contas é só o senhor quem sai ganhando ou perdendo".

O paciente que acabou de perder um familiar ou alguém próximo

A Sra. H. marcou uma hora com a enfermeira e, mal entrou no consultório, começou a chorar. A enfermeira sentou ao seu lado e tentou consolá-la.

/1/E: O que a senhora tem? Por que chora assim?
/2/P (estendendo um papel): Olhe, olhe isso...

É um relatório hospitalar no qual é informado o repentino falecimento de sua mãe, por choque séptico.

/3/E: Meu Deus! É terrível, assim de repente... Deve estar arrasada...

/4/P: Os médicos diziam que não era nada, que ela podia melhorar, pois provavelmente era uma pneumonia, mas eu via que ela estava mal, e mal... no final me escutaram e internaram ela na UTI, mas foi tarde demais...
/5/E: Saiba que sinto muito... Era uma mulher tão doce, tão boa pessoa... Quer um comprimido, alguma coisa para se acalmar?
/6/P: Não há quem acabe com essa tristeza... Prefiro não tomar nada, obrigada.
/7/E: Quer marcar uma consulta com o médico ou com o psicólogo? Um antidepressivo talvez faça bem à senhora...
/8/P: Não, no momento não, obrigada.

1. Quais são os pontos fortes e fracos desse diálogo?

Pontos fortes: aproximar-se da paciente para consolá-la, descobrir suas emoções de tristeza e solidariedade em /5/, elogiar a falecida, também em /5/, e oferecer ajuda em /7/.

Pontos fracos: pedir explicações pelo choro repentino em /1/, expressões e julgamentos que qualificam a situação antes de que a própria paciente faça isso em /3/ e, finalmente, sentir a obrigação de oferecer algum tipo de alívio para o sofrimento em /5/ e /6/.

2. A que tipo de profissional corresponde esse perfil de pontos fortes e fracos?

Corresponde a um profissional com bons sentimentos, mais capaz de simpatizar que de empatizar com as emoções do paciente e, desse modo, com um *escasso domínio da distância terapêutica*. A alta reatividade emocional também faz o profissional tentar aliviar "agora" o sofrimento do paciente, a "fazer alguma coisa" em resposta às expressões de dor.

Como devemos agir nesse tipo de situação?
Seguindo algumas normas:

1. Não se sinta obrigado a agir ou a propor ações. É justamente nisso que consiste a capacidade de **contenção emocional**.

2. Não qualifique a situação do paciente. Deixe que ele coloque os adjetivos.

3. Permita silêncios de elaboração. Aprenda a tolerar, e inclusive a utilizar, os silêncios como se fossem mais uma técnica.

4. Entre no mundo do consultante: como viveu a morte, se tem queixas, desejos não cumpridos em relação ao falecido ou outros aspectos relativos à sua vivência espiritual.

5. Não tenha medo de falar de ideias religiosas, mesmo que você siga outra religião, seja agnóstico ou ateu. É perfeitamente possível falar desse assunto sem ter de revelar suas próprias crenças, sempre com respeito e apoio às crenças do consultante, quando elas são construtivas e reparadoras.

Por exemplo:

E: Para mim é uma imensa surpresa, acredite que sinto muito.
P: A senhora vê, tudo parecia uma pneumonia sem importância. Eu via que estava mal, mas os médicos não ligaram para o que dizia até que já era tarde demais.
E: A senhora ficou com a impressão de que poderia ter sido feito mais do que fizeram?
P: Provavelmente não... Acho que os profissionais eram muito bons, mas eu via a minha mãe muito estranha, e eles não davam importância.
E: E a senhora, como ficou em relação aos sentimentos?
P: Sinto uma tristeza muito profunda, já sabe o quanto nós éramos unidas...

A enfermeira assente e ambas ficam caladas por alguns segundos (**silêncio funcional** de elaboração) até que a paciente retoma sua intervenção.

P: Mas sei que devo superar essa tristeza. Ela está aí, noto sua presença... não sei se entende...
E: Sim, acho que sim... É como se não estivesse sozinha...

P: Exatamente. Sei que ela faleceu, mas nós duas rezávamos muito para quando esse momento chegasse. Agora que chegou, sei que ela olha para mim desde algum lugar, e isso me dá ânimo.

Lembre-se, quando acompanhar o consultante em um luto recente:

- Não sinta a obrigação de "fazer" alguma coisa.
- Entre no mundo do consultante, na relação que mantinha com o falecido, em sua perspectiva vital e espiritual.
- Tente representar os desejos positivos do falecido para o paciente: o que acha que ele diria se pudesse falar com o senhor? Como acha que ele gostaria de ver o senhor, triste desse jeito ou mais alegre?

O paciente que ainda não tem um diagnóstico ou não sabemos orientá-lo sobre a etiologia da doença

Observe este diálogo:

/1/Mãe: E então, o que o meu bebê tem?
/2/Pediatra: Pois não sei, mas parece ser algo simples.
/3/Mãe: Então vai ver que é, mas da outra vez que me disse a mesma coisa, tivemos de levá-lo ao hospital, e lá disseram que estava com um princípio de pneumonia.

E também este outro:

/1/Doutor: Sr. José, fizemos muitos exames, de sangue e urina, radiografia dos ossos, e também encaminhei o senhor para o especialista do coração e dos ossos. O problema é que ainda não sabemos com certeza de onde vêm essas dores nem a febre. Sabemos que não vêm do pulmão, como suspeitávamos no início, e agora concentramos nossa atenção em investigar os órgãos do abdome. Precisamos continuar fazendo exames para chegar ao fundo da questão... O senhor tem alguma pergunta?
/2/Paciente: Pode ser câncer?
/3/Doutor: É pouco provável, mas nesse momento temos quase 50 doenças que podem provocar os sintomas que o senhor tem. Seria pouco conveniente que eu mencionasse todas elas para o senhor, porque ficaria assustado e, das 50, no fim das contas deve sobrar apenas uma. Para que assustá-lo com as 49 restantes, não acha?

Comentários

1. Quais são os pontos fortes e fracos desses dois diálogos? No primeiro diálogo, o pediatra diz: "/2/Pediatra: Pois não sei, mas parece ser algo simples". Essa resposta é formalmente correta e honesta, mas pouco apropriada para uma mãe muito ansiosa. Não podemos esquecer que a palavra simples tem **alto conteúdo emocional**.

No segundo diálogo, encontramos vários acertos do profissional: explica quais exames foram realizados, as interconsultas, para onde as pesquisas estão sendo agora direcionadas e oferece **bidirecionalidade**. O paciente aproveita para perguntar se pode ter câncer, e o médico menciona um amplo diagnóstico diferencial que não exclui essa possibilidade. É uma resposta honesta, embora o número de "50" doenças possa ser um pouco exagerado.

Como devemos agir nesse tipo de situação?

Em primeiro lugar, devemos ser muito honestos e não inventar diagnósticos. O principal desafio do clínico está antes mesmo dos diálogos que relatamos: está no simples fato de reconhecer que *não sabemos* (o que no Capítulo 2 chamávamos de *ponto de perplexidade*). A partir disso, como já mencionamos: fazer referência aos exames realizados, não banalizar a ansiedade do paciente ou dos familiares, perguntar, inclusive, de quais doenças têm medo e até censurar se for para o bem do paciente. Por exemplo:

Mãe: E então, o que o meu bebê tem?

Pediatra: Ainda é cedo para dizer. No momento está com febre, e seu estado geral é bom. A senhora tem medo de que tenha alguma doença específica?
Mãe: Como está com tanta febre acho que poderia ser meningite.
Pediatra (empatia): É compreensível que tenha esse medo. Mas o estado do pequeno é muito bom, não tem rigidez de nuca, está muito esperto, entende? E nesses casos, esse diagnóstico é quase impossível. Os pulmões também estão bem, e os exames de urina e sangue também indicam que o menino está basicamente bem, que a infecção não é grave. Tem uma onda de vírus que começa com febre e depois inflama um pouco o estômago e os intestinos. Talvez seja isso. De qualquer modo, agora podem ir para casa, porque é onde o menino vai estar mais cômodo, e aqui não vamos fazer mais nada. (Oferece controlabilidade.) Mas isso não quer dizer que vamos ficar quietos. Quero que meça a temperatura dele e anote nesse gráfico, e se observar... Não hesite em retornar.

Imaginemos que o diálogo continua assim:

Mãe: E o que dou para ele? Não poderia receitar um antibiótico?
Pediatra: Sem um diagnóstico sempre evitamos isso. Se for a onda do vírus que temos agora e que ataca o sistema digestivo, o antibiótico irá prejudicar mais do que ajudar. Se for outra coisa, o antibiótico poderá modificar o caso sem resolvê-lo, e então dificultaria o diagnóstico quando retornasse.

No segundo caso, achamos correto o modo como o profissional guiou a entrevista. Ou, quem sabe, o leitor pode considerar este outro final:

Dr.: Pensamos em muitas doenças, embora tenhamos a obrigação de pensar nas más para que não nos passem despercebidas. Mencionar agora todas essas doenças poderia confundir o senhor de maneira desnecessária. Devemos esperar até que tenhamos mais provas, para poder dizer coisas com mais segurança para o senhor.

Lembre-se, diante de um paciente sem diagnóstico:

- A honestidade é inegociável, mesmo que signifique decepcionar o paciente ou diminuir nosso prestígio.
- Conte da mesma forma o que sabe e o que não sabe. Investigue os medos do paciente ou de seus familiares e discuta com eles se têm alguma base ou racionalidade.
- Evite expressões que possam passar a ideia de que não nos preocupamos ou minimizamos a importância do caso, ou pensamos que o paciente ou seus familiares "são uns exagerados".

Conceitos avançados

Destinamos os dois capítulos anteriores a coletar bons dados para bons diagnósticos. Examinamos de forma breve como produzimos hipóteses precoces, a importância de saber reformular essas hipóteses e alguns procedimentos para educar nosso pensamento intuitivo, entre outras questões. Neste capítulo, partimos do princípio de que já temos um diagnóstico ou problema para comunicar ao paciente e nos esforçamos em adquirir técnicas informativas e motivacionais para estimular a adesão aos tratamentos. De que maneira influenciamos os pacientes? Essa é a primeira questão que abordaremos.

Modelo de influência interpessoal

Propomos um modelo para explicar a suscetibilidade de nossos pacientes à mudança e à influência de nossos conselhos de saúde. O propósito é que o profissional ajuste a melhor estratégia para cada perfil de consultante. Conforme iremos desenvolver no próximo capítulo, esse modelo parte das evidências acumuladas pelo Health Belief Model, sendo definido por três propostas e uma premissa. A premissa é a seguinte: uma mudança comportamental que ocorre pela simples intervenção da palavra sempre exige capacidade cognitiva, ou seja, capacidade para imaginar e planejar "outros comportamentos". É absurdo aplicar sofisticadas técnicas de persuasão verbal a pacientes com claras limitações cognitivas. As três propostas são:

1. As pessoas estruturam um "núcleo de condutas de gratificação" (de tipo sensorial, apetite sexual ou alimentar, atividades lúdicas, dependência de drogas, etc.) bastante estável, mas com alterações que, em geral, coincidem com as etapas do ciclo vital. Ao longo da vida, temos tendência a ampliar as condutas que favorecem esse núcleo, principalmente se são condutas que causam dependência, mas temos dificuldade em assimilar outras que significam renúncias ou em aprender a apreciar alguma coisa que em primeira instância requer esforço. Concluindo, cada pessoa tem uma *inércia de hábitos* que a torna mais ou menos fechada a adquirir novos hábitos que envolvam esforço. A melhor maneira de provocar uma mudança é demonstrando ao paciente que, no geral, não sairá perdendo em seu balanço de gratificações.

2. Existem dois traços de caráter que, até certo ponto, explicam a grande variabilidade de resposta que observamos diante dos nossos esforços educativos: *a)* a percepção de eficácia, a sensação de "ter e dispor de nossa vida", ou seja, acreditar que somos os autores de nossa biografia; em poucas palavras: *locus* de controle interno, e *b)* a curiosidade de testar novos padrões de comportamento, correr riscos para experimentar. Os dois traços de caráter cruzam-se para produzir quatro tipologias: pessoas curiosas com *locus* interno, curiosas com *locus* externo, conservadoras com *locus* interno e conservadoras com *locus* externo. Ao mesmo tempo, existem quatro posições básicas no modo de nos influenciar mutuamente, seja qual for o cenário social (Tabela 4.8). Para fins práticos: o modelo prevê que a melhor forma de abordar as pessoas curiosas com *locus* interno é com um estilo de conselhos e de persuasão explícita, e as conservadoras com *locus* externo devem ser abordadas por meio de ordens implícitas, tipo modelagem.

3. Por fim, criamos uma "pirâmide da mudança" (Figura 4.2), na qual estabelecemos um segmento da população diretamente influenciável pelos conselhos de saúde, um vulnerável a uma aproximação motivacional e um completamente resistente à mudança. Essa pirâmide distingue entre **paciente "pré-contemplativo"** e **resistente à mudança**. Para fins práticos: devemos diagnosticar em que ponto está nosso paciente para decidir se aplicamos o que denominamos "técnicas de motivação intrínsecas" ou

Tabela 4.8 Modelo de influência interpessoal

Modalidade ⇒	Conselho	Persuasão	Negociação	Pedido
A influência é inaparente ⇒	Consolo inoculado	Persuasão motivacional	Negociação por deslizamento	Pedido: – Cordial – Sugerido – Modelagem de comportamento
A influência é explícita ⇒	Conselho explícito	Persuasão confrontativa	Negociação posicionada	Pedido explícito
Direção da influência ⇒	Unidirecional	Bidirecional	Bidirecional	Unidirecional
Graus de liberdade ⇒	Resolução eletiva	Resolução eletiva	Resolução forçada	Resolução forçada

"extrínsecas" (Tabela 4.6), evitando desperdiçar esforços em uma linha equivocada.

Neste capítulo vamos desenvolver os pontos 2 e 3, deixando o primeiro para o Capítulo 5.

Observe a Tabela 4.8 e os exemplos que oferecemos a seguir para uma melhor compreensão das quatro modalidades: conselho, persuasão, negociação e pedido.

Modalidade de negociação

Veremos essa modalidade em detalhe no próximo capítulo, mas podemos adiantar que nela há dois protagonistas que desejam coisas diferentes. Portanto, qualquer negociação acabará em um acordo, um adiamento ou um desacordo, ou seja, com uma resolução *forçada*.

Modalidade de pedido

Damos mais ordens do que pensamos dar: "Tome esse comprimido três vezes por dia e não fume. Poderia, por gentileza, passar para a maca?". Pedidos sugeridos ou cordiais não são percebidos como ordens ("faça isso!"), mas são. As ordens com imposição de prazo ("Se não fizer tal coisa antes de tal dia, prepare-se para as consequências") são, muito provável, aquelas que mais pressão exercem sobre os protagonistas. A resolução também é forçada (obedecer ou desobedecer).

Modalidade de conselho

Na modalidade de conselho, o profissional emite uma mensagem com a intenção de influenciar o paciente, sem necessariamente estabelecer um diálogo sobre o assunto (unidirecional), e dar margem para ele fazer o que deseja (ou seja, resolução eletiva). Por exemplo:

Conselho inoculado: o paciente não percebe que o recebe, seja porque fica disfarçado como uma vontade do profissional ("Tomara que um dia o senhor venha dizer para mim: parei de fumar!"), como uma cena imaginada ("Outro dia, um paciente veio e me disse 'parei de fumar', e eu pensei 'aqui está uma pessoa que decidiu viver um pouco mais e melhor'") ou uma mensagem de identificação grupal ("Quase todos os meus pacientes optaram por parar de fumar"), entre outras possibilidades.

Conselho explícito: a mensagem é muito clara, na verdade afirmada pelo próprio profissional ("Direi o que o aconselho a fazer"), ou situada em uma fase da entrevista que não oferece a menor dúvida. Podem ser mensagens de **conteúdo argumentativo** ("Se diminuir a pressão sanguínea, vai melhorar"), **identificativo** ("Fazer tal coisa costuma fazer muito bem a todas as pessoas") ou **emocional** ("Se não fizer isso, sempre ficará na dúvida por não ter tentado").

Modalidade de persuasão

A principal diferença entre conselho e persuasão é que, nesta última, estabelecemos uma relação bidirecional. Existe diálogo. Procuramos o diálogo. Mas ambos os atores (profissional e

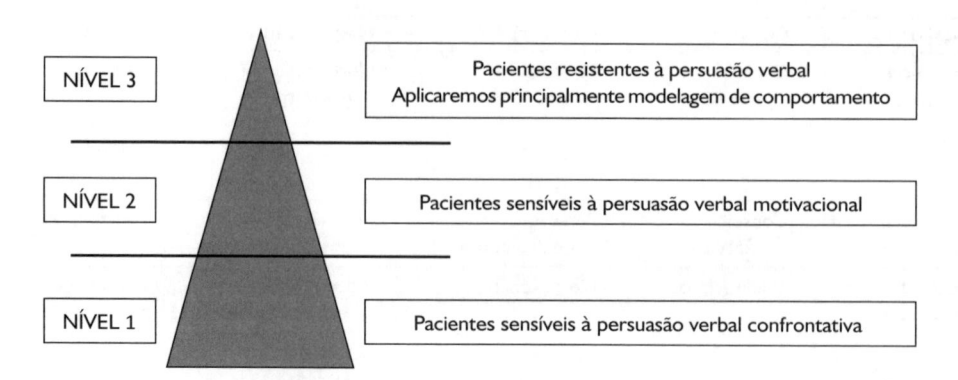

NÍVEL 3	Pacientes resistentes à persuasão verbal Aplicaremos principalmente modelagem de comportamento
NÍVEL 2	Pacientes sensíveis à persuasão verbal motivacional
NÍVEL 1	Pacientes sensíveis à persuasão verbal confrontativa

Figura 4.2 A pirâmide da mudança.

paciente) entendem que o resultado final desse diálogo é eletivo. Ninguém força nada, uma vez que se coagimos ou ordenamos deixamos de persuadir. A graça e a força da persuasão é que o outro concorde em fazer o que queremos *a partir de sua liberdade*. Vale a pena mencionar que a persuasão, como as outras modalidades, costuma ser usada pelo profissional para convencer o paciente, mas muitas vezes também pode ser manifestada pelo paciente para convencer o profissional. Por exemplo:

> Paciente: Gostaria tanto que um dia viesse na minha casa para visitar o Francisco! O coitado já não consegue sair da cadeira e sempre diz "Se a minha enfermeira viesse me visitar!".
> Paciente: Assim eu não posso ficar. Precisa fazer alguma coisa, uma radiografia ou me encaminhar para o especialista, mas alguma coisa precisa fazer.

Também é importante assinalar que não são compartimentos herméticos. Um conselho pode se transformar em persuasão ou negociação, porque uma das partes quer começar um diálogo. Por exemplo:

> Enfermeira (***conselho argumentativo***): Seria tão bom se parasse de fumar!
> Paciente: O que fumo não é nada em comparação com a fumaça que tenho de tragar no trabalho!
> Enfermeira (mudando ***para entrevista motivacional***): Nunca se propôs a parar de fumar?
> Paciente: Uma vez tentei parar, mas não serviu de nada. (Pedido gentil) Na verdade, não vai adiantar muito falar desse assunto, eu vim por causa da minha perna...

A persuasão pode estar baseada em um processo interno do paciente, ele *quase* não nota que estamos tentando persuadi-lo, ou então o processo é muito explícito: tentamos fazer o paciente assumir um comportamento que rotulamos de "bom", "útil" ou "conveniente". Chamamos a primeira modalidade, que analisaremos a seguir, de ***motivacional***. A segunda, costumamos chamar de ***confrontativa ou diretiva***. A partir de agora, aprofundaremos sobre a persuasão (no próximo capítulo, vamos analisar as ordens e a negociação), mas digamos que essas quatro modalidades não esgotam o modelo. Poderíamos considerar, por exemplo, a ***manipulação*** como outra possibilidade (i. e., levar o interlocutor a crer que com uma determinada ação ganhará alguma vantagem, quando na verdade somos movidos por outro fim) ou a ***fascinação*** (deixar em suspenso o espírito crítico do interlocutor apelando para emoções fortes). A linha entre persuasão e coação pode ser muito tênue (p. ex., uma ameaça de abandono dissimulada ou um clima emocional negativo), assim como entre persuasão e manipulação, por exemplo se ocultamos ou exageramos dados.

A arte de persuadir

Qual é nosso ***estilo natural*** quando tentamos alterar hábitos dietéticos, tóxicos, farmacológicos ou de outro tipo? Em geral, usamos um ***estilo de confrontação***: "O consumo de álcool prejudica o senhor... Deveria parar. Acha que consegue?" É um estilo direto, honesto e que funciona em uma porcentagem nada desprezível de pacientes. E quando essa abordagem falha? Em geral, aplicamos a regra de "mais da mesma coisa", talvez assustando mais ou acrescentando mais autoridade à mensagem: "Todos os especialistas no assunto diriam a mesma coisa que estou dizendo". Nesta seção, veremos que existe outra modalidade complementar de tipo confrontativo, a chamada ***entrevista motivacional***.

A entrevista motivacional foi criada com o objetivo de abordar pacientes alcoolistas especialmente resistentes ao conselho médico. Miller (1999) percebeu que quando esses pacientes eram abordados com o *método natural* de estilo confrontativo, comentado, às vezes se opunham à mudança com uma resistência difícil de superar. O profissional respondia a essas resistências seguindo a máxima de "mais da mesma coisa". O ciclo era mais ou menos o do esquema da página seguinte.

Esse ciclo, na melhor das hipóteses, leva a **persuasões aparentes**. Miller propõe outro tipo de abordagem, algo como, em suas próprias palavras, uma "manobra de judô". Sempre que esses pacientes reproduzem esquemas defensivos perfeitamente ensaiados, ou seja, sempre que aplicam uma série de resistências já testadas em diálogos com amigos e familiares, é preciso ensaiar manobras que *provoquem surpresa*. Imaginemos que o paciente se justifica assim:

– Beber não me prejudica.
– Eu sei me controlar.
– Não vou tolerar que se metam onde não são chamados.
– Etcétera.

Se o profissional ativar de maneira inocente essas resistências, os diálogos subsequentes serão *totalmente previsíveis*, enfadonhos e de final já conhecidos. Quando não há oportunidade para surpresas, tampouco há para mudanças. Como chegar a uma "outra maneira" de dialogar com o paciente? Isso se baseia em cinco princípios:

Criar um clima empático adequado

Temos de criar um ambiente escrupuloso com a autonomia do paciente: "Eu só vou influenciá-lo até onde o senhor permitir e, em todo caso, não espere um sermão". O clima emocional *é o mais importante*.

Criar divergência

Não existe pior inimigo para uma das nossas crenças, dizia William James (1997), que *o resto das nossas próprias crenças em contradição com ela*. Pois bem, nisso consiste criar divergências. Aqui está a manobra de judô que Miller aponta. Propusemos o termo de **reconversão de ideias** para esse mesmo processo e indicamos o seguinte diálogo como esclarecedor (Borrell F, 1989):

Paciente: Sou um escravo da insulina.
Entrevistador: O senhor não acha que é ser mais escravo vir cada mês para o setor de urgência com uma descompensação do seu diabetes? Talvez ocorra exatamente o contrário: a insulina evita que o senhor seja escravo do diabetes.

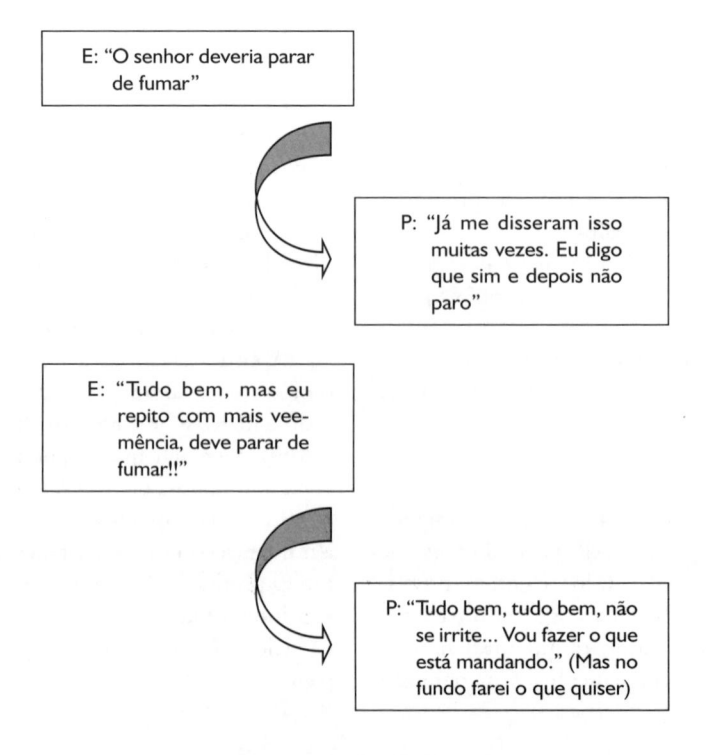

E: "O senhor deveria parar de fumar"

↓

P: "Já me disseram isso muitas vezes. Eu digo que sim e depois não paro"

↓

E: "Tudo bem, mas eu repito com mais veemência, deve parar de fumar!!"

↓

P: "Tudo bem, tudo bem, não se irrite... Vou fazer o que está mandando." (Mas no fundo farei o que quiser)

O conceito-chave é encontrar uma crença do paciente oposta às outras crenças que tentamos modificar, e uma das frases-chave nesse tipo de diálogos é: *"talvez ocorra exatamente o contrário do que o senhor supõe"*.

As frases que podemos construir são muito variadas. Criar a divergência costuma ser o ponto mais difícil do método e, na verdade, os entrevistadores experientes têm uma série de "truques" que ativam para as situações-problema mais comuns. Por exemplo, quando abordam um paciente que parou de beber, mas não é capaz de deixar o cigarro, talvez de maneira automática tenham a ideia:

– Eu me pergunto por que razão o senhor é pessimista em relação a deixar o cigarro, quando na verdade conseguiu deixar a bebida com sucesso.
– Conforme contou para mim, o senhor deixou a bebida por causa do mau exemplo que dava aos seus filhos... É diferente no caso do cigarro?
– O senhor viu que estava bastante mal e reagiu deixando a bebida. Eu me pergunto até onde terão que chegar as coisas para que tome uma atitude no caso do cigarro...

Evitar argumentar

Esse princípio é coerente com o que dizíamos: o entrevistador "não está" na elaboração argumentativa produzida. O protagonista é o paciente. O profissional age como facilitador do processo argumentativo, mas, isso sim, dando o encaminhamento devido. O que procura é que o paciente "convença a si mesmo".

Absorver a resistência

Quando aparecem os argumentos indicados ("Eu sei me controlar com a bebida"), em vez de seguir pelo caminho do paciente, absorvemos essa resistência ("Sim, existe a possibilidade de que, até certo ponto, possa controlar") redirecionando para outro aspecto do hábito, sobre o qual não exista uma defesa bem articulada, por exemplo: "No entanto, levando em conta a inflamação que vemos no senhor, seu fígado parece dizer 'basta!'. O que acha que estão dizendo essas transaminases tão altas?".

Favorecer o sentido de autoeficácia

A mensagem de fundo é: "Você pode fazer isso!", "Tudo o que fez até agora já é muito", "O simples fato de ter vindo ao consultório significa que estamos avançando"...

A pirâmide da mudança

O estilo confrontativo pode funcionar para uma porcentagem dos pacientes e, naturalmente, requer menos habilidades e esforço do que uma entrevista motivacional. Por isso, a Figura 4.2 expressa o que pode ser um enfoque realista da questão. Na base da pirâmide, teríamos uma parte substancial dos pacientes, que estão abertos, sem maiores resistências, a um conselho para melhorar sua saúde, principalmente se os hábitos que devem mudar não têm um componente importante de dependência psicofísica.

Com esses pacientes, basta uma enunciação direta como aquelas que estudamos. Eles preferem conselhos explícitos com mensagens de identificação grupal e, inclusive, com pacientes conservadores e com *locus* externo, ordens de tipo modelagem de comportamento.

No vértice do triângulo, encontraríamos os pacientes resistentes a qualquer tentativa verbal de mudança. É importante reconhecer isso para evitar expectativas pouco realistas por parte do profissional. Não importa o que façamos, *apenas com a palavra* não conseguiremos mudanças nesse segmento da população. São necessárias medidas externas à sua própria vontade para dar um empurrão nessas pessoas, o que chamamos de modelagem de comportamento. Por exemplo: um tutor que administre os comprimidos, lembretes, alguém que age como modelo e induz um comportamento imitativo, etc.

Entre essas duas populações, temos os pacientes que, devidamente motivados, serão capazes de mudar, ou seja, serão eles próprios o motor da mudança. É com eles que aplicaríamos as técnicas próprias da entrevista motivacional.

Esse enfoque defendido por nós aconselha o profissional a saber passar de um estilo confrontativo para um motivacional sem problemas. É um **modelo de mudança centrado na relação**, pois dá atenção principalmente à impressão do clínico sobre o quanto seu paciente está aberto ou fechado à mudança. Assim, ele examina a percepção de eficácia do indivíduo à medida que avança a entrevista. Os princípios básicos são:

1. O clima emocional do encontro é mais importante do que os conteúdos verbais trocados. Direcionaremos todos os esforços no sentido de criar uma aliança terapêutica.
2. Um clima emocional de culpa levanta resistências que dificilmente podem ser superadas, não importando quais sejam as habilidades verbais aplicadas.
3. É possível provocar e confrontar, em nível verbal, em um clima emocional de cooperação. Quase tudo é possível (inclusive errarmos nas mensagens), com a condição de que a boa relação seja mantida.
4. Não existe uma sequência preestabelecida para iniciar uma entrevista confrontativa e passar para uma motivacional caso a anterior não funcione. Algumas vezes, é preferível começar com a motivacional e, ainda, às vezes passamos direto para a modelagem de comportamento. Na Tabela 4.9, resumimos alguns conselhos para orientação.

Um exemplo esclarecerá esses princípios, que são muito coerentes com as últimas contribuições de Miller e Rollnick (2002). Imaginemos a seguinte cena:

> Entrevistador (após atender o paciente devido a uma dor nas costas e contando com apenas mais um minuto para abordar a interrupção do tabagismo): Sr. Vicente, alguma vez pensou na possibilidade de parar de fumar?
> Paciente: Acho que não sou capaz. Tentei outras vezes, mas não consegui.

Tabela 4.9 Quando usaremos?

Conselho inoculado: quando desejamos evitar resistências que sabemos que existem, com uma ideia que ficará fixada em algum lugar não muito consciente do paciente, mobilizando divergências com o resto das crenças predominantes dele próprio. Ideal para pacientes muito fechados, os "conservadores".

Conselho explícito: quando desejamos delimitar claramente onde está "a realidade" ou a "objetividade" de um determinado problema, ou seja, "ancoramos" o paciente a um diagnóstico para que ele tenha um norte para se orientar. Também é ideal para pacientes fechados, a fim de ir preparando futuras intervenções nossas ou de outro profissional.

Persuasão motivacional: quando cuidamos para que sejam as crenças favoráveis à mudança, que já residem no próprio paciente, as que consigam surpreendê-lo. Evitamos ativar as resistências "aprendidas e ensaiadas" repetidamente por ele. Ideal para pacientes fechados, mas que podem e sabem raciocinar.

Persuasão confrontativa: quando pensamos que o paciente não tem bem estruturadas as suas resistências ou, inclusive, que ainda não tem "ensaiadas" resistências à mudança, por isso evidenciamos a situação clínica e propomos um plano. Ideal para pacientes abertos à mudança, com percepção de eficácia.

Negociação: quando adivinhamos que o paciente deseja alguma coisa em concreto, e o dilema está em "fingir-nos de surdos" ou aproximar posições (ou seja, negociar), pois de outro modo perdemos a confiança ou até o próprio paciente. Ideal para aqueles "com posturas assumidas", geralmente com percepção de alta eficácia.

Ordens: quando a situação clínica exige medidas determinadas e não existe obstáculo por parte do paciente, que deseja realizar as medidas que propomos. Normalmente são pacientes com *locus* externo ou abertos à nossa influência. Caso exista resistência, lançamos mão de modalidades de persuasão ou negociação.

> Entrevistador: Seria maravilhoso que se motivasse para isso. Seus brônquios começam a sofrer...
> Paciente: Não posso me queixar até o momento...
> Entrevistador: Observe como o mais pequeno resfriado vira bronquite.
> Paciente (ficando irritado): Isso é verdade, mas isso é porque o senhor não me receita nada para aumentar as defesas.

Com a quantidade de coisas que há hoje em dia!

Entrevistador (observa que o clima emocional ficou instável, por isso não pode mais atuar no nível 1 da Figura 4.2. Agora, se optar pelo nível 2, deverá absorver a resistência, como de fato faz): Pode ser, pode ser que o fumo realmente não afete o senhor. É isso o que você pensa?

Paciente: O cigarro me acalma.

Nesse ponto, o entrevistador poderia facilmente criar divergência. Por exemplo: "Pois se o acalma podemos recomendar um cigarro ao seu filho quando ele estiver nervoso?". Mas isso estragaria o clima. Uma intervenção desse tipo somente seria coerente em um clima de empatia e bom humor, mas esse não é o caso. Portanto, priorizamos acima de tudo a aliança terapêutica, o que deve nos levar a preferir:

Entrevistador: Entendo suas razões. Não vou dar um sermão, porque afinal de contas é o senhor quem deve tomar uma decisão. Vamos dar um tratamento para suas costas, mas se mais tarde pensar que vale a pena tentar parar de fumar, não hesite em marcar uma consulta.

O modelo de mudança de Prochaska

Prochaska e DiClemente (1983) criaram um modelo dinâmico (Figura 4.3) para interpretar *como* ocorrem as mudanças comportamentais no decorrer de um longo período de tempo. A seguir, são apresentadas algumas das afirmações e consequências do modelo:

1. Existe uma "fase pré-contemplativa", na qual o paciente rejeita a expectativa de uma mudança porque "já estou bem" ou "aceito os riscos de continuar fumando", entre outras possibilidades. O indivíduo está impermeabilizado à mudança. Podemos falar com ele durante horas e horas, mas não conseguiremos que ele sinta vontade de mudar. É preciso que aconteça alguma coisa séria, uma doença, o falecimento de um amigo, outra experiência emocional traumática, ou então devemos aplicar técnicas especiais de persuasão, para que ocorra uma fissura (a semente da dúvida) e seja possível entrar na fase contemplativa. Em geral, a fissura acontece por fatos que impactam em nível emocional. Cumpre-se o aforismo: *somente nos importa e nos abre para a mudança aquilo que nos emociona.*

2. As pessoas, como consequência, quase nunca mudam "da noite para o dia" (embora também existam casos assim). Experimentamos um período de reflexão e de influência, a chamada fase contemplativa, na qual aceitamos que talvez o que fazemos não seja o mais adequado para atingir as finalidades que desejamos ou buscamos. Podemos chegar a essa etapa de maneira relativamente rápida (p. ex., por meio de um programa de televisão ou de uma conversa com um amigo) ou extraordinariamente penosa. Mas, uma vez nessa posição, estaremos receptivos "a mudar", estaremos "*carregando as pilhas*" para a mudança.

3. A etapa de mudança é uma etapa em que "tudo parece estar em movimento", uma fase que irradia otimismo e pode levar a crer em uma força de vontade que na verdade não existe. Essa vontade realmente é colocada à prova na fase de manutenção. Nesse momento, o indivíduo se encontra frente a frente com o impulso de "voltar a fumar" ou "beber mesmo que seja só um copo", ao ponto de glorificar o prazer que pode obter com esses atos. Na fase de manutenção, poderíamos considerar que o indivíduo "carrega as pilhas" para permanecer na mudança comportamental ou para recair. *Carrega as pilhas para recair* se tem imagens repentinas nas quais se vê fumando, permite essas imagens e até sente prazer. *Carrega as pilhas para permanecer* se contrapõe essas imagens a outras positivas, nas quais se visualiza, por exemplo, apreciando a natureza sem fumaça.

Na Tabela 4.10, resumimos algumas perguntas adequadas para verificar em que ponto estão os nossos pacientes. A partir da perspectiva desse modelo, o profissional da saúde vê a si mesmo como um facilitador que faz o paciente criar novos hábitos e avançar da dúvida para a certeza (Cebrià J, 2003). Mas a questão é sempre:

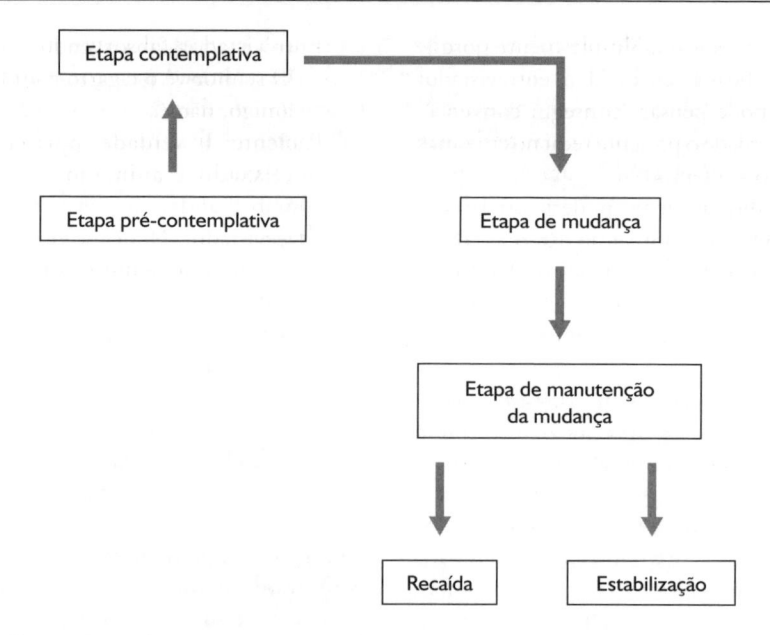

```
┌─────────────────────┐
│ Etapa contemplativa │──────────┐
└─────────────────────┘          │
           ▲                     ▼
┌───────────────────────┐   ┌──────────────────┐
│ Etapa pré-contemplativa│  │ Etapa de mudança │
└───────────────────────┘   └──────────────────┘
                                     │
                                     ▼
                            ┌──────────────────┐
                            │ Etapa de manutenção│
                            │   da mudança      │
                            └──────────────────┘
                              │            │
                              ▼            ▼
                         ┌────────┐  ┌──────────────┐
                         │ Recaída│  │ Estabilização│
                         └────────┘  └──────────────┘
```

Figura 4.3 Etapas da mudança comportamental.

o que fazer com os pacientes pré-contemplativos e com aqueles que resistem a qualquer tentativa de mudança?

Pacientes pré-contemplativos e pacientes resistentes à mudança

Já estamos em condições de estabelecer uma diferença importante entre pacientes pré-contemplativos e pacientes resistentes à mudança. Essa distinção não seria tão óbvia se considerássemos apenas o modelo de Prochaska (Figura 4.3). No entanto, se voltarmos para a Figura 4.2, a pirâmide da mudança, concordaremos em que existem dois perfis muito evidentes na clínica cotidiana: o paciente pré-contemplativo sem grandes defesas (ou em vias de formação), que aceita um conselho e tenta segui-lo dentro de suas possibilidades, e o paciente "resistente", com defesas formadas ou uma maneira inabalável de "fazer as coisas". Infelizmente, não temos um teste diagnóstico para distinguir entre os dois perfis, e é o fracasso contínuo que nos fará qualificar um paciente como "resistente". O que podemos fazer com cada um desses perfis?

Os pacientes resistentes estão no vértice do triângulo. São pessoas de diversas características.

Tabela 4.10 Perguntas para investigar a motivação

Perguntas de abertura:
– Alguma vez pensou em (fazer/deixar de fazer)...?
– Até que ponto está preocupado em continuar...?

Relação do indivíduo com o hábito:
– Pensa que isso pode prejudicá-lo?
– Até que ponto faz parte de sua vida, da sua maneira de fazer?

Profundidade da motivação:
– Estaria disposto a deixar isso?
– Outras vezes tentou ou pelo menos pensou em mudar?
– Quais são as dificuldades que prevê?

Tomada de Bosch JM, 1995. (Com autorização do autor.)

Algumas dizem que "fazem todo o possível", mas que no máximo deixaram seu hábito de maneira circunstancial. Aqui encontramos os dependentes de drogas que reincidem e, sem dúvida, aqueles que fazem parte dos programas de aditos em metadona. Outros pacientes talvez incapazes de tomar sua medicação de modo correto, simplesmente porque sua memória falha. Grandes esforços verbais por parte do entrevistador são seguidos de breves períodos de adesão aos conselhos, para mais tarde retornar aos hábitos que tentamos erradicar... Simplesmente porque esquecem suas boas intenções! Um entrevistador inexperiente pode pensar "consegui convencê-lo", mas na verdade o paciente recai nos mesmos hábitos em pouco tempo.

Esse perfil de paciente poderia ser beneficiado por técnicas de motivação externas como, por exemplo, sistemas de tutelagem, lembretes automatizados, internação em clínicas em que sejam submetidos a uma determinada disciplina medicamentosa, alimentar ou de outro tipo, etc. Quando essas técnicas operam durante longos períodos de tempo, a pressão externa pode diminuir, mas quase nunca desaparecer, como demonstra a experiência com os centros para dependentes de drogas. O fundamento ético de uma intervenção tão rigorosa reside em que é o próprio paciente quem a autoriza, ou, se não estiver em condições de decidir, seus familiares ou tutores farão isso.

Os pacientes pré-contemplativos, por sua vez, estão em plena capacidade para decidir. A princípio, eles mantêm a porta fechada para a mudança, mas apenas quando tentamos abri-la realmente percebemos com quanta força eles a seguram. Não acredite que com minúcias verbais se consegue "quase tudo". A seguir, os possíveis caminhos que se abrem:

– Preparar o paciente para que ele mesmo perceba os efeitos negativos do seu hábito:

Entrevistador (aproveitando o final de uma entrevista por outro motivo de consulta já abordado): Se me permite, gostaria de falar alguns minutos com o senhor sobre prevenção. Observo que o senhor é um grande fumante... Alguma vez pensou em parar?
Paciente: Não, não. O cigarro me relaxa, e meu trabalho é muito estressante.
Entrevistador: O senhor nunca se disse ou nunca lhe disseram: "deveria deixar o cigarro"?
Paciente: Bom, não sei... talvez. Mas o cigarro não me prejudica.
Entrevistador (absorvendo a resistência): O senhor vê o cigarro como seu grande amigo, não é?
Paciente: É verdade, pois ele me deixa relaxado e animado para continuar trabalhando.
Entrevistador: Nunca se viu em uma situação em que se disse: "Que bom seria se nunca tivesse fumado"?
Paciente: Não, acho que não... Bom, há alguns meses quis jogar uma partida de futebol e tive de parar depois de 15 minutos. Não aguentava mais. Mas deve ser falta de treino.
Entrevistador (absorvendo e redirecionando a resistência): Seria uma grande ideia praticar algum esporte... De qual o senhor gosta?

De repente, o entrevistador percebe que não vai conseguir muito em relação ao cigarro, mas, se conseguir que o paciente pratique um esporte, talvez no futuro ele planeje de modo espontâneo parar de fumar.

– Estratégia paulatina + conselho inoculado:

Examinemos esta entrevista:

Entrevistador: Não quero lhe dar um sermão, mas se o senhor parasse de fumar acredite quando eu digo que viveria mais e melhor.
Paciente: Já me disseram isso outras vezes, mas eu não sou fácil.
Entrevistador (absorvendo a resistência): O curioso desse caso é que o senhor parece achar que é um jogo de ganhar e perder. E justamente quando o senhor acha que ganhou, e continua fumando, é quando, na verdade, está perdendo a saúde.
Paciente (encolhe os ombros com uma expressão de desgosto.)
Entrevistador: Mas vamos falar de outro assunto, a questão do seu diabetes, etc.

Nesse caso, o entrevistador é consciente de que não pode esticar a corda a ponto de arrebentá-la. É preferível passar pequenas mensagens que obriguem a reprocessar, como no exemplo citado, na forma de conselho inoculado. Os **conselhos inoculados** não são objeto formal de discussão. São dados ao paciente para que atuem em um plano semiconsciente. Idealmente, devem fazer referência a outro plano da realidade. Por exemplo, no mesmo diálogo anterior:

> Paciente: Eu acho que fumei a minha vida inteira e é assim também que vou acabar.
> Entrevistador (como para si mesmo, mas lançando um **conselho inoculado**): Que coisa... e é tão bonito ver as crianças crescerem! (E mudando de assunto rapidamente.). Passe, por favor, para a maca, vou medir sua pressão.

Nesse exemplo, a ideia inoculada dirá ao paciente: você vai ver seus filhos crescer ou o cigarro vai matá-lo antes?

– Confrontação + pedido:

A porta está fechada para a mudança, mas o entrevistador aplica uma força considerável e... consegue abri-la! Essa estratégia está baseada em uma relação que deve ser não apenas boa, mas *excelente*. Sobre essa base de amizade, o terapeuta realiza uma confrontação muito direta, que segue um plano de ação que não negocia, senão que faz um pedido (embora com *gentileza)*. Por exemplo:

> Entrevistador: Sr. Vicente, chegou o momento em que já não podemos continuar assim. O cigarro está literalmente destruindo seus pulmões. Se continuarmos por esse caminho, em menos de cinco anos já estou vendo o senhor com o cilindro de oxigênio em casa. É o momento de deixar de maneira definitiva e radical o cigarro. Estamos próximos de alguma data que seja significativa para o senhor?
> Paciente: No dia 10 de abril é meu aniversário.
> Entrevistador: Muito bem, então podemos marcar essa data para deixar radicalmente de fumar. O que o senhor acha?
> Paciente: Não, não, se o senhor diz que devo parar, e diz isso tão a sério, vou parar amanhã mesmo. Aqui, pode pegar esse maço e jogar fora. É isso, já está decidido, não fumo mais nenhum cigarro.
> Entrevistador: Assim é que se fala, fico muito feliz com a sua decisão. Pense uma coisa, o que acaba de fazer é um passo incrível para manter sua saúde. Por mais comprimidos que tomasse, jamais poderia fazer nada melhor do que acabou de fazer. Estou muito contente.

Esse tipo de estratégia pode parecer paternalista ou autoritária, mas o caso é que *funciona*, e funciona com pacientes teimosos. Sendo assim, será que não estamos eticamente obrigados a experimentá-la, mesmo que desagrade esteticamente? Há quem argumente que as apelações ao medo podem ativar mais a fuga que o enfrentamento. Ordoñana (2000) realiza uma ampla revisão desse tema, diferenciando entre respostas de *controle do perigo* (dirigir com mais prudência) e *de controle do medo* (não escutar os anúncios de televisão que lembram a possibilidade de acidente se dirijo em alta velocidade). Como é, para mim, enfrentar o perigo? Sou capaz de dirigir com mais prudência? Se com isso renuncio a essa adrenalina tão reconfortante, não é vantagem, portanto é melhor controlar as fontes que tentam me contagiar com o medo (inclusive trocando de canal de televisão). Entretanto, o paciente costuma responder de modo positivo em um clima relacional presidido pela cordialidade e pelo apoio empático. A razão é simples: o profissional é a ponte para que o medo possa ser direcionado para uma conduta racional. Predomina a motivação de evitar o perigo por sobre o simples "roque", e o profissional atua como facilitador. Advertência: a técnica de "confrontação mais pedido" deve ser utilizada quando verdadeiramente esteja justificada. Caso contrário, cairíamos em um estilo histriônico cujo único fruto seriam *fogos-fátuos*. Os pacientes acabam conhecendo nosso estilo e, como se não bastasse, *ajustam-se* a ele.

Confrontar ou motivar? A técnica da ancoragem indireta
Leia estes dois diálogos:

Estilo confrontativo
>Paciente: Eu não sou alcoólatra. Sou capaz de controlar o que bebo.
>Entrevistador: O senhor é um alcolista, e quanto mais demorar em admitir isso, mais demorará em tomar medidas para solucionar o problema, e mais estrago sofrerão a sua saúde e as suas relações familiares.

Estilo motivacional
>Paciente: Eu não sou alcoólatra. Sou capaz de controlar o que bebo.
>Entrevistador: Tudo bem, vamos esquecer essa palavra. Estou interessado em conversar sobre as coisas que não andam bem na sua casa e sobre os sintomas digestivos e de impotência sexual mencionados pelo senhor.

Poderíamos encontrar nesse ponto defensores ferrenhos para cada uma dessas estratégias. No entanto, do nosso ponto de vista, ambas podem ser corretas... dependendo da relação assistencial que tenhamos estabelecido! Será a avaliação que façamos das resistências do paciente, do esforço pessoal que possamos lhe dedicar e do tempo disponível o que nos fará optar pela confrontação (maior investimento de energia, mas em um prazo mais curto de tempo) ou por uma abordagem motivacional (maior eficácia a médio prazo, mas requer a capacidade de atrasar a resolução da entrevista).

Seja qual for a estratégia, é importante lembrar que somos bússolas para os pacientes. Nossos comentários vão orientá-los sobre se "o que têm é grave" ou "pode esperar". Somos uma referência "externa" que indica um rumo. Por isso, insistimos em que um estilo motivacional não deveria cair no relativismo, em um "tudo é possível, só depende do senhor querer". Em algum momento da entrevista, devemos deixar clara nossa postura, por exemplo: "Deixar de beber é o melhor que pode fazer para a sua saúde". O dilema de *colocar ou não colocar um rótulo* desaparece quando fazemos uma **ancoragem diagnóstica indireta**: "Não importa se damos o nome de alcoolismo ou de outra coisa, se continuar bebendo... O senhor conhece os perigos a que se expõe? (...) Pois é disso que estou falando quando digo que faz mal beber".

O que nos torna abertos ou fechados para a mudança?
Os trabalhos experimentais sobre motivação enfatizam três conceitos: autoestima, *locus* de controle e percepção de eficácia.

A autoestima *é a bateria da vontade*. Quando você receber uma crítica áspera, ficará "desanimado" e sem forças. Se essa sensação permanecer e todo mundo, por exemplo, se empenha em dizer que você é o pior profissional da equipe, você acabará desmotivado e sem entusiasmo. O entusiasmo e a capacidade de ficarmos entusiasmados não se sustentam sem autoestima. A autoestima é o *referencial simbólico* que nos situa em nosso mundo e nos faz acreditar que somos importantes para alguém ou para alguma coisa. Sem autoestima não vale a pena viver, porque a boa vida *está fundamentada na dignidade* (consequência última da autoestima). Ou acreditamos que temos todos os direitos de um ser humano, bem situados em nosso papel social, ou nos sentimos infelizes, rejeitados e inúteis (sem que isso, naturalmente, deva ser uma verdade objetiva).

O *locus de controle* é a chave capaz de pôr a vontade em movimento. O conceito de *locus* de controle é elementar (como costuma ocorrer com palavras tão pomposas!). Falaremos de *locus* de *controle interno* quando a pessoa acredita que é capaz de transformar a realidade que está à sua volta. Falaremos de *locus de controle externo* quando a pessoa atribui os acontecimentos e sua própria vida a fatores externos imodificáveis, que a manipulam sem que ela possa evitar.

Em casos exagerados de "*locus* de controle externo", podemos ter uma autoestima notável e, no entanto, não sermos capazes de colocar a vontade em movimento, porque não pensamos que está a nosso alcance "transformar X", seja "X" o hábito de beber, nossas relações familiares ou de trabalho ou qualquer outro hábito ou outra situação a ser modificada.

Na verdade, o *locus* de controle está muito relacionado com a percepção de eficácia. Se tivemos experiências de fracasso tentando parar de fumar, é plausível que pensemos coisas do tipo:

– Não vou ser capaz.
– Não serve de nada me esforçar, porque tenho pouca força de vontade.
– Só consigo é estragar a minha vida.
– A culpa é da indústria do tabaco, que faz propaganda enganosa.

Tudo isso leva a reforçar um *locus* de controle externo. No entanto, se dizemos para nós mesmos:

– Outras vezes tive sucesso em empreendimentos mais complicados.
– Se me propuser a isso, vou ser capaz, porque todos acreditam que tenho muita força de vontade. Não posso decepcioná-los.
– O segredo é começar e depois lutar dia a dia, em vez de pensar "Eu não vou conseguir fazer isso".

Esses pensamentos reforçariam o *locus* interno. As estratégias cognitivas para transformar crenças têm, por isso, um papel. O primeiro passo para fazer alguma coisa é imaginá-la positivamente, porque o simples fato de fazer isso ativa emoções que tornam a ação incontrolável. Modificar a vontade de uma pessoa significa mudar o que ela vai imaginar! Nisso consiste o que chamávamos "carregar as pilhas" (manter ou preparar uma mudança) visualizando cenas positivas. *Na imaginação está a chave da vontade*.

Alguém disse isso com palavras muito simples: "Se você quer que náufragos construam um barco, não diga a eles o número de árvores que deverão cortar; em vez disso, explique os mundos que poderão visitar aventurando-se pelos mares". Como consequência, a chave para modificar uma conduta às vezes está em *uma nova maneira de imaginar*.

É ético influenciar os pacientes?

Vamos recapitular. Descrevemos com profundidade algumas técnicas de persuasão e, contudo, persiste uma dúvida: estamos legitimados para usar essa tecnologia? Não estamos criando um cenário em que o paciente está em clara inferioridade em relação ao profissional? Alguns profissionais pensam: "Para que vamos convencer os pacientes, por acaso eles já não são crescidinhos para decidir o que querem?". Sim, porque somos, entre outras coisas, *profissionais da persuasão e da influência*. E então surge uma dúvida ética... "Será que isso não vai contra a autonomia do paciente?". Vamos esclarecer esses conceitos.

Em primeiro lugar, não podemos ver a autonomia do paciente como algo independente de qualquer influência, como se fosse um ser abstrato que decide pelas costas de seus amigos, da família, das leituras... e, naturalmente, dos profissionais que podem prestar assessoria. Na *relação fiduciária* proposta por V. Camps (2001), ocorre um pacto de confiança que nos leva a cooperar para alcançar um fim. A visão romântica de um paciente que pega os dados que recebe e os processa como se fosse um computador para gerar "sua verdade" deve ceder espaço para uma visão mais humana: somos seres sociáveis, vivemos em uma comunidade em que *o mais normal é nos influenciarmos mutuamente*.

Isso quer dizer que temos o direito de tomar decisões pelo paciente, base do paternalismo? Também não é isso, apesar de que, excepcionalmente, vamos precisar tomar algumas decisões *pelo* paciente (p. ex., quando ele mesmo pede – e nesse caso deixa de ser paternalismo –, ou quando está impossibilitado para raciocinar) e *para* o paciente (procurando beneficiá-lo, nunca em proveito próprio). Mas, em geral, é dispensável dizer que defendemos um modelo com base no diálogo entre adultos. No entanto, esse diálogo é assimétrico. É preciso admitir que, comumente, o profissional da saúde está mais próximo do conhecimento científico da realidade. Não seria lógico que nos mostrássemos despreocupados ou ociosos diante de um paciente com muitos fatores de risco cardiovasculares que manifesta "estar pouco preocupado com o assunto". A postura de que nossos conhecimentos são relativos, discutíveis e que, resumindo, "ninguém é dono da verdade absoluta", ignora que, diferentemente de um bate-papo, nós falamos em nome da comunidade científica. Quando dizemos a um paciente que ele tem 25% de risco de sofrer um acidente cardiovascular nos próximos 10 anos, nossa previsão não pode ser comparada a uma simples "opinião", senão que, em termos estatísticos, *será verdadeira*. Se admitirmos essa diferença entre "opinião" e "fato cientificamente comprovado" (com as limitações próprias de cada momento histórico), admitiremos que, eticamente, temos o dever de transmitir essa *diferença* e esse *conhecimento* ao paciente. Ou será que o conceito de autonomia não passa de uma desculpa para economizar o esforço de persuasão? Respeitar e sermos tolerantes com a liberdade do paciente não nos autoriza a permanecer comodamente passivos.

A chave para entender e situar nosso papel é aceitar que somos *parte da liberdade do paciente*. Somos mais um elemento de influência, dos muitos que ele tem (a televisão, o farmacêutico, os amigos, a família). Nossas recomendações serão sempre isso, recomendações. Por isso, não devemos cair na ilusão de acreditar que somos poderosos a ponto de poder anular seu livre discernimento. Teremos a margem de influência que o paciente nos conceder. Em uma sociedade hiperinformada, poucos são espectadores passivos e acríticos. E os charlatões? Claro que eles existem, mas essas pessoas sabem que sua influência está direcionada para fins desonestos e, em geral, para cultivar seu interesse crematístico. Nesse sentido, manipula a vontade de seus pacientes aquele que diz meias verdades para obter um resultado (geralmente monetário) pouco ou nada justificável. Não estamos falando do profissional honesto, centrado nas crenças do paciente, atento a que ele possa expressá-las (lembra da **resposta avaliativa**, desenvolvida anteriormente?). Como também indicam Victòria Camps (2001) e Diego Gracia (1991), a ética se desenvolve sobre o plano de uma comunicação virtuosa e honesta. Apurando o conceito, falamos de persuasão virtuosa (Tabela 4.11), em uma linha semelhante à de comunicação racional de Habermas (1987). Dediquemo-nos a fundo na tarefa de influenciar eticamente e com responsabilidade: é nosso papel social, e para isso *estamos legitimados* (mais do que isso, para isso também somos pagos). Pode ser que dentro de 100 anos os médicos contemplem nossos conselhos com um sorriso de comiseração, como às vezes fazemos com nossos bisavós. Mas além dos conteúdos, também julgarão nosso empenho por entregar para toda a comunidade, sem exceção nem discriminação, o que o estado dos nossos conhecimentos pode oferecer, sem dogmatismos, *mas também sem preguiça*.

Tabela 4.11 Persuasão virtuosa

– Ambos os interlocutores tentam "entender-se", ou seja, tentam *compartilhar* uma informação para alcançar um objetivo (em geral, restabelecer, melhorar ou preservar a saúde do paciente).

– Como profissionais, transmitimos a informação de que possuímos conhecimento fidedigno e, quando não é assim, indicamos nossas dúvidas ou as da comunidade científica.

– Da mesma forma, evitamos transmitir uma segurança que de fato não temos sobre um diagnóstico ou um processo terapêutico.

– Esforçamo-nos para adaptar um conhecimento científico à realidade do paciente.

– O esforço para persuadir sempre é feito *para* o paciente, não para demonstrar de maneira narcisista o quanto somos bons nisso.

– Sempre evitar tentar gerar no paciente uma conduta que não seja destinada ao seu bem-estar (ou que, inclusive, possa prejudicá-lo), para conseguir algum benefício econômico ou de prestígio pessoal.

Resumo

Entrevista semiestruturada para a parte resolutiva:
- Informar sobre a natureza do problema. Enunciação.
  - *Enunciação simples:* "O senhor tem"...
  - *Enunciação múltipla:* "Encontrei no senhor vários problemas"...
  - *Enunciação parcimoniosa:* "Você está com um problema que devemos ir estudando"
  - *Enunciação autoritária:* "Gostemos ou não, o senhor está..."

- Propor um plano de ação em um clima de diálogo.
  - *Delimitar o conhecimento preliminar:* "O senhor está com a pressão alta. O que sabe sobre isso?".
  - *Exemplificar:* "Seus brônquios estão como chaminés cheias de fuligem".
  - *Racionalidade da medida terapêutica:* "Esses comprimidos fazem com que o sangue fique menos espesso".
  - Instruções por escrito.

- Explicar o tratamento e a evolução prevista.
  - "Vou receitar ao senhor XXX. Já tomou isso alguma vez?"
  - De forma rotineira: "O senhor é alérgico a..."
  - "O mais provável é que comece a sentir melhora em..."

- Comprovar a compreensão e/ou consentimento do paciente:
  - "Poderia repetir como vai tomar esses comprimidos?"

- Tomar precauções e concluir a entrevista:
  - "Não hesite em voltar aqui (ou entrar em contato comigo) se...."

Más notícias:
- Cuidar do ambiente.
- Dar prioridade a investigar o que sabe e o que deseja saber o paciente.
- Notificação neutra, valorizada, contraditória e compensada.
- Acomodação.

Erros na emissão de informação
- Não informar sobre a orientação diagnóstica.
- Ignorar o fato de a conquista de um cumprimento terapêutico adequado ser um processo que ocorre com sucessivas visitas, e não um trabalho de um dia só.
- Não saber trabalhar em equipe com os enfermeiros ou o farmacêutico comunitário. Não delegar tarefas educativas.
- Uso de termos muito cultos ou médicos (jargão).
- Acompanhamento precário ou inadequado.
- Informação não adaptada às necessidades do paciente.
- Dizer o que outro profissional fará ou deveria fazer.
- Valorizações indevidas.
- Falar de hipóteses.
- Falsas esperanças.
- Dar "um bola fora" e sair correndo.
- Anjo da verdade.
- Notificação contraditória.

Modelo de influência interpessoal

Modalidade ⇒	Conselho	Persuasão	Negociação	Pedido
A influência é inaparente ⇒	Consolo inoculado	Persuasão motivacional	Negociação por deslizamento	Pedido: – Cordial – Sugerido – Modelagem de comportamento
A influência é explícita ⇒	Conselho explícito	Persuasão confrontativa	Negociação posicionada	Pedido explícito
Direção da influência ⇒	Unidirecional	Bidirecional	Bidirecional	Unidirecional
Graus de liberdade ⇒	Resolução eletiva	Resolução eletiva	Resolução forçada	Resolução forçada

Referências

Bonet A, Navarro J. Efectividad de la relación médico-paciente. In: Merino J, Gil VF, Orozco D, Quirce F. Medpac. Curso de Relación médico-paciente. Madrid: Ergón, 2003.

Borrell F. Manual de Entrevista Clínica. Barcelona: Doyma, 1989.

Borrell F. El modelo biopsicosocial en evolución. Med Clín (Barna) 2002; 119(5): 175-179.

Borrell-Carrió F, Manuel Lázaro A, del Río Fernández J, Santiago Bautista JM, Colas Taugí MI, Trullols Farreny E. CENTEREMETER: cálculo automático de la ocupación verbal del médico en la entrevista clínica mediante un aparato electrónico de bajo coste. Barcelona: semFYC, 2003.

Borrell F, Prados JA. Comunicar malas noticias. Estrategias sencillas para situaciones complejas. Barcelona: Doyma, 1995.

Bosch JM, Cebrià J, Massons J, Casals R, Borrell F. Curso de Técnicas Motivacionales en Entrevista Clínica. Barcelona: Fundación Avedis Donabedian, 1995.

Buckman R. How to break bad news. A Guide for Health Care Professionals. Baltimore: John Hopkins, 1992.

Camps V. Una vida de calidad. Barcelona: Ares y Mares, 2001.

Cebrià J, Borrell F. La entrevista motivacional. In: Merino J, Gil V, Orozco D, Quirce F. Medpac. Curso de relación médico-paciente. Madrid: Universidad Miguel Hernández. Ergón, 2003.

Gracia D. Procedimientos de decisión en ética clínica. Madrid: Eudema, 1991.

Habermas J. Teoría de la acción comunicativa. Buenos Aires: Taurus, 1987.

James W. Lecciones de pragmatismo. Madrid: Santillana, 1997.

Jovell A. El Proyecto del paciente del futuro. Proyecto Internacional. Investigación basada en entrevistas en grupos en España. Julio 2001. Seminário: El paciente español del futuro. La democratización pendiente. Lanzarote, 5 de outubro de 2002.

Martín Zurro A, Cano F. Atención Primaria. Conceptos, organización y práctica clínica. Madrid: Harcourt-Brace, 1994.

Miller WR, Rollnick S. La Entrevista Motivacional. Preparar para el cambio de conductas adictivas. Barcelona: Paidós, 1999.

Miller W, Rollnick S. Motivational interviewing: Preparing people for change. 2ª ed. Nova York: Guildford Press, 2002.

Ordoñana JR. El uso del miedo en los mensajes de salud. Gac. Sanitaria 2000; 14(Supl): 45-59.

Pendleton D, Hasler J. Doctor-Patient Communication. Londres: Academic Press Inc., 1983.

Popper K. Conjeturas y refutaciones. El desarrollo del conocimiento científico. Barcelona: Paidós Básica, 1972.

Prados JA, Quesada F. Guía práctica sobre cómo dar malas noticias. FMC 1998; 5(4): 238.

Prochaska J, DiClemente C. Stages and processes of self-change of smoking: toward and integrative model of change. J Counset and Clin Psychol 1983; 51: 390-395.

Sackett DL, Haynes RB, Fuyatt GH, Tungwell P. Epidemiología clínica. Ciencia básica para la medicina clínica. (2ª ed.) Madrid: Médica Panamericana, 1994.

Sackett DL, Snow JC. The magnitude of compliance and non compliance. In: Haynes et al., eds. Compliance in health care. Baltimore: Johns Hopkins University Press, 1979; 11-23.

Schaub AF, Steiner A, Vetter W. Compliance to treatment. Clin Exp Hypertens 1993; 15: 1.121-1.130.

Schon DA. Educating the reflective practitioner. San Francisco: Jossey-Bass, 1987.

van den Brink-Muïnen, Verhaak PFM, Bensing JM, et al. The Eurocommunication Study, Utrecht: Nivel, 1999.

Vallbona C. El control comunitario de la Hipertensión Arterial. Comunicación realizada en la Academia de Ciencias Médicas de Catalunya i Balears. Barcelona, 1982.

Wagensberg J. Si la naturaleza es la respuesta, ¿cuál era la pregunta? Metatemas. Barcelona: Tusquets Editores, 2002.

Capítulo 5

O PACIENTE OPINA

> ### IDEIAS-CHAVE
>
> - O que marca autênticas diferenças entre os profissionais da saúde não é tanto o uso do poder, mas o seu comprometimento com o sofrimento do paciente. Discutir, corrigir, persuadir, negociar... tudo se justifica quando é feito *para* o paciente.
> - É impossível persuadir se o clima da relação for antagônico.
> - Pensar que um bom entrevistador nunca vai precisar negociar ou impor nada é uma visão romântica e perigosa que deixará nas mãos do *improviso* as situações mais difíceis.
> - O paciente tem direito a discordar de nosso critério, e nem por isso a relação de confiança irá deteriorar.
> - Antes de justificar e impor nosso critério, permita que o paciente se explique... ou seja, *avalie as crenças* ou opiniões do paciente.
> - Saber até onde podemos dizer "sim" e quando temos o dever de dizer "não" nos leva a ser mais assertivos e, consequentemente, mais abertos ao diálogo.
> - Não existe atitude de negociação se não estivermos dispostos a ceder. Aquele que quer apenas convencer, *custe o que custar*, não está negociando e, possivelmente, nem sequer dialoga.
> - Transformação oculta: o paciente nega, mas no fundo conseguimos convencê-lo. Vice-versa: simula concordar.
> - Nível da negociação: baixo quando a pessoa não demonstra excessivo interesse em alcançar seu objetivo; alto quando expressa uma necessidade absoluta de alcançar o que se propõe.
> - Quase nunca queremos negociar. Por isso, quando o profissional é forçado a fazê-lo, quase sempre deve vencer um primeiro impulso emocional de irritação ou preguiça.
> - Quando cedemos, que pelo menos seja para fortalecer a *aliança terapêutica*.
> - Sempre devemos formar nossa própria ideia sobre o que está acontecendo com o paciente.
> - Nada pior para um profissional da saúde do que cair na **síndrome de inspetor**.
> - Quase sempre os acordos feitos a partir de um diálogo honesto são melhores do que as propostas iniciais que havíamos imaginado.
> - Uma relação de confiança sempre vale mais do que o preço de ceder a um exame complementar.
> - Quase nunca é adequado ceder sobre o significado de determinados sintomas, mas quase sempre é possível individualizar os tratamentos de acordo com as preferências do paciente.

Habilidades básicas na persuasão e na negociação

O clínico que conversa com seus pacientes oferece o melhor de sua amizade. Wagensberg acredita que conversar "é o melhor treinamento que pode ter o ser humano para navegar pela incerteza", e ainda que "uma boa lição é uma boa conversa" (Wagensberg, 2002). Nós, os clínicos, somos especialistas em incerteza. Pretendemos saber alguma coisa desse ser humano que nos entrega sua intimidade... Mas será que isso não é pretender muito? Será que muitas vezes não estamos nos movendo no limite de uma pantomima, de um teatro no qual temos o papel de *sabe-tudo*, de ilustres intérpretes da realidade? Não podemos aceitar esse papel sem uma pontinha de rebeldia, sem de vez em quando fazer com que a sociedade se lembre de que não temos poderes taumatúrgicos (que faz milagres). Por isso, comunica com inteligência o profissional que vai do conselho à sugestão, do imperativo à opinião. Esse profissional com diferentes tons é apreciado porque mostra onde existe a certeza e onde ela acaba, até onde vai a ciência e onde começa a fé, *ou a boa fé*. Às vezes, o paciente procura justamente isso: não tanto ciência, mas um pouco de *sabedoria*. Sabedoria, uma forma de saber depurada pela *bondade*. Uma forma de exercer o poder de especialista, com o *compromisso de não causar mal ao paciente* ou, no mínimo, de tentar minimizá-lo. Colocar o conhecimento a serviço do paciente.

A negociação compartilha com a persuasão a característica do diálogo, mas se diferencia dela porque uma das partes (o paciente, o médico, ou ambos) *deseja claramente* conseguir algo. Não deixamos na mão do paciente a decisão de aceitar ou não um determinado compromisso, como no caso da persuasão. Também não "ordenamos", simplesmente, alguma coisa, porque sabemos que essa ordem não seria eficaz. Observe o seguinte exemplo:

> Enfermeira (**ordem gentil**): Vai fazer o curativo na ferida da seguinte forma: primeiro vai lavar com água e sabão e logo em seguida...
>
> Paciente (expressa dúvidas): Não sei, o sabão vai me dar muita coceira.
>
> Enfermeira (***resposta justificativa***, sem vontade de que exista **bidirecionalidade**): Não sabe que o que coça sara? E depois de lavar vai aplicar iodo. Tem de fazer assim...
>
> Paciente (adota uma posição e impõe uma ***negociação***): Não seria melhor que o médico me visse?
>
> Enfermeira (***cedência condicionada***): Claro que sim, quando for necessário. Nesse caso, estamos trabalhando em conjunto, e ele vai examinar sua ferida na semana que vem. Enquanto isso, estou encarregada de controlar essa pequena infecção.

O que para muitos seria **persuasão**, na verdade foi **negociação**. A enfermeira não tinha previsto que o médico fizesse um controle da ferida. Também não queria ceder automaticamente, uma vez que interpretava isso como admitir certa *desvalorização* de seu papel profissional. Se perguntássemos aos protagonistas do diálogo, provavelmente não seriam conscientes do que aconteceu, mas a partir do modelo de influência (lembre-se da Tabela 4.8) fica claro que estamos diante de uma negociação.

Em geral, damos mais conselhos e ordens do que persuadimos ou negociamos. Contudo, os diálogos mais difíceis são os dois últimos e, em particular, aqueles em que negociamos. Pouco se fala de negociação nos manuais de entrevista. Pode parecer que um bom entrevistador não precise negociar porque sabe persuadir. Também pode parecer que negociar e, principalmente, impor é algo que indica o fracasso de uma boa relação. Essa é uma visão romântica e perigosa, que deixa *nas mãos do improviso* as situações mais complicadas.

O profissional não decide quando negociar. Na maioria das vezes, *é o paciente* quem força isso. Por exemplo:

> E: Você vai tomar esses comprimidos a cada seis horas e...
>
> P (duvidando): Não sei, não sei...

E (***impondo***): Sim, sim, vai tomar os comprimidos, porque do contrário a ferida pode piorar muito.

O final de muitas divergências é a *imposição*... Mas a imposição também é uma forma de negociar. A primeira e mais importante mensagem deste capítulo é: "*antes de justificar* e impor nosso critério, permita ao paciente que se explique... ou seja, *avalie as crenças* ou opiniões do paciente". É o que chamamos de **resposta avaliativa** (ver "O que o faz pensar isso?"), porta imprescindível para persuadir e negociar.

Portanto, esta seria a ***entrevista semiestruturada*** para a parte resolutiva:

– Detectar resistências.
– Resposta avaliativa e exploração de crenças.
– Persuadir ou negociar, conforme o caso.
– Combinar um plano.
– Tomar precauções.
– Finalizar a entrevista.

É conveniente fazer uma primeira aproximação a essas habilidades como um todo antes de concentrar nossa atenção na negociação.

Quando o paciente não concorda

A parte resolutiva da entrevista começa quase sempre com a enunciação ou proposta de um diagnóstico (ou com a caracterização do problema) e com um plano de ação. Vejamos o que ocorre quando o paciente manifesta dúvidas, por exemplo:

> Pediatra (após pesar e examinar o bebê): O menino está crescendo muito bem. Seria adequado manter o aleitamento materno por mais alguns meses.
> Mãe (insegura): Não sei, não acho...

Nesse ponto, o profissional pode continuar como se nada estivesse acontecendo, enfatizar seus argumentos (o que chamamos de **resposta justificativa**, pouco efetiva) ou ainda parar e *avaliar* as dúvidas da mãe (**resposta avaliativa**, que somente está ao alcance de profissionais com certa habilidade em comunicação). Contudo, a atitude necessária para dar uma resposta avaliativa é estar aberto às sugestões do paciente, estar disposto a se aproximar de seus desejos e, inclusive, a ceder. Vejamos como continua o diálogo:

> Pediatra (***resposta avaliativa***): Não acha isso muito viável, não é?
> Mãe (a mãe ***se posiciona***): Mês que vem eu volto a trabalhar. Preferiria parar de amamentar para poder fazer uma adaptação à mamadeira nessas últimas semanas.
> Pediatra (***legitima a opinião*** contrária para abrir um espaço para a negociação ou persuasão): É natural que esteja impaciente para começar com a mamadeira. Mas talvez não seja uma questão de tudo ou nada, não acha?
> Mãe: Vou contratar uma senhora para cuidar dele durante as manhãs, me diga o que posso fazer.

Nesse ponto, é preciso *medir* bem, por um lado, o que é *a confiança* do paciente e, por outro, quais são *os nossos objetivos* (***equilíbrio confiança-finalidades***). Para não forçar a situação além do que é razoável, o pediatra opta por dizer:

> Pediatra (***empatia***): Compreendo sua situação. (***Legitima***) É lógico que você vai achar mais prático o desmame. (***Negocia***) Não seria possível manter o aleitamento às tardes pelo menos durante algumas semanas?
> Mãe: Acho muito complicado. Não sabe a vida estressada que eu tenho.

A intervenção do pediatra foi negociadora, equivalente a: "Não precisa ser tudo ou nada, por que não experimentar uma atitude intermediária?". Mas a resposta da mãe é outra vez muito clara e *por isso ele decide ceder*. Contudo, mesmo cedendo, existe um detalhe de máxima importância. Se, por exemplo, ele disser em um tom cordial: "Então, não se fala mais nisso. Vou aconselhar a senhora sobre como mudar para o aleitamento artificial, etc.", será muito diferente de dizer, em um tom contrariado: "Bom, você é quem sabe. Vou aconselhar a senhora...". A postura mais inteligente, uma vez que cedemos, é fazer isso *ganhando em aliança terapêutica*, e não como se *tivéssemos perdido* a investida ou como se estivéssemos irritados ou esperássemos que mais adiante o paciente fosse devolver o favor que agora fazemos a ele.

Conceitos iniciais relativos à participação da pessoa que procura uma consulta

No fragmento analisado, observe que:

– O objetivo não é "transmitir nossa verdade", mas procurar de forma conjunta, adulta e responsável, o melhor plano de ação. Todos devemos ganhar, tanto o paciente quanto o profissional.
– O ponto crucial da participação do paciente é que o clínico entenda que ele tem todo o direito de fazer isso. Para tanto, é preciso **legitimar** suas opiniões, principalmente as divergentes: "Tem todo o direito de não concordar comigo" (ver Figura 5.1).
– *Permitir a divergência* não significa que devemos agir de maneira contrária aos nossos princípios éticos. Mais precisamente, somos mais tolerantes e escutamos com mais calma quando sabemos claramente *o que devemos nos recusar a fazer*: licenças médicas injustificadas, diagnósticos incertos, etc. Mas também devemos colocar na balança quanto vale a confiança do paciente. Por exemplo: o paciente solicita um exame que não está indicado, mas notamos que se não concordarmos iremos perder o paciente... Qual é o preço desse exame complementar se comparado ao rompimento da aliança terapêutica? Quando há uma quebra de confiança, o paciente está sujeito a peregrinar por diferentes serviços de urgência e, no final disso, a conta para a saúde pública será inclusive superior ao exame que tentávamos evitar. Nada pior para um profissional da saúde do que encarnar o papel de inspetor (o que chamamos de **síndrome de inspetor**), pois corre o risco de cometer grandes erros.
– Quase sempre os acordos feitos a partir de um diálogo honesto são melhores do que as propostas iniciais que havíamos imaginado antes de resolver a entrevista. Isso supõe assumir a atitude de estar dispostos a repensar o plano que havíamos nos proposto acreditando que o paciente tem alguma coisa interessante para acrescentar, e não escutar simplesmente para deixá-lo *conforme*.
– Temos todo o direito (e também o dever) de tentar convencer aqueles que nos consultam. Mas não podemos esquecer que muitas negociações se ganham simplesmente dando uma margem de decisão ao paciente, por exemplo: "De qualquer maneira, se esse plano não o convence, prefiro que me diga isso, e não agir contra a sua vontade, entende? Afinal de contas, o paciente é o senhor".

Interagir com as crenças e emoções do paciente

Vamos imaginar que por meio da **resposta avaliativa** e das técnicas de apoio narrativo conhecemos as emoções e as crenças de um indivíduo. Como interagir com elas?

Digamos, em primeiro lugar, que tentaremos transformar somente aquelas ideias do paciente que possam interferir no nosso plano terapêutico ou impliquem perigo para sua saúde. Seria o caso, por exemplo, de um paciente que confessa estar visitando um curandeiro para fazer um tratamento de aromaterapia e de imposição de mãos. Não vamos opinar sobre isso, *a não ser que seja necessário*. Seguiremos a norma de **evitar divergências gratuitas** que possam estragar o clima da relação.

Outras vezes, estamos na situação contrária: o paciente é quem evita *assumir uma postura* a respeito de uma proposta, como se tentasse não se comprometer. As conversas com os adolescentes são clássicas: vale mais *quem* fala e *como* fala com eles do que o conteúdo em si. Outra possibilidade é que sejam pacientes muito reservados, nos quais a indiferença pode ser confundida com ceticismo. Também pode ser que o paciente não se atreva a opinar ou simplesmente que algo coisa esteja

Entrevista clínica

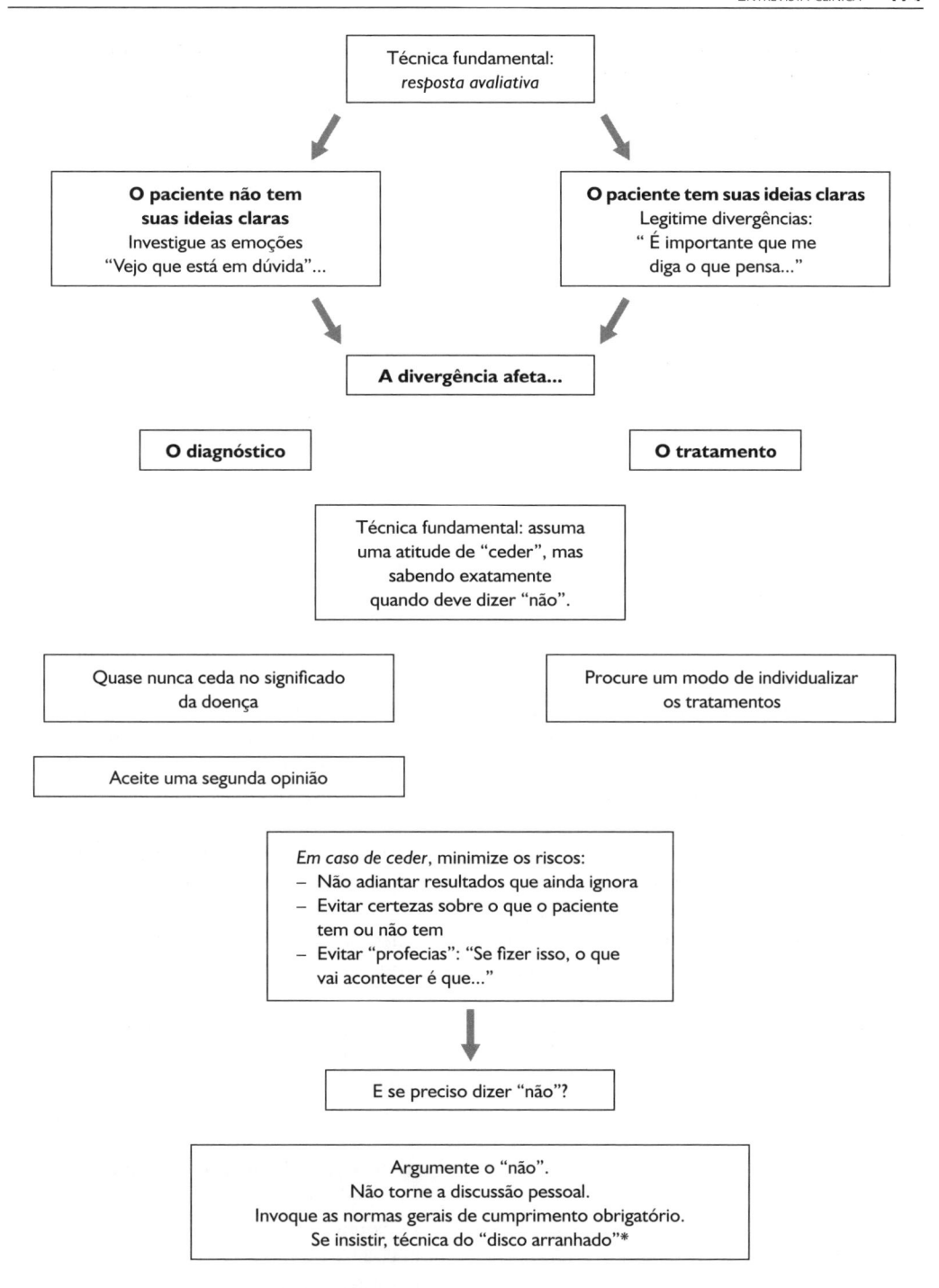

```
                    Técnica fundamental:
                    resposta avaliativa
                   ↙              ↘
  O paciente não tem              O paciente tem suas ideias claras
  suas ideias claras               Legitime divergências:
  Investigue as emoções            " É importante que me
  "Vejo que está em dúvida"...     diga o que pensa..."
                   ↘              ↙
                    A divergência afeta...

    O diagnóstico                          O tratamento

              Técnica fundamental: assuma
              uma atitude de "ceder", mas
                   sabendo exatamente
               quando deve dizer "não".

  Quase nunca ceda no significado       Procure um modo de individualizar
          da doença                            os tratamentos

  Aceite uma segunda opinião

              Em caso de ceder, minimize os riscos:
              – Não adiantar resultados que ainda ignora
              – Evitar certezas sobre o que o paciente
                tem ou não tem
              – Evitar "profecias": "Se fizer isso, o que
                vai acontecer é que..."
                              ↓
                  E se preciso dizer "não"?

                        Argumente o "não".
                   Não torne a discussão pessoal.
         Invoque as normas gerais de cumprimento obrigatório.
            Se insistir, técnica do "disco arranhado"*
```

Figura 5.1 O paciente expressa dúvidas quanto ao nosso plano.

* N. de R. T.: Refere-se ao fato de o profissional ter de repetir a informação várias vezes de maneira enfática, o que será mais abordado nas próximas páginas.

fervendo em sua cabeça, mas ele não saiba defini-la. Se depois de dizer "não vejo o senhor muito convencido", ainda não obtém uma resposta plausível, evite uma *atitude detetivesca* e prossiga como se ele estivesse de acordo.

É impossível convencer alguém se o clima da relação é antagônico. Nesse caso, podemos impor ou ceder, mas *quase nunca* transformar ideias ou crenças. Dando como certo esse clima de cooperação, veremos a seguir três diferentes níveis de interação com as crenças errôneas dos nossos pacientes:

- ***Contraposição***: "Está confundindo, essa pomada não apenas não cura os fungos, como também os favorece". A contraposição é a técnica que usam os profissionais sem uma formação especial em entrevista clínica e pode ser adequada para muitas situações.
- ***Transformação***: também contrapõe uma outra ideia à crença do paciente, mas faz isso aproveitando alguma ideia *própria* dele. No Capítulo 4, indicamos como exemplo: "A senhora pensa que é uma escrava da insulina, mas será uma escrava do diabetes justamente se não usar a insulina". A fórmula geral para produzir esse tipo de mensagem seria: "se realmente quiser... o que deveria fazer é... assim como você mesmo já desconfiava".
- ***Exploração de consequências***: não tentamos convencer o paciente, o que fazemos é provocar um diálogo no qual exploramos para onde nos levam (*o levam*) as crenças que ele defende. A fórmula geral seria: "Se isso fosse assim... no final o que ocorreria é que...", mas em um contexto de diálogo, no qual o próprio paciente encontra as respostas.

A seguir, alguns exemplos:

- O paciente afirma que quer injeções porque "o remédio age mais rápido quando entra diretamente no sangue".
  Contraposição: "Está enganado, no seu caso não há razão para desejar uma ação tão rápida".
  Transformação de ideias: "Esses comprimidos que estou indicando também agem muito rápido. Veja, por exemplo, os comprimidos que as pessoas que sofrem um ataque do coração colocam embaixo da língua: são absorvidos mais rápido do que uma injeção. Se isso é o que quer, esses comprimidos são perfeitos".
  Exploração de consequências: "Sempre vai querer uma ação rápida?... A ação rápida de um medicamento também vai ser rápida em seus efeitos colaterais, como uma reação alérgica. Estaria disposto a suportar uma reação alérgica mais forte do que o normal para ganhar em tempo?"
- O paciente afirma que os únicos remédios bons para ele são as ervas, porque são produtos naturais.
  Contraposição: "Esse medicamento que estou receitando vai ser melhor do que as ervas para o seu caso".
  Transformação de ideias: "A maior parte dos medicamentos é proveniente de plantas ou de substâncias naturais. A única coisa que muda é que em vez de medir em pitadas, medimos em miligramas, e as substâncias são mais puras e com controle de qualidade".
  Exploração de consequências: "O senhor quer evitar ingerir produtos químicos em toda e qualquer circunstância? Percebe que, nesse caso, deveria deixar de comer muitos dos alimentos cotidianos?"

Uma pergunta que surge muitas vezes é: quando devemos utilizar o medo? O seguinte exemplo oferece a oportunidade de estudar esse caso.

Usar o medo. Exemplo prático
O exemplo anterior trata de um paciente que sofre de retorragias e em quem detectamos um pólipo. Havíamos recomendado, sem sucesso, uma exérese do pólipo.

O uso do medo tem uma limitação: se o paciente não visualizar um comportamento concreto para mudar e um benefício associado,

Uma exploração necessária
Abreviações: P: paciente; E: entrevistadora.

TAREFA	DIÁLOGO
	E: Outro dia expliquei ao senhor a necessidade de realizar uma colonoscopia. O senhor parecia muito resistente... Teve tempo de pensar sobre essa decisão?
A postura do paciente é negativa	P: Sim, e continuo pensando que é melhor não fazer o exame.
Legitima a postura do paciente	E: Respeito sua opinião, mas gostaria de saber os seus motivos. P: É um exame muito doloroso. Tenho um amigo que fez e continua tendo dores.
Empatiza	E: A verdade é que entendo o senhor, realmente não é agradável...
Transformação de ideias	E: ...mas tenho medo de que será ainda pior se o senhor não fizer o exame, porque cedo ou tarde poderemos ser obrigados a fazer alguma coisa, que poderia ser até pior. P: Pior?
Utilizando o medo para depois confrontá-lo com a perspectiva de benefício	E: Sim, eu garanto ao senhor que existem muitas coisas que são piores do que a colonoscopia. Mas não vamos olhar para o lado negativo, vamos olhar para tudo o que vamos ganhar se fizermos o exame agora: primeiro, vamos poder retirar o pólipo que encontramos e que está causando sua anemia e, além disso, vamos poder analisar se é bom ou ruim. P: É isso que me deixa com medo, que seja ruim.
Nova tentativa de transformação de ideias	E: Nisso está completamente errado. O que mais deveria dar medo é não saber de nada, como agora. Porque se for ruim, vai poder operar e tomar medicamentos. P: Com o azar que costumo ter... E: O senhor acha que necessariamente tem que ser ruim... P: Com certeza vai ser ruim, comigo sempre é ruim...
Interpretando o entendimento do paciente	E: Deixe que lhe diga uma coisa: no fundo, o senhor pensa que, se esquecer o pólipo, ele vai esquecer o senhor, não é mesmo? P: Acho que sim... mais ou menos.
Nova transformação de ideias, pois usa as crenças do próprio paciente	E: Mas o caso é que, se for ruim, vai ser ruim, mexamos nele ou não. E se for bom, o senhor vai poder ficar tranquilo. P: Sim, imagino que é normal pensar isso...

> | Persuasão por identificação do tipo "como a maioria das pessoas" | E: Sem dúvida. Muitas pessoas passam por isso a cada ano e, na pior das hipóteses, o pólipo é retirado sendo necessário fazer um tratamento, mas elas já podem ficar tranquilas.
> P: Mas é que eu tenho a impressão de que fico mais tranquilo se não fizer nada.
>
> | Reinterpreta os sentimentos do paciente | E: Não acredite nisso. Antes de saber que tinha o pólipo, é possível que isso fosse verdade, mas agora só vai ficar tranquilo se fizer a colonoscopia... Ou estou enganado?
> P: Não, não, no fundo tem razão.

existirá o perigo de que desloque o medo para a fonte de onde partiu, ou seja, para a consulta e o profissional. Isso, aliás, não deveria diminuir o bom uso do medo, isto é, uma mensagem negativa confrontada com um plano de ação e com o benefício que é possível obter. Por exemplo:

> Enfermeira (*mensagem negativa* com *complemento visual*): Se não escovar os dentes, você terá cáries e ficará com a boca como a dessa fotografia. (*Plano de ação*) Mas se escovar os dentes todos os dias, pelo menos de manhã e à noite, do jeito que expliquei (*expõe benefício*), vai manter os dentes tão brancos como os dessa outra fotografia. (*Facilitando o comprometimento*) Então... o que você vai fazer?
> Enfermeira (*mensagem negativa*): Ao ganhar peso, o açúcar, a pressão e o colesterol dispararam. Tudo isso prejudica as artérias do coração e a retina. (*Plano de ação*) Contudo, se levar muito a sério o plano de exercícios que vou explicar (*expõe benefício*), pode voltar ao seu peso em questão de alguns meses. (*Facilitando o comprometimento*) Vale a pena, não acha?

O mesmo exemplo, mas executado de maneira um pouco mais dramática:

> Entrevistador (*mensagem negativa* usando ***palavras de alto conteúdo emocional***):

Sra. Gertrudes, esse último exame é contundente. Seu rim está começando a não funcionar tão bem e isso é por causa do diabetes mal controlado. (***Plano de ação***) É muito importante que leve isso a sério, e o primeiro passo é aplicar insulina à noite, como ensinamos para a senhora, e tomar os comprimidos do jeito certo. (***Exigência de comprometimento***) Para garantir, faremos controles semanais, a senhora concorda?

Esse tipo de estratégia transmite ao paciente nosso interesse em elevar o nível de comprometimento na relação assistencial. Contudo, evite um estilo histriônico, uma vez que facilmente pode cair em ***charlatanismo***. Na Tabela 5.1, resumimos as habilidades para confrontar opiniões em um clima de diálogo.

Negociação por deslizamento e negociação explícita

A ***negociação implícita ou por deslizamento*** tem grande importância em todos os âmbitos de nossa vida. É definida como aquela negociação na qual não se busca um acordo explícito, simplesmente uma das partes pede alguma coisa e deixa em mãos da outra a resolução do conflito. É caracteristicamente realizada em dois passos:

Primeiro passo. Em algum momento da entrevista, um dos protagonistas demonstra ter uma expectativa. Trata-se de uma expectativa

Tabela 5.1 Chaves para confrontar opiniões em um clima de diálogo

Nível emocional: sem vencedores nem vencidos, em um **clima empático** em que predominam as cedências, a **legitimação** e a **normalização**.

Nível técnico:
- Proposta do profissional:
  Exemplo: "Para mim, entender o que deveríamos fazer é..."
- Detectar expressões de dúvida, resposta avaliativa e identificação de crenças:
  Exemplo: "Acho que isso que eu disse não convenceu a senhora...", "Estou muito interessado em sua opinião".
- Legitimar e normalizar a divergência:
  Exemplo:
  - Legitima: "Fez muito bem em me dizer isso".
  - Normaliza: "Muitas pessoas pensam isso".
- Criar um espaço para contrapor argumentos:
  Exemplo: "Escutei o senhor com atenção; permita agora que exponha meus argumentos e, logo em seguida, se quiser, poderemos discuti-los".
- Cedência real, adiada, condicional e intencional:
  Exemplo (cedência real): "Na minha opinião, é bom fazer...". (Cedência adiada): "É uma boa ideia fazer um exame, mas primeiro deve consultar com um endocrinologista". (Cedência condicionada): "Na minha opinião, não é má ideia fazer uma tomografia se não houver melhora em algumas semanas". (Cedência intencional): "Vou levar sua sugestão em consideração".
- Trabalhar com crenças: comparação, transformação e exploração de consequências:
  Exemplos:
  - Comparação: "Hoje em dia, na verdade pensamos..."
  - Transformação: "Se realmente quer... o que deveria fazer é... assim como você mesmo suspeitava".
  - Exploração de consequências: "Se isso fosse assim... no final o que iria acontecer é que...".
- Recusar/ceder/acomodar:
  Exemplo (recusar): "A emissão desse atestado médico é totalmente impossível, e não faz sentido continuar discutindo esse assunto". (Ceder): "Sim, concordo, chegou a hora de mandá-lo para um especialista". (Acomodar): "Vamos tentar fazer o que o senhor quer, mas sem machucar seu estômago".
- Acordo e fechamento:
  Exemplo: "Portanto, fica combinado que o senhor... e se mesmo assim não se sentir bem, não tenha dúvida em...".

que, no fundo, ele tem medo que não seja atendida de modo correto pela outra parte. Contudo, não insiste nela.

Segundo passo. A outra parte (muitas vezes é o profissional) não aborda essa expectativa diretamente, mas em determinado momento cede a ela ou deixa subentendido que ambos os atores chegaram a um acordo (mesmo que não tenham falado do assunto). Por exemplo:

Paciente: Minhas costas melhorariam muito com uma fisioterapia (referindo-se a ser encaminhado a um serviço de reabilitação).

Profissional (em outro momento da entrevista): Vamos recomendar ao senhor alguns exercícios de ginástica para fazer em casa e massagens. Se não melhorar, talvez eu encaminhe o senhor para um serviço de reabilitação.

As divergências ou as expectativas são insinuadas e se espera que a outra parte (em geral, aquela que detém o poder) faça uma proposta construtiva, para evitar ao máximo que a relação se desgaste.

Qualquer **negociação por deslizamento** pode se tornar explícita se uma das partes adota uma postura, isto é, manifesta com suficiente clareza o que pretende conseguir do encontro. Nesse caso, será necessário um acordo ou um desacordo. Existem duas barreiras para uma negociação proveitosa: *a)* O profissional teme que, se ceder, poderá incorrer em má prática, mas de que serve o melhor dos conselhos se não for aceito por quem deve colocá-lo em prática? *b)* O paciente, por sua vez, às vezes não sabe distinguir entre pedir e exigir: "Quero isso e acabou, e o senhor vai me dar!". Isso ocorre simplesmente por falta de bons modos? Por um lado, algumas pessoas têm a tendência de aplicar o velho aforismo: *"Por que vamos discutir se podemos brigar"*. Por outro, também pesam décadas de relação autoritária. Nesse clima, o paciente aprende que sua opinião só é levada em consideração quando exige e, consequentemente, planeja um diálogo "duro". Convidamos o leitor para que observe os inúmeros pacientes que no momento de fazer uma solicitação demonstram nervosismo e tensão. Talvez tragam algum plano na cabeça: "Se ele disser que não, vou dizer tal coisa e vou ameaçá-lo com tal outra". Essa **expectativa de enfrentamento** faz com que peçam as coisas de forma errada. Estando tensos de modo precipitado, sua tensão é recebida pela outra parte como uma ameaça. É parecido com uma **profecia de autocumprimento**: acreditam que sua solicitação não será atendida, e a própria forma de pedir favorece uma resposta negativa.

A expectativa antecipada, isto é, a previsão sobre o que vai ocorrer com as demandas que tenho preparadas, configura a estratégia que o paciente utilizará. Um conceito fundamental é o que chamamos de nível de negociação. Consiste na ênfase que aplicamos para conseguir alguma coisa. Observe como podem ser diferentes as respostas de um determinado paciente ao receber alta da licença médica:

Resposta 1 (quase suavemente): Preferiria ficar mais alguns dias de atestado médico...
Resposta 2 (bruscamente): Não me dê alta de jeito nenhum! Eu não estou bem para trabalhar...

No segundo caso, o paciente está dizendo: "Se não fizer o que eu digo, teremos uma discussão". A resposta do profissional demarca outro nível de negociação, no mínimo de mesma importância. Considere no exemplo anterior como teria sido diferente:

Propostas com o nível baixo: Eu acho que o senhor já poderia trabalhar...
Propostas com o nível alto: Tenho boas notícias para o senhor. Vejo que está perfeitamente bem para trabalhar e, por isso, vou dar sua alta.

Na segunda intervenção, o profissional diz ao paciente: "Se quiser, poderemos discutir, mas não vai servir de nada, porque minha decisão é firme". É importante que o profissional saiba de modo exato em quais situações deve dizer "não" e em quais pode fazer concessões, ajustando seu próprio *nível* para não se estender desnecessariamente. É comum o paciente iniciar uma solicitação com suavidade e elevar o *nível* à medida que encontra resistência do profissional. Nesses casos, para evitar uma escalada, é preferível dizer: "Isso está completamente proibido".

Dizer que não, dizer que sim

Infelizmente, são muitas as situações que devem ser resolvidas com um "não". Sem intenções de sermos exaustivos:
– Quando é solicitado um atestado médico com dados inexatos ou falsos.
– Quando é solicitado um medicamento antecipado pela farmácia que não é correto ou indicado para o paciente.
– Quando é solicitado um atestado médico para uma terceira pessoa que não está presente ou não fez a solicitação de forma direta.
– Quando um empresário solicita um relatório médico de um de seus empregados.
– Quando um paciente solicita uma licença médica (ou o fim dela) incorreta.
– Quando uma mãe nos procura para saber sobre o resultado do exame de HIV de seu filho maior de idade.
– Quando um marido ou uma esposa solicita um relatório psiquiátrico de seu cônjuge, com a desculpa de "ajudá-lo" ou para solicitar ajudas oficiais, sem o conhecimento e a presença da pessoa interessada.
– Quando qualquer familiar solicita o resultado de um exame sem a presença do paciente, exceto no caso de menores de idade.

Na página seguinte, analisaremos uma solicitação inadequada de psicotrópicos.

Essa entrevista parece terminar mal, mas, na verdade, termina bem: o profissional indica com toda clareza o uso correto que o paciente deve fazer de seus serviços e *não se deixa manipular*. Observe o esquema para resolver a entrevista:

– Em primeiro lugar, é necessário que a demanda fique clara. Às vezes, mulheres de idade avançada chegam nos consultórios do setor de emergências com solicitações de psicotrópicos que, obviamente, não são para elas, mas para um filho adicto a drogas. Não teremos a menor dúvida em recusar: "Sinto muito, mas não estamos autorizados a emitir esse tipo de receita no setor de emergências". E se ela insistir: "Veja, minha senhora, essa receita que está pedindo coin-

Abreviações: P: paciente; E: entrevistador.

TAREFA	DIÁLOGO
	E: Olá, Luiz, pode falar. P: Venho por pouca coisa. Essas duas receitas, só isso.
Delimita e esclarece a demanda do paciente	E: Muito bem... só isso? Bom, vejamos, isso é para a pressão e isso, para os nervos... Quem toma esses medicamentos? P: Minha mãe. Ela mandou que viesse porque tinham acabado. E: Sua mãe? (Consultando o histórico) O anti-hipertensivo é correto, mas esse outro medicamento eu não receitei para ela. P: Bom, na verdade é para mim. Outra vez estou tentando me livrar das drogas, e isso ajuda muito.
Mostra as próprias emoções ao paciente	E: Agradeço que tenha sido sincero comigo, Luiz, mas mesmo assim continuo não podendo receitar esse medicamento para você. P: Não entendo, isso me alivia quando estou com abstinência, para o senhor não custa nada e eu vou passar muito mal...
Argumenta a recusa e impõe condições para um hipotético plano terapêutico	E: Olha, Luiz, vamos falar seriamente. Se você vem aqui para pedir esse tipo de receita, a única coisa que consegue é que eu me transforme em mais um fornecedor de drogas, não concorda? Se o que você quer é ficar livre das drogas, já sabe que o caminho é procurar a um centro especializado, é lá que vai receber um tratamento. De qualquer maneira, se precisa mesmo tomar algum desses medicamentos, eu devo receitar sempre sob supervisão de seu pai ou de sua mãe. P (com sarcasmo): Eu já sou crescidinho, não é? E: Eu concordo. Por isso estou convencido de que você me entendeu bem. P: Ou seja, não quer me dar a receita?
Recusa argumentada	E: Não. Quero pedir que você me utilize para ajudar na sua cura, não para piorar a situação. P: Não vou embora se não fizer a receita para esse outro remédio. Preciso dele.
Segue seu próprio plano ignorando as ameaças	E (preenchendo uma receita): Em compensação, vou receitar esse medicamento para sua mãe, e é importante que se você deixar de dar para ela... P (pega a receita e diz em tom de súplica...): Não custa nada o senhor fazer a receita para mim.
Recusa não argumentada: técnica do "disco arranhado"*	E: Não vou fazer. P (um pouco violento): Para mim é um problemão e para o senhor é uma bobagem! E (impávido, nega com a cabeça) P (levanta-se irritado): Todos vocês estão podres e são uns hipócritas!

---

* N. de R. T.: Refere-se ao fato de o profissional ter de repetir a informação várias vezes de maneira enfática, o que será mais abordado nas páginas seguintes.

cide com um produto muito utilizado por pessoas que são adictas a drogas. A senhora está tentando ajudar alguém com esse tipo de problema?" Se a resposta for positiva, mostraremos a ela que essa é uma forma errada de ajudar e o que deve fazer é entrar em contato com um serviço especializado em reabilitação. De qualquer forma, o primeiro passo é esclarecer a demanda.

- O segundo passo pode ser iniciado **mostrando as próprias emoções** (*self-disclosure*) ("Agradeço que seja sincero comigo") ou, ainda, **empatia** ("Suponho que essa situação não seja cômoda para você, nem para mim"). Em seguida, recusar a solicitação com autoridade (***nível de negociação*** muito alto), por exemplo: "Sinto muito, mas não posso lhe receitar isso", e depois ***argumentar a recusa*** ("Se eu lhe receitasse esses comprimidos, iria me transformar em um fornecedor de drogas; peço que você me utilize para melhorar, e não para piorar sua saúde"). É conveniente fazer uma referência a um plano hipotético com base em um centro especializado em dependentes de drogas: ("Se você realmente quer solucionar o problema, já sabe que devo enviá-lo para o centro X, especializado em drogas").

- Se o paciente persistir em sua atitude, o terceiro passo será recusar e aplicar "***disco arranhado***". Existe certa confusão sobre o que é ou não "disco arranhado". Por exemplo, se dissermos: "Não posso fazer isso por tal e tal razão", e diante da insistência do paciente argumentarmos com mais razões ou *alterarmos nosso tom emocional*, mostrando consternação, irritação ou pressa, não estaremos fazendo uso do "disco arranhado". O paciente pensará: "Enquanto ele ficar irritado, haverá possibilidades de conseguir o que quero, porque no final ele vai cansar e ceder". No entanto, quando nos vê "monocórdios" (como repetindo uma mesma nota musical), firmes, executando uma habilidade que imediatamente reconhece como aprendida e muito "profissional", suas expectativas decaem completamente:

"É como uma rocha", pensará. Talvez fique furioso e grite antes de ir embora, mas é um mal menor que é preciso suportar. Outra coisa é que faça ameaças. Nesse caso, somos obrigados a ceder, mas então já estamos falando de um *delito*. A segurança pessoal está em primeiro lugar, nada de heroísmos. Na Tabela 5.2, resumimos as técnicas de negociação mais importantes.

Nível e campo de negociação

Já falamos do nível de negociação, mas vale a pena aprofundar um pouco mais esse assunto, uma vez que, às vezes, essa é a chave do conjunto da entrevista. Por exemplo:

Paciente: Estou aqui outra vez por causa da dor de cabeça, mas já vou avisando: não vou embora sem que o senhor peça uma ressonância.

Não devemos nos deixar impressionar por esse tipo de entrada. Nossas decisões são baseadas principalmente em critérios clínicos. Portanto, devemos realizar um ato clínico *lex artis* e decidir em consequência. Em suma, o que pretenderemos será primeiro formar uma ideia do problema do paciente e *abrir assim um ato clínico*. Para evitar um enfrentamento desnecessário, pode ser muito oportuna uma cedência intencional diretamente seguida de uma anamnese focal:

Médico (***cedência intencional***): Naturalmente vamos fazer tudo o que for preciso para chegar a um diagnóstico de sua dor de cabeça, incluindo uma ressonância, se for o caso. Vejo que hoje é a segunda vez que se queixa de dor de cabeça... (***Recondução por objetivos*** por meio de um ***menu de sugestões*** que centra a atenção do paciente nos sintomas). Desde o último dia em que nos vimos, há três meses, a dor foi semanal, diária ou algumas vezes durante o mês?

Tabela 5.2 Técnicas básicas na negociação

1. Dizer que não, dizer que sim
Conceito: o profissional sabe com clareza quais são as margens de negociação e sabe conceder ou negar sem vacilações.
Exemplo: "Conforme um acordo de toda a equipe, não fazemos receitas de antibióticos antecipadas pela farmácia".

2. Nível de negociação
Conceito: grau de comprometimento que mostramos na consecução do objetivo.
Exemplo:
- Alto: "Vou pedir um favor ao senhor e imploro: não me diga que não, porque estou apostando muito nisso".
- Baixo: "Gostaria de pedir uma radiografia, mas, é claro, só se o senhor quiser, porque afinal de contas o senhor é quem manda".

3. Campo de negociação
Conceito: assuntos sobre os quais pelo menos uma das partes deseja chegar a um acordo. Para isso, é preciso que pelo menos um dos interlocutores assuma uma postura, dizendo quais são seus interesses.
Exemplo: "Não estou interessado em seu plano de dieta, o que quero é que me receite esses novos comprimidos que queimam a gordura".

4. Acomodar as expectativas do paciente
Conceito: resposta avaliativa por meio da qual investigamos as expectativas e as crenças e após aplicamos uma cedência (real, intencional, adiada ou condicionada).
Exemplo: "O que faz o senhor pensar isso? Percebo seu interesse em fazer uma radiografia. Se mais adiante for necessária, não tenha dúvida de que vamos fazer; no momento, contudo...".

5. Duplo pacto
Conceito: oferecemos ceder em um ponto em troca de outra cedência. Pode ter um valor muito concreto ("Faço esse exame, mas em troca o senhor começa a tomar esses comprimidos") ou simbólico ("Considerarei a sua dor de barriga, mas vai refletir sobre a depressão que estou observando no senhor"). Nesse último caso, é possível que se chegue a uma situação posterior que chamamos de "ruptura do duplo pacto".
Exemplo: "Considerarei seu ponto de vista, mas o senhor também deveria considerar a possibilidade de que talvez exista um aspecto emocional em sua doença".

6. Parêntese
Conceito: adiar a resolução da demanda, seja evitando emitir um diagnóstico ou indicar uma terapia ou adiando outra medida solicitada pelo paciente.
Exemplo: "Ainda não conheço o senhor o bastante para opinar." "No momento, não vou receitar esse medicamento para o senhor, até haver estudado melhor seu problema", etc.

7. Recondução por objetivos
Conceito: desviar o campo de negociação de aspectos periféricos para questões centrais, como melhorar o estado de saúde do paciente.
Exemplo: "Não vamos discutir mais se teve ou não razão; vamos ao mais importante: pensar no que podemos fazer para que o senhor melhore logo".

8. Recusa argumentada seguida da técnica de "disco arranhado"
Conceito: em primeiro lugar, argumentamos a recusa e, depois, se o paciente ainda insistir, assumimos uma postura com um "não", sem acrescentar novos argumentos nem modificar nosso tom emocional, que deve ser constante. Em certo sentido é uma técnica final, uma vez que com isso indicamos que não nos deixaremos convencer nem mudaremos nossa postura.
Exemplo: "Não posso emitir essa receita, pois pioraríamos a situação ao invés de melhorá-la... não, não vou receitar... não, sinto muito... não... não...".

9. Transferência de responsabilidade
Conceito: encaminha a solicitação do paciente a outros profissionais ou outras pessoas responsáveis.
Exemplo: "Sinto muito, não temos permissão para fazer isso"; ou ainda: "Com relação ao tratamento para sua queimação de estômago, encaminhei o senhor ao gastrenterologista e preferiria não interferir no que ele lhe indicou".

10. Proposta de nova relação
Conceito: indica uma condição necessária para prosseguir com o contrato terapêutico.
Exemplo: "Sem a sua confiança, não posso continuar sendo seu médico/enfermeiro".

11. Tomada de precauções
Conceito: o entrevistador adverte o paciente de uma possível evolução desfavorável e o convida para uma nova consulta caso ocorra essa situação.
Exemplo: "Se notar que as dores aumentam, não hesite em retornar".

Observe como as coisas podem se complicar:

Doutor: Vejamos, Sr. Frederico, eu posso atendê-lo, mas não vou pedir uma ressonância como quem vai a um supermercado e pega um saco de batatas, entende?

Com essa intervenção não há dúvida de que estamos expostos a entrar em uma discussão com nuances dramáticas. Evite *entrar no jogo*. Você sabe comunicação e decide o **campo de negociação**. O paciente deverá se consultar, claro que sim, mas conduza o processo com tato. E se ainda assim o paciente não aceitar uma consulta? Nesse caso, você está em seu direito de se recusar a solicitar um exame que, no momento, não responde a critério médico. Mas cuidado! Avalie três coisas: *a)* o valor da relação; *b)* a possibilidade de que o paciente tenha razão, e *c)* a possibilidade de que a própria irritabilidade do paciente faça parte do diagnóstico (p. ex., considere o transtorno comportamental provocado por uma síndrome cerebral orgânica ou a irritabilidade do paciente depressivo, entre outras possibilidades).

Uma ressonância tem, naturalmente, um custo, mas a *relação de confiança*, e conquistá-la, também tem um preço. Como dizíamos, um paciente *inserido em uma relação de confiança* é um paciente que, por mais hipocondríaco que seja, reduzirá o custo social de sua patologia.

Uma vez avaliado o paciente *lex artis*, podemos pensar que se trata de uma cefaleia benigna provocada, por exemplo, por aspectos tensionais. Contudo, podemos pensar também que, talvez, se não concedermos o exame, não conquistaremos a confiança do paciente. Já que vamos pedir uma *"psico-TC"*, qual será a estratégia mais inteligente para servir ao objetivo que pretendíamos, ou seja, conquistar a confiança do paciente? Compare:

Opção 1: Dr.: Tudo bem, vou solicitar a TC para o senhor, mas é bastante inútil, porque vai dar normal.

Opção 2: Dr.: Vamos fazer a TC, não porque eu acredite que vamos encontrar alguma coisa ruim, mas para ter certeza de que tudo está em ordem.

No primeiro caso, o profissional assume **riscos desnecessários**. Já que pedimos o exame, não vamos adiantar prognósticos... Afinal de contas, e se depois encontramos uma malformação congênita? A medicina é muito complicada para fazermos papel de adivinhos.

Diante de uma exigência de "nível muito alto", tente ser você quem domine pelo menos o **campo de negociação**: "Sim, claro que vou considerar a radiografia, mas agora passe para a maca, porque primeiro gostaria de analisar seu problema". Faça ainda uma **recondução por objetivos**: "Tudo bem o senhor solicitar uma TC, mas a prioridade é melhorar as suas dores de cabeça, não é? Por isso, sugiro que agora deixe eu examinar o senhor para avaliar seu caso... passe para a maca, por favor". No final da entrevista: "Enquanto esperamos o resultado do exame, sugiro começar com esse tratamento. Com um pouco de sorte, quando trouxer o resultado poderá estar quase curado".

Em resumo:

- Quando o paciente apresentar um nível muito alto, você também poderá apresentar um nível alto, com o risco de enfrentamento (às vezes inevitável) ou **ceder** (cedência real, intencional, adiada, condicional...) para **reconduzir por objetivos**.
- Mesmo que tenha decidido ceder, tente reconduzir por objetivos e pratique *lex artis* uma consulta. Adie a resolução da negociação para o final da entrevista, quando tiver todos os dados em mãos.
- Evite assumir **riscos desnecessários**: "Tudo bem, vou pedir esses exames para o senhor, mas vai ver que os resultados serão normais". Diga, pelo contrário: "É bom fazer uns exames para termos certeza, mas não é necessário esperar até ver o resultado para começarmos a tratar o senhor da doença".
- Se decidiu ceder, que isso pelo menos sirva para conquistar a confiança do paciente e melhorar a relação assistencial.

– Tenha muito claro quando vai dizer "sim" e quando dirá "não". Isso aumenta sua comodidade e gera de maneira automática um "nível alto", que leva os pacientes a perderem a vontade de discutir. Por exemplo (*transferência de responsabilidades*): "Nossa, não! Não fazemos isso de jeito nenhum, está completamente proibido".

Encaminhamento do paciente a outros profissionais da saúde

Durante nossa prática assistencial, inevitavelmente somos obrigados a realizar consultas com outros profissionais da saúde. Alguns profissionais interpretam o encaminhamento como fracasso de sua própria capacidade, e isso os faz reter os pacientes sem necessidade, atrasando medidas preventivas ou terapêuticas. Também ocorre o contrário: encaminhar de modo precipitado para encobrir falta de interesse ou de tempo.

No momento de fazer o encaminhamento, deveríamos justificá-lo e dar oportunidade ao paciente de expressar sua opinião (Strull WM, 1984). É justamente nessas circunstâncias que podem surgir algumas resistências que estudaremos.

Tomemos como exemplo a resistência a ser encaminhado para outro profissional; nesse caso, será da enfermeira para o médico da família:

> Enfermeira (em um controle habitual de pacientes crônicos): Sra. Carmem, acho necessário que seu médico da família a veja.
> Paciente: Acha que estou tão mal?

Nessas circunstâncias, se o profissional responder com um "sim", poderá alarmar o paciente. Se responder com um "não", ele vai estranhar a sugestão ("Então por que está me encaminhando?"). O melhor é *descrever a situação*:

> Enfermeira: Na verdade, eu não disse que a situação é grave. O motivo pelo qual estou encaminhando a senhora para o médico é que precisa de um ajuste da medicação. Os últimos controles mostraram alterações, e não seria prudente continuar da mesma forma.

Normalmente essa resposta é suficiente, mas com o propósito de exercitar situações problemáticas, vamos supor que essa senhora apresenta novas resistências:

> Paciente: Mas estou muito contente com a senhora. Posso levar a dieta mais a sério, ou a senhora mesma pode me dar alguma coisa. Acha que umas ervas podem me fazer bem? Eu estou muito contente com o seu atendimento.

Uma intervenção desse tipo estimula nosso narcisismo, a tal ponto que podemos nos render a ela. Contudo, o profissionalismo deve nos obrigar a fazer um novo esclarecimento, por exemplo:

> Enfermeira: Agradeço pela confiança que tem em mim, mas estamos falando de sua saúde. Se eu acredito que o médico deve indicar um tratamento melhor, não acha que tenho a obrigação de pedir uma consulta? Isso não quer dizer que eu vá me afastar do seu caso. Pelo contrário, eu mesma vou falar com ele, e se quiser poderemos comentar o que ele disser.

Alguns estudos indicam que, quando há maior qualidade assistencial, existe maior e melhor troca de informação entre o profissional que encaminha e aquele que recebe o paciente. Isso se refere especialmente às equipes de atenção primária de saúde, uma vez que são elas que deverão encaminhar com maior frequência para outros níveis assistenciais. É muito conveniente dispor de uma listagem completa dos recursos do sistema de saúde e sociais existentes na área de saúde, assim como manter contatos periódicos com aqueles serviços aos que costumam ser encaminhados mais pacientes.

Gestão do tempo e fechamento da entrevista

Há muito de **negociação** no uso do tempo: "Vamos deixar isso para outra consulta, não acha? O que gostaria hoje é falar sobre...".

Com essa simples frase, reunimos o *duplo nível* inaparente de negociação em que sempre nos movemos: *a)* negociação do que será falado e *b)* negociação do fluxo verbal, ou seja, de quem fala e sobre o quê.

O profissional precisa averiguar o motivo da consulta, mas, ao mesmo tempo, precisa estabelecer, independentemente das expectativas do paciente, *seus próprios objetivos assistenciais* para esse paciente. Jamais podemos admitir como bom uso do tempo o profissional satisfazer as *demandas* do paciente sem abordar suas *necessidades*. Por exemplo: um paciente que vem consultar para tratar de um resfriado, mas que tenha passado vários meses sem fazer um controle de sua hipertensão arterial. Correr muito e receitar alguma coisa para aliviar o resfriado não significa fazer um bom uso do tempo se, como nesse caso, não somos capazes de perceber que a verdadeira necessidade de saúde consistia em controlar a pressão arterial.

Os atrasos nas consultas anteriores não equivalem necessariamente a uma má gestão do tempo, principalmente quando o volume de demanda é superior ao tempo disponível. Sob a luz dos estudos disponíveis, entre 10 e 15 minutos parece uma média razoável e mínima para a maioria das especialidades clínicas. Os profissionais que se consideram "os melhores" dão tempo aos seus pacientes para que possam se espraiar (Arborelius E, 1992) e a eles mesmos para interpretar seus silêncios (Huby G, 1997). A pressão exercida para aumentar a produtividade tem um impacto na relação assistencial e na maneira de realizar as tarefas na entrevista clínica (Camasso MJ, 1994). A aquisição de dados por parte do profissional é influenciada, em primeiro lugar, pelo tempo disponível (Ridderikhoff J, 1993), e a sua falta repercute no não cumprimento de protocolos preventivos (McCormick WC, 1992). Os pacientes difíceis são ainda mais difíceis quando não dispomos de tempo (Doring LA, 1992), e a satisfação (Anderson LA, 1993) e incriminação do profissional nos aspectos psicossociais estão completamente relacionadas com a disponibilidade de horário (Marvel MK, 1993).

Menos tempo quase sempre traz *insatisfação* do paciente e *desgaste profissional* (Gross DA, 1998; Cebrià J, 2001 a,b; 2002). Portanto, a primeira tarefa é conseguir tempo suficiente em *agendas flexíveis e inteligentes* que permitam uma distribuição otimizada da carga assistencial (Tabela 5.3).

Um uso eficiente do tempo significa abordar o maior número de necessidades de saúde no horário disponível, com um nível de satisfação aceitável. Nos sistemas nacionais de saúde, o tempo do profissional passa a ser um bem escasso. O paciente sabe disso e tenta aproveitar cada minuto. Isso leva ao **paradoxo da pressa** (Borrell F, 2001): quanto mais atrasado estiver o profissional, menos poderá dinamizar a consulta. "Já que esperei tanto, pelo menos vou aproveitar", pensa o paciente. Também é verdade que alguns se mostram empáticos ("Hoje não vou dizer mais nada para ele, porque tem muita gente esperando"), mas essa será a minoria. Vingança maquiavélica? Em absoluto. As pessoas querem preservar uma relação que consideram importante e procuram sair "satisfeitas" da consulta. Pensam "Tarde e ruim?". E respondem para si mesmas "Não, a consulta vai atrasar, mas pelo menos vou sair contente". É uma consequência disso que os psicólogos sociais chamam *dis-*

Tabela 5.3 Agendas inteligentes

Todas as características seguintes pertencem às agendas inteligentes:

– Dispõem de espaços para recuperar atrasos produzidos na faixa horária inicial das consultas (agenda sanfona).

– Dependendo dos dias da semana, dispõem de espaços reservados para atender pacientes de urgência ou que necessitam por outros motivos.

– Fazem uma previsão do tempo necessário para atender o paciente em função de suas características demográficas e do histórico prévio de consulta.

– Evitam o efeito avalanche: pouca carga assistencial na primeira hora (mesmo com o profissional parado devido a pacientes que faltaram à consulta) e acúmulo na última hora, e repartem assim a carga assistencial da maneira mais homogênea possível.

sonância cognitiva: fazemos um esforço para justificar a crença de que "estou em boas mãos" e "contente" com o profissional, e que esperar valeu a pena.

Também devemos levar em consideração que uma coisa é o tempo do relógio, e outra diferente, o ***tempo subjetivo do paciente***. Poderíamos estar mais próximos do paciente se perguntássemos a ele: "Achou que o tempo de consulta foi suficiente hoje?" Na resposta, sem dúvida, influenciaria o tempo que deixamos o paciente falar (***ocupação verbal do paciente***), se ele conseguiu expor todos os assuntos que trazia preparados (o que às vezes não ocorre em consultas objetivamente longas) e se existiram *espaços de elaboração*. O que chamamos de ***ponto de fuga*** da entrevista é um espaço para a elaboração que sempre deve ser dado no início da consulta. Um entrevistador experiente sabe quando deve "frear" e quando provocar ***silêncios funcionais***, cujo valor é o de facilitar a elaboração de materiais por parte do paciente. Nesse sentido, o controle da ***reatividade*** (tempo entre a intervenção do paciente e a nossa) é fundamental. Podemos conduzir a entrevista como *escavadeiras* (devagar, mas implacáveis, sem a sensibilidade suficiente para coletar materiais que não estavam previstos antecipadamente), como *tratores* (devagar, mas sistemáticos, trabalhando cada palmo do terreno), como *motoqueiros* (rápidos e desviando os obstáculos que encontramos) ou como *jipes 4x4* (dirigindo em alta velocidade, em quinta marcha, sobre uma autoestrada, mas também com a versatilidade de reduzir se entramos em uma estrada de cascalho). O mais difícil para um entrevistador é conseguir essa *versatilidade do 4x4*. É como se dirigíssemos veículos de uma única marcha: ou corremos ou vamos devagar, mais o primeiro do que o segundo, em todos os momentos e *com todos os pacientes*. Entretanto, saber parar em determinado momento da entrevista, quando aparecem emoções profundas, aflora o sofrimento ou o paciente diz alguma coisa que nunca antes tinha ousado dizer, marca outra qualidade da entrevista. Aí está uma das chaves para a percepção do tempo subjetivo.

O *entrevistador-moto* (que vai como uma moto) dificilmente investiga a fundo os pacientes complexos. Ele age com inteligência para se livrar deles, mas lhe falta outro tipo de inteligência, *que é a paciência*. Somente com paciência e com as técnicas abordadas no Capítulo 2, entre elas a ***patobiografia***, conseguirá entrar no mundo desses pacientes. Balint (1961) já advertia sobre a necessidade de concentrar os minutos dispersos e inúteis que destinamos a esses pacientes em consultas mais longas. Opinava que esses pacientes deixavam de ser frequentadores assíduos depois que compreendemos seu mundo. Provavelmente seja mais correto pensar no ***modelo da esponja***: cada paciente é como uma esponja que precisa ser preenchida com o afeto dos demais. Nem todas as esponjas são iguais. Existem pessoas que absorvem e transmitem muito afeto (quando não o recebem, sentem-se mal e o procuram ativamente) e outras que passam pela vida com muito pouco (seja porque se conformam ou porque aceitam que não vão encontrar). A presença de doenças aumenta nossas necessidades, e o profissional é uma fonte de atenção. *Se dermos pouco afeto aos pacientes, a consulta também ficará mais simples: eles vêm menos*! Se mostrarmos preocupação pelos pacientes, eles virão mais e vão querer mais tempo, porque além de aconselhados se sentem queridos. Isso origina o ***paradoxo do gestor ingênuo***: deseja o melhor uso possível do tempo profissional, mas facilmente penaliza aqueles que mais dão. Um atraso no horário *nunca é agradável para o profissional*. Nada mais fácil do que se tornar um *entrevistador-moto*. Não vamos favorecê-lo com *pretensos* indicadores de eficiência que não consideram a dimensão psicológica do ato clínico.

Tudo isso não constitui obstáculo para que nos preocupemos com o uso adequado do tempo; mais do que isso, não impede que ensinemos nossos residentes e estudantes a *"correr"* quando isso é necessário. Cada dia, quando iniciamos nossa jornada, temos um tempo limitado para realizar dois tipos de tarefas: *habituais e especiais*. As primeiras são problemas padronizados: sabemos como agir. As segundas exigem que dediquemos tempo para obter bons dados e reprocessar (desmentir) as primeiras hipóteses que formulamos ou permitir que aflorem emoções. Como vamos rápido (em quinta marcha), é muito grande a tentação de desviar o problema ou solucioná-lo *como se fosse habitual*. Por isso, recomendamos uma mentalização inicial: "Se surgir um problema sério, ou um paciente que não sei exatamente o que tem, ou que precise de um espaço de afeto, *devo parar. Devo detectar e cultivar meu **ponto de perplexidade** e minha paciência*".

Dificuldades práticas

Vejamos a seguir alguns comentários que os entrevistadores costumam fazer e algumas estratégias que podem ajudar:

1. "Hoje tenho muitas consultas!"
   - Repita para si mesmo de vez em quando: "O mais importante é não ficar estressado, fazer cada coisa direito e em seu ritmo".
   - Evite que as primeiras consultas se estendam (pois isso significa ter de encurtar as últimas).
   - Certifique-se bem de fazer um mapa de demandas de cada paciente.
   - Prossiga a anamnese na maca de exame, ou até pode fazer com que o paciente passe diretamente para a maca (lei do *papa-léguas*, ver Tabela 5.4).

2. "Fico muito tenso durante toda a minha jornada trabalho"
   Três causas: atraso no horário previsto, sobrecarga emocional e sobrecarga cognitiva. Vejamos:

   a) Atraso no horário: ponha em andamento uma agenda inteligente (Tabela 5.3) com uma previsão realista do tempo.
   b) Sobrecarga emocional: identifique se existe "culpa" na relação estabelecida; teria sido possível um curso de ação sem essas emoções negativas? Planeje estratégias futuras para evitar transações emocionais negativas: teoria do eco, sorria e receberá sorrisos. Estude o conceito de fluxo emocional e emocionalidade proativa.

Tabela 5.4 As cinco leis da eficiência

Primeira lei ou lei do estrategista
A melhor maneira de usar o tempo de modo eficiente não é correndo muito, mas resolvendo na medida do possível o problema do paciente.

Segunda lei ou lei dos vasos comunicantes
Devo tentar que toda a minha equipe de saúde melhore a gestão do tempo e a resolução dos problemas, porque qualquer ineficiência será paga pela pessoa mais eficiente da equipe.

Terceira lei ou lei do *papa-léguas*
A forma de melhorar os tempos médios de consulta com menor esforço por parte do entrevistador e sem assumir riscos de má prática é passar os pacientes o quanto antes para a maca de exames e ali completar a anamnese.

Quarta lei ou lei do parcimonioso
Estou mais interessado em ter certeza do diagnóstico de cada paciente do que em correr muito. Não vacile em reconhecer que não sabe e exponha suas dúvidas como virtude, não como fraqueza, porque protelar uma decisão pode dar maior segurança ao paciente.

Quinta lei ou lei do ladrão de momentos
Em uma jornada de trabalho, perdemos muitos momentos: a) nas transições da cadeira para a maca; b) nas transições de um problema para outro; c) quando temos dúvida sobre o que devemos fazer a seguir. O ladrão de momentos é capaz de minimizar essas transições ou de tirar proveito delas.

   c) Sobrecarga cognitiva: respire. Não importa perder cinco minutos. Relaxe, tome uma água ou um café na metade da jornada. Depois vai recuperar o tempo perdido.

Agora, como podemos agir quando precisamos "*avançar rápido*"? A seguir, alguns conselhos:

1. Leitura dos dados da história clínica: **técnica "resumo-lista de problemas-último curso clínico"**.
2. Boa **delimitação da demanda** e fazer o **mapa de queixas e demandas**. Conhecimento profundo da Tabela 2.3.
3. Diversificar antes de focalizar nossa atenção. ***Anamnese extensiva e técnica do relatório clínico.***

4. Aprender a fazer transições rápidas (lei do ladrão de momentos, ver Tabela 5.4). Ter na cabeça o plano de entrevista e, sobretudo, o *seguinte passo* a ser dado, especialmente as manobras de exame físico.

5. Reconduzir a entrevista quando ocorrem divagações (materiais redundantes sem valor relacional ou semiológico). Aproveitar os momentos vagos para escrever.

6. Às vezes, principalmente com idosos, faremos que o paciente passe direto à maca. Isso pode ser mais cômodo para eles. Em geral, evitaremos que o paciente torne a se vestir até termos certeza de que não será necessário examiná-lo novamente.

7. Eventualmente, também precisaremos **negociar as expectativas**, sobretudo quando, apesar de termos aplicado todas as técnicas de maneira correta, o paciente diz "A propósito, já que estou aqui". Por exemplo:

> P: A propósito, já que estou aqui, por que não olha a minha dor nas costas?
> E: Esse problema *merece uma consulta inteira*, o que acha de marcar uma hora para...?

O *fechamento da entrevista* costuma ser descuidado. Um bom fechamento provoca um reforço na aliança terapêutica, minimiza riscos e regula a carga assistencial e o acompanhamento do paciente. Observe as três características no seguinte fechamento:

> E (**reforça a relação**): Sr. Vicente, foi um prazer revê-lo. (**Tomada de precauções**) Por favor, se depois de dois dias estiver com febre apesar de tomar esses comprimidos, deve entrar em contato comigo por telefone. Se tudo correr bem, estará muito melhor em uns cinco ou sete dias. Se continuar não se sentindo bem, com tosse ou com problemas digestivos, deverá pedir outra consulta. (**Regula a carga assistencial** e **acompanhamento**). Se o senhor se recuperar totalmente não será necessário que retorne para um controle; nesse caso, voltaremos a nos encontrar para seu exame de colesterol em julho, tudo bem para o senhor?

Às vezes encontramos pacientes que não sabem como se despedir. Nesse caso, podemos acompanhá-los até a porta com uma frase gentil: "Foi um prazer rever o senhor".

Erros a evitar

Estudaremos os erros resumidos na Tabela 5.5.

Tabela 5.5 Erros no momento de enfrentar divergências com pacientes

- Ceder no significado da doença.
- "Jogar a toalha". Ceder sem apresentar resistência: "Sim, sim, vou receitar ao senhor as vitaminas, pedir o exame, dar a requisição, tudo o que quiser".
- Não escutar. Ficar irritado: "Se não gosta do que estou sugerindo, pode procurar outro profissional".
- Interpretar as intenções do paciente, como se tentasse descobrir "razões ocultas": "Aonde quer chegar com tudo isso?".
- Questionar ou castigar o comportamento do paciente: "Mesmo que não queira reconhecer, a senhora está nervosa, e o que eu deveria fazer, em vez de pedir uma radiografia, é encaminhá-la ao psiquiatra".
- Assumir riscos desnecessários: "Claro que o senhor não tem nada. Isso eu garanto".
- Não assumir responsabilidade, limitar o acesso: "Tudo bem, vá ao especialista, mas por favor, não volte aqui depois de um tempo".
- Tentar fazer com que o paciente troque de profissional: "O senhor é muito complicado para mim, por que não procura outro profissional que saiba mais?".

Ceder no significado da doença

Alguns profissionais entendem que negociar é não enfrentar os pacientes, cedendo sempre às suas sugestões explícitas (p. ex., "Quero que peça uns exames") ou implícitas (p. ex., o desejo de ser diagnosticado de uma determinada doença). Esses profissionais com frequência perdem o rigor diagnóstico e terapêutico. O caso mais extremo é o que denominamos doença autógena (Quadro 5.1).

Quadro 5.1
Iatrogenia por excessiva complacência. Doença autógena

O Sr. Conrado, de 53 anos, recebeu licença médica devido a um quadro de dores difusas, apesar de a radiografia mostrar apenas uma espondiloartrose normal para a idade. Em consultas posteriores, o paciente se queixava de dores lombares insuportáveis e sempre recebeu uma resposta mais ou menos parecida do profissional: "Não fico surpreso, com essa sua artrose!". Após alguns meses, o paciente estava convencido de que sua doença era incapacitante. A revisão do caso por parte de outro médico revelou uma provável síndrome depressiva em fase inicial, clinicamente superada, que se expressava com dores difusas e uma encapsulação dos sintomas incapacitantes devido à sua nova condição de "doente crônico" e ao atestado para o trabalho.

Esse tipo de situação clínica, na qual o paciente precisa persistir em suas crises para manter seu *status* sociofamiliar (e chega a acreditar nisso!), é o que chamamos de doença autógena. Não confundamos o quadro com uma simples simulação: na doença autógena, o sujeito *deixa de controlar* os sintomas. Vive instalado na crença de sua doença e age em consequência.

Quando o paciente tem ideias muito fortes sobre a origem de seu padecimento, o profissional deve negociar com habilidade sua própria visão dos fatos, sendo muito honesto em suas limitações e sem perder por isso a segurança ou **assertividade** descritas. Por exemplo, será adequado repetir em cada consulta: "De fato, o senhor tem dores muito sérias, mas não deve ficar desanimado, porque outras pessoas na mesma situação e com bastante dedicação conseguem manter uma vida quase normal". Costuma existir margem maior na negociação das terapias. Quase sempre é possível individualizá-las em algum sentido (tolerância, comodidade da posologia, etc.), apesar de que sempre estaremos atentos para nosso espírito negociador não trair o princípio de realidade já mencionado: *temos o direito e o dever* de transmitir ao paciente a visão que formamos do perfil de sua doença e seus riscos, e isso está acima de *conveniências* ou interesses pontuais. Nós, profissionais da saúde, não devemos confundir negociar com negligenciar responsabilidades. Se por fazer isso acabarmos perdendo o paciente, sempre restará o consolo de pensar que outros profissionais sensatos insistirão na mesma mensagem, e que a força da coincidência terá a capacidade de persuasão que nós não tivemos.

Não escutar. Ficar irritado: "Se não gostar do que estou sugerindo, poderá procurar outro profissional"
Alguns profissionais ficam irritados com facilidade. Assim que alguém os contradiz, mostram-se contrariados e apelam para a confiança. Se o paciente exigir alguma coisa, imediatamente sugerirão: "Se não gostar do meu trabalho, poderá mudar de profissional". Na verdade, esses profissionais *sofrem de baixa autoestima*, o que impede que aceitem qualquer divergência. Estude, na Figura 5.1, os passos-chave para ceder ou "dizer não".

Interpretar as intenções do paciente, como se tentasse descobrir "razões ocultas": "Aonde quer chegar com tudo isso?"
Os profissionais com um tom suspicaz e conspirativo procuram razões ocultas para as divergências, por exemplo: será que não quer uma consulta com o traumatologista para preparar o pedido de licença médica? Esses pensamentos, mesmo que não se expressem na relação, sempre repercutem sobre ela. No entanto, assumir uma postura de "inspetor" do paciente significa correr o risco de cometer erros importantes. Dito de outra maneira: mesmo que um paciente esteja de atestado devido a uma dor fraca, levaremos isso a sério e perseguiremos um diagnóstico antes de assumir que poderia se tratar de um caso de *oportunismo*, e se ainda assim existirem dúvidas, *compartilharemos riscos com outros colegas* (p. ex., apresentando o caso em uma sessão clínica e vertendo o debate e as conclusões na história clínica).

Questionar ou castigar o comportamento do paciente

Por exemplo: "Mesmo que a senhora não queira reconhecer, está nervosa, e o que eu deveria fazer, em vez de pedir uma radiografia, é encaminhá-la para o psiquiatra". Sejamos parcimoniosos. Aplique a estratégia "um sintoma, um tratamento" e espere até que os acontecimentos sejam mais propícios para você. Talvez precise criar uma base de confiança para que o paciente se sinta seguro e consiga se abrir. Em todo caso, não tenha pressa nem se culpe por exercer uma medicina sintomática.

Assumir riscos desnecessários

Intervenções nessa linha seriam: "Bom, já que está pedindo, vamos fazer uns exames, mas com certeza os resultados serão normais". E se depois descobrimos um parâmetro alterado? Também não é conveniente dizer: "Claro que o senhor não tem nada. Isso eu garanto" ou ainda: "O senhor vai fazer isso e vai ver como a doença desaparece em três dias". É mais prudente:

- Acho bom fazer alguns exames (mesmo que a iniciativa tenha sido do paciente).
- No momento, não encontro nada de errado com o senhor, mas já que continua se sentindo mal, vale a pena continuar procurando (ou posso encaminhá-lo a outro profissional, para uma segunda opinião ou para um exame).
- Esse antibiótico costuma melhorar a situação em dois ou três dias; de qualquer modo, é normal que o mal-estar continue por uns 10 dias, se tudo correr bem.

Não assumir responsabilidade, limitar o acesso

Por exemplo: "Tudo bem, procure um especialista, mas, por favor, não volte aqui depois de um tempo".

Influenciar o paciente a trocar de profissional

Essa somente será uma intervenção honesta se for feita não por comodidade, mas porque pensamos que é o melhor para o paciente.

Galeria de situações

Sugerimos os seguintes casos para analisar:

1. Não quero falar desse assunto.
2. O paciente que não confia no clínico.
3. O paciente que deseja outra opinião.
4. O paciente que não quer aceitar o fim do atestado médico.

Não quero falar sobre esse assunto

Às vezes, a negociação se desenvolve em um plano simbólico, como no seguinte caso: uma mulher de 48 anos perdeu sua filha de 19 em um acidente de trânsito. A partir daí, teve numerosas consultas com diferentes profissionais devido a dores rotuladas como funcionais ou psicossomáticas. Hoje é atendida pela primeira vez por uma enfermeira que sabe evitar algumas resistências. A seguir, uma síntese do diálogo:

/1/P: Estou louca de dor nas costas. Disseram que a senhora me ensinaria alguns exercícios, mas não sei o que está pior, se as costas ou o sistema digestivo.
/2/E: Sim, estou vendo, em sua história clínica diz que fez uma ressonância magnética das costas.
/3/P: Disseram que havia protrusões, mas eu não melhorei. À noite, chego a chorar de dor.
/4/E (*técnica aditiva* que demonstra compreensão empática com o estado da paciente): Não descansa, e a dor se torna mais presente do que nunca.
/5/P: Isso. E depois, quando fico com soluço e arrotos, tenho de ir para outro quarto, porque não deixo meu marido dormir. E ranjo os dentes quando durmo.
/6/E (*indicação emocional*): Parece que a senhora está sofrendo muito.
/7/P (começa a chorar repentinamente. A entrevistadora oferece um lenço. Após alguns minutos, ela fica calma).
/8/E (*interpretação sugerida*): Está acontecendo alguma coisa, não é? Algo como uma tristeza muito grande, não é mesmo?

/9/P (soluçando): Não sei por que lembrei da minha filha. Morreu há quatro anos em um acidente, assim, de repente, capotou o carro, e ela quebrou o pescoço. A senhora percebe? Mas não quero falar sobre isso, não me faz bem. Não quero que falemos disso. Eu vim aqui para ver o que podemos fazer com as dores da artrose, e esse é outro assunto.

A profissional recebe uma importante revelação que, em grande medida, explicaria o confuso quadro de sintomas. Mas, ao mesmo tempo, recebe uma expressa proibição: "Isso é tabu, disso não podemos falar daqui por diante". O que fazer nesse caso? A seguir, a intervenção da profissional, que será comentada mais adiante:

/10/E: Se a senhora preferir assim, não voltaremos a falar sobre isso, mas não esqueça que todos os sintomas digestivos e da artrose começaram há exatamente quatro anos. Em outras palavras, parece que sua vida sofreu uma virada desde então. Às vezes, uma dor tão grande como essa que me contou se manifesta através do corpo, e se for bem tratada por um especialista em saúde mental poderá melhorar muito. Alguma vez pensou nessa possibilidade?

Comentários
1. Em que sentido existiu uma negociação oculta nesse fragmento?

Lazare A. (1995) define **negociação** como um processo que envolve pelo menos duas pessoas, entre as quais se estabelece uma relação voluntária, com ambas as partes com interesses contrapostos em relação a algum aspecto, mas com o desejo de chegar a um acordo. Isso é o que ocorre no fragmento. Temos um conflito soterrado em relação às dores. Ambas as partes desejam chegar a um acordo sobre como aliviá--las, mas existe uma divergência de fundo. A entrevistadora conduz a paciente para aspectos psicológicos e, quando se depara com um luto encapsulado, diz: "Viu, aqui temos a causa de seus sintomas". A paciente, por sua vez, afirma: "Isso que estou confessando não tem nada a ver com os meus sintomas, e não quero falar mais sobre isso".

2. Acha que a última intervenção do entrevistador é a mais adequada? Imagina outras possibilidades?

No marco de negociação exposto anteriormente, a intervenção da profissional é prematura, mesmo que, sem dúvida, seja carregada de boas intenções. A paciente ergueu *um monumento ao seu luto*: nada menos do que sua dor corporal! Aí está, como *expiação* ou *homenagem* à sua filha falecida, ou as duas coisas ao mesmo tempo, e o entrevistador, em uma primeira consulta e sem contar com uma confiança sólida, quer "resolver" o caso com um encaminhamento ao especialista. Parece um tanto ingênuo pensar que a paciente renunciará a tanta dor por uma simples conversa mantida com um profissional, por mais competente que tenha sido. O mais provável é que, mesmo aceitando o encaminhamento, irá ao especialista em saúde mental e dirá "Não sei o que estou fazendo aqui, porque meu problema são os ossos".

Outra possibilidade seria, aproveitando que a porta está entreaberta, reforçar com uma interpretação sugerida do tipo:

/10/E (***cede e legitima***): Claro, vamos falar só daquilo que a senhora quiser, mas foi muito positivo que tenha comentado esse acontecimento, para que possa compreendê-la um pouco mais. (***Interpretação sugerida***) Às vezes, não é só a artrose que nos causa dor, também uma dor moral muito profunda pode nos afetar o sono, a musculatura, o sistema digestivo, enfim, o corpo todo. Foi muito positivo que tenha tido a coragem de me contar isso, acho que agora vai se sentir um pouco melhor. E não voltaremos a falar do assunto até que a senhora considere oportuno.

Após essa intervenção, a entrevistadora encerra o assunto com delicadeza e deixa que a paciente escolha como continuar a entrevista. O mais natural é que a paciente, sendo coerente com o que expressou, torne a se fechar no mundo de seus sintomas.

Como devemos agir nesse tipo de situação?
A profissional realizou uma magnífica entrevista até /10/. Agora tem grandes possibilidades de trabalhar com a mulher, com a condição de ter paciência. Um aspecto que pode angustiar a profissional é a proibição de "não voltar a falar do assunto" feita pela paciente. Contudo, ela ainda tem um recurso de enorme importância: *a comunicação simbólica*. Pode utilizá-la sempre que desejar, com a condição de fazer isso com sensibilidade. Por exemplo, em uma consulta posterior, a paciente se queixa:

> P: Essas dores não vão embora com nada. Tudo o que receitam não adianta nada.
> E: O sofrimento que a senhora tem é muito grande. Tomar os comprimidos é como apagar o fogo com um copo de água.
> P: Pois é... o que posso fazer?
> E: Talvez a dor tenha para a senhora um significado importante... já pensou nessa possibilidade?
> P: Não estou entendendo...
> E: Eu me pergunto se essa dor está dizendo alguma coisa para a senhora... Não é necessário que responda agora, simplesmente gostaria que pensasse sobre isso e comentasse comigo em uma próxima consulta. Ou seja, quero que se pergunte "Que significado tem essa dor para mim, o que me faz pensar ou me impede de pensar, o que me faz sentir ou me impede sentir?"

Novamente, aparece um *nível oculto de negociação*, no qual a entrevistadora se esforça para dirigir a atenção da paciente para o núcleo do sofrimento. A paciente, por sua vez, desloca de maneira muito típica seu mal-estar psicológico para a própria relação assistencial: "Venho aqui com toda a minha boa fé, e a senhora não é capaz de solucionar nada!". A profissional responde a isso: *a)* chamando a atenção da paciente sobre como ela vivencia a dor e *b)* com o uso da linguagem simbólica não quebra a promessa que fez para a paciente, mas também é perfeitamente capaz de negociar de maneira efetiva a significação dos sintomas, de uma forma que, além disso, é *surpreendente* para a paciente e, portanto, sem encontrar uma resistência verbal organizada (e previamente planejada).

Lembre-se, diante de um paciente que não quer abordar o aspecto psicológico:

– Respeite sua decisão, mas crie outro nível de comunicação simbólico.
– Integre os sintomas na biografia do paciente. De vez em quando, peça para que o paciente narre sua vida (e a interpretação que faz dela).
– Não tenha pressa em dar um salto para o plano psicológico. Faça cada coisa em seu tempo.

O paciente que não confia no clínico

Às vezes podem ser comentadas coisas como:

> Paciente (observe a linguagem informal): Você é muito jovem para ser doutora, não é?
> Paciente (com cara de dúvida): Vai receitar isso? (...) Acha que vai me fazer bem?

Ou mais agressivas:

> Paciente: O senhor faça o favor de me encaminhar para um especialista, porque assim pelo menos estarei em boas mãos.

O primeiro efeito desse tipo de intervenção é a reação emocional de irritação que provoca. O profissional pode ficar paralisado pela raiva e balbuciar qualquer coisa sem saber como responder. Outras vezes, essa irritação se traduz em um claro enfrentamento ou em um desgaste da relação assistencial. Por exemplo:

/1/Familiar: Trouxe aqui a minha esposa para que nos dê um encaminhamento para o psiquiatra.
/2/E: Tudo bem, mas, vamos ver se nos entendemos, eu não encaminho sem antes consultar o paciente... O que ela tem?
/3/Familiar: Ela está muito mal e não gostaríamos de perder um tempo precioso experimentando coisas que depois talvez não funcionem, para depois acabar no especialista ou, o que é pior, em um médico particular.
/4/E: Veja bem, senhor, se não tem confiança em mim o melhor é que procurem outro profissional. Estou acostumado a fazer as coisas de um determinado jeito e, como compreenderá, não vou fazer de outro só porque vocês estão com pressa.
/5/Familiar: O senhor talvez saiba sobre medicina, mas ainda é muito jovem e nós, que somos macacos velhos, sabemos do que estamos falando.
/6/E: Bom, nesse ponto vocês decidem se querem que eu consulte a paciente ou se desejam consultar o caso com outro colega. Sem a consulta não vou fazer um encaminhamento.

Comentários

1. Era inevitável um enfrentamento desse tipo?
Essa situação, na verdade, é muito fácil de resolver. Normalmente, nesse caso, basta uma **recondução por objetivos** do seguinte tipo:

/1/Familiar: Trouxe aqui a minha esposa para que nos dê um encaminhamento para o psiquiatra.
/2/E (dirigindo-se à paciente): O que a senhora tem?

E se o familiar opusesse resistência:

/3/Familiar: Veja, o que queremos é um encaminhamento, entendeu? Porque ela está muito mal e não podemos perder tempo.

Sem perder a compostura, teria sido suficiente uma cedência intencional, com ou sem empatia:

/4/E (***empatia***): Entendo sua ansiedade... (***Cedência real***) Claro que não há problema com sua solicitação, mas sempre será muito útil ter alguns dados para facilitar o trabalho do especialista ou até que permitam selecionar um tratamento inicial enquanto espera pela consulta... (***Recondução por objetivos***) O que a senhora tem?

2. Mas não é verdade que existem pacientes ou familiares muito desagradáveis? Pois então, será que eles não merecem uma lição? Ou será que nós, profissionais, não temos o direito de agir com firmeza e colocar as coisas em seu devido lugar, mesmo que seja só de vez em quando?

Naturalmente, há pessoas muito desagradáveis e até mesmo muito ingratas. Há de tudo nesse mundo. Por exemplo, na pediatria:

Pai: Imagino que o senhor esteja fazendo o que pode pelo menino, mas, se é só isso o que pode fazer, acho que seria melhor que se dedicasse a outra coisa.
Pediatra: Não entendo, Sr. Ramiro, acredito ter cuidado de seu filho com toda a correção desse mundo.
Pai: O senhor me dá isso (receita) e eu pego, mas pense nisso: se não funcionar, pode ir se preparando, porque vou chamar o senhor para ir até minha casa e não uma nem duas vezes, mas quantas vezes precisar, mesmo que seja todos os dias, entendeu?
Pediatra: Claro que não terei inconveniente em ir até sua casa, mas acho que esses não são modos de conversar de forma civilizada, francamente...

Pai: O senhor vem dando porcarias para o meu filho, porque os remédios bons são para os ricos, e agora me manda para o especialista, quando fui eu que pedi, porque já não aguentava mais. Pois escute o que estou dizendo, se o menino pegar uma pneumonia ou alguma coisa pior, prepare-se, porque nos veremos, mas nos veremos nos tribunais, isso é o que tenho para lhe dizer.

O profissional está demonstrando uma grande paciência. O mais normal do mundo teria sido explodir, mas o profissional sabe o custo dessas explosões. Quer dizer que devemos tolerar tudo o que vier do paciente? Não, claro que não. Mas uma *resposta profissional* sempre tem vantagens sobre uma *resposta passional*. A diferença entre ambas não é tanto o que dizemos, mas as emoções que expressamos. Se perdermos o controle, chegaremos a um enfrentamento. Se mantivermos o controle, posteriormente teremos a satisfação de que não entramos no terreno para o qual o paciente tentava nos levar. Contra vento e maré, conseguimos ser profissionais *em todos os momentos*.

Como devemos agir nesse tipo de situação?

No primeiro exemplo, podemos considerar uma boa resposta profissional:

P: A senhorita é muito jovem para ser médica, não é mesmo?
E (com um sorriso): Não, imagine, já sou doutora, não sabia? Mas tenho a sorte de não aparentar a idade que tenho.
P: A senhorita parece ser muito jovem...
E: Pode ser, mas tenho certeza de que o senhor não é daquelas pessoas que julgam somente pelas aparências, não é? Vamos falar da sua dor nas costas...

O tom e o sorriso com os quais a doutora desenvolve o diálogo são tão importantes quanto o que diz. No caso das ameaças descritas, em primeiro lugar, devemos avaliar se aquele pai tem uma ansiedade extrema ou alguma doença psiquiátrica. O mais provável é que estejamos diante de um transtorno de personalidade, em fase descompensada, que precisa de uma pessoa para enfrentar (um **profissional-sarjeta**, no qual descarregar sua agressividade). O profissional deve estar ciente de que perder a compostura é entrar no terreno que o paciente quer. Uma técnica possível é a chamada **técnica contraprojetiva** (Shea SC, 2002, p. 539). Consiste em manifestar sentimentos semelhantes àqueles que o paciente expressa e oferecer outro assunto para atenção. Por exemplo:

Pai: Imagino que o senhor esteja fazendo o que pode pelo menino, mas, se é só isso o que pode fazer, acho que seria melhor que se dedicasse a outra coisa.
E (manifesta sentimentos parecidos): Pois eu também fico muito chateado em indicar um tratamento para o seu filho e que ele não esteja melhorando da forma que eu gostaria. (Desvia para outro assunto) Tem utilizado os *sprays* à noite nos últimos dias?

O paciente joga uma batata quente. O entrevistador não a ignora, aceitando a cobrança, e mostra que ele também é capaz de sentir algo parecido e propõe que a entrevista tome um rumo mais positivo.

Vejamos a técnica em outro exemplo, quando a entrevista já está acabando:

Pai: Imagino que o senhor esteja fazendo o que pode pelo menino, mas se é só isso o que pode fazer, acho que seria melhor que se dedicasse a outra coisa.
E: É lamentável que um paciente tenha de gastar seu tempo com um profissional que não merece sua confiança, e também é ruim para o profissional, claro. Veja, aqui estou dando ao senhor essa receita com as instruções de como tomar o medicamento. (Levanta da mesa e com gentileza, mas muito decidido, dá a mão

enquanto abre a porta.) Agora vá até a enfermeira para que ela explique em detalhe como usar o inalador, e se o senhor quiser eu verei novamente o menino em 15 dias. Tenha um bom dia.

Nesse caso, o paciente joga uma batata quente, e o entrevistador devolve. Contudo, prefere terminar o encontro e, de forma rápida, dá a mão para o paciente, como sinal de despedida, enquanto o convida de maneira subliminar a reconsiderar o acordo terapêutico. Obviamente, nesse ponto também poderia ter utilizado a *técnica de nova relação*, que consiste em evidenciar os prós e os contras de continuar a relação assistencial que se estabeleceu. Por exemplo:

P: Estou muito irritado com o senhor porque não quer me dar o papel que solicitei.
E: Veja, Sr. Fernando, não é a primeira vez que conversamos sobre isso. Já comentei que não faço esse tipo de relatório. Talvez seria mais fácil para o senhor reconsiderar se eu sou o profissional apropriado, porque não vou mudar as normas do meu consultório.
P: Não quero mudar de médico. O senhor tem de fazer o que os pacientes dizem, era só o que faltava, para isso é pago.
E: Pois desse jeito não vamos nos entender. Não esqueça que sempre tenho autoridade para encaminhá-lo a outro profissional se vejo que a falta de confiança é um perigo para sua própria saúde.

Por fim, o profissional pode aplicar a *técnica notarial* para documentar os extremos em que está se desenvolvendo uma entrevista particularmente difícil. Vejamos como funciona:

P: O senhor só tem me dado porcarias, porque os remédios bons são para os ricos, e agora me manda para o especialista sendo que fui eu que pedi isso, porque já não aguentava mais. Escute o que estou dizendo, se eu pegar uma pneumonia ou alguma coisa pior, prepare-se, porque vamos nos encontrar nos tribunais, isso é o que tenho para lhe dizer.
E: Permita que eu escreva o que acabou de dizer na sua história clínica. Se eu entendi bem, o senhor disse que se tiver uma pneumonia nos encontraríamos nos tribunais, foi isso?
P: Sim, e daí?
E: Posso anotar em sua história clínica que, no caso de ter uma pneumonia, o senhor vai me denunciar para o juiz?
P: O que eu faço é problema meu, era só o que me faltava!
E (aplicando a *técnica notarial*): Claro, claro que sim, mas quando recebemos ameaças somos obrigados a anotar no histórico do paciente e notificar o diretor do hospital. Acredito que o senhor acabou de me ameaçar.
P: Eu não estou ameaçando o senhor. O que estou dizendo é que coitado do senhor se acontecer alguma coisa comigo.
E: Anotei em seu histórico: "O paciente diz que me denunciará no tribunal se tiver uma pneumonia", isso está correto ou devo entender que o senhor se expressou mal ou eu entendi mal?

Com essa intervenção o profissional dá uma oportunidade ao paciente para que retifique, oportunidade que ele não aproveita:

P: Não, entendeu muito bem, e coitado do senhor se eu pegar uma pneumonia.
E: Perfeito. Estou informado. Notificarei o diretor do hospital sobre as ameaças e comunicarei a ele o meu pedido de transferir o senhor para outro profissional. (*Proposta de nova relação*) Como pode compreender, não posso atender de maneira correta um paciente que sem motivo algum se expressa desse modo.

Outra situação frequente é aquela que o paciente deseja uma segunda opinião.

P: Doutor, com a melhor boa vontade o senhor receitou esses comprimidos, depois esse xarope e, como a coisa não ia bem, acrescentou estas ampolas, mas eu não posso continuar assim.
Dr.: Bom, está com um eczema um pouco rebelde, mas pouco a pouco melhorará.
P: Doutor, não fique chateado comigo, mas eu penso... o senhor já tentou solucionar o meu problema, mas sei lá por que não consegue acertar... e se pedirmos a opinião de um dermatologista?
Dr.: Essas coisas de pele vão melhorando aos poucos. Além disso, o dermatologista tem uma lista de espera grande, e afinal vai acabar dizendo a mesma coisa que eu.

O mais provável é que a relação se desgaste. Por que razão o médico resiste em encaminhar o paciente? Provavelmente pensa que pode solucionar de maneira vantajosa a situação clínica. Também pode ocorrer que interprete uma transferência como uma espécie de fracasso, ou que, nas palavras de Gracián, "quanto mais doutores, mais dores", ou "um médico cura, dois duvidam, três é morte certa". Possivelmente o medo de que o paciente caia "em mãos erradas" pode ser mitigado se ele conhece e confia no dermatologista de referência.

Hoje em dia, a segunda opinião é assumida como um direito do paciente. Nesse sentido, podemos recomendar ou sugerir, mas nunca fazer uma oposição direta, exceto quando isso pode significar um dano maior para o paciente. A seguir, o diálogo anterior partindo dessas premissas:

P: Doutor, não fique chateado comigo, mas eu penso... o senhor já tentou solucionar o meu problema, mas sei lá por que não consegue acertar... e se pedirmos a opinião de um dermatologista?
Dr.: Sim, claro, não tem nenhum problema. De qualquer modo, tenha em mente que está com um tipo de eczema bastante rebelde. Se estiver de acordo, uma vez que o dermatologista tem lista de espera, posso indicar um tratamento para que vá fazendo enquanto espera pela consulta. Se o tratamento funcionar e ficar completamente limpo, cancele a consulta para que outra pessoa possa ser beneficiada, tudo bem para o senhor?

Lembre-se, diante de um paciente que não confia no clínico:

— Prefira sempre uma resposta profissional a uma resposta passional.
— Diante de um juízo de valor sobre você, responda com rapidez e sem irritação com um juízo oposto ("Está enganado, não sou tão jovem assim, já sou doutora/tenho muita experiência com a sua doença").
— Concorde em procurar uma segunda opinião sem entender isso como um fracasso pessoal.
— Quando ceder, que não seja de má vontade... que isso sirva pelo menos para conquistar mais confiança!
— A técnica contraprojetiva pode evitar que sejamos usados como "profissionais-sarjeta". Não esqueça também a técnica notarial e a proposta de nova relação.

O paciente depressivo que não aceita o diagnóstico

Observe o seguinte diálogo:

/1/Entrevistador: O senhor sofre de depressão.
/2/Paciente: Depressão? Mas se o que eu tenho é dor nas costas!
/3/Entrevistador: Não importa, a depressão pode se manifestar com dores.
/4/Paciente: Bom, mas eu não tenho depressão.
/5/Entrevistador (sem mostrar irritação, com suavidade): Tudo bem, não tem depressão, então o que o senhor tem?
/6/Paciente: Tenho dor nas costas. Acho que tenho os ossos muito desgastados.

/7/Entrevistador: É verdade, o senhor também tem isso. Tem alguma ideia sobre o que deveríamos fazer quanto a isso?
/8/Paciente: Faz muito tempo que não me manda fazer fisioterapia.
/9/Entrevistador: Tem razão. É uma coisa que, sem dúvida, vai lhe fazer bem. Mas além da sua dor nas costas, o senhor se queixava de insônia, de abatimento, de não ter vontade de fazer nada, de não sentir prazer com as tarefas de jardinagem, que o senhor sempre gostou... O que faremos com isso tudo?
/10/Paciente: O senhor não tem algum tipo de vitamina para me dar um pouco mais de ânimo?
/11/Entrevistador: Sim, eu tenho. Justamente temos uns comprimidos que se chamam antidepressivos e costumam dar bons resultados em pacientes como o senhor. Quer que eu receite para o senhor?
/12/Paciente: Não vão me deixar com sono?
/13/Entrevistador: Esses que vou recomendar em geral não provocam sono.
/14/Paciente: Tenho uma vizinha que toma esses comprimidos, e ela me disse: "Não tome, porque se começar não vai poder parar mais".
/15/Entrevistador: Acredito que esse não será o seu caso. É verdade que hoje preferimos tratamentos longos, mas depois a maioria dos pacientes param sem problema algum.
/16/Paciente: E vai servir para alguma coisa?
/17/Entrevistador: Daqui a uns 20 dias vamos poder ver os primeiros efeitos. A princípio, deve melhorar o sono e também a vontade de fazer as coisas, mas pouco a pouco. Na verdade, a melhora é tão progressiva e é sentida como um processo tão natural que custa acreditar que são os comprimidos.
/18/Paciente: Bom, então podemos tentar isso.

Comentário
1. Quais são os *pontos fortes* dessa entrevista?

O entrevistador seguiu a estratégia do junco, que se deixa dobrar com o vendaval para depois se recuperar. Em vez de persistir na ânsia de justificar o diagnóstico e a terapia que havia planejado, correu riscos e entrou na vivência da doença do paciente. Sua tarefa foi, aparentemente, simples. Mas a verdade é outra: poucas vezes um profissional é capaz de esquecer sua agenda e incorporar a do paciente. A atitude de base é a que mencionamos: entrar em *fluxo emocional* com o paciente. Mais importante que *negociar* (e assim *ver quem ganha* em uma entrevista), é nos tornar *amigos* em algum sentido, estabelecer uma aliança terapêutica *do melhor nível possível*. Esse último aspecto é importante: um profissional focado em desenvolver uma boa relação com o paciente não renuncia aos seus objetivos terapêuticos, mas sabe que de nada valem se não estabelece uma aliança terapêutica, que só funciona se estiver ancorada em um nível mais profundo que o das palavras, no nível da cordialidade, da empatia, das cedências (**intencionais ou reais**), de ir trilhando o caminho com o paciente, e não *arrastando-o*.

2. Essa entrevista pode ser melhorada?
Quando introduzimos os aspectos psicossociais na entrevista, precisamos ter uma certa previsão sobre como isso será recebido pelo paciente. Na parte exploratória da consulta, já teremos observado se o paciente está aberto ou fechado para o psicossocial. Provavelmente, no caso que tratamos agora o paciente poderia ter dito:

E: Sente-se mais triste do que normalmente?
P: Não sei, problemas eu não tenho... não tenho motivo para estar triste.
E: Mas, de vez em quando, sente uma tristeza que o faz chorar até mesmo sem saber por quê?
P: Sim, é verdade. Às vezes acontece isso, mas não vá pensar que são os nervos, tá?

Em casos como esse, alguns autores defendem fazer uma aproximação gradual ao diagnóstico. Anteriormente chamamos isso de *enunciação parcimoniosa*: "parece que há indícios de depressão (ou um "pouquinho" de depressão)". Em alguns casos, pode ser correto, e não há dúvida que pode se adequar ao estilo dúbio de alguns profissionais, uma vontade *deliberada* de se mostrar flexível e dialogante nos diagnósticos que emite. Devemos respeitar isso e admitir que se mostrar acessível *é uma variante da fortaleza*. Contudo, em geral, tendemos a diagnósticos *positivos*, mais do que *aproximativos*, isso sim, com margem para a flexibilidade e a persuasão. Eticamente não podemos transmitir mais segurança da que realmente temos no diagnóstico, mas *menos também não*:

> /1/Entrevistador (***enunciação múltipla***): Dona Raquel, a senhora se queixa de dores no corpo todo e de um cansaço muito grande. Acho que, de fato, temos dois problemas. O primeiro se refere às dores nos ossos. Já lhe dissemos em outra ocasião que tem um pouco de artrose, e parece que agora isso se ativou. O outro problema é a insônia, que faz a senhora levantar às 3h da madrugada, junto com essa apatia, esse choro espontâneo, sendo que não existe razão para isso, como se visse tudo escuro... a senhora percebe tudo isso?
> /2/Paciente: Não pode ser por causa da artrose?
> /3/Entrevistador: A artrose, quando dói, dói onde ela está, nas cervicais, nas mãos, como no seu caso... Mas a senhora também sente dor no corpo todo...
> /4/Paciente: A cabeça, a cabeça é terrível...
> /5/Entrevistador: Exatamente. Quando todos esses sintomas estão juntos, indicam um diagnóstico que para mim é bastante claro no seu caso. Acho que a senhora sofre de uma leve depressão ou distimia. Sabe alguma coisa sobre depressões?

Com essa introdução, a maioria dos pacientes com síndromes depressivas aceita o diagnóstico. E se apesar disso ainda mostram resistências? Nesse caso, mostraremos que somos compreensivos, respeitamos suas opiniões, mas não cederemos na significação dos sintomas. Levar em consideração as crenças do paciente *não deve ser confundido* com renunciar aos diagnósticos que estabelecemos, porque uma de nossas obrigações éticas *é fazer o paciente entrar em contato com a realidade*. Para uma discussão ética sobre essa perspectiva, veja "Conceitos avançados" neste mesmo Capítulo.

Como devemos agir nesse tipo de situação?

Na Figura 5.2 resumimos os aspectos diferenciais entre uma abordagem centrada no paciente e uma abordagem centrada no profissional.

Vamos imaginar que seguimos todas as recomendações feitas anteriormente, mas o paciente mostra uma forte resistência a tomar antidepressivos. Continuaremos o diálogo a partir da intervenção /5/:

> /5/Entrevistador: Acho que a senhora sofre de uma leve depressão. Sabe alguma coisa sobre depressões?
> /6/Paciente: Não, só sei que uma vizinha tem depressão e receitaram para ela uns comprimidos que ela não pode deixar de tomar pelo resto da vida, e ela disse para mim: "Não deixe que receitem esses comprimidos para você, porque não vai conseguir nunca mais se livrar deles".
> /7/Entrevistador: Quando tem dor de cabeça, sente medo de ficar viciada em aspirinas?
> /8/Paciente: Não, disso não, porque conheço o efeito das aspirinas.
> /9/Entrevistador: Então, como sabe de antemão qual será o efeito dos antidepressivos para a senhora?
> /10/Paciente: Não pode me receitar umas vitaminas?
> /11/Entrevistador: Os antidepressivos são como vitaminas especiais que reforçam o cérebro.
> /12/Paciente: Mas prefiro não tomar antidepressivos.
> /13/Entrevistador (aqui o profissional *prefere ceder e manter a aliança terapêutica*

Centrado no médico	Centrado no paciente
– O médico avalia como resultado satisfatório da entrevista que seu plano tenha sido aceito pelo paciente. – O médico está preocupado apenas com suas responsabilidades assistenciais. – O médico define alguns objetivos educacionais para cada doença. – O médico evita expressar sentimentos. – O médico apresenta um plano terapêutico. – O médico evita conhecer as expectativas do paciente.	– O médico avalia como resultado satisfatório estabelecer uma aliança terapêutica com o paciente. – O médico propicia que o paciente exponha com liberdade suas preocupações. – O médico adapta seus objetivos educacionais aos interesses e crenças do paciente. – O médico propicia que o paciente expresse seus sentimentos. – O médico envolve o paciente em um plano terapêutico. – O médico quer conhecer as expectativas do paciente.

Figura 5.2 Aspectos diferenciais entre uma abordagem centrada nos interesses do profissional e uma abordagem centrada no paciente.

e não forçar a situação): A senhora é quem manda. É preferível não tomar se não tem certeza ou pode acabar rejeitando os comprimidos. Existe alguma vitamina que tenha tomado anteriormente e que tenha feito bem?... Tudo bem, aqui está a receita. Mas, por favor, não hesite em voltar se não melhorar. O tratamento que estou lhe propondo é muito eficaz.

Uma boa técnica de entrevista coloca uma boa aliança terapêutica acima de "conseguir o que nos propomos".

O paciente que não quer aceitar o fim da licença médica

O tema dos atestados médicos para o trabalho é um dos que mais preocupa o médico da família, por isso, vamos estudá-lo com mais detalhe. Vejamos, em primeiro lugar, duas solicitações de licença não justificadas segundo o critério do médico. Na primeira, a paciente não tem um histórico de abuso de licenças médicas, e na segunda, isso sim ocorre.

Solicitação de licença em um contexto de *não* abuso

Lembre-se, diante um paciente depressivo que não aceita seu diagnóstico:

– Faça uma listagem dos sintomas que você detecta e convide o paciente a opinar sobre seu significado.
– Explique a doença a partir do modelo das "pilhas gastas" ou de "um esgotamento após um período prolongado de estresse". Normalize a doença: "há muitas pessoas com depressão".
– Justifique o tratamento explicando seu efeito: "recarregar as pilhas", "dar uma dose de serenidade", "animar aos poucos", etc.
– Previna a possibilidade de abandono do tratamento: o medicamento age de maneira tão natural que dá a impressão de que estamos bem sem que isso tenha relação com ele, e podemos pensar que não precisamos mais dele.

---

1. Dr.: Está com um resfriado que felizmente não é muito forte, e podemos tratá-lo com as seguintes medidas...
P: Doutor, tudo isso está muito bem, mas eu preciso de atestado.

2. Dr.: Qual é o seu trabalho?
P: Eu trabalho em um açougue. Tenho de entrar na câmara frigorífica... então já pode imaginar.
3. Dr.: Normalmente um resfriado desse tipo pode ser superado mantendo uma vida normal...
P: Eu me conheço e sei que daqui a dois dias vou estar muito mal.
4. Dr.: Bom, talvez tenha razão... Está bem para a senhora três dias de atestado? Muito bem, então pode voltar a trabalhar no dia 3 de outubro. Não é necessário marcar uma consulta, exceto no caso de que não esteja bem para trabalhar...

Solicitação de licença em um contexto de abuso:

1. Dr. (finalizando a explicação): Felizmente, Sra. Ana, agora a dor na cervical é muito leve. Sugiro que tome um relaxante muscular e...
P (interrompe nervosa): Doutor, nós dois sabemos que não estou bem para trabalhar. Na verdade, o senhor deveria me aposentar por invalidez, porque com o tanto que já trabalhei nesta vida... com 14 anos eu comecei a trabalhar de doméstica! Pois é, agora o senhor recusa um atestado que sabe perfeitamente que eu preciso.
2. Dr. (nesse ponto, o médico teme que, se der o atestado, depois será muito complicado finalizá-lo. Avalia três possibilidades: não dar o atestado, dar com objeções e no contexto de uma negociação ou simplesmente dar o atestado. Por fim, escolhe a segunda opção): Então, Ana, eu lhe daria com prazer vários dias de atestado, como já fiz outras vezes, mas se lembre de que da última vez o que deveria ter sido um atestado médico de cinco dias acabou sendo de três meses. A senhora entende minha posição?
P: É que eu, doutor, deveria ser aposentada por invalidez. Outras pessoas conseguem por muito menos.
3. Dr.: Já analisamos esse assunto, nem eu nem o reumatologista consideramos que sua doença é grave o bastante para justificar uma aposentadoria por invalidez. É verdade que há um pouco de desgaste na cervical, mas apenas o normal para sua idade, ou seja, precisamos ir levando, de um jeito ou de outro.
P: Então o senhor pelo menos pode me dar uma semana de atestado.
4. Dr. (nesse ponto avalia a dureza do trabalho, a injustiça de uma atestado não totalmente justificada e o perigo de romper uma boa relação assistencial, com as consequências de uma substituição de médico, as múltiplas demandas e as dificuldades que um outro médico teria para conter a paciente): Bem, eu concordo, mas precisa me dar a sua palavra, ou seja, vai ser só uma semana para a senhora, temos um acordo?
P: Claro, claro.
5. Dr.: Isso quer dizer que no dia 6 deve estar trabalhando, porque acaba o tempo definido no atestado, entende?
P: Sim, doutor. Entendi.
6. Dr.: A senhora é uma pessoa que gosta de cumprir seus tratos?
P: Claro, doutor, claro que sim.
7. Dr.: Pois então eu confio na senhora. (***Manifesta emoções** [self-disclosure]*.) Espero que não me decepcione. No entanto, recomendo que a senhora siga o seguinte tratamento...

Comentários

1. As técnicas corretas são aplicadas nessas duas entrevistas? Podem ser melhoradas?

Ambas as entrevistas são, basicamente, corretas. Na primeira, o profissional aplica o aforismo (ver Tabela 5.6): "O paciente que não abusa das licenças, solicitando-as apenas de forma pontual, deve ter um voto de confiança". Na segunda, dar ou não a licença depende do critério clínico, que deve ser formado a partir de dados orgânicos e psicossociais. Nesse caso, devemos supor que o médico provavelmente avaliou mais os aspectos de estresse psicossocial que os orgânicos. Sua estratégia consistiu em trazer à tona suas dúvidas *para compartilhá-las* com o próprio paciente.

2. Qual é a evolução mais previsível de ambos os casos?

Tabela 5.6 Aforismos que ajudam na decisão

- Sempre formar uma ideia própria sobre o que está acontecendo com o paciente (independentemente de outros especialistas ou relatórios que o paciente traga consigo), para, a partir daí, decidir se devemos ou não conceder ou prolongar a licença.
- Os casos difíceis devem estar documentados antes de forçar o fim da licença: pelo menos um exame físico corretamente registrado na história clínica e, às vezes, exames complementares e a opinião de outro colega ou especialista.
- O paciente que não abusa das licenças e solicita alguma só de maneira pontual deve ter um voto de confiança.
- Acima de tudo somos médicos, não inspetores. Por isso, não damos alta a um paciente cuja situação não conseguimos visualizar com clareza. Em caso de dúvida, beneficiaremos o paciente.
- Quando está claro que o paciente abusa das licenças, forçamos seu fim por respeito ao resto dos cidadãos, que confiam na forma como administramos esse serviço de saúde, e porque é justo agir desse modo.
- Alguns pacientes devem ser encaminhados ao especialista, não tanto porque tenhamos alguma dúvida diagnóstica, mas para **compartilhar o risco** de uma evolução desfavorável.
- Em caso de divergência com um especialista sobre os prazos para o fim do atestado, quem assinou a licença é o responsável, seja para efeitos de prolongar ou reduzir o tempo.
- Cada caso de doença deve ser julgado de modo independente dos anteriores. Facilmente podemos cometer equívocos com pacientes que abusam dos atestado médicos, mas que em um determinado momento sofrem de uma doença grave. Até mesmo um pensionista pode morrer de doença orgânica!
- Nada pior do que pensar que um paciente veio só para pedir uma licença, uma vez que, nesse caso, não daremos crédito aos sintomas que ele nos relata. Esse deve ser um julgamento final, jamais inicial.
- Toda a equipe age com uma norma de conduta semelhante para evitar diferenças de tratamento que levem a situações injustas.

Em geral, não há problemas com o primeiro caso, e diríamos inclusive que se o paciente retorna dizendo que não se sente bem, é provável que tenha razão, e deveremos analisar seu caso sem preconceitos, empregando outro aforismo da Tabela 5.6: "Acima de tudo, somos médicos, não inspetores. Por isso, não damos alta a um paciente cuja situação não conseguimos visualizar com clareza. Em caso de dúvida, beneficiaremos o paciente".

Pelo contrário, é bem provável que na segunda situação a paciente mostre relutância em aceitar o fim da licença. Em alguns casos, tentará pegar o laudo de confirmação sem passar por uma consulta ou, se isso não for possível, tentará negociar a prorrogação da licença com o médico.

Como devemos agir nesse tipo de situação?

No segundo caso analisado, imaginemos que a paciente tenta forçar a prorrogação da licença... O que faremos? Na Tabela 5.6, resumimos alguns aforismos que nos ajudarão a tomar decisões, e na Tabela 5.7, as técnicas de negociação mais importantes. A partir dessas ideias...

P: Eu não estou bem para trabalhar, tem que prorrogar minha licença médica.

Dr. (sempre realizar um exame físico e **"formar uma opinião própria"**): Antes de mais nada, quero examinar novamente sua cervical; por favor, passe para a maca.

(Passam para a maca de exames físicos e quando retornam):

Dr. (**nível de negociação alto**): Bom, Sra. Ana, tenho boas notícias. A senhora realmente está recuperada, sempre pode ter alguma dor residual, mas nada que a impeça de trabalhar...

P: Doutor, pois eu não sei o que está acontecendo comigo, porque quando faço esse gesto tenho uma dor que faz a minha cabeça estourar...

Dr. (**normaliza e atribui emoções positivas à paciente**): Isso é normal em casos como o seu. Vai sentir um pouco de dor, pelo menos durante uma temporada. Mas isso não será obstáculo para que volte ao trabalho, afinal é isso o que a senhora quer.

P: Doutor, claro que eu quero voltar ao trabalho, mas não nessas condições. Acho que se me der pelo menos mais duas semanas, vou conseguir ficar recuperada.

Dr. (enquanto entrega a alta): Sinto muito, Ana, mas não posso manter a senhora por mais tempo com a licença. O mais prudente para a senhora mesma é que retorne ao trabalho.

Conceitos avançados

O Health Belief Model

O Health Belief Model (HBM) propõe alguns fatores (motivação, vulnerabilidade, gravidade,

Lembre-se, diante de um paciente que não quer aceitar o fim do atestado médico de afastamento do trabalho:

- Certifique-se de que não esteja com um processo orgânico grave.
- Realize sempre o exame físico antes de tomar uma decisão.
- Atribua ao paciente sentimentos positivos: "Tenho boas notícias para você".
- E: "O que você quer é voltar a trabalhar e finalmente isso será possível".
- Normalize a situação: "É normal em casos como o seu que ainda sinta dores".
- Não descarte mais exames ou terapias: "Claro que vamos continuar com mais exames, mas agora já pode voltar a trabalhar".
- Em alguns casos, use a persuasão que chamamos normativa, ou seja: "Tenho de cumprir normas, sinto muito". Em nenhum caso emita mensagens de culpa ("Não havíamos combinado que a senhora aceitaria o fim da licença? Está vendo como não posso confiar na senhora?, etc.").
- Outras situações relativas à gestão das licenças podem ser consultadas em Borrell F, 1995, 1999, 2001.

custo-benefício, etc.) que poderiam predizer as mudanças comportamentais de uma pessoa concreta em uma situação concreta (Tabela 5.7). Nos estudos de campo, esse modelo explica de 15 (Yarbrough SS, 2001) a 75 % da variabilidade (Ali NS, 2002), e neles aparecem

Tabela 5.7 Técnicas básicas na negociação das incapacidades temporárias

1. Proposta de licença do trabalho:
   - Como se sente para trabalhar?
   - Que tipo de atividade realiza no trabalho? Acha que poderá trabalhar assim como está?
   - Vou dar uma licença por... dias.. Se no dia... não estiver bem para trabalhar, deve vir ao consultório.

2. Valorização de resistências e expectativas:
   - Entendo que é difícil aceitar o atestado médico, mas se não aceitar, corre o risco de que o seu quadro se torne mais complicado... Entende a situação?... Tudo bem, é claro que respeito sua decisão, vamos registrar em sua história clínica que não quis aceitar a licença.
   - É possível que tenha essas dores há meses, mas isso não deveria impedir o senhor de trabalhar... Deveria mentalizar que vai sentir um pouco de incômodo.
   - Muitas pessoas trabalham com incômodos iguais ou piores.

3. Técnicas de negociação:
   a) Imposição:
   - Sinto muito, mas não posso dar um atestado de afastamento do trabalho por isso. Se não melhorar, pode retornar...
   - Boas notícias: vejo o senhor muito recuperado. Chegou o momento de dar sua alta, que era o que o senhor queria.
   - Agora é pior manter a licença do que acabar com ela, porque tanto do ponto de vista psicológico quanto da doença a melhor coisa que podemos fazer é que comece a trabalhar para concluir sua recuperação.
   - Não há outra alternativa a não ser acabar a licença médica de afastamento.
   b) Estratégias paulatinas (Gota malaia) (incapacidades de longa duração que não justificam uma invalidez definitiva):
   - Bom, vou dar licença por mais uma semana, apesar de que ela deveria acabar hoje mesmo, mas vamos deixar que se recupere um pouco mais e se adapte à ideia de voltar ao trabalho.
   c) Contrato/pacto
   - Dou a licença com as seguintes condições... Aceita?

a percepção de eficácia e as barreiras percebidas como as variáveis mais preditivas (Scott J, 2002; Hanson JA, 2002; Wdowik MJ, 2001; Wallace LS, 2002; Nyland J, 2002). Os estudos que melhor se adaptam ao modelo são aqueles em que os pacientes estão em uma situação clínica mais grave. Nesses casos, os pacientes são mais propensos a seguir as instruções ou a aderir às terapias (Fernández A, 2003). Contudo, cabe perguntar o que acontece com a porcentagem das condutas "não explicadas" pelo modelo. E apesar de não sabermos com certeza, podemos imaginar: preguiça, falta de crenças bem definidas na comunidade sobre o problema tratado, o acaso das influências (como de fato admite o modelo), presença do pensamento mágico, e um longo etcetera que ignoramos (Quadro 5.2).

O comportamento dessa paciente está dentro da porcentagem não explicada pelo modelo resumido na Tabela 5.8, porque o conceito de *preguiça de enfrentar o medo* ainda não entrou na bibliografia. Os desenvolvimentos de campo do HBM concentraram-se em operacionalizar o conceito de vulnerabilidade como "percepção de eficácia", e o custo-benefício como "percepção de barreiras para a mudança". No entanto, em nosso entendimento, não se soube apreciar de maneira suficiente o conceito de motivação.

Propomos o conceito de *inércia de hábitos que requerem esforço* para caracterizar a forma como uma pessoa é capaz de incorporar novas normas de comportamento ou rotinas em sua vida cotidiana. Talvez esse conceito poderia incluir as emoções ilustradas no Quadro 5.2 e outras similares, ampliando a variável "motivação" do Health Belief Model.

Modelo de influência interpessoal: campo de busca e *locus* de controle

Partimos do princípio de que, em cada momento biográfico, tentamos ser coerentes e previsíveis, o que é uma condição necessária para que os demais confiem em nós. Mas sob essa aparente coerência, a maioria de nós é um pouco caótica e pode sustentar crenças paralelas e até mesmo contrapostas sobre a realidade que vivemos... dependendo de nosso interlocutor e, de maneira mais genérica, da pressão que exerça a comunidade em que vivemos. A tal ponto somos influenciáveis. Estamos em uma constante negociação com o meio e concedemos a determinadas pessoas uma posição privilegiada sobre nossas vidas. Pessoas privilegiadas são o profissional da saúde, o professor, o político... mas também aquele amigo que sabe muito, aquele outro que superou uma doença, etc. Um médico dificilmente pode ter seus próprios pais

Quadro 5.2
Preguiça de enfrentar o medo

Uma mulher conhece os benefícios da mamografia preventiva, possui antecedentes familiares de câncer de mama e, além disso, ela mesma notou um pequeno caroço em uma das mamas. Contudo, não dá atenção a uma carta de seu centro de saúde que a convida para um exame preventivo, porque pensa que "se não fizerem o toque de mama, qualquer coisa que eu tenha (mesmo que seja ruim) estará como adormecido". Ou seja, assume que se ela mesma esquecer o caroço, a doença também vai se comportar desse modo, esquecendo dela, em um paralelismo típico do pensamento mágico. Mas seria ingênuo acreditar que esse é o motivo do seu comportamento. No fundo, ela tem medo e *preguiça de enfrentar o medo*.

Tabela 5.8 Health Belief Model

– *Motivação:* cada pessoa possui um certo nível de vontade que pode mobilizar para uma mudança de hábitos. Identificamos esse conceito com o de "inércia de hábito".

– *Vulnerabilidade:* cada pessoa tem sua própria percepção quanto a se a sua doença é mais ou menos vulnerável à ação de um fármaco. Nos estudos, essa variável é operacionalizada como "percepção de eficácia".

– *Gravidade percebida:* cada pessoa tem sua própria percepção sobre se sua doença é importante ou banal.

– *Custo-benefício:* cada pessoa tem suas próprias ideias sobre o custo material, emocional, etc. que pode ter um determinado plano terapêutico. Essa variável aparece nos estudos como "barreiras" para a mudança.

– *Novas crenças:* constantemente surgem novas crenças, fruto do contato da pessoa com o seu ambiente.

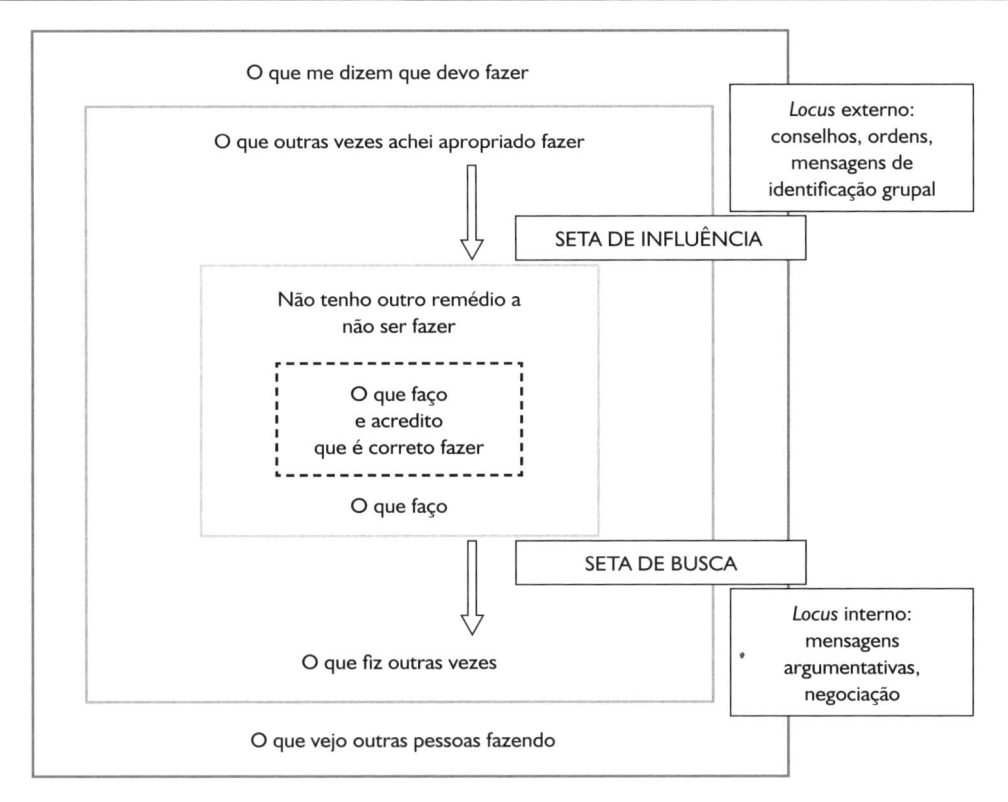

```
┌─────────────────────────────────────────────────────────────────┐
│         O que me dizem que devo fazer          ┌──────────────┐ │
│  ┌──────────────────────────────────────────┐  │ Locus externo:│ │
│  │   O que outras vezes achei apropriado fazer │ conselhos, ordens,│
│  │                                          │  │ mensagens de  │ │
│  │                    ⬇                     │  │ identificação │ │
│  │                                          │  │ grupal        │ │
│  │                              ┌───────────────────┐           │
│  │                              │ SETA DE INFLUÊNCIA│           │
│  │    ┌──────────────────┐      └───────────────────┘           │
│  │    │ Não tenho outro  │                                      │
│  │    │ remédio a não    │                                      │
│  │    │ ser fazer        │                                      │
│  │    │  ┌────────────┐  │                                      │
│  │    │  │ O que faço │  │                                      │
│  │    │  │ e acredito │  │                                      │
│  │    │  │que é correto│ │                                      │
│  │    │  │   fazer    │  │                                      │
│  │    │  └────────────┘  │                                      │
│  │    │   O que faço     │                                      │
│  │    └──────────────────┘                                      │
│  │                              ┌───────────────┐               │
│  │                              │ SETA DE BUSCA │               │
│  │                  ⬇           └───────────────┘               │
│  │                                        ┌──────────────┐     │
│  │   O que fiz outras vezes               │Locus interno:│     │
│  │                                        │ mensagens    │     │
│  │                                        │argumentativas,│    │
│  │                                        │ negociação   │     │
│  │                                        └──────────────┘     │
│  │  O que vejo outras pessoas fazendo                          │
│  └──────────────────────────────────────────┘                  │
└─────────────────────────────────────────────────────────────────┘
```

Figura 5.3 Modelo de influência interpessoal.

como pacientes, porque nunca ocupa esse lugar de privilégio para eles, e seus conselhos caem em ouvidos surdos.

O modelo de influência interpessoal propõe que a pessoa responde aos desafios da vida cotidiana "procurando" um comportamento idôneo para responder a eles. Seu **campo de busca** (Figura 5.3) é o seguinte:

Cada pessoa faz ou pode fazer = o que acredita que deve fazer + outros comportamentos (sem conceituá-los eticamente ou sabendo que não são corretos) que proporcionam a ela gratificação ou prazer + comportamentos que já teve e abandonou + comportamentos que vê em outras pessoas, meios de difusão, etc., ou que se espera que ela tenha.

O modelo incorpora o conceito de **locus de controle**, mas em um sentido muito dinâmico. O paciente aceitará influências externas ou ele mesmo irá procurar soluções se já viveu situações semelhantes e segundo seu grau de autonomia e percepção de eficácia. Se predominar a influência (*locus* de controle externo), aceitará ser persuadido, receber ordens ou conselhos. Se predominar o *locus* de controle interno – seta de busca – vai preferir encontrar suas próprias soluções e negociá-las com o profissional da saúde. Contudo, ambas as estratégias (deixar-se influenciar ou procurar soluções) estão em cada uma das pessoas, e o que fazemos aqui é identificar "tendências". Existem pessoas que passam por fases de maior abertura para a influência de outros, muitas vezes em função do grupo ao qual pertencem ou da situação clínica na qual se encontram. Analisemos as quatro caixas da Figura 5.3. O modelo propõe que os comportamentos mais afastados da caixa central são os menos prováveis. Também dessas caixas derivam quatro estratégias da persuasão (Tabela 5.9):

O que pensa que deve fazer

A cada dia redefinimos aspectos significativos de nossa vida: o que os demais pensam de nós, o que devo pensar sobre meu corpo (p. ex., "como devo interpretar essa dor que sinto no ombro?"), as oportunidades que tenho no trabalho, etc. Muitos foram os autores que perceberam as negociações e os conflitos encobertos que são gerados no processo assistencial nas mais variadas condições (Roth, 1962; Davis, 1963; Glaser & Straus, 1965; Frankel, 1989; etc). Todos esses conflitos derivam *do sentido que cabe dar à realidade que vivemos*. Consequentemente, se queremos convencer um paciente a parar de fumar, antes deveremos entrar na visão que ele tem de si mesmo, seu estado de saúde, vulnerabilidade a doenças, etc. Seguindo James W, tentaremos levar para essa posição privilegiada outras crenças que o indivíduo também tenha e que ocupem alguma das áreas mais periféricas do desenho (Figura 5.3).

Mensagem fundamental nessa linha: "Você tem um problema e só será coerente consigo mesmo se admitir isso".

Exemplo: A pessoa muda quando enfrenta um problema e percebe a necessidade da mudança. Se acreditar que não existe problema algum (embora na verdade exista), predominará a preguiça. Talvez negue a existência do alcoolismo simplesmente porque não tem capacidade para vencer a inércia do seu comportamento cotidiano (o que chamávamos preguiça de vencer o medo). Considere, portanto, mensagens do tipo: "Entrevistador: O senhor sente medo de admitir que tem esse problema, mas na verdade deveria sentir mais medo de não fazer nada para enfrentá-lo. Enquanto não admitir, terá a intranquilidade de estar mentindo para si mesmo. É a preguiça de admitir contra a inquietação de não fazer nada".

Essa é uma estratégia para pessoas racionais e que querem ser coerentes.

Comportamentos que proporcionam gratificação ou prazer

As fontes de prazer não são infinitas. Partimos de algumas poucas *experiências primordiais*

Tabela 5.9 Processos de influência aparente

1. Pacientes muito razoáveis e racionais:
   Estratégia: enfatizar o que é correto. Potencializar seu *locus* interno.
   Mensagem fundamental: "O senhor tem um problema e só será coerente consigo mesmo se admitir isso". Por exemplo: "Entrevistador: O senhor sente medo de admitir que tem esse problema, mas na verdade deveria sentir mais medo de não fazer nada para enfrentá-lo".

2. Pacientes que temem ser um peso ou temem sofrer:
   Estratégia: enfatizar o ganho em autonomia como maior benefício.
   Mensagem fundamental nessa linha: "O senhor pode evitar problemas e obter maior benefício/prazer se adotar tal comportamento". Por exemplo: "E: O senhor tem um problema e, se não mentalizar o que tem, não vamos poder evitar as consequências, que serão... No entanto, se adotar esse plano, os benefícios serão...".

3. Pacientes hedonistas, que não conseguem renunciar a antigas fontes de prazer:
   Estratégia: selecionar as fontes de gratificação. Estimular a imaginação sobre um benefício melhor, em convergência com nossas recomendações.
   Mensagem fundamental nessa linha: "Tente evitar lembranças sedutoras e ative sua imaginação para onde realmente deseja caminhar". Por exemplo: "E: Caso se permita pensar sobre o grande prazer que seria fumar um cigarro depois de comer, não tenha dúvida, vai acabar voltando a fumar; tente pensar nas vantagens de ter parado, no quanto se sente bem, no exercício físico que agora é capaz de fazer, nos anos de vida que, sem dúvida, ganhou, etc.".

4. Pacientes influenciáveis:
   Estratégia: favorecer o contágio do meio social.
   Mensagem fundamental nessa linha: "O senhor está em boas mãos, aceite conselhos". Por exemplo: "E: Nesse serviço, temos muita experiência com problemas como o seu".

que nos mostram de onde vem o carinho, o prazer corporal e o intelectual. Essas *fontes garantidas de gratificação*, assim como propõem Berne E (1961, 1972) e Steiner (1975), irão desempenhar um importante papel na nossa vida. Talvez inclusive tenhamos experimentado prazer por meio da dor e busquemos essa dor, como faz o masoquista. Um observador externo pode se perguntar: será que esse não é um comportamento irracional? Mas o indivíduo *está ancorado a essa fonte garantida de gratificação* e não a soltará antes de ter uma experiência *contínua* com outra fonte de gratificação que proporcione maiores frutos e passe a considerá-la *garantida*. Um caso extremo é o adulto que busca o castigo; talvez durante a infância aprendeu que essa era a única maneira de conseguir a atenção de seus pais, e não abandonará essa tendência sem um esforço muito contínuo que demonstre a ele os benefícios de uma forma de estima mais construtiva.

Mensagem fundamental nessa linha: "O senhor pode evitar problemas e obter um benefício/prazer maior se adotar tal comportamento".

Exemplo: "E: Até hoje o senhor não cuidou da sua saúde, mas a partir de agora a coisa muda. O senhor tem um problema e, se não mentalizar essa realidade, não poderemos evitar as consequências, que serão... No entanto, se adotar esse plano, os benefícios serão...".

Essa é uma estratégia boa para pessoas que temem ser um peso para os demais ("imagine se tem uma trombose e precisam cuidá-lo") ou temem sofrer.

Comportamentos anteriores abandonados

Sempre se mantém uma espécie de nostalgia. O alcoólatra nunca deixa de sê-lo, em certo sentido, devido a essa lembrança sempre latente. A mesma coisa podemos dizer do fumante ou do viciado em jogo. Ver o prazer que experimentam outras pessoas em situações familiares pode ser suficiente para uma recaída e vice-versa: ver os prejuízos pode reforçar sua abstinência.

Mensagem fundamental nessa linha: "Tente evitar lembranças sedutoras e ative sua imaginação na direção em que realmente deseja caminhar".

Por exemplo: E: "Caso se permita pensar sobre o grande prazer que seria fumar um cigarro depois de comer, não tenha dúvida, vai acabar voltando a fumar; tente pensar nas vantagens de ter parado, no quanto se sente bem, no exercício físico que agora é capaz de fazer, nos anos de vida que, sem dúvida, ganhou, etc.".

Estratégia boa para pessoas hedonistas, que não deixam de pensar no paraíso perdido.

Comportamentos por contágio

O contágio pode ser muito variado: televisão, cinema, amigos... Nós, profissionais da saúde, somos um elemento a mais, mas relativamente potentes se soubermos combinar técnicas e flexibilidade. Lembre as mensagens personalizadas, a racionalidade da medida terapêutica e a exemplificação, etc.

Mensagem fundamental nessa linha: "O senhor está em boas mãos, aceite conselhos".

Por exemplo: "E: Nesse serviço, temos muita experiência com problemas como o seu".

Essa é uma estratégia boa para pessoas sensíveis à influência dos demais.

As três modalidades de **conselho, persuasão e ordem*** não devem ser excluídas *a priori*, nem devemos supor que a persuasão de tipo motivacional é mais eficaz que a ordem simples e direta. A eficácia depende do que esse paciente em concreto está acostumado a aceitar como influência. Alguns dizem: "Se o senhor mandar, eu farei". Outros se mostram negligentes até perceberem que o profissional está "tão sério" que decidem lhe dar atenção (predomínio das emoções sobre os argumentos).

Contudo, o que fazer diante de pacientes com múltiplas e provadas resistências à mudança? Alguns desses pacientes serão sensíveis a um *processo de influência inaparente* do tipo: modelagem de comportamento, persuasão motivacional, negociação por deslizamento ou conselho inoculado (Tabela 5.9). Os pacientes que nos veem revestidos de autoridade podem aceitar ordens quando essa imagem de autoridade é positiva para eles; no entanto, outros pacientes veem qualquer autoridade como uma oposição ou uma ameaça e, nesses casos, aceitarão melhor os processos inaparentes resumidos na Tabela 5.10, ou então buscarão soluções por si mesmos, de modo que deveremos passar para as habilidades de negociação.

* N. de R. T.: Ordem no sentido de uma recomendação mais enfática ao paciente.

Tabela 5.10 Processos de influência inaparentes

1. Conselho inoculado:
   Conceito: emitimos um conselho em um momento da entrevista em que parece que estamos fazendo um comentário casual.
   Exemplo: antes da despedida de um paciente: "Gostaria muito que na próxima consulta diga que tomou todos os comprimidos!".

2. Persuasão motivacional:
   Conceito: mensagens que provocam uma vontade de mudar na outra pessoa, a partir de suas próprias crenças.
   Exemplo: "Pergunto-me por que foi capaz de deixar o cigarro e agora não tem coragem de fazer a mesma coisa com a bebida".

3. Negociação por deslizamento:
   Conceito: uma das partes demonstra uma expectativa, deixando a critério da outra satisfazê-la.
   Exemplo: "Vejo que está muito bem para voltar ao trabalho, que no fundo é o que deseja".

4. Modelagem de comportamento:
   Conceito: em vez de emitir uma ordem verbal, mostramos (fazendo nós mesmos) o que queremos que a pessoa faça.
   Exemplo: "Vou mostrar para o senhor como se faz essa ginástica e a partir de agora deve fazê-la todas as manhãs".

Conflito e mudança. Uma discussão mais aprofundada sobre as bases do modelo

O modelo que propomos, coerente com o HBM, deve muito às correntes construtivistas. A partir dessa perspectiva, o ser humano está construindo e desconstruindo a cada dia "aquilo que é", o que pensa dos demais e de si mesmo. Estamos tão envolvidos em conflitos aparentes e não aparentes que vemos apenas uma pequena parte do redemoinho que envolve nossas vidas. Os valores e as crenças são guias para pôr ordem nesse aparente caos. Indicamos nesse ponto que falar de crenças também é uma simplificação. Na verdade, os hábitos, as atitudes, as opiniões e as crenças são partes de um *iceberg* do qual sobressai a ponta que queremos mostrar. O resto permanece escondido dos olhares alheios e, até certo ponto, também de nós mesmos. Aquilo que pensamos dos demais e de nós mesmos se fixa quando *o tornamos público* em um diálogo real. Nessa interação *com o outro* há um compromisso tácito de honestidade, e os sentimentos despertados e trocados se armazenam em um lugar privilegiado de nossa memória, aquele lugar que William James (1890) chamava *memória biográfica*. Um taxista comentava: "O mais interessante do meu trabalho é que posso inventar uma personalidade para usar com cada cliente que entra no meu táxi". Os diálogos que produzia não o comprometiam a ser coerente com as ideias ou os valores que manifestava. Mas mesmo assim sabia que essa *desonestidade* era um jogo controlado. Sempre existe um *diálogo genuíno* com alguém, no qual são ancorados aqueles propósitos e compromissos que guiarão nossas vidas, mas na verdade embaixo disso existem emoções e fantasias absurdas, caóticas e até mesmo selvagens.

Os tônicos da vontade e o aprendizado da gratificação

Sob o nível de flutuação desse *iceberg*, as contradições e ambiguidades do indivíduo só podem ser neutralizadas por meio de uma decidida e persistente vontade de coerência, graças à qual *a pessoa é como é e faz o que faz* de maneira previsível. Mas essa vontade não apaga o diálogo interior. Nos *diálogos interiores*, esses que mantemos com pessoas significativas, mas de maneira completamente imaginada, exploramos a realidade em todas as suas facetas: "Se tal pessoa tentar me prejudicar?" "Se eu trocasse de trabalho?" "Se eu tentar fazer ou dizer tal coisa?" Estamos em uma constante experimentação... *imaginada* da realidade! E como se resolvem essas fantasias? O que leva uma pessoa a experimentar um novo comportamento ou a ceder diante de uma influência é (do nosso ponto de vista) a gratificação emocional que ela acredita que vai obter. Para dizer isso de maneira mais exata: a emoção que essa fantasia desperta em nós e, junto com ela, a inércia para incorporar hábitos de esforço, inércia que em grande medida adquiriu em sua educação e socialização.

Falemos por um momento sobre essa ideia. Os seres humanos precisam gratificar-se várias vezes por dia de maneira física e psíquica. Não é outro o fundamento das dependências, sejam elas o jogo, a comida, o sexo, o cigarro ou o trabalho. Mas, de maneira diametralmente oposta aos comportamentos que geram dependência, o ser humano chega a fazer do esforço uma virtude e consegue, assim, uma grande versatilidade na hora de se gratificar: é o que consegue o monge com suas rezas intermináveis, o alpinista que sobe montanhas ou o joalheiro que encaixa pedras diminutas. O ser humano chega a experimentar prazer com as tarefas mais difíceis. Os três exemplos compartilham o fundamento do psiquismo humano: procurar e controlar uma fonte de prazer. Consegue isso, em parte, graças à produção de diálogos internos para persistir em seu esforço, os **tônicos da vontade** de que falava Ramón y Cajal. Não é exatamente isso o que faz um trabalhador de uma linha de montagem quando repete para si mesmo "só faltam 10 minutos para o lanche"? No caso de Ramón y Cajal, era levantar um país intelectualmente anêmico.

Maslow A (1990) tentou estruturar essas ideias em uma pirâmide de necessidades, das fisiológicas às éticas, e se o seguíssemos falaríamos de pessoas que se gratificam de um modo mais primitivo do que outras. Kholberg L (1981) vai em uma linha similar ao propor uma etapa que denomina ética pós-convencional. Para Kholberg, o ser humano passa por uma etapa em que age segundo os prêmios e castigos que recebe para, pouco a pouco, interiorizar como código de conduta o que está bem (etapa convencional) e posteriormente (e somente algumas pessoas, não todas) fundamentar esse código de conduta em princípios filosóficos ou éticos. Seria a etapa pós-convencional.

O modelo de Maslow e Kholberg parece se adaptar bem ao patriotismo de um Ramón y Cajal ou à atitude humanista de tantos pensadores. Contudo, nós acreditamos que os mortais comuns são mais caóticos que esses modelos. Existe um ***aprendizado da gratificação*** que vai da infância até a morte. A cada momento nos orientamos em direção à satisfação das nossas necessidades físicas, mas também das morais; dando, mas também recebendo; capazes de sacrifícios e solidariedade, mas também buscando recompensas e gratificações. Algumas pessoas são mais generosas, outras procuram sobretudo a própria satisfação. Nisso influenciam um pouco as crenças filosóficas ou éticas, e muito, entre outros fatores, a experiência de carinho que se recebe na primeira infância, assim como o estilo emocional de sentir (caráter). O que consideramos "bom" para nós nem sempre coincide com aquilo que é considerado "moral ou eticamente" bom. Não somos tão racionais. Pascal sugeriu isso quando falou das *razões do coração* contrapostas às razões da cabeça. Nossas necessidades físicas e afetivas mudam ao longo da vida, e talvez por isso podemos detectar em qualquer uma de nossas biografias um vaivém do egoísmo à generosidade, da certeza à dúvida, do amor ao desamor. Nosso ser ético está assentado sobre as emoções que temos e que desejamos (nos) provocar. Agimos movidos um pouco pela razão e um muito pelo que sentimos, e apesar de nos esforçarmos para que ambas as coisas coincidam (esse seria o ideal de Kholberg), nem sempre conseguimos.

As inércias da vontade: tendência ao prazer ou comprometimento com a renúncia

Maslow e Kholberg defendem uma concepção rígida e pouco realista do ser humano, que eles entendem como demasiado "racional" e "raciocinador", excessivamente em busca de uma perfeição moral. Veem o ser humano mobilizado "para o seu bem" quando "sabe" o que lhe convém. Um pouco dessa concepção idealista se infiltra quando pensamos que bastam bons *argumentos* para modificar nossos pacientes. Mas, infelizmente, estamos muito distantes de tanta racionalidade. O caminho para um comportamento cada vez mais racional talvez seja, no melhor dos casos, um processo geracional. O ser humano considerado como indivíduo fica estagnado em um *mapa de gratificações* (as coisas que gosta de fazer, as emoções que deseja recriar) fruto do acaso de sua biografia. Duas inércias irão mover esse mapa: as *inércias viciadoras* e as *inércias ao esforço*. O adicto a drogas e o místico são os produtos extremos de cada tendência. A liberdade de que desfrutam ambos possivelmente é menor do que a que tem o resto dos mortais. O adicto a drogas porque aceita como única recompensa o imediatismo do prazer, e o místico porque se compromete em excesso com a renúncia. Quando renunciamos a quase tudo em prol de um ideal religioso (ou de outro tipo), é difícil admitir que esse ideal é errado. O místico é o caso extremo: idealizou seu "tônico da vontade" ao ponto de renunciar ao prazer de "concretizá-lo em alguma coisa". O que menos importa é obter alguma coisa, uma vez que o prazer reside no sacrifício da busca.

Teremos mais grau de liberdade para decidir o que fazemos "aqui e agora" se nosso comprometimento com o prazer ou com o esforço não fizer desaparecer a capacidade de *contatar com a realidade*, ou seja, de escutar nossas emoções "ressoarem" com a realidade e dispor de uma vontade educada no esforço, mas aberta também a se gratificar (pelo menos de vez em quando). Sem esse equilíbrio entre esforço e gratificação perderíamos a saúde mental. Do contrário, se em primeira instância olharmos a realidade baseados em determinados valores morais, sempre estaremos simplificando-a. Na verdade, cairíamos em uma rotina ideologizada da nossa cotidianidade, criticada de modo brilhante por Rubert de Ventós X (1996). A única maneira de nos enriquecer é com um esforço contínuo para raciocinar sobre essa realidade e também sobre nossas emoções, com certa dose de risco e criatividade. Isso não deve levar ao predomínio das "razões do coração" (o leitor interessado em uma crítica do emotivismo pode consultar Rachels J, 2000; e a visão coincidente de Mosterín J, 2003).

A crise como oportunidade de mudança

Em geral, agimos por projeção emocional. Quando escolhemos sapatos marrons e não pretos nos imaginamos usando e recebendo o eco emocional que essa fantasia provoca em nós. Esse eco emocional (o que Damasio chama de *marcador somático*, e que William James já chamava de *impressão corporal*) será fundamental para decidir o caminho que tomamos. Ao longo do dia provocamos o eco emocional muitas vezes. Quando um profissional da saúde faz um convite a "parar de fumar", projeta sobre o paciente uma fantasia: uma vida sem fumo. Será persuasivo se souber colorir essa fantasia de forma adequada ("Consegue se imaginar sem o peso de ter de comprar um maço de cigarros por dia?") e chega a compartilhar as emoções que essas fantasias provocam. Mas existe outro elemento-chave nesse processo: que essa pessoa perceba a necessidade de mudar seu mapa de gratificação. Por que eu deveria deixar esse *meu melhor amigo chamado cigarro*? Faremos semelhante esforço somente se estivermos em crise. Crise, como assinala García S (1997), é representada em chinês com um ideograma composto pelos signos do caos e da esperança. Se quisermos enfrentar as crises com ânimo de superá-las, a primeira coisa a fazer será nos convencer de que são oportunidades de *crescimento*.

A própria doença ou a de um amigo é uma dessas crises. É relativamente fácil abordar um fumante que sofre um novo agravamento de sua bronquite: nessas ocasiões, escolheremos uma das modalidades de influência (conselho, ordem,* persuasão, etc.) em função do paciente e do contexto clínico (Tabelas 5.9 e 5.10). Seguindo o HBM, quanto maior for a gravidade da doença, maior deverá ser a eficácia da intervenção, como é demonstrado no estudo de Fernández A (2003). O problema ocorre quando existe *divergência* entre a visão do profissional e a do paciente. Essa divergência pode assumir todas as formas enumeradas na Tabela 5.11.

Essas divergências, caso se mantenham, conduzem necessariamente a uma negociação. Também acontece de tentarmos, em primeiro lugar, *negociar a negociação*, ou seja, tentamos convencer o paciente de que deve compartilhar os termos da crise exatamente como os estamos apresentando. Se formos bem-sucedidos, talvez não seja necessário negociar, talvez o paciente

---

* N. de R. T.: Ordem no sentido de uma recomendação mais enfática ao paciente.

Tabela 5.11 Divergência entre profissional e paciente

- Sobre a natureza do problema. Exemplo: o paciente define seu problema como *das articulações*, e o profissional como *depressão maior*.
- Sobre os objetivos a alcançar. Exemplo: o paciente quer voltar a trabalhar, e o profissional quer saber exatamente qual é a artéria coronária obstruída.
- Sobre os métodos a serem usados para enfrentar o problema. Exemplo: o paciente quer um método paliativo para conter uma hérnia, e o profissional quer realizar uma intervenção cirúrgica.
- Na relação estabelecida. Exemplo: o paciente desejaria um profissional mais cordial e que desse mais explicações, e o profissional gostaria de ter um paciente mais conformado com suas indicações.
- Sobre os papéis que cada um quer desempenhar. Exemplo: o profissional quer "mandar", e o paciente quer apenas um conselho e decidir por conta própria.

não chegue a *se posicionar* e ceda. Mas talvez insista, e nesse caso devemos pular da simples persuasão para as habilidades de negociação. Para fazer um jogo de palavras: negociada a negociação, e obstinado o paciente ou o profissional em sua demanda, acabaremos impondo, cedendo, estacionando ou desviando o tema com a esperança de retomá-lo com vantagem. Mas todas essas opções não deixam de ser "negociação". E *uma característica do entrevistador* é justamente a agilidade para reconhecer que não está mais na modalidade persuasiva – que a negociação se impôs.

E ainda assim, realmente negociamos nas consultas?

Existe uma *resistência psicológica* para reconhecer os conflitos. Preferimos imaginar que estamos em harmonia, porque associamos conflito a enfrentamento, e enfrentamento a hostilidade. Por isso acontecem negociações por deslizamento que na verdade são capitulações. Chamamos isso de *fenômeno da expectativa insinuada*. Por exemplo, o paciente insinua que quer um ansiolítico para dormir, e o profissional concede para evitar uma situação que prevê tensa. Ele sente preguiça e/ou medo de ativar suas emoções, "esticar a corda".

O fenômeno também ocorre no sentido inverso: o profissional manifesta reticências, e o paciente deixa de insistir para não irritá-lo.

Um dos propósitos confessos deste livro é justamente oferecer *conforto* para o entrevistador nesse tipo de situação. Isso pode ser obtido com técnicas concretas bem assimiladas, algo parecido com os protocolos de conduta amplamente abordados neste livro. Mas tudo falha se não houver integração com as emoções corretas que devem acompanhar, ou melhor, *presidir* o processo de negociação.

Em primeiro lugar, o entrevistador deve estar convencido de que o paciente tem direito a discordar. Deve ativar sua paciência e sua curiosidade diante de manifestações de dúvida, o que chamamos anteriormente de **resposta avaliativa**. Essa curiosidade deve ser genuína. Uma vez que o paciente pode expressar suas opiniões e, melhor ainda, se elas são legitimadas pelo profissional ("Fez muito bem em me contar isso"), estará mais aberto a um diálogo proveitoso. Não esqueçamos outro fenômeno: o **conflito deslocado**. O paciente se opõe a uma determinada medida terapêutica, mas, na verdade, com isso está se queixando de uma relação interpessoal insatisfatória (Lazare A, 1995). Outro conflito deslocado seria o paciente crônico que decide suspender a ingestão dos comprimidos porque, no fundo, está irritado com sua doença. Conhecer essas possibilidades deveria nos tornar mais *pacientes*.

Em segundo lugar, o entrevistador deve ter uma predisposição a ceder, a procurar o "todos ganham" (Fisher R, 1999), distinguindo o que ele considera fundamental daquilo que considera acessório. Insistimos em que se deve colocar na equação o preço da confiança, um fator intangível cujo valor pode ofuscar qualquer cálculo ao longo do tempo.

Em terceiro lugar, deve distinguir o tema objeto de negociação da pessoa com a qual discorda. O paciente não tem que ser o "bom" paciente que nós idealizamos, dócil, educado, de palavras claras e concisas. Devemos aprender a estimar, ou pelo menos a respeitar, as pessoas como elas são.

Todas essas normas perseguem um objetivo muito simples: negociar de forma tranquila, justamente o contrário do que ocorre na vida cotidiana.

Trabalhar com as emoções e os sentimentos de quem nos consulta

Em diversos momentos mencionamos a importância da empatia, a paciência como condicionante da resposta empática e o fato de que qualquer negociação se desenvolve sobre uma base emocional que a condiciona de maneira decisiva. Entretanto, com esses comentários ainda não temos profundidade suficiente. Ocorre que, às vezes, os conteúdos formais que discutimos com os pacientes carecem totalmente de importância, e, na verdade, estamos esclarecendo emoções e sentimentos soterrados.

As emoções são julgamentos rápidos sobre a realidade (Marina JA, 1996, 1999). Vemos uma serpente e ficamos assustados. Os sentimentos, no entanto, são reações fisiológicas que dotamos de contexto. Talvez sintamos uma ativação fisiológica quando nos relacionamos com uma pessoa do sexo oposto e, algumas vezes, chamamos isso de amor (ou, segundo o tipo de reação, simpatia, ódio, irritação ou rejeição, entre outras possibilidades). Toda relação humana está mergulhada em sentimentos às vezes ambivalentes, às vezes de duração incalculável, outras vezes (pelo contrário) tão importantes que marcam nossa biografia. É necessário possuir uma espécie de sistemática de análise e aplicar uma vontade (teimosa) para perceber essas emoções e esses sentimentos que ocorrem na relação assistencial. O que poderíamos chamar de comunicação formal (as palavras) é um forte *ruído* que às vezes esconde os sentimentos que a originam.

Um exemplo interessante disso é aquele momento mágico no qual uma enfermeira se dispõe a extrair uma amostra de sangue de um paciente. O paciente entra assustado, tentando adivinhar se "essa" enfermeira que vai atendê-lo é suficientemente capacitada. A enfermeira percebe o olhar do paciente e sorri e de imediato começa a falar em um tom afável e com segurança. Há um debate inaparente para ver qual tipo de emoção vai predominar com esse sorriso, se medo ou confiança. Mas tudo ocorre tão rápido que o paciente pensa: "Vou relaxar e esse instante passará como se fosse um parêntese na minha vida". A profissional, enquanto isso, continua imperturbável, e nisso reside boa parte de sua capacidade de gerar confiança. Ela sabe *como deve se sentir* para provocar esse sentimento no paciente.

Com tudo o que foi dito, a primeira pergunta a ser feita é: o que sinto agora com esse paciente? Claro que nem sempre essa pergunta é relevante, mas quanto mais desconforto sentimos, mais importante é entender sua origem. Pode ser o conteúdo da relação, o que o paciente pede ou o que supõe (supomos) que devemos dar a ele, mas não somos capazes de dar (p. ex., alguma coisa que o cure), entre outras possibilidades. Também pode acontecer de essa relação despertar em nós a lembrança de outras relações desagradáveis. É o que Freud chamava, em sentido estrito, de **transferência**, referindo-se ao fato de que transferimos sentimentos passados para a relação presente, às vezes por simples associação de ideias. Mas também frequentemente nos contagiamos com a tensão ou com as emoções do próprio paciente, ou o paciente ativa em nós sentimentos de culpa, medo ou compaixão, entre outros, de maneira consciente, realmente desejando reproduzir em nós esses sentimentos.

A segunda pergunta a ser feita é, precisamente: esses sentimentos têm sua origem primeira em mim ou são um reflexo/contaminação de sentimentos que vêm do paciente? Marcar uma fronteira entre "o que é meu" e o que é do outro preserva nossa maneira de estar. "O paciente está nervoso/triste/irritadiço, mas eu não preciso estar assim também e, além do mais, se ficar contaminado por esse sentimento vou poder ajudar menos". Eis o que Salzberg-Wittenberg I (1970) define como distância terapêutica: não reagir de maneira imediata, simpática, para nos dar a oportunidade de pensar com maior clareza.

Uma vez reconhecidos quais são os meus sentimentos e quais são os do outro, devemos realizar dois movimentos simultâneos: legitimá-los e redefini-los (na literatura inglesa: *reframing*).

Todo mundo tem direito de ter os sentimentos que tem, e não existe nada mais absurdo que negá-los, porque uma e outra vez irão irromper na vida psíquica da pessoa. Quem, pelo contrário, é sincero ou transparente com seus próprios sentimentos tem muito a ganhar, porque poderá elaborá-los. O pudor ou a vergonha costumam ser uma forte barreira para esse reconhecimento (eis o conceito freudiano de repressão cultural), e a pessoa se defende com artimanhas: negando, sublimando esses sentimentos para uma tarefa com um significado simbólico oposto, criando, inclusive, problemas somáticos, etc. Quando o clínico, de maneira calma (até mesmo carinhosa), *dá permissão* ao paciente para que esses sentimentos possam ser ditos em voz alta, aquela ansiedade obscura e que causava tanta inquietação em nós se torna concreta, talvez um pouco desagradável, mas pelo menos pode ser tocada e mudada. Esse afloramento do que estava oculto produz uma repentina serenidade, mesmo que o problema ainda subsista.

Então vem o segundo movimento: redefinir ou reenquadrar (*reframing*) o sentimento. Para isso devemos perguntar: essa é a única forma possível de enfrentar uma situação ou uma experiência vital? Ou mesmo: seria assim que eu responderia? Às vezes, o próprio paciente pode relembrar outros momentos de sua biografia nos quais foi capaz de responder de outra forma. Essas experiências têm um valor enorme: é a própria biografia do paciente que mostra para ele outras maneiras de responder ou de estar na vida. Pelo simples fato de relembrar ou de imaginar essas experiências, estamos dando ao paciente um grau de liberdade do qual não dispunha, e damos a ele a possibilidade de transformar as dificuldades em oportunidades (Arranz P, 2003).

Negociar a natureza dos sintomas: pacientes apreensivos

Uma das situações mais delicadas ocorre quando médico e paciente têm uma visão diferente do problema a tratar. Essa situação acontece com pacientes apreensivos ou realmente hipocondríacos. Às vezes, o profissional enfatiza sua segurança clínica da seguinte maneira:

> Dr.: Examinei você, Antônia, com a sensação ruim de que encontraria alguma coisa, mas a verdade é que você está cheia de saúde.

– Essa intervenção pretende três coisas:
– Dar garantias ao paciente de que o processo de avaliação foi escrupuloso.
– Indicar a ideia inicial de "encontrar alguma coisa".
– Afirmar com a mesma firmeza que "tudo está normal".

Contudo, não acolhe o sofrimento da paciente, na verdade parece negá-lo. Não podemos estranhar que receba a seguinte resposta:

> P: Doutor, eu não digo que estou com nada sério, mas deve ter alguma coisa para eu estar assim.

Nesse ponto da entrevista o médico dever ter as ideias muito claras. Se persistir nessa linha, talvez tente interpretar as ansiedades do paciente da seguinte forma:

> E: "Vejamos, no fundo você pensa, sim, que pode estar com alguma coisa séria, não vamos nos enganar". Para depois aplicar um modelo de doença mental muito primitivo, segundo a qual: "Você pode tirar essas manias da cabeça simplesmente se propondo a fazer isso".

Esse mesmo modelo leva a dizer coisas do tipo: "Se todos os dias você saísse para dar um passeio, melhoraria da sua depressão".
Observemos essa outra sequência:

> Dr.: Examinei você, Antônia, com a sensação ruim de que encontraria alguma coisa, mas a verdade é que você está cheia de saúde.

P: Doutor, eu não digo que estou com nada sério, mas deve ter alguma coisa para eu estar assim.

Dr.: De fato, há coisas que doem e incomodam e não são uma doença. Devemos levar a sério o que está dizendo, porque, aliás, você já dizia algo parecido há 10 anos.

P (achando estranho): Há 10 anos?

E: Sim, quase a mesma coisa (lendo no histórico): "Muita dor na barriga e em todo o corpo, com medo de estar com uma doença grave".

O entrevistador inicia a entrevista da mesma forma. Teria sido preferível evitar negar a doença, como já comentamos, mas queríamos manter as mesmas condições para demonstrar a plasticidade de qualquer entrevista. De fato, é possível "salvar" e transformar uma entrevista ruim em outra boa (Platt F, 1992). Nesse exemplo, o entrevistador salva a entrevista ao legitimar os sintomas, empatizar e criar um espaço para poder negociar sua significação. É impossível negociar em um clima de tensão. O primeiro dever de um bom negociador é criar o clima apropriado.

Ao reinterpretar e desdramatizar os problemas da paciente em função de seu histórico preexistente, outra vez aumenta sua margem de manobra. Observe a seguinte manobra:

E: Na verdade, naquela época, e também agora, encontramos algumas causas para esses problemas. Por um lado, alguns tipos de alimentos não fazem bem para você e, por outro, a falta de elasticidade das fibras musculares. No entanto, esses problemas que outras pessoas aguentam mais ou menos bem, em seu caso ativam a ansiedade, o medo da incerteza, o "o que será que é?". Chamamos esse medo ou essa ansiedade de apreensão.*

P: Quer dizer que sou apreensiva.

E: Na minha opinião sim... E você, não tem a mesma opinião?

O medo costuma amplificar qualquer doença corporal ao ponto de tornar a situação insuportável. Os pacientes procuram o médico não só para aliviar dores, mas também para uma espécie de exorcismo moderno que mantém uma das chaves do pensamento mágico: **dar nome ao sofrimento** e, por extensão, dar controlabilidade. Quando damos nome ao sofrimento, até certo ponto estamos dominando-o (damos nomes aos bois, em um sentido simbólico profundo), como seria o caso na entrevista que analisamos. Evite mencionar a palavra "hipocondria", dado que é um termo com conotações negativas.

A abordagem desse perfil de pacientes pode incluir várias outras manobras que são específicas para abordar a hipocondria:

– Identificar fatores de melhora que em outros momentos da vida possam ter funcionado de maneira espontânea.
– Propor estratégias para redirecionar a atenção, isto é, que haja menos "atenção para dentro" e mais "atenção para fora".

Em resumo, esse perfil de pacientes exige sempre um amplo leque de técnicas de negociação e reatribuição, entre outras:

– Necessidade de criar um clima adequado de negociação.
– Abster-se de negar os sintomas.
– Encontrar um nome para o sofrimento. Por exemplo: apreensão, "corpo muito sensível às mudanças", etc.
– Reinterpretar o sofrimento em função desse nome e retirar o caráter dramático.
– Estabelecer um acordo sobre exames complementares (se esses exames são necessários, e às vezes são) sem assumir riscos desnecessários.
– Propor um plano realista não para curar, mas sim para diminuir o sofrimento.

---

* N. de R. T.: No sentido de muita preocupação.

Pacientes difíceis, ou a honra em jogo

Quando nos sentimos desprezados, impugnados ou desrespeitados, nós, profissionais, costumamos reagir enraivecidos. Há motivo para tanto? Ou será que somos especialmente sensíveis? Não podemos evitar sentir que fomos traídos quando um paciente entra no consultório e atira na mesa algumas caixas de remédio para logo dizer: "Veja o que o médico particular receitou para a doença que o senhor não conseguia curar. Estou devendo isso na farmácia". Será que o menosprezo do paciente, e até mesmo sua maldade, não é um dos limites da nossa paciência?

Não vamos idealizar os pacientes apenas pelo fato de serem pacientes. Há pessoas incapazes de ver o lado bom da vida ou que deslocam suas frustrações para a doença. E não apenas isso, exigem dos profissionais da saúde que as aliviemos de tantos sofrimentos, esperam de nós um pouco da felicidade que elas mesmas se negam. Essas pessoas nos provocam mal-estar em seu papel de pacientes e, justamente por isso, colocaremos nelas o rótulo de pacientes difíceis. Em geral, são pessoas com *locus* de controle externo, ou seja, os conflitos que sofrem sempre são por fatores externos, como também são externas as soluções que devem ser encontradas para resolver seus problemas. Também costuma ajudar se conhecemos a biografia especial que as levou até onde estão. É aqui que o conhecimento dos perfis de pacientes problemáticos (Tabela 5.12) e como enfrentá-los oferece muitas vantagens para o entrevistador experiente (Mathers N, 1995).

No estudo de Mas X (2003) encontramos uma prevalência de 0,7% desse tipo de paciente, os quais geraram 2,3% do total de consultas. Todos os médicos do estudo tiveram pacientes difíceis, mas ficaram surpresos de encontrar menos do que previam. Como apontam os autores: "A explicação desse fato é dada por um fenômeno de progressiva adaptação mútua ao longo do tempo: *"... com o tempo, até gosto deles"*, *"...acho que se chega a um acordo entre os dois"*.

O perfil de paciente encontrado foi o de uma mulher passiva-dependente (41%), com educação primária (62%), aposentada (35%), casada e com filhos (35%), com duas ou mais patologias médicas (74,4%) e pelo menos uma psiquiátrica em 40,2%.

A tipologia da Tabela 5.12 pode ser completada conforme o tipo de emoção que predomina no entrevistador. Assim, os *pacientes dependentes* provocam cansaço ("são uns grudentos") e aversão ("outra vez aqui!"), mas às vezes também emoções positivas ("precisa de mim") (Bellón JA, 2002). Os *pacientes exigentes* provocam medo e insegurança ("não sei o que fazer"). Os

Tabela 5.12 Perfis de pacientes problemáticos

Segundo o tipo de problema:

– Doença mental.
– Adictos a drogas.
– Pela sua maneira de ser, personalidade (ver mais adiante).
– Multimorbidade.
– Somatizadores.
– Desafio diagnóstico.
– Relação disfuncional estabelecida.

Segundo as emoções intensas na relação estabelecida:

– Agressividade.
– Medo.
– Frustração (sobretudo do profissional).
– Desconfiança (temos a impressão de que não está dizendo tudo o que deveria), expressa dúvidas sobre o que dizemos.

Segundo a maneira de ser do paciente:

– Passivo-dependente: grandes demandantes, consultam por problemas mínimos, como se tivéssemos de resolver tudo. Pouca autonomia.
– Exigente-agressivo: é hostil, ameaça com reclamações, ares de superioridade, tenta intimidar.
– Manipulador-masoquista: às vezes se apresentam provocando pena, outras vezes predomina o componente sedutor; os problemas que apresentam podem indicar um conflito deslocado, por exemplo, violência doméstica ou outro tipo de insatisfação; o que quer que façamos dizem "isso não está indo bem, não há nada a fazer, estou igual ou até pior".
– Autodestrutivo: nega a doença ou as possibilidades de tratamento; mesmo que costume passar um forte sentimento de culpa por isso.

manipuladores, sentimentos de desagrado, desconforto no tratamento ("eu não gosto de como fala comigo/me trata"), não isento de culpa ("por que não sou capaz de solucionar o problema?") e às vezes baixa autoestima ("será verdade que sou incompetente"). O *negador* provoca agressividade ("por que vem me consultar se não faz o que eu digo?"). Os anos de experiência profissional não atenuam a dificuldade, embora ajustemos melhor as respostas e provavelmente diminua a porcentagem de pacientes difíceis (Bellón JA, 2002; Mas X, 2003; Jackson JL, 1999). Talvez influencie nisso, como aponta Bellón JA (2002), o fato de que com a experiência são mais raras as respostas emocionais de tipo paranoico ("vem aqui para se aproveitar de mim"), de hostilidade ("tenho de dar uma bronca nele") ou evasivo ("paciente difícil? Pois então vou transferi-lo). As emoções ligadas à falta de controle seriam aquelas que mais fazem perceber a carga de trabalho como "pesada", constituindo um precursor do médico zangado (Bellón JA, 2002). Vale a pena destacar a coincidência desses estudos no sentido de que o entrevistador sente mais impotência que culpa, sendo as mulheres as mais propensas a esse último sentimento. Os profissionais que sentem tristeza encaminham mais (Bellón JA, 2002), como se fosse uma resposta à sua desesperança, para um "eu não vou resolver seu problema".

Como devemos responder aos pacientes difíceis? As respostas podem ser agrupadas nas chamadas "naturais", dadas por profissionais sem treinamento em comunicação, e aquelas que podem ser desenvolvidas por um profissional com treinamento adequado.

Respostas naturais

a) Encaminhar e pedir exames. É a mais simples, mas também a menos efetiva. O paciente vai embora do consultório aparentemente satisfeito, mas retorna com tratamentos inapropriados que obrigam a novas negociações.

b) Descargas "catárticas". De vez em quando o profissional "explode" e desloca sua irritação para uma falta de adesão ou então para outro detalhe do comportamento do paciente, com a ideia, consciente ou não, de provocar uma "retirada" em suas exigências.

c) Conter-se até sofrer. O profissional opta por aguentar e ir levando a situação, renunciando a intervir de maneira resolutiva: "vou aguentar sem ficar nervoso, mesmo que esteja a ponto de explodir".

d) Condutas resolutivas. O profissional tenta oferecer alívio com medidas cada vez mais agressivas, o que Balint chamava "furor terapêutico".

Respostas próprias de um entrevistador treinado

a) Conhecimento das zonas de irritabilidade. Acima de tudo, o entrevistador experiente conhece o perfil de pacientes que o deixam nervoso e neutraliza o estereótipo.

b) Estratégia biográfica. Em algum momento da relação, o profissional investiga a cronologia das doenças e como o paciente chegou na situação atual. Também pode ser útil conhecer a opinião dos familiares ou pedir que eles descrevam a evolução vital do paciente.

c) Estratégia de confronto. O profissional, em um tom que evita antagonizar com o paciente, pergunta de vez em quando "acha que isso está acontecendo por quê?" Ou "com o que relaciona tudo o que está acontecendo com o senhor?". E ainda "conhece pessoas com tantos problemas quanto o senhor? Por que acha que acontece isso?". Também serve para regular o clima da relação: "por que sempre que vem aqui está tão sério, nunca sorri? Também é assim na sua vida cotidiana?".

d) Estratégia integradora. Em um determinado momento da relação apresentamos os fatos tal como os elaboramos, deixando que seja o próprio paciente quem estabeleça a relação entre um sofrimento moral (derivado, por exemplo, de abuso doméstico) e uma dor somática. Outras vezes, provocaremos essa síntese com outras técnicas.

e) Estratégia delimitadora/sintomática/negociadora. De qualquer forma, o entrevistador experiente sabe o quanto são limitadas as técnicas anteriores, e muitos pacientes exigirão uma série de mensagens destinadas a indicar o que para nós é suportável. Por exemplo: "não esqueça, Sr. V., tenho mais dois mil pacientes"; "por favor, quero ver o senhor em um mês, mas não antes, porque o tratamento não teria tempo de agir", "vou trocar esses dois medicamentos por esse outro, que tem o mesmo efeito dos dois anteriores juntos", etc. Será perfeitamente lícito aplicar uma resposta sintomática para cada queixa, sem tentar psicologizar pacientes resistentes.

Mas voltemos à pergunta inicial: até onde devemos aguentar? Quanto mais o profissional se entrega a um paciente, mais será surpreendido por um comentário antipático do tipo: "o senhor é um incompetente; se tivesse a mínima ideia sobre sua profissão, eu estaria curado há meses". Uma parte dessas situações extremas podem ser salvas com elegância seguindo algumas normas:

1. Não responda a provocações. Siga seu próprio plano sem ficar alterado e exerça sua autoridade sobre os temas que considere inquestionáveis.
2. Saiba dizer "não" de maneira completamente crível e sem ativação emocional. Isso evita muitas discussões e desgostos. Tenha uma ideia clara das coisas que em seu entendimento não podem ser concedidas. Apele para uma autoridade superior: "isso é completamente proibido para nós".
3. Acolha as situações em que for questionado (p. ex., o paciente opina que erramos) como um desafio. Não fique na defensiva. Analise a situação com a cabeça fria ("preferiria que viesse semana que vem para estudar melhor o seu caso") ou rebata: "o senhor pensa que fiz pouco pela sua saúde... o que sugere fazer?". Se o paciente voltou e se coloca em nossas mãos, significa que nos dá uma segunda oportunidade.
4. A técnica notarial (ver anteriormente) e o recurso de questionar a continuidade da relação sempre exigem fazer um balanço. Não se deixe levar pelo primeiro impulso. A relação que para você parece insatisfatória talvez tenha valores encobertos que a tornam socialmente valiosa,

e o paciente pode correr risco de iatrogenia se trocar de terapeuta.

Elasticidade dos acordos e das divergências

Não deveríamos esquecer que, em todo o processo de negociação, nós, profissionais, estamos "jogando no nosso próprio campo". O paciente pode simular um acordo, e inclusive pode acreditar nele durante certo tempo, simplesmente porque não ousa mostrar suas posições divergentes. A falta de assertividade está na base da *conformidade simulada*.

Outras vezes, o paciente obedece por imperativos pessoais: está obrigado a manter determinada imagem de "si mesmo", ainda que interiormente não tenha alterado seu mapa de gratificações. Seria esse o caso de um obeso forçado a emagrecer pela pressão do meio, mas que sente uma gratificação enorme com a comida, o que faz com que esteja intimamente convencido de que está mais forte e alegre com "uns quilos a mais". Cedo ou tarde as crenças de fundo irão enfraquecer as normas que impõe a si mesmo e voltará a engordar, mesmo que isso faça com que se menospreze ("sou incapaz de seguir uma dieta", "olham para mim com desprezo", etc.).

O fenômeno de *conversão inaparente* seria uma divergência que, na verdade, não é tal. Imaginemos um paciente que aparentemente "finca o pé", decidido a não parar de fumar "custe o que custar". Contudo, depois de algumas semanas, ele mesmo se surpreende defendendo em uma reunião de amigos que "se fôssemos sensatos, pararíamos de fumar". Em poucos dias, decide unilateralmente que "vou ser um idiota se continuar fumando e enriquecendo quatro multinacionais às custas da minha saúde", e de fato consegue deixar o hábito sem a ajuda da equipe sanitária. Essa situação é resultado, em geral, de um orgulho mal entendido, que impede ceder mesmo que interiormente admita que seu interlocutor "tem razão".

E quando o paciente escolhe a pior opção possível?

O uso democrático do saber, como aponta Rorty R (2000), é organizar as instituições sociais para que as pessoas alcancem sua plenitude. É curioso constatar que esse era justamente o *desideratum* de Aristóteles quando falava da ética e sua finalidade: o desenvolvimento das potencialidades do ser humano (Aristóteles, 2002). Um profissional da saúde participativo e amigo combina bem com esse ideal. Mas as pessoas são muito diferentes umas das outras... Algumas pessoas não desejam mudar, nem querem ser mais autônomas. Aparece então um detalhe que costuma passar despercebido: a bondade de um sistema de saúde não reside tanto no fato de que todos os profissionais tenham a mesma forma de entender a relação assistencial, senão que dentro de certas margens, os pacientes possam escolher o profissional e a equipe de profissionais que se adaptem melhor às suas necessidades e expectativas. Isso é o que ocorre naturalmente, e Viva a diversidade de estilos! A crítica ao paternalismo não deveria ser tanto uma crítica sobre a existência de determinados profissionais paternalistas, mas sobre como a maioria dos profissionais *ficam estagnados* em um estilo paternalista. O ideal seria que cada profissional pudesse se adaptar à relação mais eficaz com cada paciente para alcançar os objetivos de saúde.

Contudo, o que marca *autênticas diferenças* entre os profissionais da saúde não é tanto o uso do *poder*, mas seu *comprometimento com o sofrimento do paciente*. Sabemos compartilhar o sofrimento? Esses aspectos emocionais são os mais valorizados pelo paciente (Jovells A, 2001). Discutir, repreender, persuadir, negociar... tudo é válido quando é feito *para* o paciente. É bom que existam profissionais com estilos diferentes, para que as pessoas possam escolher aquele que melhor se adapta às suas preferências.

Vale a pena aprofundar um pouco mais sobre os desafios que a sociedade democrática coloca sobre a profissão de cuidar e curar. No uso democrático do saber, o clínico, como especialista, coloca seus conhecimentos à disposição para que um paciente (ou cidadão) possa aproveitá-los em seu benefício, e esse benefício é ele mesmo quem decide. É um bom desafio! Pede-se que, como especialistas, influenciemos indivíduos que devemos respeitar *inclusive* quando sua decisão claramente irá prejudicá-los... Sempre? Podemos consentir que uma idosa não faça uma cirurgia simplesmente porque se esforça para ser coerente com uma promessa que certa vez fez aos seus familiares ("eu não vou deixar que me operem a partir dos 65 anos!"), sabendo, além disso, que essa operação pode salvar sua vida? Aparece um último recurso, desesperado, heterodoxo, sempre excepcional e portanto marginal: o *privilégio terapêutico*. O privilégio por meio do qual somos paternalistas de modo descarado e impomos uma solução porque exoneramos o paciente (sem uma possível réplica de sua parte) do dever de decidir. E fazemos isso porque acreditamos sincera e honestamente que não pode decidir de maneira sensata, e que o caminho *que nós escolhemos por ele* é claramente benéfico *para ele* e para preservar sua vida ou sua dignidade.

Então, temos aqui um retorno ao paternalismo pela porta traseira, um paternalismo justificado e até mesmo *imprescindível e corajoso* em determinadas situações. Um paternalismo que somente pode ser sustentado pela intenção honesta de quem o aplica. Essa intenção honesta consiste em não confundir nossos desejos com a realidade. Nosso desejo, em situações extremas, como no caso de um paciente que não quer fazer uma operação, é rotulá-lo como incompetente para aplicar o privilégio terapêutico com a sensação de *não estar trapaceando*. Mas às vezes a amarga realidade é que o paciente sim é competente, e simplesmente *está errado*. Nesses casos, poderia muito bem acontecer de o paciente querer sobretudo preservar sua vida, e sua recusa ser devida a fatores ilegítimos (tantas vezes relacionados com um comentário infeliz ou com o amor próprio que precisa se afirmar até no erro!), mas que, no curto prazo disponível para tomar uma decisão "agora", são tragicamente determinantes. Às vezes, um cuidadoso trabalho de persuasão pode "virar" a situação. No exemplo já citado, para uma idosa que não queria ser operada, a frase-chave que fez com que ela finalmente aceitasse a operação foi: "Não é exatamente uma intervenção cirúrgica, vamos chamar de abrir o abdome e olhar dentro" (Broggi MA, 2003). Engano ou persuasão? Se ambos os atores "sabiam" que evitavam uma dificuldade semântica com um uso forçado da linguagem ("abrir e olhar", em vez de "intervenção cirúrgica"), estavam criando uma cumplicidade sem vestígios de mentira. Se a paciente não era capaz de seguir o raciocínio, mas percebia que o médico pedia sua confiança e concedia, também não era enganada. O médico teria enganado se com um artifício de linguagem tivesse escurecido a realidade e, aparecendo como guia na penumbra, a paciente tivesse se agarrado a ele com mais medo de sua ira que da própria morte anunciada. O clima emocional, mais que as palavras, dão a chave do que ocorreu ali e, se julgarmos pelo clima, concordaremos que o primeiro cenário (cumplicidade) é o mais adequado.

Mas nem sempre temos tanta sorte... E se apesar de tudo a paciente tivesse recusado a operação? Temos de observar impassíveis à morte de um cidadão (sendo que ele tinha uma doença curável) porque fomos vítimas de uma moda chamada "consentimento informado"? Por um lado, não seria coerente darmos um passo atrás no grau de liberdade adquirido pelo indivíduo diante de instituições (Rubert de Ventós X, 1996), mas, por outro, é preciso admitir que nem todo mundo está preparado para compreender o alcance que um "sim" ou um "não" pode ter sobre sua vida. Por isso, afirmamos que hoje exercer o privilégio terapêutico *é uma atitude de valentia* (em absoluto vergonhosa), sempre que seja exercido com o amparo de uma profunda reflexão, que pode ser compartilhada com outros colegas e com os familiares do paciente. Nós, seres humanos, temos uma capacidade limitada de decidir racionalmente, principalmente quando estamos invadidos pelas emoções *de uma situação concreta*. Outras pessoas do nosso meio podem complementar essa decisão com uma melhor percepção dos nossos interesses.

Lembramos o caso de uma paciente que se recusou de forma decidida a sofrer uma intervenção de um câncer retal por medo do centro cirúrgico, embora essa intervenção pudesse significar a cura. Passados vários meses, sofreu uma fratura de fêmur, mas nessa ocasião o cirurgião foi um profissional simpático e assertivo, que foi até ela e disse "é preciso fazer isso, assine aqui". A paciente assinou sem resmungar, e foi feita uma cirurgia de substituição de quadril ignorando que ela tinha o câncer retal, que já estava muito avançado. A paciente praticamente não usou a prótese, pois faleceu pouco tempo depois vítima do câncer. O primeiro cirurgião acertou no tratamento proposto, mas errou no estilo (ou, simplesmente, não teve sorte no momento de persuadir). O segundo acertou no estilo de comunicação, mas errou na terapia. O preço de aumentar a liberdade do indivíduo é observar com impotência o dano que ele pode sofrer. O que vamos pensar daqui a algumas décadas de situações como essa? Não sabemos, mas esperamos que, quando um paciente tome uma decisão que consideremos errada, ela não seja acolhida pelo profissional com um tom frio: "Problema dele, para isso tem liberdade, para errar". Se a bioética chega a criar a ficção de que esse tipo de decisão pode ser resolvido sem dor moral, terá criado um cisma muito perigoso com os sentimentos e com o senso comum. Se, por respeitar a autonomia, chegamos a eliminar toda tentativa de beneficência, é porque estamos em uma sociedade em que as pessoas deixaram de ter importância, mesmo que *formalmente* seus direitos sejam respeitados.

Resumo

O modelo de influência interpessoal, coerente com o Health Belief Model, descreve quatro modos de influência (conselho, persuasão, negociação e ordem) que podem ocorrer em nível explícito ou inaparente.

Diante de um paciente que dá sinais de dúvida, o profissional deve aplicar uma resposta avaliativa e permitir a expressão de crenças e expectativas. Saber em que pode e em que não pode ceder proporciona maior segurança.

Algumas técnicas importantes na negociação são:

- Detectar expressões de dúvida e em todo momento controlar o clima emocional, resposta avaliativa e exploração de crenças, legitimar a divergência, criar um espaço para contrapor argumentos, cedências real, intencional, condicional, adiada.

Uma vez que o paciente assumiu uma postura, é relevante:

- Contrastação de ideias, transformação de ideias e exploração das consequências.
- Campo e nível de negociação; recondução por objetivos.
- Como dizer que não, e outras técnicas de menor importância.

Há estratégias de persuasão adaptadas aos perfis dos pacientes (lembre-se das quatro estratégias), e inclusive para os pacientes "encouraçados": modelagem de comportamento, conselho inoculado, persuasão motivacional e negociação por deslizamento.

Gestão do tempo
Também negociamos o tempo destinado a cada paciente. A técnica da epícrise aberta permite uma rápida integração da informação contida na história clínica. Paradoxo da pressa: quanto mais rápido queremos ir, menos o paciente colabora em agilizar a consulta. Paradoxo do gestor ingênuo: penaliza o profissional que se atrasa no horário, sem perceber que esse é justamente o profissional que se importa com seus pacientes.

Galeria de situações
- Pacientes que não querem aceitar o fim da licença médica.
- Pacientes apreensivos. Examinamos diversas técnicas de abordagem.
- Pacientes difíceis. Tipologia básica:
  - Passivo-dependente.
  - Exigente-agressivo.
  - Manipulador-masoquista.
  - Autodestrutivo.

Respostas naturais: a) encaminhar e pedir exame; b) descargas "catárticas"; c) conter-se até sofrer e d) condutas resolutivas.
Respostas próprias de um entrevistador treinado: a) conhecimento das nossas zonas de irritabilidade; b) biográfica; c) de confrontação; d) integradora e e) delimitadora/sintomática/negociadora.
Bases éticas da influência: estamos legitimados para influenciar os pacientes, mas quais são os limites de sua liberdade? Não existe uma resposta totalmente satisfatória, e somente a análise de cada situação pode esclarecer.

Referências

Ali NS. Prediction of coronary heart disease preventive behaviors in women: a test of the Health Belief Model. Women Health 2002; 35(1): 83-96.

Anderson LA, Zimmerman MA. Patient and physician perceptions of their relationship and patient satisfaction: a study of chronic disease management. Patient Education & Counseling 1993; 20(1): 27-36.

Arborelius E, Timpka T, Nyce JM. Patients comment on video-recorded consultations –the "good" GP and the "bad". Scand J Soc Med 1992; 20: 213-216.

Aristóteles. Ética a Nicómaco. Madrid: Alianza Editorial, 2002.

Arranz P, Barbero JJ, Barreto P, Bayés R. Intervención emocional en cuidados paliativos. Barcelona: Ariel Ciencias Médicas, 2003.

Balint M. El médico, el paciente y la enfermedad. Buenos Aires: Libros Básicos, 1961.

Bellón JA, Fernández-Asensio ME. Emotional profile of physicians who interview frequent attenders. Patient Education and Counseling 2002; 48: 33-41.

Berne E. Transactional analysis in psychotherapy. Nova York: Grove Press, 1961.

Berne E. What do you say after you say hello? Nova York: Grove Press, 1972.

Bonet A, Navarro J. Efectividad de la relación médico-paciente. In: Merino J, Gil VF, Orozco D, Quirce F, eds. Medpac. Curso de Relación médico-paciente. Madrid: Ergón, 2003.

Borrell F. "Doctor, yo no estoy para trabajar." FMC 1995 2(9): 503-504.

Borrell F. Incapacidad Temporal: encrucijada ética, clínica y de gestión. Documento semFYC nº 12. Barcelona, 1999.

Borrell F. Aprendiendo a tomar decisiones: ¿me da la baja, doctor? Tribuna Docente en medicina de familia. 2001; 5(2): 9-18.

Borrell F. Agendas para disfrutarlas. Diez minutos por paciente en agendas flexibles. Atención Primaria 2001; 27(5): 343-345.

Broggi MA. El valor oculto en la relación asistencial. Med Clín (Barcelona), 2003 (no prelo).

Camasso MJ, Camasso AE. Practitioner productivity and the product content of medical care in publicly supported health centers. Soc, Sci Med 1994; 38(5): 733-748.

Cebrià J, Corbella S. La síndrome del burnout. El pes de la personalitat. Annals de Medicina. Abril 2001; 84: 90-92.

Cebrià J, Segura J, Corbella S, Sos P, Comas O, García M, Rodríguez C, Pardo MJ, Pérez J. Rasgos de personalidad y burnout en médicos de familia. Atención Primaria. Abril 2001. 27(7); 459-468.

Cebrià J. El burnout como fracaso de los recursos de adaptación internos. Dimensión Humana, semFYC 2002; 6(1): 21-26.

Damasio AR. El error de Descartes. Barcelona: Crítica, 2001.

Davis F. Passage through Crisis: Polio Victims and Their Families. Indianapolis: Bobbs-Merrill, 1963.

Doring LA. Communication problems of the chronically ill. Aust Fam Physician 1992; 21: 791-793.

Fernández JA, Ruiz R, Pérula LA, Campos L, Lora N, Martínez de la Iglesia J. Efectividad del consejo médico a pacientes alcohólicos y bebedores excesivos atendidos en consultas de atención primaria. Atención Primaria 2003; 31(3): 146-155.

Fisher R, Ury W, Patton B. Obtenga el Sí. Barcelona: Gestión 1999, 2000.

Frankel RM. Microanalysis and the medical encounter: an exploratory study. In: Helm D, Anderson WT, Meehan AJ, Rawls AW (eds.). Nova York: Irvington Publishers, 1989.

García S, Dolan S. La Dirección por Valores. Madrid: McGraw-Hill, 1997.

Glaser BG, Strauss A. Awareness of Dying. Chicago: Aldine, 1965.

Gross DA. Patient satisfaction with time spent with their physician. J Fam Pract 1998; 47(2): 133.

Hanson JA, Benedict JA. Use of the Health Belief Model to examine older adults' food-handling behaviors. J Nutr Educ Behav 2002; 34, Suppl 1: S25-30.

Huby G. Interpreting silence, documenting experience: an anthropological approach to the study of health service users' experience with HIV/Aids care in Lothian, Scotland. Soc Sci Med 1997; 44(8): 1.149-1.160.

Jackson JL, Kroenke K. Difficult patient encounters in the ambulatory clinic: clinical predictors and outcomes. Arch Intern Med 1999; 159: 1.069-1.075.

James W. The Principles of Psychology. 2 vols. Nova York: Henry Holt, 1890.

Jovells A. El paciente del futuro. Revisión de la literatura: España. Fundación Biblioteca Josep Laporte. Lanzarote, 2001.

Kholberg L. Essays on moral development, vol 1. The philosophy of moral development: moral stages and the idea of justice. Nova York: Harper and Row, 1981.

Lazare A. The Interview as a Clinical Negotiation. In: Lipkin M, Jr., Putnam SM, Lazare A (eds.). The Medical Interview. Clinical care, education, and research. Nova York: Springer Verlag, 1995.

Marina JA. El laberinto sentimental. Barcelona: Anagrama, 1996.

Marian JA, López Penas M. Diccionario de los sentimientos. Barcelona: Anagrama, 1999.

Mas Garriga X, Cruz Doménech JM, Fañanás Lanau N, Allué Buil A, Zamora Casas I, Viñas Vidal R. Pacientes de trato difícil en atención primaria: una aproximación cuantitativa y cualitativa. Atención Primaria 2003; 31(4): 214-219.

Maslow A. La personalidad creadora. Barcelona: Kairós, 1990.

Marvel MK. Involvement with the psychosocial concerns of patients. Observations of practicing family physicians on a university faculty. Archives of Family Medicine 1993; 2(6): 629-633.

Mathers N, Jones N, Hannay D. Heartsink patients: a study of their general practitioners. Br J Gen Pract 1995; 45: 293-296.

McCormick WC, Inui TS. Geriatric preventive care. Counseling techniques in practice settings. Clin Geriatr Med 1992; 8: 215-228.

Mosterín J. ¡Vivan los animales! Barcelona: DeBolsillo, 2003.

Platt F. Conversation failure. Tacoma: Life Science Press, 1992.

Nyland J, Jhonson DL, Caborn DN, Brindle T. Internal Health Status Belief and lower perceived functional deficit are related among anterior cruciate ligament- deficient patients. Arthroscopic 2002; 18(5): 515-518.

Rachels J. El subjetivismo. In: Singer P (ed.). Compendio de Ética. Madrid: Alianza Diccionarios, 2000; 585-591.

Ridderikhoff J. Information exchange in a patient-physician encounter. A quantitative approach. Methods of Information In Medicine 1993; 32: 73-78.

Roth JA. The treatment of tuberculosis as a bargaining process. In: Rose AM (ed.). Human Behavior and Social Process. Londres: Routledge and Kegan Paul, 1962.

Rorty R. El pragmatismo, una versión. Barcelona: Ariel Filosofía, 2000.

Rubert de Ventós X. Ética sin atributos. Barcelona: Anagrama, 1996.

Scott J. Using Health Belief Models to understand the efficacy-effectiveness gap for mood stabilizer treatments. Neuropsychobiology 2002; 46 (Suppl 1): 13-15.

Steiner C. Scripts people live. Nova York: Grove Press, 1975.

Strull WM, Lo B, Charles G. Do patients want to participate in medical decision-making? JAMA 1984; 252(21): 2.990-2.994.

Shea SC. La entrevista psiquiátrica. El arte de comprender. Madrid: Harcourt, Saunders Elsevier Sciences, 2002; 539.

Wagensberg J. Si la naturaleza es la respuesta, ¿cuál era la pregunta? Metatemas. Barcelona: Tusquets Editores, 2002.

Wallace LS. Osteoporosis prevention in college women: application of expanded Health Belief Model. Am J Health Behav 2002; 26(3): 163-172.

Wdowik MJ, Kendall PA, Harris MA, Auld G. Expanded Health Belief Model predicts diabetes self management in college students. J Nutr Edu 2001; 33(1): 17-23.

Yarbrough SS, Braden CJ. Utility of Health Belief Model as a guide for explaining or predicting breast cancer screening behaviors. J Adv Nurs 2001; 33(5): 677-688.

Capítulo 6

Avaliar nosso perfil de entrevistadores

Ideias-chave

- Não podemos dizer que conhecemos alguém se não podemos prever como reagirá diante de uma determinada situação.
- Quando alguém é imprevisível... já é previsível em algum sentido.
- O temperamento é a parte mais biológica de nossa maneira de ser. O caráter é nosso estilo de sentir. A personalidade é o nosso comportamento habitual.
- Podemos distinguir dois estratos na personalidade. O estrato mais superficial é composto pelas habilidades sociais. O estrato profundo é definido pela orientação básica do indivíduo no que se refere às coisas que o gratificarão: personalidade orientada ao sucesso, à posse de objetos ou recompensas, ou o pertencimento a grupos.
- Podemos agrupar os enquadramentos/intencionalidades da entrevista, gerando modalidades de entrevista clínica que se repetem seja qual for o meio assistencial: semiológica, de escuta, motivacional, de integração, prescritiva e operativa.
- Falar de perfil de entrevistador sempre leva ao mesmo resultado: aplicar adjetivos. A adequação desta descrição dependerá de sua finalidade e, mais concretamente, de sua capacidade para predizer algo.
- Avaliação de entrevistas. Foram desenvolvidos dois tipos de instrumentos: *a)* com base nas percepções de um observador e *b)* com base na pontuação e na codificação de comportamentos concretos.
- Os instrumentos se diferenciam pelo grau de precisão e de amplitude. Por amplitude entendemos a valorização estrita do ato clínico ou dos fatores do meio. No eixo precisão, temos instrumentos que exigem codificar cada unidade semântica, e outros que se baseiam no cumprimento de uma determinada tarefa ou habilidade.
- Também podemos classificar os instrumentos como quantitativos (dicotômicos ou em escala de Likert) e qualitativos.
- Foi proposta como a melhor metodologia para avaliar os clínicos: que cada entrevista seja avaliada com diversos instrumentos, cada entrevistador com diversas entrevistas e cada instrumento com diferentes observadores.
- Em grande medida, saber trabalhar em equipe é saber encontrar oportunidades para o exame crítico de nossos hábitos, e entre eles, a comunicação.

Somos o que fazemos, disse, Lao-Tsé, há cerca de 2.600 anos. Somente isso? Todos pedem para ser julgados não apenas pelo que fazem, mas também pelas *intenções* que os motivam. Por isso, propomos ao leitor uma teoria mais otimista: não sou apenas o que faço, mas *também a vontade de fazer o melhor*. Se acreditamos nisso, nenhuma crítica, por mais dura que seja, poderá nos ferir, porque orientamos nossa fortaleza para acolhê-la e analisá-la com serenidade, até para aceitá-la, modificando o nosso modo de agir. Sempre existe mais sabedoria na *correção* do que na ação. Somente erra quem tem a coragem de agir, e somente é sábio quem aprende a corrigir sem dor.

Com esta perspectiva estamos mais bem preparados para perguntar: de que maneira posso avaliar meu perfil de entrevistador? Sou considerado maternalista/paternalista por meus pacientes? O clima emocional de minhas consultas é cordial e empático? Aplico de modo satisfatório as habilidades de comunicação? Resumindo, qual meu estilo como entrevistador? Analisar e criticar nosso modo de entrevistar é uma tarefa complexa que provoca paixões. Não podemos estranhar isso. Quando gravamos uma entrevista e pedimos para alguém que faça uma crítica, estamos correndo um risco. Além disso, temos que o observador não se dê conta das atitudes e das emoções subjacentes. "Nesta entrevista estou nervoso/a porque da última vez tive uma discussão com este paciente...". É verdade que não existem entrevistas reais que possam ser analisadas em estado puro, assim como não existe profissional que possa ser avaliado a partir de um "punhado" de entrevistas. Mas não é menos verdade que aquilo que fazemos (p. ex., aquele jantar que aparece gravado em um vídeo) expressa algo sobre nós. Desse algo *podemos aprender*.

As páginas que seguem propõem diferentes aproximações a este problema. Veremos os projetos curriculares, os instrumentos para analisar entrevistas, as chamadas síndromes disfuncionais... Acima de tudo, convém deter-nos na imagem que projetamos para os pacientes.

Como os pacientes me veem?

Um paciente dotado de capacidades de observação mínima forma uma imagem de nós. Ware (1995) concluiu que os pacientes são bons avaliadores não apenas do tratamento que damos a eles, mas também do nível técnico que oferecemos. Contudo, apresentavam duas importantes tendências: a alta tecnologia fazia com que percebessem um maior nível de competência técnica, e quanto maior fosse o tempo, maior era a satisfação.

Não deveríamos ficar surpresos com estes resultados. De fato, aprendemos desde cedo a avaliar o próximo: podemos confiar no colega da escola? Este vendedor de carros usados demonstra nervosismo? Este cirurgião sabe "o que tem em mãos"? Uma parte da nossa segurança está baseada no conhecimento que temos das pessoas que nos cercam.

Vamos aprofundar esta imagem que projetamos para o paciente. Em toda relação importante emergem várias qualidades do entrevistador que delimitam a imagem que projetamos:

– *Qualidades de superfície*. Referem-se àquelas características que causam impacto no observador e formam uma primeira impressão de nós: meio físico, como estamos vestidos, maneiras, cordialidade, etc.
– *Qualidades profundas*. São os valores da pessoa que se manifestam com o tratamento contínuo. Inclui: a maneira atenta ou dispersa de escutar, a consideração que tem pelo outro, se mostra empatia, sua capacidade para tomar decisões, sua qualidade moral, etc.

Desse modo, poderíamos dizer que conhecer alguém é aproximar-se (por meio das qualidades de superfície) das formas estáveis ou previsíveis de resposta da pessoa. *Não podemos dizer que conhecemos alguém se não podemos prever como vai reagir diante de uma determinada situação* (Cattell RB, 1965*).* Tornando o argumento mais extremo: quando alguém é imprevisível... já é previsível em algum sentido.

"Esse aí não tem por onde pegar", "sempre vai sair com uma que você não esperava" – são comentários que correspondem a esta situação. Por isso, a pessoa *verdadeiramente imprevisível* é aquela que acreditamos conhecer e que nos decepciona: "achei que o conhecia e me decepcionei". Fazemos um esforço constante para aproximar nosso código de valores de nossa forma de agir e para ajustar o que teoricamente esperam de nós com o que realmente fazemos. Examinaremos com mais detalhe estas qualidades de superfície e profundas.

Qualidades de superfície

Elas são aprendidas pelo indivíduo principalmente por modelagem de comportamento: aquilo que vê fazer, o que dizem que faz errado e o que aprende a fazer melhor em sua interação social. Tudo isso é agrupado pela psicologia sob a epígrafe de *habilidades sociais*. Destacamos:

- A *aparência*, tanto mais importante quanto mais formal for o nosso interlocutor. Mostramos muito sobre nós e sobre nossas vidas com os acessórios e com as roupas que usamos; por isso, os jalecos são um elemento não apenas de higiene, mas de neutralização de estereótipos, um esforço deliberado para que sejamos julgados, acima de tudo, como profissionais. Lembremos que estereótipo é julgar alguém a partir de uma única característica, por exemplo: "é um cabeludo", "tem um jeito efeminado", seriam julgamentos estereotipados. Todos nós, alguns mais, outros menos, podemos cair em estereótipos. A diferença está em acreditar que "este paciente tem cara de delinquente", ou que isso seja uma simples hipótese que deixamos no ar sem que afete nosso comportamento. É a diferença entre *sermos crédulos e sermos crentes* no que se refere às nossas intuições (Wagensberg, 2001). O crédulo é aquele que está aberto a mudar uma crença porque a assume como simples hipótese, não como certeza. O crente trabalha com certezas, e está mais disposto a contagiar do que a examinar com espírito crítico.

- *As boas maneiras* ou os bons modos. Consistem em seguir um ritual que é consenso na sociedade: "sente-se, por favor; o senhor está cômodo? "Por gentileza, passe para a maca". São frases que destacam o *respeito e o interesse* que temos pela outra pessoa.

- A *cordialidade* é definida como um tom de voz, um sorriso, um gesto, enfim, sinais que, isolados ou em conjunto, equivalem a dizer: "seja bem-vindo; é uma alegria vê-lo; o senhor é bem recebido". Existem pessoas, por estranho que pareça, que não se despedem, ou não olham de frente, ou sussurram, em vez de falar. Ninguém lhes disse que estes (maus) costumes desgastam sua imagem e que podem ser corrigidos com um pequeno esforço.

Qualidades profundas

O observador (sem falar da pessoa sensível a mudanças emocionais) detecta inflexões da voz, gestos, olhares ou detalhes semânticos que revelam muitos dados sobre o temperamento, o caráter e a personalidade do interlocutor.

- O temperamento é a parte mais biológica de nossa maneira de ser, define se somos retraídos (introvertidos) ou extrovertidos, assim como o nível de energia que somos capazes de exercer sobre nosso meio. Os pais percebem estas características a partir da primeira infância: "esta criança é muito quietinha (ou muito tímida)". Essas tendências temperamentais serão uma constante biográfica.

- O caráter é nosso *estilo de sentir* (Marina JA, 1996). Também existe uma parte biológica (p. ex., as pessoas hipersensíveis costumam dizer: "sou assim desde que era criança"), mas o aprendizado por modelagem, junto com os valores morais que o indivíduo adquire reflexivamente desempenham um papel importante. O paciente pode fazer uma avaliação do nosso *estilo de sentir* (caráter) quando pensa: "é um profissional muito orgulhoso, se perceber que não confio nele não vai querer fazer estas receitas para

mim". Definimos cinco eixos do caráter (modificado de Cloninger, 1993), que foram resumidos na Tabela 6.1.
- Finalmente, a personalidade pode ser definida como a *maneira habitual como nos comportamos*. O caráter é o eixo emocional, ao passo que a personalidade é o cognitivo-comportamental. Podemos distinguir dois estratos: o mais superficial, que seriam justamente as habilidades sociais descritas, e o estrato profundo, que define a orientação básica do indivíduo em relação às coisas que o gratificam. A assertividade estaria no primeiro estrato de habilidades sociais. Ela pode ser definida como a capacidade de transmitir para outra pessoa que sabemos o que fazemos, e que diante das dificuldades não respondemos de modo agressivo ou passivo, mas analisando o problema com serenidade. Um *entrevistador com amplas habilidades* sabe realizar as diferentes modalidades de entrevista no momento oportuno, e completa a progressão até uma entrevista psicoeducacional, como no exemplo anterior. Chamamos esta progressão de *ciclo ideal de entrevistas* (ver Figura 6.1).

No estrato profundo podemos distinguir: *a)* personalidade orientada para o sucesso ou para as metas; são pessoas que se propõem a algo e precisam alcançar o seu objetivo. Esses objetivos podem ser materiais, mas também intelectuais: reconhecimento, prestígio, etc.; *b)* personalidade orientada para as recompensas; estas pessoas procuram, sobretudo, possuir, acumular, colecionar, etc., *c)* personalidade orientada a pertencer a um grupo. Estas pessoas procuram ser alguém para os outros, serem queridas pelos demais e, ao mesmo tempo, amar e reconhecer. Receber carinho das pessoas que as cercam é o que mais importa. Atenção: não esqueça que todas as pessoas têm um pouco de cada orientação, e é o predomínio de uma ou de outra que imprime singularidade ou "personalidade" (e aqui mais do que nunca vale a redundância). As pessoas com uma orientação grupal provavelmente sejam mais propensas a desenvolver um tom empático, e as pessoas muito direcionadas a alcançar o sucesso podem ver o mundo exterior de maneira muito incompleta, com dificuldade para sair "de si mesmos" e compreender a situação "a partir da perspectiva do outro".

Tabela 6.1 Conhecer nosso caráter

- *Frieza/Emotividade*: tenho muita dificuldade para chorar, ou reagir diante de mostras de dor de outra pessoa? O contrário definiria um caráter emotivo.
- *Neuroticismo/Serenidade*: tenho um mal-estar psicológico mais ou menos permanente que me impede de ser feliz ou sentir prazer em muitos momentos, inclusive momentos nos quais teoricamente não tenho problemas óbvios e, no entanto, sempre estou um pouco amargurado? O contrário definiria um caráter sereno.
- *Impaciência/Paciência*: coisas mínimas no modo de ser ou no modo de agir dos outros, que não fecham com minhas previsões, causam-me desassossego e impaciência? O contrário definiria um caráter paciente.
- *Homocentrado/Heterocentrado*: estou pensando sempre sobre o que eu preciso, faço ou desejo, e muito pouco no que pessoas, inclusive as que são muito próximas, podem precisar ou querer? O contrário definiria um caráter heterocentrado.
- *Competitivo/Cooperativo*: sempre estou pensando e me comparando com os outros (p. ex., em aspectos como possuir coisas, ou conseguir prêmios, bens, etc.), e poucas vezes procuro oportunidades de ação conjunta? O contrário definiria um caráter cooperativo.

Com todos estes conhecimentos estamos em condições de retornar à pergunta inicial: como os outros nos veem? O paciente, antes mesmo de entrar no consultório, tentará imaginar como somos a partir dos comentários de outros pacientes. Uma vez que entra em contato conosco, avaliará nosso aspecto, idade, raça, sexo, vestuário, maneiras, etc. Se em algumas dessas características somos mais ou menos parecidos com ele, talvez se estabeleça um fluxo emocional mais favorável que se somos completamente diferentes. É a *lei do isomorfismo*: surge uma empatia espontânea com pessoas da mesma idade, condição sociocultural e sexo, embora se deva dizer que cada vez mais aprendemos a ser tolerantes. Em um segundo momento, superada

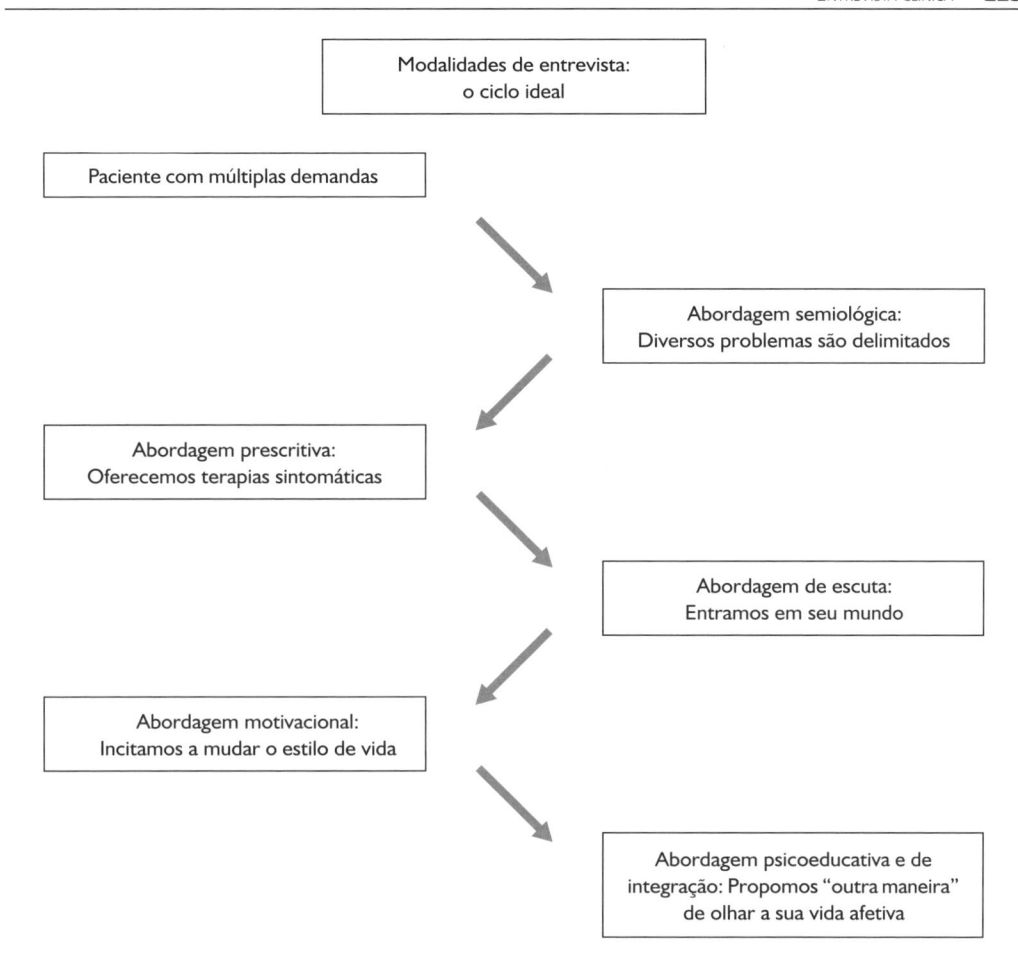

```
                    ┌─────────────────────────────┐
                    │  Modalidades de entrevista: │
                    │      o ciclo ideal          │
                    └─────────────────────────────┘

┌──────────────────────────────────┐
│  Paciente com múltiplas demandas │
└──────────────────────────────────┘
                    ↘
                              ┌──────────────────────────────────────┐
                              │       Abordagem semiológica:         │
                              │ Diversos problemas são delimitados   │
                              └──────────────────────────────────────┘
                    ↙
┌──────────────────────────────────┐
│      Abordagem prescritiva:      │
│ Oferecemos terapias sintomáticas │
└──────────────────────────────────┘
                    ↘
                              ┌──────────────────────────────────────┐
                              │        Abordagem de escuta:          │
                              │       Entramos em seu mundo          │
                              └──────────────────────────────────────┘
                    ↙
┌──────────────────────────────────┐
│      Abordagem motivacional:     │
│ Incitamos a mudar o estilo de vida│
└──────────────────────────────────┘
                    ↘
                              ┌──────────────────────────────────────┐
                              │   Abordagem psicoeducativa e de      │
                              │ integração: Propomos "outra maneira" │
                              │    de olhar a sua vida afetiva       │
                              └──────────────────────────────────────┘
```

Figura 6.1 *Ciclo Ideal de Entrevistas.*
Com este termo indicamos a progressão nas modalidades de entrevista no caso de um paciente que manifesta mal-estar psicológico. Para poder saltar de uma modalidade para outra, é necessário um entrevistador com amplo conhecimento das competências em entrevista.

a *primeira impressão*, esta pessoa nos julgará pelos modos e pela cordialidade. Aqui os juízos são mais matizados, mas também podem ser mais graves. Talvez nesse momento nos perdoe alguma característica que o desagrada (p. ex., que não usemos gravata, ou um penteado que considere exagerado), porque acha que somos "simpáticos/as". Os *repelentes de comunicação*, que vimos no Capítulo 2 (um tom de voz desagradável, um defeito na pronúncia de determinadas palavras, falta de higiene, etc.) podem ter efeitos catastróficos nesta fase: "me deixa nervoso/a", "talvez seja um bom profissional, mas não não dá para entender quando ele fala, porque sussurra", etc. Mas com a experiência acumulada de vários encontros, nossa imagem "repousa" (como um bom caldo), e os aspectos desagradáveis (como poderiam ser estes repelentes de comunicação) vão para o fundo da memória. Se a garrafa não for agitada, é um sedimento que não turva a relação, mas quando surgem divergências pode sair espuma pelo gargalo. Temos menos paciência com as pessoas que "achamos um pouco chatas", porque já usamos nossa paciência para neutralizar traços seus que nos irritam. Finalmente, passados alguns anos, prevalecem os incidentes críticos: as vezes que o paciente pôde falar de suas preocupações, os favores que recebeu, também os "nãos"... É o que se denomina interação estratégica, na qual ambas as partes possuem algo parecido com um livro de contabilidade, com uma coluna de "deve" e outra de "haver" (Goffman E, 1969). Um livro que pode chegar a ter números vermelhos (e fazer eclodir o conflito) ou que, pelo contrário, pode ser mantido com um bom crédito (ou seja, com uma confiança que nos dá uma margem de manobra). A percepção do paciente de que agimos não apenas *sabendo*, como os bons técnicos que teoricamente somos, mas também de *maneira justa e em benefício de seus interesses*, é provavelmente o aspecto mais relevante para assentar a confiança.

Modalidades de entrevista, perfil de entrevistador e modelo relacional

Examinamos o modo como o paciente nos vê (sua perspectiva subjetiva), mas será que existe outra forma mais objetiva de nos aproximarmos da nossa maneira de fazer e de agir, do nosso perfil ou estilo de entrevistar e de nos relacionar com o paciente? Para dar uma resposta satisfatória, propomos uma clara distinção entre modalidade de entrevista, perfil de entrevistador e modelo relacional.

Modalidades de entrevista

O que entendemos por modalidade de entrevista? Há uma série de situações na clínica que podem ser agrupadas porque exigem do entrevistador habilidades muito concretas. Na Tabela 6.2, reunimos essas modalidades.

Lembremos que segundo o modelo emotivo-racional, nos primeiros minutos de entrevista ativamos um enquadramento ou intencionalidade: o que se espera que eu faça nesta situação concreta? As modalidades de entrevista se ajustam a estas *intencionalidades* possíveis. A Tabela 6.2 não esgota todas as possibilidades, mas sim as mais frequentes. Assim, por exemplo, a enfermeira que faz o controle de um paciente

Tabela 6.2 Modalidades de entrevista

- *Entrevista semiológica*: definimos como objetivo estabelecer a presença de sintomas ou sinais para os quais nos pedem uma orientação diagnóstica. Exemplo: paciente que veio consultar por uma dor torácica.

- *Entrevista de escuta e acomodação*: nossa principal intencionalidade é que o paciente chegue a se sentir confortável e que escute a si mesmo enquanto nos abre sua intimidade; no processo, temos a esperança de que se ele consegue se escutar pode chegar, inclusive, a aceitar-se e/ou compreender-se. Exemplo: paciente que expressa desconforto psicológico.

- *Entrevista operativa*: profissional e paciente sabem com clareza qual é o conteúdo da entrevista: controlar um determinado padecimento, aplicação de uma técnica, etc. Exemplo: paciente que vem consultar para fazer curativo em uma ferida.

- *Entrevista informativa e prescritiva*: o profissional deve informar e/ou prescrever alguns conselhos. Pode ser a segunda parte de qualquer uma das modalidades anteriores. Exemplo: devemos recomendar a melhor estratégia para um paciente com uma forte bronquite.

- *Entrevista de mudança de hábitos ou motivacional*: o paciente pede de maneira explícita ou implícita que o ajudemos a mudar determinados hábitos. Exemplo: um paciente pede que o ajudemos a parar de fumar.

- *Entrevista psicoeducacional e de integração*: o profissional persegue uma mudança na maneira de perceber ou interpretar a doença, uma situação sociofamiliar ou seu próprio corpo, e pode, inclusive, propor estratégias, regras ou exercícios para alcançar esse objetivo. Exemplo: um paciente com múltiplas demandas em quem observamos importantes aspectos biográficos que ele/ela não relaciona e que influenciam no quadro clínico.

diabético executa uma *entrevista operativa*. Esta mesma enfermeira pode descobrir uma ansiedade oculta, modificando, então, a intencionalidade da entrevista: agora *é hora de escutar*. Uma entrevista operativa foi transformada em uma *entrevista de escuta*. Talvez o encontro acabe aqui, e a enfermeira marque outra consulta com o paciente para trabalhar uma perda dolorosa que aflorou. Duas ou três entrevistas de escuta *e vem* uma *entrevista psicoeducacional e de integração*, na qual são devolvidos ao paciente aspectos elaborados nas entrevistas anteriores. Por exemplo, em um momento oportuno, pode ser dito: "tenho a impressão de que tem medo de estabelecer uma nova relação sentimental, como se com isso estivesse desonrando a memória de seu falecido esposo, estou certo?" E mais tarde, nesta ou em uma entrevista posterior: "é preciso encontrar os caminhos para poder continuar amando". Este tipo de intervenção pode abrir um diálogo que facilite a compreensão de muitos sentimentos, e por isso seriam intervenções próprias de uma entrevista de integração. O interesse dessas modalidades reside em que cada uma delas tem um corpo central de habilidades que lhe são próprias, que é preciso estudar e treinar para poder aplicá-las. Um *entrevistador com muitas habilidades* sabe utilizar as diferentes modalidades de entrevista no momento oportuno, e completa a progressão até chegar a uma entrevista psicoeducacional, como no exemplo anterior. Chamamos esta progressão de *ciclo ideal de entrevistas* (ver Figura 6.1).

Perfil de entrevistador/comunicador

Passemos agora ao tema do perfil ou estilo do entrevistador (e, em geral, da pessoa que comunica). Definimos o perfil como a qualidade e a variedade de comportamentos verbais e não verbais que um entrevistador utiliza no desempenho de suas tarefas habituais. Consequentemente, o resultado final será descrever o clínico como afetuoso ou emocionalmente frio, cooperador ou competitivo em relação a seus colegas, autoritário ou participativo, etc. Dependerá da *seleção de adjetivos* que façamos, e da importância que damos a eles, a obtenção de um ou outro dos modelos que aparecem na bibliografia. No fim, o conceito de perfil acaba *necessariamente* em uma descrição. É neste ponto que os diferentes modelos que são propostos acertam em sugerir descrições *úteis e preditivas*. Rutter (1981) propõe as seguintes categorias: *a)* profissional orientado para fatos concretos frente a profissional orientado para temas globais; *b)* profissional ativo frente a profissional de baixa produtividade verbal e *c)* profissional orientado para emoções frente a profissional orientado para tarefas. Este modelo tem correspondência com o *Roter's Interactional Analysis System* (RIAS) (Roter DL, 1989). Veremos a aplicação deste instrumento quando falarmos do *Eurocommunication Study*, mas podemos adiantar que seu objetivo principal é diferenciar uma orientação emocional de uma orientação para tarefas. Podemos ir um pouco além?

Coerentes com o modelo geral que vínhamos defendendo (modelo emotivo-racional de ato clínico), acreditamos que é preciso priorizar dois eixos: o interpessoal e, dentro dele, principalmente o compromisso com o sofrimento do paciente (primeiro eixo emocional), e no segundo eixo cognitivo, a competência clínica. Vamos examinar esses dois eixos.

1. *Relação interpessoal.* Este primeiro eixo valoriza a orientação do entrevistador quanto à sua relação *com o outro*, sua capacidade de estabelecer vínculos com pacientes e colegas e, particularmente, com o sofrimento do paciente e sua família. É enorme a diferença para o paciente entre um profissional que praticamente não olha para ele e outro que sorri e consola! Também é verdade que há profissionais que direcionam seu comprometimento para o eixo da competência, muito focados em um determinado campo (p. ex., um determinado tipo de cirurgia ou alguma outra técnica concreta). Contudo, será que, nesse caso, não deveríamos falar de um *bom técnico*, em vez de um *bom clínico*? Podemos também considerar aquele profissional que seletivamente é bom comunicador com os pacientes, mas se comunica mal com os colegas, por exemplo, porque responsabiliza estes últimos pelo seu fracasso curricular; e vice-versa. Nestes exemplos, a pessoa segmenta sua realidade em partes (ou pessoas) "boas" e "más ou a evitar".

2. *Competência.* Se levarmos em consideração as modalidades de entrevista que vimos, podemos estabelecer uma primeira diferença entre profissionais que desempenham de maneira competente todas ou quase todas as modalidades de entrevista (ver Tabela 6.2) e aqueles que são competentes apenas em algumas modalidades concretas (ou até mesmo em nenhuma). Há clínicos que se sentem muito à vontade investigando o que está ocorrendo com um paciente, mas demonstram nervosismo quando devem

fazer uma entrevista de acomodação, mostrando-se incapazes de realizar uma entrevista de integração (p. ex., estabelecem ligações entre o mal-estar somático e o estresse psicossocial e limitam-se a dizer abruptamente "tudo o que está acontecendo com o senhor é por causa dos nervos"). Um profissional que sabe transitar pelas diferentes modalidades de entrevista é como um músico que sabe tocar diferentes melodias. Possui uma *ampla competência*. Parece óbvio que sua capacidade para resolver diversas situações clínicas será recompensada.

O desenvolvimento de um modelo deste tipo projeta adjetivos – como aqueles propostos na Tabela 6.3 – sobre estes dois eixos. É necessário advertir que esta Tabela não esgota a riqueza de um modelo que, acima de tudo, queremos que seja aberto para futuras contribuições. O grau de precisão dos eixos e dos descritores que forem propostos deverá ser medido por sua capacidade de detectar aspectos importantes do entrevistador e de prever seu comportamento ou os resultados deste (p. ex., uso dos recursos, taxa de erros clínicos, satisfação ou capacidade resolutiva). Insistimos em que, do nosso ponto de vista, devem ser priorizados, no eixo emocional, o comprometimento com o sofrimento do paciente, e no cognitivo-comportamental, uma ampla competência, ou seja, a versatilidade para transitar entre diferentes modalidades de entrevista. Aplicando os critérios desta Tabela vamos imaginar que tentamos descrever o perfil de um profissional concreto. A seguinte descrição serve apenas para ilustrar o instrumento que está sendo proposto:

– Profissional caracterizado por uma autoestima que beira a arrogância (o que o levou a ter alguns atritos com os pacientes), preocupa-se muito com os pacientes, tratamento emocional reativo (poucas vezes é capaz de ser simpático com quem não gosta), normalmente é empático e cordial-cooperativo, embora seu primeiro contato seja distante. É competente na maioria das modalidades de entrevista e possui um grande potencial para a inovação cognitivo-comportamental (quer aprender novas técnicas). Na entrevista, pode evocar conhecimentos que nunca aplicou e pode utilizar técnicas sem precisar de uma tutoria direta. Em resumo: bom comprometimento com o sofrimento do paciente e ampla competência, destacando como característica disfuncional um excesso de autoestima independente da influência ou crítica do meio.

Modelos relacionais

Uma definição pode ser: "forma habitual em que uma relação se desenvolve". Quando falamos de modelo relacional não prestamos tanta atenção aos aspectos relacionados com a competência, senão que predomina o olhar do sociólogo: como estão se relacionando majoritariamente os protagonistas do ato assistencial? De forma quase inevitável surge a autoridade ou o poder como aspecto substancial. Se examinarmos alguns dos modelos que foram propostos (Tabela 6.4), observamos que quase sempre aparece o paternalismo em um polo e um modo de agir mais democrático ou maduro no outro. Existe um certo consenso em definir paternalismo como "substituir o paciente na tomada de decisões", mas também como um tratamento aparentemente cordial que cria uma barreira emocional quase intransponível *(um profissional que se defende atrás de boas palavras)*.

Cada autor coloca seu grão de areia para matizar ou ampliar um pouco este enfoque básico (e, sobretudo, o contrário de paternalismo), com a mensagem implícita, dirigida aos profissionais da saúde, de que não sejam tão soberbos e aprendam a escutar e a compartilhar o poder que a sociedade lhes concede. Um conselho que não deveria passar em branco.

Não esperemos deste enfoque mais do que ele pode dar. Não esperemos, por exemplo, poder descrever a complexidade dos comportamentos que um profissional utiliza, nem que "tal prática profissional baseada em tal modelo é mais eficiente que outra", porque, para isso, precisaríamos demonstrar, em primeiro lugar, que são maneiras de atuar estáveis no tempo e boas

Tabela 6.3 Perfil (estilo) do entrevistador (com base no modelo emotivo-racional)

Eixo emocional:

- Primeira impressão de contato: cordial/distante.
- Atitude básica de contato: cooperação (em fluxo)/competição (em assimetria)[1].
- Autoestima: profissional com uma alta/boa/baixa autoestima[2].
- Resposta ao tom emocional do paciente: reativo/proativo[3].
- Maneira de reagir diante das provocações do paciente: contenção emocional/sem contenção[4].
- Maneira de acolher as emoções do paciente: empático/dispático/frieza[5].
- Interesse: atento/desatento[6].
- Preocupação: preocupado com o paciente/não preocupado[7].
- Uso do poder: compartilha decisões democraticamente/não compartilha[8].
- Maneira de reagir frente a situações que questionam nossas previsões: paciente/impaciente[9].

Eixo cognitivo-comportamental:

- Habilidades extensivas: capaz de saltar de uma para outra modalidade de entrevista/incapaz.
- Habilidades focais: uso apropriado de habilidades concretas/não uso ou uso inapropriado para cada modalidade de entrevista.
- Manejo da incerteza: tolerância/não tolerância[10].
- Capacidade de evocação: inovação cognitiva ou comportamental/fossilização* cognitiva ou comportamental[11].
- Capacidade para remodelar regras de decisão: capaz de aplicar novas regras/incapaz[12].

[1] Competição: visualiza o outro como um obstáculo ou a partir da perspectiva do benefício que pode obter. Este eixo é importante na comunicação com outros colegas de trabalho.

[2] Alta autoestima (arrogante), ao ponto de ignorar a opinião dos outros/boa autoestima, mas sempre atento às críticas dos outros/baixa autoestima, não se defende das críticas, tendência a aceitá-las automaticamente. Assim como o eixo anterior, é relevante para a vida de uma equipe.

[3] Reativo, responde com simpatia a quem é simpático, com antipatia a quem é antipático; proativo: mantém seu próprio tom emocional mesmo que o paciente seja desagradável e tenta conduzi-lo para seu próprio tom emocional.

[4] Contenção emocional: não se sente obrigado a dar conselhos ou a agir/não contido: contagia-se com a ansiedade, medos, pressas do paciente ou com outra emoção, com o resultado de "fazer" alguma coisa coerente com esta emoção.

[5] Empático, coloca-se no lugar do paciente, aberto a compreender seu sofrimento. Dispático: responde à emoção do paciente com uma emoção inadequada (p. ex., irritado, sarcástico, nostálgico, etc.). Frieza: tenta escapar com certezas prematuras ou rituais paternalistas, ou simplesmente ignorando.

[6] Desatento, deixa-se vencer pelo tédio.

[7] Preocupado quando um paciente "não melhora": procura informação ou consulta o caso com outros profissionais para melhorar o diagnóstico ou a terapia do paciente.

[8] Compartilha decisões democraticamente e também admite que há pacientes que não desejam compartilhá-las. Dogmático, não compartilha decisões, ou impõe ao paciente que "participe", mesmo que ele não queira participar na tomada de decisões.

[9] Paciência: tolerante diante do comportamento do paciente ou do rumo que tomam os acontecimentos. Impaciente: revolta-se e tenta modificar ou influenciar os acontecimentos, ou pelo menos descarregar a tensão que lhe provoca o fato de que as coisas não andem como ele/ela gostaria.

[10] Manejo da incerteza: tolerância, sabe demorar o fechamento da entrevista. Intolerância: mostra queda de heurísticas e comportamentos evasivos que levam ao fechamento prematuro da entrevista.

[11] Capacidade de evocação: inovação cognitiva ou comportamental: é capaz de ir além do conhecimento ou comportamento tácitos e de pensar em causas ou situações que estudou, aplicando estes conhecimentos teóricos à situação clínica concreta, ou utilizando um tipo de técnica que aprendeu recentemente. Estagnação cognitiva ou comportamental: resgata do plano de sua consciência apenas as normas de comportamento ou os conhecimentos que usou recentemente, com um progressivo empobrecimento (cada vez lembra menos, cada vez seus conhecimentos para a ação são mais pobres, fossilização).

[12] Capacidade para remodelar regras de decisão: quando decide aplicar a uma situação clínica um novo algoritmo de decisão, pode evocá-lo e segui-lo quando esta situação clínica acontece na vida real/não faz isso, e sem perceber resolve a situação aplicando os velhos algoritmos ou regras de decisão.

* N. de R. T.: Fossilização se refere a ideia de que quando não se usa um determinado conhecimento, ele vai sendo esquecido, vai sendo "fossilizado". Será abordado nas páginas seguintes.

Tabela 6.4 Modelos relacionais: uma síntese da bibliografia

Autores	Modelos e características			
Gracia D. (1999)	Paternalista monárquico	Paternalista oligárquico (em equipe)		Democrático
	Relação vertical (médico/s ⇒ paciente)		Relação horizontal (médico ⇔ paciente)	
Veatch RM (1981)	Sacerdotal (fatos e valores determinados pelo médico)		Colegial	Contratual	Técnico-Engenheiro (fatos)
Emanuel e Emanuel (1992) Valores do paciente Autonomia do paciente Obrigação do médico Papel do médico	Paternalista Objetivos a serem compartilhados entre médico e paciente Assumir esses valores objetivos Promover o bem-estar do paciente, independente das preferências do paciente nesse momento Guardião, "sacerdote"		Deliberativo Abertos à discussão e à revisão Autodesenvolvimento de valores relevantes Estruturar e persuadir, propostas melhores, informar, implementar Amigo, professor	Interpretativo Pouco definidos, a esclarecer Autocompreensão de valores Determinar, interpretar, informar, implementar Consultor, conselheiro	Informativo Definidos, fixos, conhecidos Escolha e controle Dar informação e implementar decisão do paciente Científico, técnico
Emanuels EJ (1999)	Relação paternalista: o profissional toma as decisões no lugar do paciente		Relação de conselheiro: o profissional coloca seus conhecimentos à disposição do paciente de maneira asséptica	Relação personalizada: o profissional individualiza seus conhecimentos para este paciente e esta situação clínica	Relação amistosa: predomínio da empatia e emoções positivas em relação ao paciente
Victòria Camps (2001)	Paternalista Basicamente definido da mesma forma que no modelo de Emanuel			Contratual Ocorre enfrentamento de duas autonomias e um acordo para transações baseadas no interesse das partes	Fiduciário* Existe uma relação de confiança que inclui obrigações para ambas as partes
Charles C, Whelan T e Gafni A (1999) Troca de informação Deliberação Decisão	Paternalista Médico/s ⇒ paciente; informação médica; mínimo marcado pela lei Médico/s Médico/s			Compartilhado Médico ⇔ paciente; informação médica e pessoal; mínimo tudo aquilo relevante para tomar decisão Médico e paciente (+ outros potenciais) Médico e paciente	Informado Sobretudo médico ⇒ paciente; informação médica; relevante. Paciente (+ outros potenciais) Paciente

Modificada de Júdez J, com a permissão do autor. (Em: Borrell F, Júdez J, Segovia JL, et al. 2001.)
* N. de R. T.: O termo fiduciário se refere à relação baseada em valores fictícios, fundados somente na confiança.

para os diferentes consultantes, algo que estamos longe de demonstrar, e, em segundo lugar, que algumas poucas categorias são suficientes a efeitos preditivos. Evitemos, em resumo, a tentação de procurar a "essência" de uma determinada maneira de atuar do profissional (essencialismo filosófico) e, em vez disso, procuremos defini-la pelo que vemos, ou seja, pelo estilo ou perfil da prática (nominalismo).

Os modelos relacionais podem ter um papel no debate da sociologia e da antropologia da medicina, mas ainda assim são insuficientes. Além do uso do poder, é preciso considerar o clima emocional de uma relação. Um profissional paternalista pode ser um profissional cordial e empático. Por outro lado, um profissional extremamente democrático pode simular desconhecer o sofrimento do paciente, resguardando-se na frieza do técnico, *com o agravante* de que pode justificar seu comportamento alegando que respeita a autonomia do paciente. Por isso, afirmamos que atualmente o problema não é tanto o paternalismo, mas a frieza emocional. V. Camps (2002) propôs a relação baseada na confiança (ou fiduciária) como categoria que integra aspectos emocionais. De nossa parte, afirmamos que acreditamos que o *compromisso* do profissional com o sofrimento do paciente é fundamental. Sem dúvida, no futuro, assistiremos a desenvolvimentos muito interessantes deste conceito.

Qual é meu perfil de entrevistador? Sugestões para o autodidata

Responder a esta pergunta é muito parecido com responder: como eu sou como pessoa? Você tem alguma ideia de como é... e não exatamente porque tenha feito um teste de personalidade. As pessoas que nos cercam julgam as características que nos tornam diferentes, para bem ou para mal. Às vezes, até têm a ousadia de nos dizer como nos julgam, e nisso convergem nossos melhores amigos e nossos inimigos, porque somente por afeto ou por ódio transgredimos a conveniência do silêncio. Começamos a estimar o trabalho em equipe quando estamos dispostos a mudar (para melhorar) graças às críticas das pessoas que mais nos conhecem: nossos colegas de trabalho. Em grande medida, saber trabalhar em equipe é *saber encontrar ocasiões* para o exame crítico dos nossos hábitos, e fazer isso seguindo certas normas de senso comum (Tabela 6.5). Podemos afirmar que uma das crenças que dificultam a aceitação de críticas ou autocríticas é entender a maneira de entrevistar como um *atributo imodificável de nossa maneira de ser*. Um profissional que sustente este ponto de vista poderá aceitar em maior ou menor grau uma crítica sobre uma opção terapêutica, mas entenderá como um insulto qualquer observação sobre a idoneidade de uma pergunta, comentário ou conselho formulado no decorrer de uma entrevista. Por isso, a primeira condição para melhorar nossas habilidades como entrevistadores é entender a entrevista como uma atividade *suscetível de ser melhorada e estudada cientificamente*. A segunda condição é aceitar o risco, ser vulneráveis às críticas. Não existe melhora sem autocrítica. Não existe autocrítica sem reconhecimento de erros. Com estas ideias na cabeça avancemos um pouco mais.

Você é um observador sagaz, mas... de que forma tirar proveito disso?

Recomendamos várias formas de aproveitar sua capacidade crítica e também a de seus colegas e amigos, começando pelas estratégias mais simples:

a) A observação em tempo real de um colega enquanto ele atende uma consulta. Não requer a gravação em vídeo, mas sim algum treinamento. Para isso, é conveniente estar munido de algum tipo de instrumento curto e ágil que focalize a atenção e permita fazer um comentário de bom nível (Tabela 6.6). Depois da entrevista, é imprescindível que se realize o *feedback*, uma vez que demorar significa perder muitos detalhes.

Este instrumento tem a vantagem de priorizar algumas tarefas para cada modalidade de entrevista, sem deixar de lado o clima emocional que foi criado. Também pode ser aplicado pelo

Tabela 6.5 Dando um *feedback* eficaz

- Comece pelo positivo: por aquilo que você gostou.
- Use a primeira pessoa do plural: "o que nós queremos é aprender...".
- Seja específico, não genérico. (Não vale: "você foi pouco empático"; vale: "seu tom de voz era de cansaço".) Diga o que poderia ter sido dito ou feito melhor. (Não vale: "você não informou suficientemente"; vale: "eu teria comentado com o paciente os perigos desta técnica".) Sempre que possível, utilize as palavras que pronunciaria diante do paciente.
- Use uma linguagem descritiva, não uma valorativa. Não vale: "você é muito seco". Vale: "se sorrir para o paciente de vez em quando, conseguirá mais afeto".
- Manifeste que suas opiniões são subjetivas.
- Concentre sua atenção em comportamentos que possam ser melhorados. Seja possibilista.
- Não faça mais de três sugestões.
- Procure reconhecer suas próprias emoções e pergunte a si mesmo se são apropriadas para o propósito que o está animando: ajudar um colega.

Modificada de Wetsberg J, 1993. Ende J, 1983 e Pendleton D, 1986.

próprio entrevistador, caso tenha gravado a entrevista.

A simples subjetividade, em estado puro, também pode servir. Por que não tirar partido dela? Esta é a estratégia do *Problem Based Interview* (PBI), que descreveremos no capítulo seguinte. Aqui vamos nos referir a um desenvolvimento heterodoxo desta metodologia, que denominamos método de visualização global. Consiste em gravar em vídeo um dia de trabalho do profissional e pedir que ele selecione a entrevista que considera mais interessante. Antes de reproduzir a entrevista, uma pessoa que atua como facilitadora pergunta pelos antecedentes da entrevista: dados do paciente, relação preexistente, se existia algum motivo de tensão. Depois, toda a entrevista é assistida. Os comentários são realizados a partir de um guia de discussão como o que é reproduzido na Tabela 6.7. Se há dúvidas sobre algum ponto, a fita é rebobinada e a questão é analisada.

Outro método mais complicado é o *Impact (Interactional-Based Method)* de Frankel (1982). Consiste em gravar uma entrevista em vídeo e solicitar ao próprio paciente que a revise junto com o profissional e um ou vários observadores. Em qualquer momento, a gravação pode ser detida, e qualquer um dos participantes pode formular perguntas ou comentários sobre o que está acontecendo, estabelecendo-se um diálogo sobre os conteúdos e vicissitudes. Todos estes comentários são gravados e analisados posteriormente, sendo possível uma reunião com os participantes para devolver os materiais que foram trabalhados. Não é fácil vencer a resistência a culpar (incriminar) os próprios pacientes na avaliação de suas entrevistas, resistência que, como apontam os autores, é mais nossa que deles, uma vez que os pacientes a percebem como uma experiência gratificante.

Para concluir, Mizrahi (1984) definia a posição dos profissionais da saúde como de "insularidade". Estamos em uma "ilha" a qual ninguém pode ter acesso para criticar, especialmente nossos próprios pacientes. Consequentemente, tentamos aparentar (quando erramos) a normalidade mais absoluta, e se for preciso estaremos dispostos a defender até a morte que, simplesmente, não houve erro (Hilfiker D, 1984). Tudo o que foi dito até aqui é em vão se não modificarmos essa atitude.

Competência em comunicação e competência emocional

Entendemos por "competência" o saber fazer. A competência em comunicação integra habilidades técnicas, reflexão "na ação" (isto é, enquanto atuamos) e uma determinada atitude diante do sofrimento do paciente. Nas páginas anteriores, o leitor pode esmiuçar uma série de elementos que configuram o "perfil" do entrevistador e que também nos aproximam desta competência. Nesta seção, queremos ampliar o conceito de competência emocional, que definiremos como a capacidade de reconhecer e administrar as emoções que surgem na consulta. Mais concretamente, diremos que um entrevistador possui esta competência quando:

Tabela 6.6 Avaliação de uma entrevista em tempo real: questionário com base nas modalidades de entrevista

Instruções:

1. Avalie, em primeiro lugar, o tom emocional do encontro.
2. Identifique a modalidade ou as modalidades de entrevista que se ativou/aram. Avalie as tarefas mais importantes e seu cumprimento. Se forem ativadas várias modalidades, avalie cada uma individualmente.

1. Tom emocional do profissional: analise, principalmente, o tom de voz, o interesse em captar a atenção do paciente, a presença de sorrisos e outros indicadores de cordialidade. Pontue cada item como "sim/não".

Cordial	/ Frio
Atento	/ Cansado ou desatento
Confiança	/ Desconfiança
Habilidades emocionais proativas*	/ Ausentes

2. Avaliação por modalidades: pontue cada item com "sim/não".

Entrevista semiológica: presença de sintoma(s) ou sinais(s) para os quais nos solicitam uma orientação diagnóstica.
1. Houve uma boa delimitação do motivo de consulta.
2. Foi delimitado o mapa de demandas e queixas, se o paciente é complexo.
3. Foi delimitada a natureza do problema principal: como, quando e onde dos males.
4. Foram averiguados os fatores ou sintomas associados.
5. Foram averiguadas as ideias, as preocupações ou as expectativas do paciente.
6. Foram delimitados outros problemas que merecem acompanhamento.

Entrevista de escuta e acomodação: escutar para que o paciente se compreenda e se aceite.
1. O entrevistador permite que o paciente fale sem interrupções e pede esclarecimentos.
2. O entrevistador não se precipita em dar conselhos.
3. Foram usadas frases por repetição ou esclarecimentos que obrigam o paciente a ir fundo em seus sentimentos.
4. O entrevistador sugere outras formas de ver a realidade, ou outras formas de focalizar a resolução dos problemas.

Entrevista operativa: profissional e paciente não têm dúvidas sobre o conteúdo da entrevista: controle de uma determinada doença, aplicação de uma técnica, etc.
1. Em todo momento profissional e paciente sabem sobre o que estão falando.
2. Foi realizada a maior parte das tarefas do protocolo (segundo o protocolo de cada entidade abordada).
3. Existiu uma boa gestão do tempo.

Entrevista informativa e prescritiva: o profissional deve informar e/ou prescrever conselhos. Pode ser a segunda parte de qualquer uma das modalidades anteriores.
1. Frases curtas e claras sem termos médicos (ou esclarecer seu significado quando usados).
2. Uso de exemplificação com racionalidade da medida terapêutica.
3. As dúvidas do paciente foram atendidas, dando tempo para que expressasse seu ponto de vista.
4. Os conselhos foram detalhados e/ou as instruções foram dadas por escrito.

Entrevista de mudança de hábitos ou motivacional: o paciente pede de maneira explícita ou implícita que o ajudemos a mudar determinados hábitos.
1. O entrevistador determinou o grau de comprometimento ou a predisposição do paciente para a mudança.
2. O entrevistador mostrou respeitar as crenças do paciente, mas, ao mesmo tempo, é firme em suas convicções de que é necessário mudar.
3. Foi agendada uma consulta com o paciente para fazer o acompanhamento posterior, marcando objetivos intermediários.

Entrevista psicoeducacional e de integração: o profissional passa a dar um sentido biográfico aos sintomas e/ou passa a dar conselhos para conseguir uma melhor adaptação.
1. O entrevistador situa as demandas e as queixas em um contexto biográfico.
2. O entrevistador respeita as defesas do paciente para entrar no plano psicológico, sem forçar o ritmo.
3. O entrevistador sugere outras formas de ver a realidade ou outras formas de focalizar a resolução dos problemas.

Questão final: a partir do conteúdo observado, o profissional deveria ter ativado algum outro tipo de modalidade de entrevista?

Em uma mesma entrevista podem surgir várias modalidades. Por exemplo, é muito comum que de uma entrevista semiológica passemos para uma prescritiva em fase de resolução. Ou que de uma semiológica passemos para uma modalidade de escuta, para, talvez, entrar em uma entrevista psicoeducacional. Nestes casos, avaliaremos cada uma das seções.

* Entendendo como tais: resposta aos desafios emocionais do paciente com bom humor, capacidade de dar um tom otimista mesmo na presença de um paciente pessimista, não responder com hostilidade a um paciente hostil, manter nosso tom.

Tabela 6.7 Observação de entrevistas: guia de discussão "Método de Visualização Global"

Diferentemente de um método estruturado para detectar tarefas ou habilidades, as sessões de visualização global tentam captar o sentido último da comunicação que se estabeleceu entre profissional e paciente. São realizadas duas rodadas com um colega que atua como facilitador:

Primeira rodada: eixo emocional

1. Observe toda a entrevista

2. Cada observador reflete durante 3 minutos em completo silêncio (e de preferência anota em um papel) sobre:
   - O que o paciente queria[1].
   - Se obteve o que queria[2].
   - O que o profissional queria[3].
   - Se obteve o que queria[4].
   - Emoções que surgiram durante a entrevista e o modo como o profissional reagiu.
   - Se o conjunto da entrevista foi gratificante para os protagonistas.

3. Nessa mesma ordem (mas com flexibilidade), passa-se a compartilhar as ideias, seguindo as normas de *feedback* construtivo.

4. Chegou-se a algum consenso em relação a algum/s comportamento/s que se tivessem sido realizados teriam levado a um melhor resultado para ambos os protagonistas?

Segunda rodada: eixo cognitivo

1. Observe toda a entrevista

2. Cada observador reflete durante 3 minutos em completo silêncio (e de preferência anota em um papel) sobre:
   - Mapa de demandas e queixas do paciente.
   - Enquadramento (intencionalidade) do profissional no início da entrevista: o que se propunha fazer na entrevista?
   - O desenvolvimento da entrevista obriga o profissional a fazer um reenquadramento?
   - O acompanhamento de algum sintoma ou sinal foi insuficiente?
   - A resolução da entrevista é satisfatória (acordos, informação fornecida, etc.)?

Pontos 3 e 4 iguais à primeira rodada

[1] Por exemplo, obter um diagnóstico, um conselho, receitas, ajuda de tipo familiar, etc.
[2] Por exemplo, vai embora com receitas, com um exame complementar, com um diagnóstico tranquilizador.
[3] Por exemplo, aliviar a dor, orientar etiologicamente o caso, dizer "não", etc.
[4] Por exemplo, evita dar alguma coisa que não queria, ou vice-versa.

a) Reconhece as emoções que experimenta, sem ignorar as que são negativas (p. ex., a rejeição do paciente).

b) Sente prazer em realizar consultas e enfrenta o novo dia com entusiasmo. Isso supõe certa capacidade de reflexão sobre a "expectativa" com que encaramos o "próximo dia".

c) Aceitar que, às vezes, as coisas podem ir mal sem que tenhamos uma responsabilidade direta nisso, assim como às vezes é preciso ceder, negociar ou se impor diante de determinadas expectativas.

d) Não depender dos elogios dos superiores, nem dos pacientes. Há um esforço da nossa parte porque acreditamos no que fazemos, criando um sistema de valores relativamente autônomo (*locus* de controle interno).

e) Distinguir o que "eu sinto" daquilo que o paciente ou o resto da equipe sente.

f) Ser capaz de contrabalançar um clima emocional pessimista ou negativo.

A importância do tema pode ser observada no seguinte comentário: "na minha vida profissional o mais difícil tem sido retificar os sentimentos que tinha em relação a determinados pacientes ou situações". Aprender técnicas nos torna mais habilidosos, mas este tipo de aprendizado nos torna mais sábios. Diferenciamos dois componentes na competência emocional:

- **Tom emocional básico.** Derivado do que anteriormente chamávamos de qualidades de superfície. É o que qualquer paciente percebe pelo simples fato de estabelecer contato conosco. Esta impressão é formada a partir, principalmente, de: a) interesse pelo que o paciente nos conta; b) a cordialidade: "seja bem-vindo"; c) a calidez: "vou cuidar de você"; d) a empatia: "coloco-me no seu lugar" e e) a assertividade: "sei o que estou fazendo".

- **Modo emocional avançado.** Aparece somente diante de *desafios emocionais* (um paciente que começa a chorar) ou cognitivos (diga o que eu tenho!). Este modo avançado coloca em evidência: a) se o profissional tem paciência, isto é, se sabe inibir seus hábitos frente a acontecimentos inevitáveis; *b)* se é empático, ou seja, se toma consciência e sabe mostrar que captou a emoção do consultante; *c)* se tem capacidade emocional proativa, sendo capaz de *resgates de atenção* e *resgates emocionais* e *d)* outras capacidades técnicas em torno do aprofundamento emocional e da influência (persuasão, re-enquadramento, negociação, etc.).

Em qualquer interação humana buscamos uma situação "final" na qual nos sintamos emocionalmente compensados. É o que chamamos *equilíbrio emocional profundo*. Costumamos gostar, por exemplo, de agradecimentos pelo nosso esforço por parte dos pacientes. Não seria muito realista pensar que um entrevistador "exemplar" pudesse prescindir de elogios ou ignorar as críticas. Existe algo parecido a um livro de contabilidade em que registramos "deve e haver"; ninguém se livra deste livro de contabilidade, mas existem dois estilos opostos na maneira de administrá-lo: o profissional generoso, capaz de tolerar números vermelhos de pacientes e colegas, e o profissional mesquinho, sempre atento a que "não me passem para trás". Neste sentido, vale a pena destacar que o rancor ("este paciente fez tal coisa e vai me pagar") é filho da mesquinhez.

Cada relação tem um equilíbrio emocional do qual deriva o que chamamos de *cartão de visita*. Este consiste na primeira reação emocional que tenho quando penso ou vejo uma pessoa inesperadamente. Refletir sobre estas reações iniciais, livres de toda maquiagem, oferece uma excelente oportunidade para descobrir nossos impulsos emocionais mais íntimos.

Como determinar o perfil do entrevistador? Sugestões para o pesquisador

Uma primeira tentativa para tornar o conceito operacional foi definir eixos opostos. Por exemplo, o questionário de Cockburn J, Killer D, Campbell E, Sanson-Fisher RW (1987) (CKCS) examina as sete atitudes que foram resumidas na Tabela 6.8 por meio de perguntas que são pontuadas de 1 a 4 (1: discordo muito com a frase proposta, 4: concordo muito). O questionário de Calnan (Calnan M, 1988) examina da mesma maneira três atitudes (ver também Tabela 6.8).

Em ambos os casos, relacionamos o conceito de perfil a crenças ou atitudes que o entrevistador manifesta. Por exemplo, com base no questionário CKCS, poderíamos afirmar, sobretudo, que um profissional está orientado à doença ou aos aspectos psicossociais, e que esta orientação tem efeitos visíveis nos resultados que obtém (Mira JJ, 1997). Mesmo admitindo que o questionário está muito aperfeiçoado... poderia acontecer que não estivesse refletindo a realidade? Mais adiante falaremos da validade dos questionários, mas adiantemos aqui a postura de R. Bartz (1999). Este autor tem sérias dúvidas sobre este enfoque, demonstrando que um médico que acredita estar claramente orientado aos componentes humanistas, na prática não os transfere para a relação assistencial. Keller (1999), por sua vez, fez um estudo pormenorizado sobre cinco profissionais, comparando o que eles acreditavam ser suas atitudes frente ao paciente e à doença com as atitudes que transpareciam nas entrevistas

Tabela 6.8 Questionário de Cockburn, Killer, Campbell e Sanson-Fisher (CKCS). Atitudes avaliadas

- Função organizadora: importância da adequação de salários e da organização.
- Medicina preventiva: grau de responsabilidade assumida em tarefas preventivas.
- Comunicação: importância atribuída.
- Reciprocidade: reconhecer o papel ativo do paciente.
- Idoneidade: se considera que é competente para o trabalho que deve realizar.
- Responsabilidade: grau em que o profissional apoia a autonomia do paciente.
- Orientação psicológica: abordagem dos aspectos emocionais e psicológicos na consulta.

Questionário de Calnan. Atitudes avaliadas

- Internista *versus* psicoterapeuta.
- Relação com o paciente.
- Relação com o resto dos colegas.

gravadas (de 12 a 22 entrevistas com diferentes pacientes para cada profissional). Em um dos cinco profissionais havia claras diferenças entre o que ele acreditava fazer ou aplicar e o que de fato fazia ou aplicava. Existe um ditado que sintetiza esta lição: " dito e feito...".

Um segundo caminho foi avaliar entrevistas concretas. Daremos atenção aqui apenas aos esforços destinados a analisar gravações em vídeo. Foram desenvolvidos dois tipos de instrumentos: *a) com* base nas percepções de um observador (ou do próprio paciente, ou do entrevistador) e *b) com* base em pontuar e codificar comportamentos concretos. Do primeiro, temos escalas tipo Likert nas quais o profissional é tipificado segundo um estilo afiliativo (o profissional tem um estilo humano, amigável, sensível às necessidades do outro), controlador (usa a autoridade, é dominante), ou informativo (Street RL, 1997). Em outros casos, foi buscada a impressão global do paciente ou do paciente padronizado, por exemplo: "recomendaria este profissional a um bom amigo?", "voltaria a consultar com este profissional se tivesse outro problema de saúde?". O ECFMG, organismo governamental dos EUA para a seleção de médicos estrangeiros que desejam ingressar no país, desenvolveu instrumentos simples desse tipo (Sutnick, 1993), que adaptamos (e melhoramos) para o espanhol (MAPA, IES, 1994).

Contudo, estes instrumentos também têm problemas. Mesmo que sejam simples de usar, Street RL jr. (1992) concluiu que os pacientes acreditavam que tinham ou não tinham recebido informação do entrevistador sem correlação alguma com uma avaliação objetiva baseada na análise rigorosa dos encontros gravados em vídeo.

Codificar os comportamentos concretos é, sem sombra de dúvida, o método mais confiável, mas também o mais caro. Os instrumentos diferem pelo grau de precisão e de abrangência. Por abrangência avaliam-se estritamente o ato clínico ou os fatores do meio, como as características do lugar de trabalho, tempo estabelecido para cada consulta, pressão assistencial, antecedentes da relação, entre outros. No eixo de precisão temos instrumentos que exigem codificar cada unidade semântica e os que se baseiam no cumprimento de uma determinada tarefa ou habilidade. Vejamos os primeiros:

a) Instrumentos que exigem codificar cada unidade semântica, seja verbal ou não verbal. Exemplos deste tipo são: *Stiles' Verbal Response Modes*, (Stiles WB,1992), no qual cada uma das frases com significados, verbais ou não verbais, é codificada como: dar informação, confirmar que está ciente, perguntar, mostrar alguma coisa nossa, aconselhar, interpretar, confirmar, deixar transparecer (ver Stiles WB, 1978, onde é detalhado o uso deste instrumento). O *Roter's Interactional Analysis System* (Roter DL, 1989) mereceu uma difusão mais ampla por ser mais intuitivo e adaptado ao meio sanitário, embora a sua aplicação seja demorada. Basicamente, tenta distinguir entre comportamentos que chama de afetivos e comportamentos que são codificados como instrumentais. Na Tabela 6.9, reunimos os *clusters* de ambos os comportamentos.

Aplicando o Sistema de Rorty, o *Eurocommunication Study* (van den Brink-Muïnen, 1999, no Capítulo 7 descrevemos a metodologia) conclui que na Espanha predomina um estilo muito instrumental com ênfase em perguntas centradas. Este estudo combinou esta análise semântica com duas escalas de tipo perceptivo: uma para avaliar se o médico estava centrado no paciente (na Espanha, os médicos estavam, segundo o estudo usado como referência), e outra para avaliar o clima de consulta (muito positivo no mesmo estudo, apesar de que, infelizmente, o grupo formado por 12 médicos espanhóis não era representativo, uma vez que eram tutores do programa docente de Medicina da Família).

Street RL (1997) aposta em uma metodologia desse tipo porque, no seu entendimento, o melhor para avaliar o perfil de entrevistador é combinar: *a)* múltiplas observações sobre um mesmo entrevistador (coincide aqui com nosso conceito de ampla competência); *b)* múltiplos instrumentos sobre a mesma gravação em vídeo, por exemplo, combinando escalas perceptivas

Tabela 6.9 *Clusters* afetivo e instrumental no *Roter's Interactional Analysis System* (RIAS)

Comportamentos afetivos:

- De tipo social: apreciações pessoais do outro; histórias, piadas ou humor; demonstrar respeito ou aprovação.
- Acordo: manifestar acordo ou compreensão de alguma coisa, demonstrar que está ciente, conceder.
- Frases por repetição: nelas um dos interlocutores repete uma palavra ou frase do outro para garantir uma compreensão mútua, ou para verificar se existe acordo.
- Atenção verbal: inclui empatia, legitimação e demonstração de apoio.
- Demonstrações de preocupação: verbal ou não verbal, no sentido de que merece nossa atenção e preocupação.
- Demonstrações de otimismo e segurança: aliviar uma tristeza com um comentário otimista, dar coragem, descrições positivas de si mesmo ou do paciente.
- Desacordo: qualquer indicação de desaprovação, crítica, não acreditar em alguma coisa que nos dizem, rejeitar uma crença do outro.

Comportamentos instrumentais:

- Proporcionar instruções: dar orientações e instruções.
- Esclarecer perguntas: pedir a opinião ou pedir esclarecimentos sobre alguma coisa.
- Perguntas: em relação à condição médica, aspectos terapêuticos, etc.
- Perguntas de contexto social e estilo de vida: perguntar pelas emoções, sentimentos, aspectos relativos ao estilo de vida.
- Dar informação de tipo médico ou terapêutico: frases, fatos, opiniões sobre a condição médica, diagnóstica, prognóstico, exames que foram realizados, alergias, antecedentes familiares, etc.
- Dar informação sobre o estilo de vida: frases, fatos ou opiniões relacionadas com o estilo de vida, a situação familiar, o trabalho e os hábitos de saúde, etc.
- Aconselhar sobre aspectos médicos ou terapêuticos: frases que sugerem ou envolvem alguma atitude a ser tomada por parte da outra pessoa.
- Aconselhar sobre aspectos de estilo de vida: frases relativas ao estilo de vida familiar, atividades da vida diária, trabalho e emprego, etc.
- Outras frases de conteúdo instrumental: perguntas, informação ou conselhos relacionados com aspectos burocráticos ou de logística.

com instrumentos objetivos e *c)* múltiplos observadores. Contudo, se seguíssemos estas recomendações ao pé da letra, infelizmente tornaríamos pouco viável a pesquisa em entrevista clínica. Examinemos na seguinte seção os instrumentos que combinam percepção e análise de tarefa ou habilidade.

b) Instrumentos que observam se uma determinada tarefa ou habilidade é realizada; são os mais utilizados porque possuem um componente educacional próprio. Aprender a avaliar entrevistas com tais instrumentos já é formativo. Destacaríamos:

- *Arizona Clinical Interview Rating Scale* (ACIR), desenvolvido por Stillman PL (1977), pode avaliar qualquer tipo de entrevista. Possui seis subdivisões: organização, tempo, frases transicionais, habilidades para perguntar, dados documentados e relação. É um instrumento validado, com boa reprodutibilidade e bastante prático, embora alguns itens sejam muito abstratos.
- *Maastrich History-taking and Advice Checklist* (MAAS) (Kraan HF, 1987) possui 68 itens distribuídos em três seções: examinando as razões da consulta, anamnese e apresentando soluções ao paciente. Requer apenas três horas de formação para o observador, é validado e com boa reprodutibilidade.
- *Calgary-Cambridge Observational Guide* (Kurtz S, 1998) é um extenso instrumento dividido em duas partes: análise da parte exploratória da entrevista (33 itens) e análise da parte resolutiva (40 itens). Os itens reúnem habilidades concretas (p. ex., usa perguntas abertas e fechadas e evolui corretamente das primeiras para as segundas), assim como o cumprimento de tarefas (p. ex., averiguar quais são as expectativas do paciente). É usado de preferência para comentar gravações em vídeo em um ambiente formativo.
- *GATHA* (Prados JA, 1996) é o único instrumento em língua espanhola que foi validado. É um instrumento que, em sua versão completa (*GATHA Base*), tem 45 itens, e em sua versão resumida (o *GATHA-RES*), 27 itens. É desenvolvido

em três eixos (eixo geral de atitudes e características do entrevistador, eixo de tarefas e eixo de habilidades de comunicação), o que permite focar a atenção em cada visualização em determinados itens (são necessárias entre duas e três visualizações de cada entrevista). Por outro lado, transforma aspectos mais subjetivos em fatos mais objetivados (não mede empatia, mas procura uma frase empática, etc.). É mais simples e claro de utilizar que o *Calgary*, sendo que cada pergunta é objeto de uma análise semântica e de uma minuciosa avaliação estatística para obter uma boa reprodutibilidade e, ao mesmo tempo, ter poder discriminativo. Também pode servir tanto para seu uso docente como avaliativo. Na Tabela 6.10, é reproduzido o *GATHA-RES* (Roger R, 2001). O leitor pode encontrar em Prados JA (2003) um curso completo para capacitar-se como observador *GATHA*.

c) Outros instrumentos
Finalmente, mencionaremos alguns instrumentos pensados para necessidades concretas:
- Avaliação de até que ponto o entrevistador está centrado no paciente. Nome do instrumento: MPCC (Brown JB, Steward M, Ryan BL, 2001). Existem outros instrumentos, mas este é o mais desenvolvido e preciso. Validado.
- Avaliação das habilidades de comunicação interpessoal pelo telefone. Nome do instrumento: T.A.L.K. (Kosower E, 1996). Parcialmente validado.
- Avaliação do respeito, boa educação e comunicação na entrevista. Nome do instrumento: Lehman-Cote Checklist (Lehman F, 1990). Parcialmente validado.
- Avaliação que o paciente faz do entrevistador e vice-versa, das competências para se comunicar de maneira apropriada. Nome do instrumento: Medical Communication Competence Scale (Cegala DJ, 1997). Parcialmente validado.
- Avaliação que os pais fazem da competência do entrevistador enquanto atende seu filho/a. Nome do instrumento: Parent's Perception of Physicians' Communicative Behavior (Street RLJ, 1991). Parcialmente validado.
- Avaliação dos comportamentos de tipo humanista mostrados pelo entrevistador. Nome do instrumento: PHBQ (Weaver MJ, 1993). Não validado.
- Avaliação da capacidade do entrevistador para decodificar as emoções que se manifestam de maneira não verbal. Nome do instrumento: Profile of Non Verbal Sensitivity (PONS) (Rosenthal R, 1979). Parcialmente validado.
- Avaliação da competência emocional que um entrevistador desenvolve em uma entrevista. Nome do instrumento: CUCE (Borrell F, 2003). Não validado.

Avaliação curricular

Para a avaliação tradicional baseada na "nota" de um exame (*avaliação somativa*), devemos acrescentar cada vez mais a consideração da *avaliação formativa*. O estudante de graduação, assim como o profissional em exercício deveriam submeter-se periodicamente a uma série de avaliações cujo propósito não é "aprovar ou reprovar", mas que este profissional receba uma crítica construtiva que permita que ele melhore seu perfil de clínico e de entrevistador. Provavelmente, um dos projetos mais ambiciosos seja a Avaliação Compreensiva, da Universidade de Rochester (Epstein, 2002). Durante duas semanas completas, os estudantes têm um calendário individualizado no qual são especificadas as atividades avaliativas (somativas e formativas) que devem realizar. Essas atividades são:

a) Encontros com pacientes padronizados. Antes de realizar a entrevista, o estudante prepara os aspectos que o encontro deverá abranger, habilidades que deverá colocar em prática e, inclusive, aspectos do diagnóstico diferencial. O encontro é gravado em vídeo, e imediatamente depois do encontro o discente faz um exame de 30 minutos sobre diagnóstico diferencial, anatomia, fisiologia, microbio-

Tabela 6.10 Questionário GATHA-RES

Itens do eixo 1. Atitude/características do entrevistador

1. Expressou verbalmente conhecer os sentimentos, preocupações (medos...) ou a percepção de saúde do paciente?
2. Expressou de forma não verbal conhecer os sentimentos, preocupações (medos...) ou a percepção de saúde do paciente?
3. O profissional se expressa com segurança?
4. Enquanto informa, o profissional olha para o rosto do paciente?
5. A opinião do paciente é levada em consideração em todos os momentos?
6. É permitido que o paciente faça perguntas ou esclarecimentos?

Itens do eixo 2. Tarefas comunicacionais

7. A demanda foi delimitada na fase exploratória da entrevista?

A respeito da síndrome ou do sintoma a que foi dedicado mais tempo durante a entrevista, foi delimitado:

8. Evolução cronológica?
9. Localização?
10. Fatores que a/o modificam?
11. No final da entrevista, sabe-se como o sintoma afeta o processo de vida diária, ambiente sociofamiliar ou de trabalho do paciente?
12. No final da entrevista, a expectativa do paciente em relação ao profissional é conhecida?

Dentro dos aspectos psicossociais, o profissional conhece dados sobre:

13. Estado de ânimo?
14. Acontecimentos vitais causadores de estresse?
15. Ambiente sociofamiliar?
16. Informou sobre o diagnóstico, pauta diagnóstica e/ou situação do paciente?
17. Informou sobre o tratamento e/ou conduta terapêutica?
18. O paciente expressa acordo com o diagnóstico ou medida terapêutica proposta pelo profissional?
19. O profissional convidou o paciente a retornar se achar necessário?
20. O profissional se despede do paciente?

Itens do eixo 3. Habilidades técnicas

Quando apoia a narrativa do paciente, utiliza alguma das seguintes técnicas:

21. Contato visual-facial?
22. Indicações?

Quando informa o paciente, utiliza alguma das seguintes técnicas:

23. Exemplificação?
24. É explicada a forma em que age a medida terapêutica?

O profissional utilizou alguma das seguintes técnicas de negociação:

25. Resposta avaliativa?
26. Exploração de crenças?
27. Em caso de emoções fortes do paciente, demonstrou contenção emocional?

Reproduzida com autorização dos autores (Prados JA, Ruiz R.).

logia, etc. Posteriormente, o aluno escolhe algumas cenas dos diferentes encontros que realizou para levá-los à discussão em grupo, onde os analisará em um clima de "avaliação entre iguais".

b) Exercícios individuais: o discente recebe diversas tarefas que deve realizar em casa, como, por exemplo, procurar em MEDLINE uma recomendação baseada em evidências.

c) Exercício em grupo: em um ambiente de simulação, o aluno deve resolver em grupos de quatro pessoas uma situação clínica complexa. São avaliados tanto os aspectos

clínicos quanto a atitude e as habilidades para trabalhar em grupo.
d) Diagnóstico 180: são pacotes de perguntas de múltipla escola, em que se pontuam ("notas") áreas de conhecimento específicas.
e) Exercícios feitos no computador: os exercícios simulam situações clínicas. O aluno deve interpretar radiografias, testes de laboratório, etc.
f) Avaliação entre iguais *(peer-review)*: o discente avalia aleatoriamente alguns de seus colegas. Isso é realizado no computador; são apresentados a foto e os dados de seus colegas e ele deve avaliá-los em temas como: se as sessões são preparadas, respeito com o resto dos colegas, capacidade para contribuir com o trabalho do grupo, maneira de responder às críticas dos outros, integridade, honestidade, preocupação pelos pacientes, aparência, etc. Os comentários podem ser anônimos, apesar de que se estimula que sejam assinados. Assim, a pessoa avaliada pode responder às críticas. Antes de realizar este tipo de avaliação, os discentes recebem instruções sobre como fazer uma crítica construtiva. Cada aluno pode comparar esta avaliação feita pelos seus colegas com sua autoavaliação.
g) Grupos de reflexão: de 8 a 10 alunos participam da discussão de temas, como, por exemplo, paciente hostil, falecimento de um paciente, manejo do estresse, perspectivas profissionais, etc., procurando os valores inaparentes (Hundert EM, 1996).
h) Reuniões de tutoria: nessas reuniões, o discente é estimulado a detectar as áreas que precisam ser melhoradas e a definir as ações que tendem a melhorá-las. Isso é feito com um documento tipo contrato informal. O tutor tenta colocar os materiais ao alcance do aluno, rotações ou sessões de formação que podem ajudar a alcançar estes objetivos.

O que impressiona desta metodologia é que as habilidades de entrevista ficam totalmente integradas com as demais habilidades clínicas: diagnóstico diferencial, exame físico e habilidades na interpretação de exames complementares.

Também o esforço para avaliar conhecimentos, habilidades e atitudes, incluindo a capacidade de trabalhar em grupo. Entre nós, as avaliações com pacientes padronizados foram expandidas para a graduação (Gómez JM, 1997).

Na pós-graduação, foram realizadas experiências interessantes em nosso país:

a) Gravação de entrevistas com sessões de avaliação entre iguais ou com um especialista. Também desenvolvemos cursos específicos para capacitar profissionais para dar *feedback* a partir de gravações (Bosch JM, 2003).
b) Sessões de avaliação continuada com computador e com pacientes padronizados. Foram desenvolvidos casos simulados por computador por parte do IMIM, Fundação Ciências da Saúde e IES. Estas duas últimas instituições e a semFYC também desenvolveram programas para captação e treinamento de pacientes padronizados, seguindo a metodologia do ECFMG (Sutnick, 1993). Integram a avaliação da comunicação.
c) Testes de avaliação da competência clínica. Este tipo de teste é desenvolvido na graduação e na pós-graduação em pediatria, medicina de família, neonatologia, enfermagem, entre outras. Integram a avaliação da comunicação.
d) Credenciamento e renovação de credenciamento de tutores. Exige do candidato alguns créditos obrigatórios (horas como discentes em diferentes modalidades) e avalia sua atividade como professores, tutores de residentes, trabalhos publicados e se passou no teste de competência clínica. O sistema mais desenvolvido e expandido corresponde à especialidade de Medicina de Família e Comunidade. Integra parcialmente a avaliação atribuída pelos residentes e pacientes a esse tutor, em áreas de inter-relação ou comunicação interpessoal.

Alguns aspectos práticos na gravação de entrevistas

Nas páginas anteriores, mencionamos as gravações em vídeo como um instrumento fundamental para aprender entrevista clínica. Temos duas possibilidades: gravar com um gravador ou com uma câmera de vídeo. Um gravador ocupa pouco espaço e é aceito com naturalidade pelos pacientes. A gravação em vídeo tem a vantagem de possibilitar a análise dos aspectos de comunicação não verbal, com uma ampla utilização tanto docente (Katz CA, 1983; Jackson MG, 1983; Freer CB, 1978; Green TG, 1983) quanto de pesquisa (Roland MO, 1983; Schoonover SC, 1983; Sox HC, 1984), mas requer: *a)* uma câmera, de preferência digital; *b)* um microfone direcional externo à câmera (caso contrário, a qualidade do som é muito baixa) e *c)* um tripé ou móvel *ad hoc*. Também leva em conta outros aspectos técnicos: *a)* a câmera deve ter um bom ângulo de visão para permitir que paciente e profissional entrem no mesmo quadro. Ambientes pequenos podem exigir que a câmera seja suspensa em um ângulo da parede; *b)* evitar a contraluz; *c)* cuidado com os cabos: sempre fixar nas paredes com fita adesiva para que não sejam pisados; *d)* a câmera sempre conectada a uma tomada (evite o uso de baterias) e *e)* a câmera deve enfocar ambos, profissional e paciente, de maneira que, se possível, apareçam de corpo inteiro, mas especialmente o rosto, para estudar expressão facial. Em alguns casos, será necessário priorizar a correta visualização do profissional.

Caso se trate de uma equipe de profissionais com possibilidades de gravar entrevistas mutuamente, o melhor é que a fita fique em poder (e sob a responsabilidade) do profissional objeto da filmagem.

Para solicitar permissão, podemos utilizar dois métodos: *a)* uma pessoa (pode ser um funcionário administrativo do centro) entrega uma nota a todos os pacientes, na qual são explicados os propósitos da gravação e é solicitado seu consentimento (Quadro 6.1), e *b)* o profissional solicita a permissão do paciente e grava isso em vídeo. Nesse caso, podemos introduzir o paciente na gravação com uma frase do tipo: "estamos realizando um controle de qualidade/um estudo com fins docentes e, como pode ver (indicando a câmera de vídeo), estamos gravando a entrevista, tem algum inconveniente nisso? Caso

sinta incômodo/a não há problema em desligar a câmera". Se o paciente se mostrar resistente ou negar sua permissão, desligaremos a câmera e a cobriremos com um pano (assim damos maior segurança ao paciente). Quanto mais natural for o processo, menor será a importância que o paciente dará a ele.

Reações, reticências e resistências à gravação de entrevistas

Uma das dúvidas que todos temos antes de gravar entrevistas é a possível reação, tanto dos pacientes quanto dos profissionais da equipe.

Vários autores (Campbell IK, 1982; Martin E, 1984; Neuser J, 1984) estudaram as resistências dos pacientes a serem gravados em vídeo. Campbell (1982), por exemplo, concluiu que de 150 pacientes apenas 5% se sentiam desconfortáveis na consulta enquanto eram filmados, apenas 2% teriam dito mais coisas ao profissional

---

Quadro 6.1
Consentimento escrito para gravações de entrevistas

Prezado Sr./a.:

Estamos realizando gravações de entrevistas clínicas nas consultas deste centro clínico. O objetivo é fazer um controle de qualidade.

As entrevistas serão assistidas apenas pelos médicos do centro. De qualquer modo, se o/a senhor/a preferir, sua entrevista não será gravada.

Por favor, se não existe inconveniente, assine esta folha. Se depois da consulta o/a senhor/a preferir que a gravação seja apagada, informe isso ao seu médico ou à enfermeira.

Se preferir que a entrevista não seja gravada, simplesmente marque um X no quadro correspondente e entregue a folha para o médico ou enfermeira que irá atendê-lo/a.

Muito obrigado por sua colaboração.

SIM, NÃO TENHO INCONVENIENTE NÃO, PREFIRO QUE NÃO SEJA GRAVADO

Assinado

(De Borrell F. *Manual de Entrevista Clínica*. Barcelona: Doyma, 1989.)

e 3% sentiram que o profissional estava diferente (mais atento). Somos diferentes quando nos filmam? Sim, parece que estamos mais atentos, somos mais pacientes e possivelmente mais respeitadores, mas as habilidades de comunicação (estamos falando das mais sofisticadas) são as que são, e não podemos improvisá-las para uma determinada entrevista. Ou elas estão integradas em nós ou não vão aparecer. Além disso, quando estamos nervosos (e a gravação em vídeo aumenta a ansiedade), nosso rendimento baixa. A inevitável mecânica de nossos atos aprendidos acaba se sobrepondo. Por isso, recomenda-se descartar as primeiras entrevistas em trabalhos de pesquisa. Davis RH (1980) concluiu que o sentimento prevalente entre os profissionais que eram filmados era de aceitação (apenas 9 de 41 tinham medo de serem criticados por outros colegas), embora exista um viés óbvio na amostra: somente aquele que tem uma boa predisposição para a entrevista clínica se deixa filmar.

Grandes síndromes disfuncionais

Nós costumamos agir de forma mais ou menos parecida, e aquilo que temos como hábito fazer mal nas entrevistas clínicas não escapa desta lei. Nesta seção, resumimos as síndromes disfuncionais mais importantes (Platt FW, 1979; 1992, 1995; Borrell F, 1989) com a esperança de que você possa avaliar seu próprio perfil comparado-se com estilos um tanto extremos. Não confunda esta aproximação grosseira com um estudo meticuloso (ou "fino") de seu perfil. Na Tabela 6.11, há uma aproximação geral, mas quando fizer a leitura não se esqueça da chamada "síndrome do estudante de medicina", que consiste em sofrer de uma úlcera quando estuda a úlcera duodenal, vertigem quando estuda a síndrome de Mènière, e depressão quando vê as notas dos exames. O que contamos aqui *si non e vero e ben trovato*, com a condição de que seja relativizado.

Entrevistador de baixa eficiência

Caracteriza-se por gerenciar mal o tempo. A maioria dos estudantes e alguns residentes caem nesta categoria quando começam a entrevistar, e *seria um erro tentar corrigi-los*. É melhor que se concentrem nas tarefas e no clima emocional, o resto virá naturalmente. Inclusive, é mais preocupante o estudante ou residente que avança com pressa, porque pode adquirir maus hábitos em etapas muito precoces.

Passemos a analisar quando se trata de um profissional com anos de experiência. Nestes casos, é preciso aprofundar-se no por que desta ineficiência. Podemos encontrar vários perfis: *a) lentidão:* o profissional é muito lento, tem dificuldade para encontrar as palavras, as transições de uma parte da entrevista para outra são efetuadas com sacrifício; quando analisamos o caso mais a fundo, percebemos que quase sempre é uma característica (ou uma constante) biográfica; *b) dispersão:* o profissional atua com normalidade, mas é disperso; pode usar 20% do tempo em aspectos sociais *(jogging);* outras vezes, vai de um tema para outro, seguindo o fio do tema que o paciente levanta (dependência de campo), e *c) preguiçosamente rápido:* o profissional conclui a parte de anamnese com uma rapidez surpreendente, não como uma reação frente a fatores adversos (os que chamávamos de fatores restritivos, ver Tabela 3.7), mas como um hábito adquirido. Aplica a lei do "um mais um" (ver Figura 3.4) e tenta fazer um investimento mínimo de energia em cada consulta. Por isso, chamamos esse profissional de "preguiçosamente rápido", porque, no fundo, a rapidez esconde imprecisão, uma atitude de superficialidade e de fugir dos problemas. Em outras palavra, não quer se cansar.

Modificação da síndrome

Os três tipos de entrevistadores ineficientes que descrevemos têm uma origem muito diferente. Contudo, nos três casos, a superação da síndrome tem os seguintes passos: *a)* ter consciência do problema; *b)* adotar um método e, paradoxalmente, *c)* não querer "correr".

Comecemos pelo final. É importante a mensagem: "não se trata de que você vá mais depressa, mas *de que automatize algumas tarefas*". A atenção do profissional deve estar dirigida a

Tabela 6.11 Síndromes disfuncionais

Baixa eficiência:

- Atrasa muito em relação à programação de sua agenda?
- Tem dificuldade para interrogar com agilidade?
- Vai de um tema para outro e se esquece de completar tarefas que inicia?
- Tem dificuldade de levantar-se da cadeira?

Baixa empatia:

- Costuma receber seus pacientes sentado, sem levantar-se, nem cumprimentá-los ou sorrir para eles?
- Costuma escrever na história clínica enquanto está falando com o paciente, evitando olhar para eles de frente?
- Costuma ficar nervoso quando um paciente começa a chorar em seu consultório?
- É praticamente impossível para ele lembrar-se do nome de seus pacientes?
- Teme que, se ficar íntimo demais dos pacientes, eles desenvolverão uma dependência excessiva com você?

Alto controle:

- Concorda com a afirmação de que a única coisa importante em uma entrevista é chegar a um diagnóstico correto (caso você seja médico), ou realizar a técnica de enfermagem pertinente (se você é enfermeiro/a)?
- Fica incomodado quando um paciente se desvia da pergunta que você formula e introduz uma anedota pessoal?
- Oitenta por cento de suas intervenções na fase exploratória são perguntas fechadas?
- Interrompe o paciente quando percebe que ele se desvia da questão que você colocou?
- Você fica muito satisfeito quando consegue terminar a consulta antes do horário previsto?

Projeção excessiva:

- Você costuma dar conselhos aos seus pacientes?
- Acredita que o primeiro dever do profissional é doar-se humanamente aos seus pacientes, sem exceções e inteiramente?
- Pensa que dar conselhos aos outros é, fundamentalmente, uma questão de aplicar "senso comum"?
- Precisa da estima e do reconhecimento de seus pacientes?
- Acredita que se as pessoas tivessem convicções morais mais fortes, muitos dos problemas que têm seriam evitados?

Emocionalmente reativo:

- Você é simpático com os pacientes que gosta, e antipático com aqueles de que não gosta?
- Tem com frequência "bons dias" e outros "maus"?
- Quando um paciente contraria você, não pode evitar responder?
- Discute com frequência com seus pacientes?

Modificada de Borrell F, 1989.

cumprir a entrevista semiestruturada, detectando os pontos em que ela encalha.

Quando falamos de "adotar um método" estamos pensando em um método pessoal. O que vai valer para uma pessoa não servirá para outra. Por exemplo, adquirir o hábito de perguntar: "poderia escrever um relatório sobre este caso?" seria suficiente para reconduzir um "preguiçoso-rápido". Quanto menos recomendações melhor, porque integrar até mesmo este pequeno hábito de questionamento já é bastante difícil.

Finalmente, o mais difícil: "não querer correr". Se pressionamos o estilo do profissional, *sempre corremos o risco de que ele erre*. É preferível ajustar as agendas. Para os administradores, isso é difícil de entender, mas é assim. *Cada profissional tem seus ritmos, que devemos respeitar.* Existem profissionais que jamais se adaptarão a um ritmo rápido, e outros que provavelmente não o fariam em relação a ritmos lentos (o que não temos oportunidade de visualizar em um sistema em que se dá destaque à rapidez). De qualquer forma, o importante não é a rapidez, mas fazer uma boa entrevista, mesmo que o entrevistador não seja muito eficiente no uso de seu tempo. Às vezes, existem responsáveis de equipes ou serviços que ficam nervosos com os profissionais lentos. Nossa recomendação seria: com paciência comprovará que pouco a pouco o profissional lento e seus pacientes chegaram a uma *simbiose* que costuma funcionar. Simplesmente é preciso chegar a acordos com eles para que ampliem suas agendas, e que o número total de consultas seja semelhante ao de seus colegas.

Entrevistador de baixa empatia

As entrevistas costumam ser desenvolvidas em um tom muito técnico. O profissional está mais interessado nas coisas do que nas pessoas, ou seja, na doença ou nas técnicas que deve aplicar, e a pessoa para ele é apenas um "portador" de enfermidades, um "acidente" que às vezes incomoda (p. ex., quando começa a perguntar). Como consequência disso, o profissional não estará interessado nos conteúdos emocionais da entrevista. Também neste ponto podemos distinguir vários perfis diferentes: *a)* profissionais com um primeiro contato "difícil" (frios, distantes), mas que pouco a pouco se abrem, e *b)* profissionais que até podem ser gentis (uma cordialidade que pode ser *excessiva*), mas que não toleram entrar nas emoções da "outra" pessoa.

A seguinte entrevista corresponde ao primeiro tipo de perfil:

/1/Enfermeira (sem olhar para o paciente que acaba de entrar no consultório): Sente-se, veio para aprender como se aplica a insulina, não é mesmo?
/2/Paciente (com um sorriso): Sim, senhorita.
/3/Enfermeira (olhando para o tórax e sem corresponder ao sorriso): Bem, pois então passe para a maca.
/4/Paciente: Ai! Não sei se vou saber injetar sozinha...
/5/Enfermeira (um pouco irritada): Que exagerada! Isso não dói, é como a picada de um mosquito.

Esta enfermeira, em seu papel de "séria", desperdiça várias oportunidades para conquistar a confiança do paciente. Evita o contato visual com a esperança de dar um tom mais impessoal à relação. Quando aflora uma emoção bem definida do paciente (em /4/), rejeita-a quase com aspereza. Evidentemente, o tom "técnico", de baixa empatia, não implica sempre uma rejeição das emoções do paciente; basta ignorar as emoções, basta não sintonizar, evitando escrupulosamente criar espaço para alguma intimidade.

Do segundo tipo de perfil:

Médico (atendendo um paciente com câncer terminal): Benito, meu querido, que contente estou de vê-lo!
Paciente: Eu estou cada vez pior, doutor, esta dor, e o peso, porque não paro de perder quilos.
Médico: Nossa como você é exagerado, meu filho! Vai ver como tudo vai ir se ajeitando...

Modificação da síndrome

Ser cálido e empático depende, essencialmente, de três fatores: nossa personalidade, um certo aprendizado de habilidades sociais e, sobretudo, de que consideremos útil o esforço de sermos empáticos. Em relação ao primeiro aspecto, devemos dizer que um profissional da saúde com um transtorno de personalidade muito marcado, por exemplo, de tipo esquizoide ou paranoide, provavelmente nunca vai conseguir ser um bom comunicador, a menos que se submeta a um programa psicoterapêutico especial. Nesses casos, seria recomendável uma reorientação profissional.

Contudo, a baixa empatia costuma ser vista em profissionais da saúde que em sua vida pessoal são normais; é como se no momento de entrar no consultório se transformassem no Dr. Jekyll. Qual é o fator que gera uma metamorfose tão peculiar? Por um lado, pode influenciar o que eles entendem por "bom" profissional; todos têm um professor que influenciou decisivamente em sua etapa formativa e na imagem que se tem de um "bom" profissional. Em outros casos, pode predominar a *preguiça afetiva*. É mais cômodo atender uma doença concreta e pontual, uma doença que curamos com esta ou aquela medida, que entrar na pessoa *em sua totalidade,* com seus sentimentos, ansiedades e dúvidas. Também pode predominar o pudor ou a timidez, mostrando uma fachada "impessoal" para não ficar "despido" diante de seus pacientes.

De qualquer maneira, o que podemos sugerir? Propomos três medidas relativamente simples, mas que realizadas com disciplina chegam a transformar nossa maneira de estar diante do paciente:

1. Sorria para os pacientes; no início da jornada pense: estou com disposição para sorrir? Quantas vezes fiz isso ao longo do dia?
2. Olhe para os pacientes de frente, no rosto, com franqueza e amizade.
3. Quando não souber o que dizer, simplesmente escute e dedique um tempo a pensar na melhor resposta. Tente pensar em uma resposta que reflita a emoção da pessoa: "estou vendo que a senhora está afetada por...".
4. E não esqueça a lei do eco: o que não der em sorrisos, receberá em inquietação. Ser empático significa também fazer um esforço para *sermos rodeados pela empatia dos outros*.

Entrevistador de alto controle

O entrevistador de alto controle ficará nervoso diante de digressões que "não vêm ao caso". Diante de um paciente com abdomialgia, imediatamente pensa em descartar esta ou aquela patologia e dirige seus esforços à obtenção de dados semiológicos que confirmem ou contradigam sua primeira impressão. Tudo aquilo que não concorda com o objetivo que traçou é uma perda de tempo. Por exemplo:

/1/Médico: Há quanto tempo tem estes problemas?
/2/Paciente: Há uns três anos; lembro que estava indo para Andorra quando...
/3/Médico (interrompendo): Tudo bem, tudo bem, mas preste atenção no que digo... Teve algum acidente ou sofreu alguma pancada?

Mas não esqueça que alguns pacientes, em determinados momentos, exigem que se faça uma condução de "alto controle" para esclarecer dados semiológicos imprescindíveis. Somente colocaremos o rótulo de alto controle nos entrevistadores que fazem este tipo de entrevista repetidamente.

Modificação da síndrome

O entrevistador com esta síndrome deve modificar algumas de suas máximas. De fato "o tempo vale ouro", mas não é menos verdadeiro que "quando temos pressa o melhor é vestir-se devagar". Para ir "depressa" nada melhor que obter informação relevante, altamente significativa, que muitas vezes escapa a uma monótona sucessão de perguntas e respostas. Chegar a um bom diagnóstico é a melhor maneira de ser eficaz. E quem pergunta obtém respostas às suas perguntas, *mas nada mais*. Por outro lado, quem deixa falar obtém histórias completas, e com elas não apenas respostas, mas *explicações plausíveis*.

Entrevistador com projeção excessiva

O entrevistador com excessiva projeção sobre os pacientes parece caracterizar-se por sua entrega ao paciente, mas na verdade escuta pouco. A partir de várias pinceladas forma uma ideia do problema do paciente e quer solucionar sua vida, sem esperar que seja o próprio paciente que coloque em andamento sua vontade de mudar.

/1/Paciente: Estou muito enrolada...
/2/Entrevistador: Mas não tínhamos combinado que daria entrada na separação?
/3/Paciente: Sim... mas tenho medo que ele reclame a paternidade das crianças... além do mais... não sei...
/4/ Entrevistador: O que deve fazer é atuar com decisão. Não pode tolerar que ele volte a maltratar a senhora. Suas relações são insuportáveis, a senhora está deprimida, anulada... Precisa voltar a ser a senhora mesma! Por que não vai até o centro de Mulheres da associação de vizinhos? Ali vão ajudá-la e poderá conversar com amigas sobre tudo isso...

Esta maneira de projetar-se sobre os pacientes obedece ao princípio, já mencionado, da economia mental. Custa menos projetar nossa maneira de pensar (e nossos preconceitos!) sobre os outros que compreender sua idiossincrasia. O uso do tempo também pode dar uma ideia disso: Long e Byrne perceberam há muitos anos que os entrevistadores mais projetivos tinham uma ocupação verbal muito alta (Byrne PS, 1976). Um entrevistador que escuta costuma ser aquele que não ocupa mais de 54 % do tempo da entrevista (van den Brink-Muïnen, 1999). O uso de *certezas prematuras* é outra das características deste tipo de entrevistador:

P: Tenho medo de voltar ao trabalho e encontrar aquele ambiente.
E: Vai ver como tudo será ótimo. Vai se distrair no trabalho.

Modificação da síndrome

Evite as "certezas prematuras" e os conselhos guiados pelo "senso comum" e, em compensação, aprofunde no contexto biográfico do paciente e deixe que ele decida tudo o que diz respeito ao seu futuro vital.

Na prática, não é tão fácil evitar as chamadas "certezas prematuras". Uma das angústias que assaltam o entrevistador é: "mas então o que posso dizer para ele?". Observemos a seguinte situação, que se refere a uma paciente de 70 anos que sofreu uma pneumonia:

/1/Paciente: Estou destruída...
/2/Profissional (pensando que fala da pneumonia): Bom, vai melhorar.... Agora deve pensar em sair de casa e...
/3/Paciente (interrompendo): Não é só isso... é que além de tudo minha irmã faleceu na semana passada...
/4/Profissional (recuperando-se da surpresa): Bom, de qualquer modo o que deve fazer agora é pensar na senhora e se cuidar um pouco...

Neste ponto, o profissional teve a necessidade de dar certezas. "Alguma coisa eu tinha que dizer, não é mesmo?", diria ele para justificar-se. Mas a verdade é que desvaloriza os sentimentos da senhora pelo simples fato de não dar espaço à expressão de seu sofrimento, por isso não podemos estranhar que ela responda:

/5/Paciente: É muito fácil dizer isso, mas quando acontece com a gente...

Resposta, que equivale a: "o senhor não se importa porque não está passando por isso". Se o profissional insistisse na mesma linha, poderia responder da seguinte forma:

/6/Profissional: Entendo, mas digo isso pelo seu bem. Não existe melhor remédio que o tempo, que cicatriza tudo. Por que não faz um esforço para se distrair?

Intervenção, que equivale a dizer: "não tem sentido que falemos a respeito de coisas sobre as quais pouco podemos fazer". Logicamente, a resposta da paciente seria esta:

/7/Paciente: Já sei, doutor, que estou roubando seu tempo, mas como não tenho ninguém com quem desabafar, venho até o senhor.

Era possível encontrar outra maneira de abordar esta interação? Sim.. Bastava saber escutar, como bem indica esta última intervenção da paciente. Sequer era preciso ser um especialista em apoio psicológico. Os pacientes ficam satisfeitos com uma escuta compassiva, que, diga-se de passagem, só existe quando o profissional tem paciência. Sem paciência, não existe compaixão nem empatia. A paciência deve estar pronta para agir justamente quando menos a queremos: quando temos pressa ou quando pensávamos que já estávamos acabando uma entrevista. Mas quando aparece e nos permite escutar calmamente as queixas de alguém, sem sentir que somos obrigados a agir (exatamente nisso consiste a capacidade de contenção emocional que defende Tizón, 1988), é exatamente nesse momento que nosso interlocutor pode ser contagiado com nossa calma. É aqui que *nossa paciência transforma nossos pacientes em pacientes*!

E quando é o paciente que pede conselho de forma veemente? Se ele deseja saber nossa opinião a respeito de alguma situação tão delicada como se deve ou não divorciar-se ou abortar? Mais uma vez, o entrevistador precisa evitar a armadilha da projeção excessiva. Isso não quer dizer desentender-se, mas ajudar o paciente a analisar o problema:

/1/Paciente: Não sei o que fazer... Meu namorado quer que eu faça um aborto, que somos muito jovens, mas eu não tenho certeza disso. O que o senhor faria?
/2/Profissional: Eu não posso decidir por você em um assunto tão delicado. A única coisa que posso aconselhar é que reflita sobre isso da forma mais madura possível.
/3/Paciente: Tudo bem.... mas se o senhor estivesse no meu lugar, o que faria?
/4/Profissional: O que eu ou outra pessoa qualquer faria, por mais importante que fosse, não deveria preocupar você. O que você fizer, faça porque está totalmente convencida.
/5/Paciente: Mas como posso chegar a estar "totalmente convencida"?
/6/Profissional: Bom, talvez nisso sim eu possa ajudar um pouco, apesar de que você continuará fazendo o trabalho principal. Agora, quando for para sua casa, pegue lápis e papel e imagine que você abortou. Não pense de forma abstrata, pense como se isso realmente tivesse acontecido. Anote tudo o que passar pela sua cabeça, as emoções que experimentou, tudo. Depois pegue outro papel e imagine que não abortou. Imagine isso de forma real, com todas as vantagens e inconvenientes que isso poderia ter. Anote outra vez tudo o que passar pela sua cabeça. Depois de fazer este exercício, se realmente fizer direito, pelo menos vai conhecer a si mesma um pouco melhor. Pense então com quais pessoas deve discutir suas impressões.

Outra consequência da projeção excessiva é a "banalização" do motivo de consulta dos pacientes. Uma das expressões que destacam este fenômeno é:"isso está claríssimo", de determinados profissionais:

Paciente: Não sei se vou operar ou não.
Profissional: Mas isso está claríssimo. Claro que deve fazer a cirurgia.

Existe uma falta de consideração pelas razões que o paciente poderia ter. A maneira de evitar isso é perguntar pelas razões do indivíduo (resposta avaliativa): "fale mais sobre o que o assusta em fazer a cirurgia".

O entrevistador emocionalmente reativo

Concedemos muita importância a este tema, uma vez que um entrevistador com *competência emocional* se distingue porque:

a) Cria oportunidades para a empatia. Sem qualidades como a cordialidade, o respeito ou as boas maneiras, poucos são os pacientes que vão abrir para nós sua intimidade, suas emoções ou, inclusive, seus segredos. De pouco serve que sejamos muito empáticos se nossos modos são *rudes*.
b) Sabe detectar emoções importantes quando elas surgem e permite sua expressão na entrevista. Detecta o impacto dessas emoções sobre si mesmo.
c) Finalmente, comporta-se deste modo com pacientes com os quais simpatiza, mas também com aqueles com quem não simpatiza. Com estes últimos sabe manter um tom emocional positivo e até mesmo otimista. Isso significa ser *emocionalmente proativo* e capaz de manobras de *resgate de atenção e emocional.*

Um entrevistador emocionalmente reativo, pelo contrário, devolve "olho por olho" o tom emocional que percebe no paciente. Ser proativo não é tão simples: requer um nível de maturidade ao qual se chega *por convencimento* ou *por esgotamento*. O entrevistador com pouca experiência acredita que o mais cômodo para ele é "ficar descansado" dizendo o que tenha de dizer, "porque se fico com coisas dentro de mim, não posso dormir à noite". Uma doutora muito reativa confessava: "eu tenho grandes discussões com meus pacientes, mas no final eles reconhecem que sou boa pessoa". Com efeito, talvez uma parte de seus pacientes reconheceu, por trás de seu mau-humor, certa preocupação por sua saúde. De qualquer modo, o preço desta estratégia é muito alto. Existe uma *erosão inaparente,* mas contínua, que vai levar uma parte dos profissionais reativos para a *impaciência crônica.* Em um determinado momento vão deixar de ter prazer trabalhando em clínica: "os pacientes são tão chatos!". Quando chegam nesse ponto, ou reaprendem o ofício por esgotamento, ou sua carreira será uma ladeira íngreme em direção a uma aposentadoria prematura. É melhor, portanto, *aprender a ser proativos por convencimento.*

Modificação da síndrome

O primeiro e mais importante passo é aprender a *sorrir.* O sorriso é a ginástica das emoções. Receber os pacientes com um sorriso pode parecer uma atitude fútil, mas é uma profecia de bom agouro: "seja bem-vindo, vai ver como nos entendemos". O sorriso tem um duplo efeito sobre o paciente ("estou aberto às suas emoções"), mas também sobre o próprio profissional. É como um *compromisso de bom tratamento* que ele assume pelo simples fato de sorrir. O segundo passo é aprender a detectar quando estamos e quando não estamos *em fluxo* com o paciente. A percepção é parecida à do navegante que adivinha de onde sopra o vento dominante, mesmo que existam rajadas em outros sentidos. Na entrevista também conduzimos um barco que navega o complicado mar dos sentimentos e das emoções. Quando estamos em sintonia emocional com o paciente percebemos como as "velas desse barco inflam", ocorrem reconhecimentos mútuos, um interesse genuíno em procurar o melhor para o paciente. O paciente também tenta cuidar da relação: "ia pedir uma visita domiciliar, mas pensei que o senhor teria muito trabalho". A seguir, algumas estratégias proativas:

– Ficar do lado do paciente. Lipkin acrescentaria o adjetivo: "incondicionalmente" (Lipkin, 1994). De qualquer maneira, é uma perspectiva que deve ser adotada automaticamente e como primeira opção para que funcione. Em outras palavras, o primeiro pensamento que deve cruzar nossa mente quando aparecem dificuldades é: "o que posso fazer em benefício do paciente?". Traduzido para o paciente: "o que podemos fazer agora por você?".
– Aprender a ceder. Isso não significa fazer automaticamente o que o paciente pede. Já comentamos que a *cedência intencional* consiste em uma formulação que mais ou menos diz: "pode ser adequado fazer isso que está propondo em outro momento ou circunstância, mas não se preocupe que vou levar isso em conta". Outras vezes temos a oportunidade de nos aproximar das preferências do paciente... Por exemplo, adaptar a via de administração ou posologia de um medicamento. Se é possível, por que não fazer? Por um conceito de autoridade malentendido?
– Permitir que as emoções aflorem sem temê--las. Algumas vezes, empatizamos com elas, mas nem sempre, nem necessariamente. Não mitifiquemos a empatia como se ao invocar esta palavra todos os problemas se solucionassem. Outras vezes, por exemplo, vamos nos limitar a escutar, deixando que tais emoções fluam, vendo para onde se inclinam sem a nossa intervenção... Outras vezes, provocaremos a eclosão dessas emoções por meio de *indicações comportamentais* ("já tem um tempo que vejo você inquieto"), ou diretamente *emocionais* ("não há dúvida que você parece mais tenso"). Talvez até *confrontemos* essas emoções: "realmente sente raiva?" Tudo é possível quando detectamos as emoções do paciente e sabemos trabalhá--las de maneira proativa.

Exemplo:
Uma paciente entra no consultório muito séria.

/1/P: Não há quem aguente estas dores. Estou pior do que nunca e tudo o que o senhor me diz para fazer não serve para nada.

/2/E (sorrindo e oferecendo a cadeira): Sim, estou vendo como entrou séria! Sente-se, por favor. (A paciente parece duvidar, mas senta.) Conte-me o que está acontecendo.

/3/P: Tenho o corpo inteiro muito dolorido. Poderia chorar ou gritar. Tudo isso é por causa da fibromialgia que o senhor diagnosticou?

/4/E: As dores nos músculos sim, sem dúvida. Mas também vejo que a senhora está com raiva...

/5/P: Raiva?

/6/E: Raiva, entende: se pudesse pegaria o gato e o jogaria pela janela.

/7/P (sorrindo pela primeira vez): Pode ser que sim, ainda bem que não tenho gato. Mas um dos meninos quem sabe... sim, se pudesse jogaria pela janela.

/8/E: Não se sente apoiada em casa?

/9/P (outra vez com raiva): Está de gozação? Apoiada, apoiada? Não me faça rir.

/10/E: Seu marido, por exemplo...

/11/P: Eu não espero mais nada do meu marido. Há muito tempo que estamos dormindo em camas separadas, com isso já pode imaginar o resto.

/12/E (depois de um silêncio): Vejo que a senhora está sofrendo muito, mas não sei qual de todas essas coisas que me diz dói mais... se os ossos e os músculos, os filhos, o marido ou o trabalho.

/13/P (sorrindo, mas com os olhos cheios de lágrimas): É que sou um desastre em tudo!

/14/E: Inclusive consigo mesma?

/15/P: Não entendo.

/16/E: Quero dizer, inclusive estando sozinha, consigo mesma... A senhora se aceita, gosta um pouco de si mesma?

/17/P: Eu, assim como vou me vejo inválida, e vou tomar todos esses remédios que não servem para nada e em alguns anos vou estar em uma cadeira de rodas.

Observemos neste fragmento que existe um deslocamento constante de uma raiva dirigida ao meio (incluído o entrevistador), visíveis em /1/, /9/ e /17/ e a si mesma, visível em /13/, com ideias de invalidez (/17/) e dores corporais. Existe mais raiva que dor, aspecto que o entrevistador coloca em destaque quase imediatamente. Na primeira intervenção, o entrevistador tem a opção de atuar reativa ou proativamente. Se optasse pelo primeiro, os resultados desta entrevista teriam sido totalmente diferentes:

/1/P: Não há quem aguente estas dores. Estou pior do que nunca e tudo o que o senhor me diz para fazer não serve para nada.

/2/E: É o envelhecimento normal do corpo, é preciso assumir a idade.

/3/P (irritada): Não me diga que é a idade, porque outras pessoas com a minha idade estão perfeitamente bem! Estou farta de que o senhor me diga que a fibromialgia, que a artrose...

/4/E: Precisa entender que faço o que posso, e que entrar berrando não é exatamente a melhor maneira de poder atender a senhora.

/5/P: Quando os pacientes entram berrando é por dor, e o senhor deveria saber disso.

A partir da emocionalidade reativa é impossível fazer qualquer progresso com este perfil de pacientes. Mais do que isso, cada vez que a raiva vem à tona na primeira entrevista, o profissional deve ser muito consciente de não devolvê-la (e mencionar a idade às vezes esconde uma "devolução" de emoções negativas). Por exemplo, imaginemos que a entrevista continuasse em /17/ da seguinte maneira:

/17/P: Eu, assim como estou me vejo inválida e (...) em uma cadeira de rodas.

/18/E: Claro que os remédios ajudam, se for tomando, claro que ajudam, mas se não tomar ou se tomar errado, então é lógico que adiantam pouco.

/19/P: Pode trocar esses remédios, porque para mim não adiantam nada, e tomei todos, mas eu já percebi que não funcionam. Pode pegar (deixando uma caixa sobre a mesa) para o senhor, se quiser, de presente.

Por outro lado, a partir de uma opção proativa, o entrevistador pode voltar a reconduzir a entrevista:

/17/P: Eu, assim como estou, me vejo inválida e (...) em uma cadeira de rodas.
/18/E: É preciso fazer tudo o que for possível para que não seja assim. Um dos aspectos que havia pensado que deveríamos trabalhar é este sofrimento tão grande que aflora por todo lado no momento em que nos descuidamos... (a paciente baixa os olhos, abalada). Acho que a senhora deveria ter um espaço para falar de muitas coisas que existem por aí, poder amadurecê-las com um psicólogo... O que a senhora acha dessa ideia?
/19/P: Pode ser que sim, mas não vejo como isso pode solucionar estas dores no corpo.
/20/E: Claro que não. Mas é preciso cuidar do corpo e da alma, porque às vezes existem emoções e coisas da vida que nos machucam profundamente, e se deixamos que saiam só um pouquinho, como uma panela de pressão, o corpo parece que vai explodir...
/21/P: Pois é isso que sinto, que vou explodir.
/22/E: Muito bem, então, talvez se começarmos a trabalhar evitaremos que isso aconteça.

A qualidade emocional proativa envolve uma atitude de estar a favor do paciente. É impossível e até contraproducente tentar fazer isso se pensamos que o paciente debocha, manipula e abusa da nossa boa vontade. Nesse caso, é preciso colocar as cartas na mesa: "Sr./a. X tem uma coisa que me incomoda. Está dizendo que não pode trabalhar, e eu respeito isso, mas também tenho a impressão de que não colabora para melhorar... Gostaria que falássemos sobre isso com franqueza".

Trabalhar em equipe: valores de grupo e sua influência

A maioria dos profissionais trabalha em equipe. A influência da equipe é tão importante que seria ilusão finalizar este capítulo sem dar-lhe destaque. Por um lado, uma equipe com mais de cinco anos de funcionamento costuma desenvolver alguns valores ideológicos que envolvem a todos. Valores que podem ser traduzidos em: "aqui todos agem como bem entendem", ou ainda "aqui todos nos ajudamos e procuramos seguir as mesmas normas". Da mesma maneira, existem alguns estilos, uma maneira de fazer as coisas, que são aceitos por todos e que fazem "escola", para bem ou para mal. Pode ser muito útil que toda a equipe entre em consenso sobre a melhor forma de agir diante de licenças médicas, consultas fora do horário, consultas telefônicas, etc. Mas quando estas normas são aplicadas de maneira rígida, indicam um estilo mais preocupado pela forma que pelo conteúdo. É preciso estar muito atento para que o paciente não seja encarado como um inimigo em potencial, ou para que façamos dele um objeto de chacota.

Há um termo que é interessante mencionar aqui: *contratransferência grupal* (Bofill P, 1963; Tizón J, 1992). Lembremos brevemente que as palavras transferência e contratransferência vêm da psicanálise e indicam os sentimentos derivados de outras situações parecidas que o paciente (transferência) ou o terapeuta (contratransferência) aplicam à relação assistencial. Um paciente agressivo traz a lembrança de outros acontecimentos vivenciados por nós e desencadeia determinados sentimentos (de culpa, raiva, medo, o que naquele momento predomine na lembrança). Foi sugerido que, de maneira semelhante, as equipes criam reações desse tipo diante de determinados perfis de pacientes. Por exemplo, nas UTI, os familiares "perguntões" podem receber como resposta para suas inquietações uma reação generalizada de fuga. Ou em determinados centros de saúde, os emigrantes que vêm fora de horário podem não ser atendidos. Em outros centros de saúde pode predominar uma reação de tolerância. Uma definição mais comportamental de contratransferência grupal seria: *hábitos de resposta* adotados por uma equipe diante de determinadas situações e/ou pacientes.

A pessoa que lidera uma equipe costuma ser muito responsável por esses "tiques" grupais. Se sua personalidade é inflexível e desconfiada, toda a equipe pode ser contagiada pela inflexibilidade e pela desconfiança contra o *inimigo externo*, leia-se o paciente. Uma pessoa aberta, cordial e empática pode dissipar a fronteira entre equipe e pacientes, em um paradigma de "grande família" (a equipe imersa em uma comunidade de que gosta e da qual recebe carinho). Queremos chamar a atenção do leitor sobre as seguintes possibilidades:

- Confundir amizade, ou relação amistosa, com *conivência*, ou seja, uma atitude que nos torna acríticos em relação a comportamentos manipuladores. Dentro desta síndrome costuma ocorrer que o profissional confunde empatia com simpatia.
- Atitude que chamamos de *"síndrome do inspetor"*: acreditar que somos os guardiões da sociedade contra tudo o que cheira a abuso. Isso implica um grave risco de erro clínico e ativa sentimentos de culpa que desgastam profundamente a relação assistencial.
- Visualizar os pacientes como invasivos, mal-educados, sempre atentos a abusar dos serviços que lhes são oferecidos.

O trabalho em equipe também é interessante como oportunidade de crescimento pessoal e profissional. Não cansaremos de dizer que uma equipe deve ter a clínica como *eixo permanente* de debate, mas também deve sobrar tempo para socializar e compartilhar. Enquanto tomamos café surgem comentários que dizem muito sobre os pacientes, sobre a equipe e sobre nós mesmos. Sobre os pacientes no sentido de manifestar crenças ou atitudes com efeitos sobre o *ethos* coletivo. Por exemplo:

Colega: Hoje atendi a fulaninha, que paciente mais chata! Alguém quer ficar com ela? Dou de presente para quem quiser.

Como reagir em casos como esse? Evite confrontar ou criticar diretamente (p. ex., "não deveríamos fazer esse tipo de comentários", etc.), pois vai estimular uma relação de juiz ou consciência do grupo nada conveniente. Contudo, tampouco é bom que se crie um clima desse tipo... O que fazer? Recomendamos: "no fundo você diz isso para desabafar, mas você é o/a primeiro/a em se preocupar pelos seus pacientes".

Outro aspecto da vida em equipe é aprender dos outros. Ninguém nos conhece mais do que o colega com o qual compartilhamos alguma tarefa. Como chegar a um clima de aprendizado?

Em primeiro lugar, é necessário criar um *espaço seguro* no qual predomine, acima da crítica, uma atitude de aceitação incondicional do outro. Em nenhum caso é possível conceber sessões de aprendizado sobre este tema com pessoas pelas quais sentimos aversão (ou vice-versa). Se decidirmos, por exemplo, organizar um grupo de trabalho para gravar em vídeo e discutir as gravações, as normas de *feedback* reunidas na Tabela 6.5 devem estar muito claras. Em segundo lugar, recomendamos não misturar a equipe diretiva com residentes, estudantes ou pessoas que não sejam da mesma equipe (exceto se atuam como facilitadores ou especialistas), simplesmente porque a reação defensiva de ser pego *in fraganti* cometendo algum tipo de erro gera reações defensivas e vicia a base do diálogo. Este tipo de reunião deve ter uma estrutura de debate, como já mencionamos (Visualização Global, PBI, etc.), ou as que serão desenvolvidas no próximo capítulo. Não corra o risco de que os participantes opinem livremente, porque podem cair no que chamamos *viés de hipercrítica*, e o resultado é ineficaz e muitas vezes não tem objetividade. Schofield (1983) propõe os seguintes passos:

1. O moderador deve deixar as regras de jogo claras e proteger o profissional objeto de estudo de críticas excessivamente duras.

2. O profissional que apresenta a gravação em vídeo deve colocar cada consulta em contexto com os dados imprescindíveis: consultas preexistentes, conhecimento da família, etc.

3. Uma vez assistido o vídeo (p. ex., a partir da metodologia de Visualização Global, anteriormente exposta), o primeiro a falar é o profissional analisado.

4. O comentário do grupo sempre será iniciado pelos aspectos positivos da entrevista.

5. Mais do que críticas, o grupo fará recomendações e utilizará juízos de valor quando forem feitas referências ao estilo do profissional objeto de análise. A frase-chave costuma ser: "não diga o que achou ruim, diga o que você faria para melhorar a entrevista".

Resumo

Os pacientes são bons avaliadores do nosso perfil técnico e humano, mas com viéses: a alta tecnologia faz com que eles percebam maior nível de competência técnica e, a longo prazo, tenham maior satisfação. Para esta avaliação, os pacientes agrupam os dados em algumas qualidades de superfície (meio físico, como estamos vestidos, modos, cordialidade, etc.), qualidades profundas (maneira de escutar, atenta ou dispersa, empatia, qualidade assertiva e moral das decisões que são tomadas, o tipo de emoções que sua paralinguagem transmite, etc.). A percepção do paciente de que administramos nossos conhecimentos de forma justa e em benefício de seus interesses ajuda a estabelecer a confiança.

Distinguimos diferentes modalidades de entrevista (semiológica, de escuta, operativa, prescritiva, motivacional e psicoeducativa) que podem ser dominadas por um profissional com ampla competência. O outro eixo que define o perfil de entrevistador são suas qualidades emocionais e, entre elas, especialmente, o compromisso que é capaz de assumir com o sofrimento do paciente. Os modelos relacionais partem de uma visão sociológica e tomam como referência o uso paternalista do poder, para contrapô-lo ao seu uso democrático. Algumas metodologias de aprendizagem grupal são especialmente adequadas para averiguar e melhorar nosso perfil, como o Questionário com base em modalidades de entrevista ou o Método de Visualização Global. Examinamos também alguns instrumentos para avaliar entrevistas (Roter's interactional analysis system, GATHA) e a avaliação curricular. Finalmente, abordamos as grandes síndromes disfuncionais (baixa eficiência, baixa empatia, alto controle, projeção excessiva e emocionalmente reativo) e os valores de tipo contratransferencial que tanto influenciam na vida em equipe.

Referências

Bartz R. Beyond the biopsychosocial model. New approaches to Doctor-patient interactions. J Fam Practice 1999; 48(8): 601-607.

Bofill P, Folch-Mateu P. Problemes cliniques et techniques du contre-transfert. Rev Fran Psychanal 1963; 27: 31-130.

Borrell F. Manual de Entrevista Clínica. Barcelona: Doyma, 1989.

Borrell F, Júdez J, Segovia JL, Sobrino A, Teresa A. El deber de no abandonar al paciente. Med Clin (Barc) 2001; 117: 262-273.

Borrell F, Prados JA, Ruiz Moral R, Francisco R. Cuestionario de Competencia Emocional (CUCE). Cornellà de Llobregat, ICS Barcelona, 2003.

Bosch JM, Cebrià J, Massons J. Curso básico para dar *feed-back* a partir de videograbaciones. Unidad Docente de MFC de Catalunya, Barcelona, 2003.

Brown JB, Steward M, Ryan BL. Assessing Communication between Patients and Physicians: the Measure of Patient-Centered Communication (MPCC) Working Paper Series 95. Centre for Studies in Family Medicine, Ontário 2001. Este e outros materiais podem ser solicitados em: www.uwo.ca/fammed

Byrne PS, Long BEL. Doctors Talking to Patients. Londres: Her Majesty's Stationary Office, 1976.

Calnan M. Images of general practice: the perceptions of the doctor. Soc Sci Med 1988; 27 (6):579-586.

Campbell IK. Audio-visual recording in the surgery: do patients mind? J Roy Coll Gen Practitioners 1982; 32: 548-549.

Camps V. Una vida de calidad. Ares y Mares. Barcelona: Crítica, 2001; 184-186.

Cattell RB. The scientific analysis of personality. Chicago: Aldine, 1965.

Cegala DJ, Coleman MT, Warisse J. The development and initial assessment of the Medical Communication Competence Scale (MCCS). Health Communication (no prelo).

Cloninger CR, Svrakic DM, Przybeck TR. A psychobiological model of temperament and character. Arch Gen Psychiatry 1993; 50: 975-990.

Cockburn J, Killer D, Campbell E, Sanson-Fisher RW. Measuring general practitioners' attitudes towards medical care. Fam Pract 1987; 4: 192-199.

Charles C, Whelan T, Gafni A. What do we mean by partnership in making decisions about treatment? BMJ 1999; 319: 780-782.

Davis RH, Jenkins M, Smail SA, Scott NCH, Verby J, Wallace BB. Teaching with audio-visual recordings of consultation. J Roy Coll Gen Practitioners 1980; 30: 333-336.

Emanuel EJ, Emanuel LL. Four models of the physician-patient relationship. JAMA 1992; 267: 2.221-2.226.

Emanuel EJ, Emanuel LL. Cuatro modelos de la relación médico-paciente. Em: Azucena Couceiro (ed.). Bioética para clínicos. Madrid: Triacastela, 1999.

Ende J. Feedback in Clinical Medical Education. JAMA 1983; 250: 777-781.

Epstein R, Dannefer E, Nofzinger A, Connard L. 2002 Second Year Comprehensive Assessment. Rochester: University of Rochester, 2002.

Frankel RM, Beckman HB. Impact: An Interactional-Based Method for Preserving and Analyzing Clinical Transactions Em: Pettegrew LS (ed.). Straight talk: Explorations in Procider and Patient Interaction. Louisville: Humana Inc, 1982.

Freer CB. Videotape recording in the assessment of the history-taking skills of medical students. Med Educ 1978; 12: 360-363.

Goffman E. Strategic Interaction. Nova York: Ballantine Books, 1969.

Gracia D. La práctica de la medicina. Em: Couceiro A (ed.). Bioética para clínicos. Madrid: Triacastela, 1999; 95-108.

Green TG. Improving clinical teaching by videotaping performance. J Dent Educ 1983; 47(2): 118 – 119.

Gómez JM, Prieto L, Pujol R, Arbizu T, Vilar L, Pi F, Borrell F, Roma J, Martínez-Carretero JM. Clinical skills assessment with standardized patients. Med Educ 1997; 31: 94-98.

Hilfiker D. Sounding Board: Facing Our Mistakes. N Engl Med J 1984; 310(2): 118-122.

Hundert EM, Douglas-Steele D, Bickel J. Context in medical education: the informal ethics curriculum. Med Educ 1996; 30: 353-364.

Jackson MG. Videotape teaching in family practice residencies. J Med Ed 1983; 58(5): 434-435.

Katz CA. Use of videotape vignettes in empathy training. J Dent Educ 1983; 47(2): 115.

Keller V. Congruence of theories: a comparative study. Bayer Institute for health care and communication. Communication in Medicine Conference: resúmenes. Chicago: Northwestern University, 1999.

Kosower E, Inkelis S, Berman N, Seidel J. Evaluating telephone T.A.L.K. JBC 1996; 23(1): 27-32.

Kraan HF, Crijnen AAM. The Maastrich History-Taking and Advice Checklist Amsterdā: Lündbeck Fund, 1987.

Kurtz S, Silverman J, Draper J. Teaching and Learning Communication Skills in Medicine. Abingdon: Radcliffe Medical Press, 1998.

Lehman F, Cote L, Bourque A, Fontaine D. Physician-patient interaction. A reliable and valid checklist of quality. Can Fam Physician 1990; 36: 1.711-1.716.

Lipkin JM. The Medical Interview and Related Skills. Em: Branch WT (ed.). Office Practice of Medicine. Filadélfia: WB. Saunders Company, 1994.

Marina JA. El laberinto sentimental. Barcelona: Anagrama, 1996.

Martin E, Martin PML. The reactions of patients to a video camera in the consulting room. J Roy Coll Gen Practitioner. 1984; 34(268): 607-609.

Mira JJ, Gil V, Orozco D, Llinas G, Estevez C, García-Ungo S. ¿Es posible diferenciar estilos en la práctica del médico de Atención Primaria? MediFam 1997; 7(1): 19-28.

Mizrahi T. Managing Medical Mistakes: Ideology, Insularity and Accountability among Internists in training. Soc Sci Med 1984; 19(2): 135-146.

Neuser J. Benefit and disturbances of videorecording diagnostic interview. Psychiatr Prax 1984; 11(6): 190-195.

Pendleton D, Schofield T, Tate P, Havelock P. The consultation. Oxford: Oxford University Press, 1986.

Platt FW. Clinical hypocompetence: the interview. Ann Intern Med 1979; 91: 898-902.

Platt FW. Conversation Repair. Boston: Little, Brown and Company, 1995.

Platt FW. Conversation Failure Life. Tacoma: Sciences Press, 1992.

Prados JA, Ruiz R, Bellón J, Cabrera R, Alba M, Pérula L. Validación de un Cuestionario para análisis de la comunicación desarrollada por residentes de MFYC. Cuestionario Gatha para residentes. Congreso: XVI Congreso Nacional de la semFYC y Congreso Internacional de Medicina Familiar y Comunitaria. 1996.

Prados JA (ed.). Curso GATHA. Disponível em: www.miyahooparamédicos.com

Roland MO. Videotape as a research tool. J Roy Coll Gewn Practitioner. 1983; 33: 300-301.

Rosenthal R, Hall JA, DiMatteo MR, Rogers PL, Archer D. Sensitivity to Nonverbal Communication: the PONS Test. Baltimore: The Johns Hopkins University Press, 1979.

Roter DL. Coding Manual for Roter Interactional Analysis Scheme. Baltimore: John Hopkins University, 1989.

Roter DL, Hall JA. Studies of doctor-patient interaction. Annu Rev Public Health 1989; 10: 163-180.

Ruiz R, Prados JA, Bellón J et al. An instrument for assessment interviewing of family medicine trainees: the "Gatha-Resident" Questionnaire. Education for primary care 2001; 12: 401-411.

Rutter M, Cox A, Egert S, Holbrook D, Everitt B. Psychiatric interviewing techniques IV. Experimental study: four contrasting styles. Br J Psychiatry 1981; 138: 456-465.

Schofield T. The Application of the Study of Communication Skills to Training for General Practitioners. Em: Pendleton D, Hasler J, Doctor-Patient Communication. Londres: Academic Press Inc., 1983.

Schoonover SC, Bassuk EL, Smith R et al. The use of videotape programs to teach interpersonal skills. J Med Educ 1983; 58: 804-810.

Sox HC, Marton KI, Higgins MC et al. Tutored videotape instructions in clinical decision-making. JMed Ed 1984; 59: 188-195.

Stiles WB. Manual for a taxonomy of verbal response modes. Institute for Research in Social Science. University of North Carolina at Chapel Hill: Technical Papers 5, 1978.

Stiles WB. Describing talk: A taxonomy of verbal response modes. Newbury Park, CA: Sage, 1992.

Stillman PL, Brown DR, Redfield DL, Sabers DL. Construct validation of the Arizona Clinical Interviewing Rating Scale Educ Psychol Measure 1977; 37: 1.031-1.056.

Street RLJ. Physiciansí communication and parents' evaluations of pediatric consultations. Med Care 1991; 29(11): 1.146-1.152.

Street RL jr. Analyzing communication in medical consultations: Do behavioral measures correspond to patients' perceptions? Med Care 1992; 30(11): 976-988.

Street RL. Methodological considerations when assessing communication skills. Medical Encounter 1997; 13(1): 3-7.

Sutnick AI, Stillman PL, Norcini JJ, Friedman M, Regan MB, Williams RG, Kachur EK, Haggerty MA, Wilson MP. ECFMG Assessment of Clinical competence of Graduates of Foreign Medical Schools. JAMA 1993; 270(9): 1.041-1.045.

Tizón J. Componentes Psicológicos de la Práctica Médica. Barcelona: Doyma, 1988.

Tizón J. Atención Primaria en Salud Mental y Salud Mental en Atención Primaria. Barcelona: Doyma, 1992.

van den Brink-Muïnen, Verhaak PFM, Bensing JM et al. The Eurocommunication Study. Utrecht: Nivel, 1999.

Veatch RM. A theory of medical ethics. Nova York: Basic Books, 1981.

Wagensberg J. Creyentes, crédulos y creedores. El País, 28 junho 2001; p. 12.

Ware JE, Davies AR, Connor EM. Patient's Assesments of Quality. Em: Lipkin M, jr., Putnam SM, Lazare A (eds.). The Medical Interview. Clinical Care, Education and Research. Nova York: Springer-Verlag, 1995; 555.

Weaver MJ, Walker DJ, Degenhardt EF. A questionnaire for patient's evaluations of their physicians' humanistic behaviours. J Gen Intern Med 1993; 8: 135-139.

Wetsberg J, Jason H. Providing Constructive Feedback. Em: Collaborative Clinical Education. The Fundation of Effective Health Care. Nova York: Springer, 1993.

Capítulo 7

DOCÊNCIA E PESQUISA EM ENTREVISTA CLÍNICA

IDEIAS-CHAVE

- Uma conversa de corredor com um profissional em formação pode ser tão importante para fixar atitudes quanto a melhor das conferências (é o chamado *currículo inaparente*).
- No estágio por diversos serviços hospitalares, o discente vive uma dupla contradição: por um lado, entre as habilidades de comunicação e a tensão psicológica de chegar a um bom diagnóstico e, por outro, entre os valores morais oficiais e os valores reais que observa em seus tutores.
- Ser um bom técnico não equivale automaticamente a ser um bom profissional.
- A melhor práxis clínica está sempre na fronteira da preguiça.
- A tutoria direta consiste em que tutor e residente compartilhem experiências clínicas difíceis ou paradigmáticas no mesmo instante em que elas ocorrem.
- O tutor não deve ensinar somente o que sabe, mas também mostrar que muitas vezes duvida e se permite (e admite) não saber (ou seja, *cultiva* seu *ponto de perplexidade*).
- Detectar a perplexidade e, além disso, permitir (e *expandir*) a perplexidade quando ela surge é parte da sabedoria dos melhores clínicos.
- A satisfação global do discente será, por um lado, um equilíbrio (não uma média!) entre os conteúdos que recebe e, por outro, o estilo ameno e a assertividade do docente.
- Não existem perguntas inocentes em pesquisa: cada pergunta interessante supõe um modo de entender a entrevista clínica.
- Devemos evitar que os valores que transmitimos na docência de entrevista clínica impregnem os projetos de pesquisa; quando isso ocorre, costumamos cair em tautologias que nada acrescentam ao conhecimento da realidade. Demonstramos o que já acreditamos.
- A melhor avaliação de um perfil de entrevistador é obtida tendo diversos observadores com diversos instrumentos de codificação, bem como analisando diversas entrevistas do profissional.

Docência em entrevista clínica

Na Espanha, temos quase um quarto de século de ensino e pesquisa em entrevista clínica. Podemos afirmar que neste período o desenvolvimento foi correto. Todos os residentes de medicina da família, uma boa parte dos residentes de outras especialidades médicas, assim como a maioria dos estudantes de enfermagem e medicina recebem uma formação básica nessa área.

Entretanto, isso não deveria ocultar o fato de que alguns profissionais perderam o norte de sua ocupação: perderam o entusiasmo, o sentido de serviço, e seu único horizonte é "resistir", esperando "tempos melhores" que *nunca* chegam. Infelizmente, nesse intervalo, deixamos pelo caminho muitas oportunidades de melhora, e pouco a pouco vai ficando claro que esta resistência a trabalhar melhor tem muita relação com a preguiça. Não queremos, com isso, minimizar o impacto de algumas instituições sem políticas de recursos humanos e de uma pressão assistencial exagerada: que tratamento pode esperar o paciente de um profissional que é maltratado pela instituição (ou pela empresa) que o contrata? Se precisarmos justificar nosso desencanto, oportunidades não faltarão.

Por isso, a primeira afirmação (e a mais importante) que um docente de entrevista clínica deve fazer é que adquirir hábitos clínicos inteligentes (e mantê-los) é o *patrimônio* mais apreciado de todo profissional. Esse patrimônio somente pode ser mantido com uma constante luta contra a preguiça. Consequentemente, uma parte do problema radica no que W. James chamava de *educação da vontade* (James W, 1890), esta luta contra uma *preguiça inaparente* que diz: "isso já está bom assim, não é necessário que você se esforce mais, poderá aprender em outro momento mais oportuno". E também: "hoje você já se esforçou muito, para que continuar se esforçando? Com certeza este paciente não tem nada grave". São os *álibis cognitivos* que abrem as portas para regras de decisão (*heurísticas*) *de baixo nível* (ver Capítulo 3). Quando a preguiça vence uma vez, *tornará a vencer*, e pouco a pouco irá se propagar como uma mancha de azeite: "trabalhar o mínimo possível... De qualquer forma, ninguém *reconhece* o trabalho bem feito!".

Contudo, o que devemos ser, como profissionais da saúde, devemos ser *aqui e agora*. Não existem "tempos melhores", estes são nossos melhores tempos, se assim queremos que seja. Da mesma forma, aquilo que podemos contribuir para outras gerações de profissionais não devemos deixar sob a exclusiva responsabilidade das instituições. Quando nós, profissionais com anos de exercício, temos o *privilégio* de que um estudante de medicina ou enfermagem compartilhe nosso consultório, ou mesmo quando conversamos com eles informalmente, devemos ser muito conscientes de que estão gravando o que dizemos como *estratégias* para ajudá-los a *sobreviver* em condições parecidas. Não existe aula melhor que uma conversa! (Wagensberg, 2002). Durante a conversa informal são transmitidos os valores tácitos: aqueles que fazemos funcionar para orientar-nos na vida cotidiana. Por isso, quando o profissional admite que *o correto* não é o que ele realmente *aplica* para solucionar uma situação clínica, ele aponta uma *fissura ética*. Muitas fissuras éticas levam ao *cinismo*: negar que existem princípios morais e, com total descaramento, acreditar naquilo que convém acreditar a cada momento. Por isso, afirmávamos que a primeira lição que se deve transmitir, mais com o exemplo do que com as palavras, é o *compromisso* com o sofrimento do paciente, ou seja, com base em que *dizemos o que fazemos e fazemos o que dizemos*.

Enfoque curricular

Qualquer enfoque docente que pretenda gerar mudanças estáveis no modo de agir de um profissional deve ser um enfoque curricular. O futuro imediato do ensino da entrevista clínica passa pelo desenvolvimento de seus conteúdos, tanto na graduação quanto na pós-graduação. A entrevista clínica pode ser facilmente dividida como psicologia médica e semiologia geral, no caso de medicina, e de enfermagem fundamental e saúde pública, em enfermagem. Esta desagregação da entrevista clínica convém às estruturas acadêmicas, mas *dilui* sua unicidade. Um dos perigos é que a entrevista clínica se "psicologize" ou se "biologize". O modelo emotivo-racional que foi proposto nestas páginas deixa em destaque a grande tensão a que o profissional está submetido: "não sabe o que acontece com o paciente, a origem de seus males ou de seu sofrimento, mas tem o dever social de dar uma resposta". Todas as suas faculdades são dirigidas para esse fim. Um paradigma que pretenda segmentar a entrevista entre o aspecto semiológico e o relacional, entre habilidades clínicas e habilidades de comunicação, *esquecerá desta tensão* a que o profissional está submetido. Infelizmente, são ensinadas estratégias de comunicação que posteriormente são irrealizáveis ou não solucionam os verdadeiros problemas aos quais precisamos dar resposta. Por isso, passaremos a aplicar este enfoque integrador à docência na graduação.

Entrevista clínica e graduação

Perry (1981) identificou mudanças cognitivas no aprendizado dos estudantes de graduação. Vamos apresentá-las brevemente conforme WW Weston (1989), que as simplifica em quatro estágios:

– *Etapa dualística.* O estudante se atém, sobretudo, às definições dos especialistas, segmentando a realidade em verdade/mentira, correto/incorreto.
– *Etapa de multiplicidade e relativismo.* O estudante percebe que existem muitas coisas que ainda são ignoradas e estabelece uma primeira fronteira entre o que sabe e o que não sabe. Também percebe que os especialistas não chegam a um acordo sobre a forma de solucionar alguns problemas e deduz que, em caso de divergência, é igualmente válida uma ou outra das posturas em conflito.
– *Etapa de superação do relativismo.* O estudante percebe que é preciso realizar uma determinada ação para um determinado paciente e avalia o resultado destas ações em um contexto de ambiguidade (de não saber com certeza qual é a melhor opção). Procura o critério do especialista e copia os mecanismos por meio dos quais esse especialista chega a tomar uma decisão.
– *Etapa de comprometimento.* O estudante interioriza os mecanismos de tomada de decisões em um meio incerto e adapta os esquemas gerais que estudou para a situação concreta dos pacientes. Individualiza conselhos e terapias.

Seguindo este modelo, um dos princípios pedagógicos é *ensinar passo a passo* os elementos que formam os comportamentos complexos. De maneira clássica optou-se por ensinar nos cursos pré-clínicos as atitudes e características fundamentais do entrevistador e deixar para os cursos clínicos as habilidades de comunicação. As habilidades para chegar a um bom diagnóstico são aprendidas separadamente de tudo o que foi dito, com algumas consequências indesejáveis (Hundert EM, 1996):

– As *boas intenções* que o estudante aprende em seus cursos iniciais se transformam em ceticismo, quando não em franco *cinismo*, nos últimos anos de carreira.
– Este processo depende, em grande medida, dos profissionais que o estudante toma como referência em seu percurso pelos diferentes estabelecimentos de saúde. Estes profissionais lhe transmitem um currículo inaparente por meio de seus comentários jocosos, céticos, respeitosos, empáticos ou cínicos. Para bem ou para mal, estes valores são assumidos como aqueles que *realmente* ajudam a *sobreviver*.
– Além disso, não parece exagerado afirmar que ocorre uma *dissociação* entre as habilidades de comunicação, por um lado, e a tensão psicológica de chegar a um bom diagnóstico, por outro. Os problemas de comunicação em geral não são apresentados junto com os problemas de diagnóstico. Até certo ponto isso é razoável, uma vez que procuramos mostrar um caminho que vai do simples para o complicado. Mas o aluno deveria sempre ter em mente que *a vida real* não é assim. Na vida real, os problemas de

comunicação complicam o diagnóstico, e determinadas situações clínicas (p. ex., uma depressão) complicam a manifestação de outras doenças, bem como complicam a própria comunicação. Esta complexidade deveria ser o pano de fundo de todas as propostas didáticas, não para serem abordadas diretamente, mas para evitar que com a euforia o aprendiz que dá os primeiros passos acredite ter bagagem suficiente para escalar as montanhas mais altas.

O resultado de tudo isso são alguns paradoxos que podemos observar:

1. Em certa ocasião, foi solicitado a um estudante em seu exame final que realizasse uma anamnese em um paciente. O professor que o avaliava era uma pessoa especialmente sensível aos aspectos humanistas e psicossociais, de modo que o estudante (conhecedor desse extremo) perguntou: "deseja uma anamnese normal, ou uma biopsicossocial?" (Epstein RM, *Comunicação pessoal*, 1998). Obviamente, era capaz de reproduzir ambos os estilos observados em seus professores, mas não tinha integrado como "adequados" os valores de um enfoque biopsicossocial, uma vez que se tivesse feito isso esta pergunta seria desnecessária.

2. Nas provas de avaliação objetiva (ACOE), costuma ocorrer que os estudantes (e também os profissionais em exercício!) fazem melhores entrevistas clínicas que exames físicos (Ruiz E, 2001). Os dois grupos de habilidades foram, até certo ponto, dissociados. No imaginário coletivo, parece que uma boa entrevista é uma boa entrevista "falada", e o papel do exame físico foi colocado em segundo plano; daí nossa ênfase na *integração* da anamnese no exame físico.

3. As habilidades para o diagnóstico são escondidas pelas habilidades de comunicação. As segundas abriram caminho no currículo, ao passo que as primeiras dormem no limbo do pensamento intuitivo de cada profissional.

Na Tabela 7.1 sintetizamos algumas propostas curriculares para a graduação. São propostas temáticas muito corretas, mas é preciso sempre considerar que constituem apenas 50% do sucesso. Os outros 50% dependerão da metodologia com que trabalhemos estes temas e das diferentes experiências que o estudante acumule em seus estágios. Estudaremos ambos os aspectos nas próximas páginas.

Subject Based Learning (SBL) em relação a *Problem Based Learning (PBL)*

Existem duas formas básicas de aprender. *No Subject Based Learning* (SBL), o professor ensina conhecimentos que são assimilados pelo aluno e postos em prática por meio de exercícios. No *Problem Based Learning* (PBL), primeiro situamos o problema, identificamos os conhecimentos necessários para solucioná-lo, adquirimos esses conhecimentos e os aplicamos (Woods R, 1994). Ambas as estratégias estão ilustradas na Figura 7.1.

Exemplo: nosso objetivo é que o aluno assimile a necessidade de abrir a entrevista com uma boa delimitação da demanda e um mapa de queixas, se for possível.

Projeto SBL: primeira parte teórica, na qual mostramos a base racional das técnicas. Depois sugerimos representações e vídeos demonstrativos que os alunos resolvem.

Projeto PBL: primeiro mostramos várias cenas (podem ser gravadas em vídeo) nas quais o paciente faz demandas aditivas ("já que estou aqui"). Os alunos discutem a melhor forma de evitá-las, com ou sem ajuda do professor. São realizadas representações (p. ex., com um paciente simulado) nas quais aplicam o que discutiram. Aquilo que demonstra ser mais útil fica formalizado como conhecimentos que devem ser aprendidos.

Não existem estudos comparativos destes dois métodos e, na verdade, parece que ambos são necessários e complementares. Contudo, tudo indica que o SBL enfatiza os conhecimentos, e o PBL enfatiza a descoberta de regras de atuação. Embora o PBL pareça mais lento, uma

Tabela 7.1 Propostas temáticas para um currículo de graduação em habilidades de comunicação e entrevista clínica

Da menor a maior complexidade, o estudante deveria adquirir as seguintes atitudes, habilidades e conhecimentos:

Características básicas do entrevistador	O que é: empatia, cordialidade, reatividade, assertividade, respeito, confiança. Atitude de aceitação acrítica do paciente.
Características do paciente	Personalidade, estereótipos, conhecer a outra pessoa.
A relação assistencial	Família e doença, o paciente na consulta, modelos relacionais a partir da ótica de possuir um poder (modelo paternal, contratual, fiduciário), ou a partir da ótica emocional (proativo, reativo). Valores éticos: autonomia, beneficência, justiça e não maleficência na relação.
Habilidades de anamnese	Coleta de dados de base (incluindo herodograma), natureza do problema, anamnese centrada no paciente.
Integração do exame físico	Exame físico orientado aos problemas. Anamnese integrada no exame físico. Plano básico e avançado de entrevista.
Habilidades na resolução da entrevista	Chegar a uma avaliação global do paciente. Proposta de acordo. Resposta avaliativa.
Habilidades básicas em educação	Informar corretamente; atitude negociadora; persuadir e respeitar.

vez que avança de casos concretos para o conhecimento abstrato, *é mais real*, porque é assim que construímos nossas regras de ação. Os alunos dizem que com PBL os conhecimentos "ficam mais fixados" e, sem dúvida, quando propõe problemas concretos que eles devem resolver são ativadas emoções que ajudam a fixar o que aprendem de maneira mais permanente (ver LeDoux J, 1999, e Damasio AR, 2001, para aprofundar a relação entre ativação corporal, emoção e fixação de dados na memória). O PBL é muito coerente com o modelo emotivo-racional, mas exige mais tempo e também que os grupos de aprendizado sejam homogêneos. Uma pessoa com conhecimentos superiores provoca um curto-circuito no resto do grupo.

O que os estudantes observam em seus estágios

É impossível controlar as influências que eles receberão, porque é como querer colocar diques à vida. Mas podemos falar com os estudantes sobre o profissional ressentido, as atitudes defensivas (ou até mesmo cínicas) diante do paciente, ou sobre o desapego em relação ao sofrimento do paciente. Lipkin (1994) destaca a necessidade de inculcar nos estudantes, como atitude básica, uma atitude de *total aceitação do paciente*. Com essa atitude, silenciamos nosso pensamento crítico para poder compreender o paciente sem preconceitos; naturalmente, o paciente nota isso a partir do momento em que é recebido pelo profissional. O estudante também nota e facilmente identifica os perfis que foram resumidos na Tabela 7.2. Observe o formato apropriado para ser utilizado como *vacina*. Essa Tabela é um guia de discussão para *dialogar* sobre este assunto com os estudantes, *e não* para ser fotocopiado ou distribuído, uma vez que, nesse caso, poderíamos predispor os estudantes contra os profissionais que serão seus tutores. É idôneo que os tutores, por sua vez, saibam que este material será discutido pelos estudantes, e que eles mesmos discutam *antes* de receber os estudantes, dentro de uma estratégia mais ampla de abordar o *currículo inaparente* que oferecem (sem saber, nem jamais ter falado sobre isso entre eles!) aos estudantes.

Subject Based Learning

Ponto de partida: Ensinar o que acreditamos que o discente precisa saber → Aprender → Resolver problema

Problem Based Learning

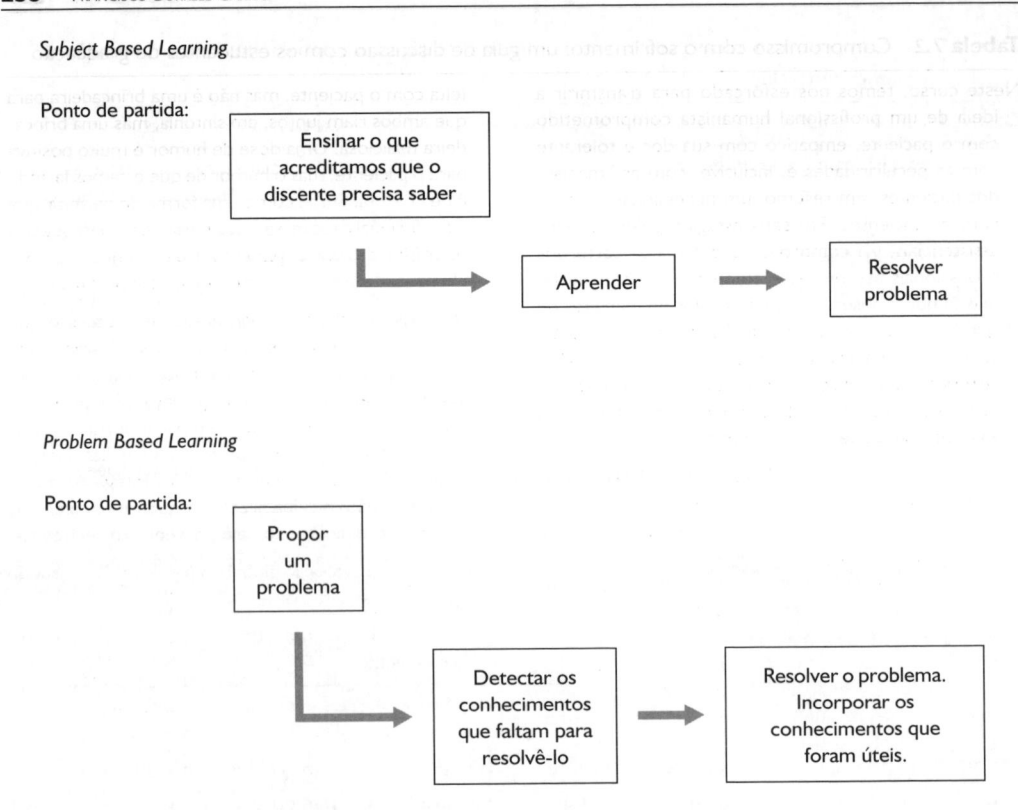

Ponto de partida: Propor um problema → Detectar os conhecimentos que faltam para resolvê-lo → Resolver o problema. Incorporar os conhecimentos que foram úteis.

Figura 7.1 Subject Based Learning em relação a Problem Based Learning.

Entrevista clínica e pós-graduação

Na graduação, o estudante não percebe a importância chave que a comunicação terá, ao passo que na pós-graduação encontramos entusiastas da comunicação. Isso leva ao seguinte paradoxo: *muitas das ofertas de formação nesta área são procuradas por pessoas que pouco necessitam delas*, uma vez que já têm uma boa atitude e uma boa base de habilidades. Os profissionais mais "defensivos" e "sem brilho" costumam ser aqueles que têm mais problemas na relação com os pacientes, problemas derivados, em geral, de uma compreensão errada do papel social que sua profissão desempenha (p. ex., "eu sou um técnico e não um sacerdote"), de falta de habilidades sociais (não saber olhar no rosto, falar resmungando, etc.), ou de problemas de personalidade (grande timidez, irritabilidade, estilo culpabilizador, etc.). Infelizmente, esses profissionais quase não procuram as ofertas nesta matéria. Uma forma de minimizar este paradoxo é tornar obrigatório um período de treinamento em entrevista clínica durante a residência em todas as especialidades clínicas. Esta estratégia deu bons frutos na medicina de família, mas temos a impressão de que outras especialidades médicas a acolheram de modo menos entusiasta. Isso acontece porque os residentes costumam ter experiências limitadas no tratamento com pacientes difíceis, e dependerá muito da orientação humanista de seus tutores que cheguem a compreender que *ser um bom técnico* não significa, automaticamente, *ser um bom profissional*.

Entrevista em ambientes desfavoráveis

Devemos admitir abertamente que alguns ambientes institucionais receberão como uma

Tabela 7.2 Compromisso com o sofrimento: um guia de discussão com os estudantes de graduação

Neste curso, temos nos esforçado para transmitir a ideia de um profissional humanista comprometido com o paciente, empático com sua dor e tolerante com as peculiaridades e, inclusive, com as "manias" dos pacientes. Em resumo, um profissional paciente com os pacientes. Em seus estágios pelos serviços assistenciais, vai comprovar que a maior parte dos profissionais assume este compromisso humanista, mas também observará outros estilos ou maneiras de agir. Na maioria das vezes, não há má-fé de sua parte, apenas há adaptação a algumas condições de trabalho historicamente difíceis; outras vezes, prevalecem características de personalidade que o profissional não soube ou não pode trabalhar. Por exemplo, observará:

- *A frieza do técnico:* não confunda com indiferença ante o sofrimento do paciente. Às vezes, encobre uma preocupação verdadeira, que não se sabe transmitir para o paciente, seja por timidez ou pudor. Outras vezes existe uma distância emocional que é como um muro: normalmente a razão é que o profissional se sente frágil e precisa restringir suas responsabilidades aos aspectos técnicos da relação. Quando se sente mais cômodo é quando não tem pacientes diante dele, provavelmente porque não aprendeu a sentir prazer no contato interpessoal.
- *O profissional irônico:* de vez em quando precisa fazer uma brincadeira sobre algum paciente, por exemplo, quando este sai do consultório. Talvez a brincadeira seja feita com o paciente, mas não é uma brincadeira para que ambos riam juntos, em sintonia, mas uma brincadeira maliciosa. Uma dose de humor é muito positiva para o paciente, mas o humor de que estamos falando é de chacota. Surge como uma forma de permitir que o profissional descarregue sua tensão em consequência do sofrimento que os pacientes lhe transmitem. De nenhum modo indica falta de preocupação pelo paciente.
- *O profissional culpabilizador:* neste caso, a tensão que o profissional recebe é, mais uma vez, descarregada sobre o paciente na forma de culpa: "claro que está assim, não faz o que pedimos que faça". São profissionais que recriminam muito, em parte porque aprenderam isso desde pequenos em suas famílias (famílias culpabilizadoras), em parte como estratégia para que o paciente não os culpabilize. Não queremos dizer que de vez em quando não seja conveniente recriminar, mas o que chama a atenção aqui é a frequência com que o profissional faz isso, como método defensivo. Os pacientes entram em seu consultório inibidos.

Não culpe estes profissionais por seu estilo. Não temos o direito de julgá-los. É necessário, sim, que você identifique estes estilos e que não os considerem inevitáveis para si mesmo. Você pode construir sua própria maneira de estar diante do paciente. A maneira de estar diante do paciente traduz sempre seu compromisso com o sofrimento humano em geral. Aí é onde você, e somente você, *decide*.

---

imposição da gerência as ofertas docentes neste campo. Como agir nesses ambientes? A seguir, o que já aprendemos:

- As estratégias docentes não diretivas (p. ex., tipo Grupo Balint) serão certamente rejeitadas por 20-30% dos discentes. Estratégias deste tipo podem ser viáveis para grupos selecionados e sempre em caráter voluntário, ou podem ser combinadas com outra parte mais diretiva da oferta.
- A forma como uma oferta de formação é apresentada e legitimada *por parte dos tutores mais diretos dos residentes* tem muita importância.
- O professor deve ser acessível, empático e assertivo.
- O guia de sessão deve ser ágil e claro. O discente deve saber sobre o que se fala e quais são os temas que ainda restam por desenvolver.
- Os formatos de duas, máximo três horas adaptam-se melhor ao cansaço acumulado dos discentes (em geral, residentes que cumprem muitos plantões).
- É conveniente que o guia de sessão se baseie em "situações-problema", que podem ser introduzidas com um vídeo demonstrativo que seja o mais próximo possível do contexto do discente. Por exemplo: "como informaria a essa paciente sobre uma recidiva de seu câncer de mama?".
- Uma parte da sessão, a principal, deve ser participativa e eminentemente prática.

Estratégias personalizadas

Uma das perguntas que nos fazíamos é se uma oferta personalizada para cada discente é superior aos cursos práticos, ministrados para grupos reduzidos (máximo de 25 pessoas). O estudo Concord comparou ambas as estratégias, sem encontrar diferenças significativas (Ruiz R, 2001). O conjunto dos residentes, independente da oferta de formação em comunicação que tivessem recebido, no final da residência, reduzia seus tempos médios de consulta (Ruiz R, 2002). Eles conseguiam melhorar aspectos formais e de organização da consulta e ir mais rápido na resolução da entrevista, mas às custas de *piorar* a exploração dos aspectos pessoais e de contexto da doença, assim como de prejudicar as habilidades de negociação. Um aspecto que os entrevistadores mais centrados no paciente podiam prever era a formação em entrevista clínica do próprio tutor. Isso confirma a importância das atitudes de base e do aprendizado a partir de um tutor que é tomado como modelo (*modelagem de comportamento*). Contudo, qual é a razão para que o residente piore suas habilidades clínicas após um treinamento *personalizado* segundo suas necessidades?

A explicação para isso somente pode ser encontrada aplicando um enfoque sistêmico da entrevista clínica. As habilidades que desenvolvemos na consulta se concentram em solucionar problemas *em um clima constritivo*: muitos pacientes e pouco tempo para atendê-los. O residente tem como principal objetivo durante seu período de formação resolver uma demanda com *segurança* no tempo mínimo. *Segurança* quer dizer *sem erros no* campo do *diagnóstico biológico*. Isso seguindo o modelo emotivo-racional, não apenas porque temos os consultórios saturados, mas também porque se tenta investir o mínimo em energia. A melhor práxis clínica está sempre na fronteira da preguiça, constituindo hábitos complexos que devem ser monitorados ao longo dos anos, porque perdemos inclusive esses hábitos a favor de outros mais simples e cômodos (*fossilização de comportamentos*). O que ocorre em nível psicomotor (esquecer manobras de exame físico) ocorre também no nível estritamente cognitivo: esquecemos regras de decisão complexas, por exemplo, os passos para interpretar corretamente um hemograma, um ECG ou uma radiografia (*fossilização cognitiva*). Talvez o fenômeno comece com as quedas momentâneas de heurísticas que vimos no Capítulo 3 (ou seja, utilizar regras de decisão mais simples, mas menos seguras, simplesmente porque estamos cansados). Contudo, depois de comprovar uma e outra vez que aplicando essas regras de decisão mais simples "não acontece nada", passamos a adotá-las como seguras. Não será mais necessário verificar a presença de hematúria em quadros de cólica renal, nem o teste de fluoresceína diante de um olho vermelho muito dolorido. O profissional fossilizado perde principalmente a vontade *de colocar-se dentro da situação clínica* e examiná-la a fundo, como se ele mesmo fosse o paciente. Provavelmente neste mecanismo psicológico de *interiorizar os sintomas do paciente* está uma das chaves dos melhores clínicos.

Por tudo isso, o novo horizonte para o ensino de comunicação e da relação assistencial deve ser sua integração com a totalidade do ato clínico, como uma parte da semiologia geral (ou vice-versa). Nós oferecemos o modelo emotivo-racional (Borrell F, Epstein RM, 2003) como um modelo que permite essa integração, mas sem dúvida existem e surgirão outros modelos. O que nos parece mais relevante é chegar a demonstrar ao discente que o modo de estar diante do paciente *influencia no diagnóstico e nas disposições finais*. Não é fácil perceber que estamos diante do paciente de uma forma incorreta ou simplesmente factível de ser melhorada. Uma das ferramentas mais interessantes é a *tutoria direta*.

Tutoria direta e portfólios

A *tutoria direta* consiste em que tutor e residente compartilhem experiências clínicas difíceis ou paradigmáticas quando estas ocorrem. Desse modo, o tutor faz uma transferência direta de conhecimento tácito para o discente. O que realmente é útil, começando pelo seu modo de estar diante do paciente: aquilo que assimilou para uso imediato nessa situação e, inclusive, *o que não sabe e de que maneira se permite não saber*. Podemos imitar esses ambientes criando situações de laboratório com pacientes simulados. Tais ambientes permitem modelar os hábitos, mas não servem para influenciar determinadas atitudes (p. ex., atender um paciente fora do horário, vencendo a impaciência). Por isso, é importante que o tutor reflita junto com o discente quando surge um incidente desse tipo e que fique registrado no portfólio do residente.

O portfólio é muito parecido com escrever um diário pessoal, mas no âmbito profissional. Nele anotamos as experiências clínicas mais relevantes, buscas bibliográficas, sessões clínicas, etc. O portfólio é objeto de comentário com um mentor ou em reuniões entre colegas. É importante fazer uma revisão crítica periódica, verificando os pontos nos quais é preciso melhorar e marcando objetivos de aprendizado (Pietroni R, 1993). As sessões com o mentor podem ser realizadas seguindo um formato de entrevista estruturada (Unitat Docent MFC, 2003). O portfólio deve reunir oportunidades de aprendizado que, às vezes, estão justamente nas situações que dificilmente lembramos (uma discussão com um paciente, um erro clínico).

Enfoque por competências

Lipkin M, por meio da *Macy initiative in health communication* (1999), realizou uma das aproximações mais conscienciosas à pergunta: quais são as competências em comunicação que, a partir de diferentes campos de atuação, os profissionais reivindicam?

Em primeiro lugar, este autor define competência como um constructo que incorpora conhecimento, habilidade, atitude e comportamento. Uma competência expressa o que o clínico é capaz de fazer em uma determinada situação; por isso, ter uma determinada competência equivale a ter uma série de comportamentos concretos, observáveis, medíveis e adequados para enfrentar e resolver uma situação clínica.

O trabalho de Lipkin deu origem a uma lista de competências muito concretas para as diferentes especialidades (incluindo administração, enfermagem, especialidades médicas, etc.) até chegar a definir um corpo de competências que pode ser adaptado às necessidades de cada prática profissional. Na Tabela 7.3, tomamos a liberdade de adaptar estas propostas a diferentes perfis clínicos.

Em uma linha de trabalho semelhante, JJ Rodríguez Salvador (2002) sintetizou essas competências fazendo uma adaptação para o médico da família (Tabela 7.4).

Pensar em competências é muito apropriado quando queremos planejar um currículo ou estamos preocupados em avaliar um grupo de profissionais. As propostas docentes não podem ser estabelecidas a partir de uma soma de competências. É preferível aproximar-se da forma natural de agir do profissional e, mais do que isso, é recomendável fazê-lo com o modelo emotivo-racional *in mente*.

Conteúdos pedagógicos mínimos

Sem intenção de fazer uma descrição exaustiva, podemos definir um corpo mínimo de atitudes, conhecimentos e habilidades.

Comentário importante: é possível ensinar entrevista quase sem tocar em aspectos teóricos relativos à teoria da comunicação. Não podemos esquecer que durante muito tempo os profissionais aprenderam a entrevistar corretamente observando outros bons profissionais (*modelagem de comportamento*).

Atitudes: o mais relevante na entrevista são as atitudes de partida. Por isso, é preciso detectar, discutir e corrigir (se for caso) com o discente as atitudes que despertam em nós:

- O sofrimento, as queixas, o modo como a pessoa se queixa (p. ex., o que sentimos ante o estilo "queixoso", que reações isso nos provoca).
- Determinadas situações clínicas. Por exemplo: quais são os sentimentos diante de um acidente imprevisto (fugir, ajudar?), os pacientes terminais, os partos, etc.
- A aceitação incondicional do paciente... Isso é possível? Desejável? Quais são seus limites?
- Sabemos escutar? Existe uma atitude de base que permite ou bloqueia um interesse pela outra pessoa e pelas pessoas em geral. Talvez o discente queira ajudar outros seres humanos, mas seja incapaz de escutá-los. O que falha aqui?
- Queremos compartilhar as decisões e a informação com o paciente?

Tabela 7.3 Cinco competências imprescindíveis em diferentes práticas clínicas

- *Cirurgia*: estabelecer uma boa relação de partida com o paciente, saber dar más notícias, saber apresentar as diferentes opções e explicá-las com franqueza, saber expor os resultados da cirurgia abaixo das expectativas do paciente, ajudar a morrer com dignidade.
- *Pediatria*: conquistar a confiança da criança; escutar com empatia; dar informação muito clara e sem assustar; obter dados complementando a informação dos pais e a do paciente; manter a calma e saber transmiti-la aos pais.
- *Enfermagem*: estabelecer uma relação de ajuda baseada no afeto; distinguir dados clínicos de impressões ou expectativas do paciente; detectar as oportunidades para mudar hábitos ou educar para a saúde; sentir-se confortável ao admitir que não se sabe um dado clínico; não desistir frente a pacientes que se esquivam ou não seguem os conselhos que damos.
- *Medicina de família/interna*: atitude inicial de aceitação incondicional do paciente; escutar o paciente como se ele/ela fosse só o que nos importasse; detectar os dados com valor semiológico; saber dizer "não" às solicitações inviáveis; saber reconhecer e enfrentar um erro clínico.

Tabela 7.4 Programa de especialidade em medicina familiar e comunitária: conhecimentos, atitudes e habilidades considerados de prioridade máxima

- Entender-se bem com o paciente e/ou sua família.
- Facilitar a disposição do paciente e/ou da sua família para proporcionar informação diagnóstica.
- Averiguar a natureza e a história do problema ou problemas de saúde do paciente.
- Indagar por informação relevante acerca dos aspectos biológico, psicológico e social dos problemas de saúde.
- Perceber as informações obtidas em relação aos aspectos biológico, psicológico e social dos problemas de saúde.
- Gerar e comprovar múltiplas hipóteses ao longo da entrevista com o paciente e/ou sua família.
- Ter certeza de que o paciente e/ou sua família compreende a natureza do problema.
- Ter certeza de que o paciente e/ou sua família compreende o processo e os estudos diagnósticos recomendados.
- Ter certeza de que o paciente e/ou sua família compreende as medidas terapêuticas pertinentes.
- Chegar a um acordo com o paciente e/ou sua família sobre o/os problema/s, o processo diagnóstico e as medidas terapêuticas.
- Promover a disposição do paciente e/ou sua família a aceitar o plano de tratamento. Negociar quando for necessário.
- Aliviar o sofrimento físico e psicológico do paciente e/ou de sua família.
- Garantir a satisfação do paciente e/ou de sua família.
- Garantir a satisfação do médico.

- Quando o paciente abre sua intimidade, sentimos incômodo? Que lembranças vêm à tona? Talvez algumas experiências passadas interfiram na maneira de estar frente a um paciente que relata conflitos ou penúrias.
- Quais são as influências que nos levaram a exercer (ou a querer exercer) a profissão sanitária eleita? Quais são as expectativas? Predomina nosso afã de receber o agradecimento dos pacientes, de alcançar a notoriedade ou o de ganhar dinheiro?
- Sabemos/desejamos que o paciente confie em nós? Talvez fiquemos assustados com a confiança do paciente, preferindo mostrar um ar técnico. Ou, pelo contrário, talvez não toleremos a dúvida, a falta de uma confiança cega em nós.
- Como entendemos a saúde dos pacientes? Como uma máquina que tem uma peça estragada? Como a consequência de um estilo de vida? A doença é uma espécie de ajuste de contas com a vida? Assim, poderíamos vislumbrar o sentido da vida e também a espiritualidade (não necessariamente religiosa) de cada pessoa e, inclusive, aspectos relacionados com o pensamento mágico.
- Qual é nossa reação com pacientes de minorias étnicas? Exageramos a igualdade? Temos tendência a ficar inibidos? Ficamos irritados com suas demandas?
- E perante outros colegas? Encaramos como competidores? Sabemos adotar uma atitude colaborativa?

Todas estas perguntas, e mais algumas, configuram nossa maneira de estar diante dos pacientes. Indo um pouco além, poderíamos falar de uma *atitude diante da atitude*: estamos dispostos a revisar periodicamente esta maneira de estar diante do paciente? Quem acredita que as atitudes não mudam e que bastam alguns anos de prática para "termos boas atitudes" comete um grande erro. Ocorre um *deslize* (às vezes por simples preguiça) para atitudes "de segundo nível", mais inaparentes, por baixo das "oficiais" (aquelas que aceitamos e temos como prontas para justificar nossas ações). Estas *atitudes de segundo nível* surgem em momentos determinados, mas pouco a pouco vão se fixando, até ficarmos convencidos de que "não acontece nada" quando as adotamos. É uma *fossilização das atitudes*. É preciso ser muito honesto consigo mesmo para descobrir, revisar e corrigir as atitudes de "segundo nível".

Conhecimentos: na área de conhecimentos as coisas geralmente estão mais claras. Existe uma bibliografia tão abundante que o difícil, é escolher um *corpus* mínimo e idôneo de conhecimentos. Propomos ao leitor o seguinte:

- O lugar dos conhecimentos na comunicação: conhecimento teórico e conhecimento tácito.
- O modelo biopsicossocial. O fenômeno de ficar doente. Impacto vital.
- A relação assistencial: como se desenvolvem no tempo os atores, os momentos de consolidação e de ruptura.
- A família. O papel do cuidador. Dinâmica familiar e cuidado na família.
- A entrevista clínica na perspectiva do paciente: expectativas, ansiedades, elaboração de conteúdos e marco emocional.
- A entrevista clínica na perspectiva do profissional. O aspecto humano e o técnico. As três funções da entrevista: relacional, exploratória e resolutiva.
- O modelo emotivo-racional: da situação estimulante à intencionalidade ou enquadramento da entrevista. Tomar decisões: regras (ou heurísticas).
- O processo de comunicar: comunicação verbal e não verbal. A paralinguagem.
- A escuta. Escuta ativa e habilidades. Integrar uma imagem do paciente.
- Perguntar e investigar.
- Informar, persuadir, negociar e motivar. A participação do paciente.
- Situações problemáticas e pessoas problemáticas. O profissional com barreiras para uma comunicação eficaz. Fatores e problemas pessoais que influenciam.

Habilidades: vimos o que *sou* e como *estou* diante do paciente (atitudes), *o que sei* (conhecimentos). Abordaremos *o que devo saber fazer* para ser um bom entrevistador:

- Criar um clima emocional cordial e empático, com um bom contato visual-facial, administração oportuna de sorrisos e acomodação de paciente e acompanhante.
- Fazer um primeiro enquadramento provisório da entrevista para detectar situações urgentes ou a necessidade de ativar recursos imediatamente.
- Delimitar o motivo da consulta e prevenir demandas adicionais.
- Mapa de queixas e demandas. Patobiografia, se for necessário.
- Obter informação relevante selecionando o/os sintomas/sinais guias.
- Saber ver além da informação "que se quer dar". Detectar estado de ânimo, dúvidas, ansiedades, etc. do paciente. Acomodar, indicar ou, de modo geral, dar um tratamento apropriado.
- Apoiar a livre narrativa (ponto de fuga da entrevista) do paciente.
- Esclarecer, resumir e outras técnicas que nos ajudam a melhorar a qualidade da informação obtida.
- Enquanto coletamos todos estes materiais, devemos processá-los em paralelo. Reenquadrar a entrevista se isso for necessário.
- Transição para o exame físico, prosseguindo à anamnese (anamnese integrada ao exame físico).
- Fazer um exame físico básico e também orientado para os problemas.
- Integrar os dados obtidos verbalmente com as descobertas exploratórias.

- Adquirir o hábito de questionar: fiz um plano básico de entrevista? Poderia escrever um relatório clínico com os dados obtidos? Estou fechando a entrevista de maneira errada?
- Propor e/ou negociar o significado dos sintomas (diagnóstico).
- Propor e/ou negociar um plano terapêutico.
- Habilidades informativas, persuasivas, educacionais e psicoeducacionais.
- Comprovações finais e fechamento da entrevista.
- Comunicação telefônica e por outros meios especiais.
- Habilidades vinculadas a situações e pacientes especiais. Más notícias.
- Fechamento da entrevista, minimização de riscos e acompanhamento do paciente.

Habilidades de comunicação para ensinar comunicação

Um bom entrevistador não precisa ser, necessariamente, um bom professor de entrevista clínica. Por um lado, sem dúvida, existe um aspecto de formação: é preciso não apenas saber fazer entrevista, também é preciso saber explicá-la. Por outro lado, o professor de entrevista clínica deve assimilar uma série de princípios pedagógicos que tornem suas propostas atraentes e dinâmicas. Falaremos sobre isso nesta seção, a partir da experiência do Grupo comunicação e saúde da Espanha, provavelmente a maior organização em seu gênero (em torno de 250 profissionais), dedicada à docência e à pesquisa neste campo (Gómez Gascón T, 1997).

Quem pode ser um bom professor?

Em uma sociedade como a nossa os discentes são sempre espectadores habituados a exigir das propostas de formação que tenham as seguintes características: amenidade, legitimidade, interesse prático e aplicabilidade. São espectadores que, além de receber educação, querem (às vezes principalmente!) que essa educação venha de maneira amena e divertida. Nos primeiros minutos em que entra em cena (real ou virtual, seja diante de grupos pequenos ou de grandes audiências), o professor deve convencer de que se está ali é porque possui méritos suficientes. É uma legitimação muito própria de países hispânicos. Somente quando esse primeiro passo de legitimação é resolvido de modo favorável, a audiência se entrega. Não deixa de chamar a atenção esta atitude hispânica tão ambivalente diante da autoridade: ao mesmo tempo em que contesta com rebeldia (na mais pura tradição ácrata), quando o professor é legitimado perde todo espírito crítico, inclusive para além do razoável. É possível que um seminário muito fraco em termos de qualidade seja bem avaliado pela única razão de que o professor se expressa de maneira simpática e assertiva. É a lei do equilíbrio: a satisfação global do discente *será um equilíbrio (mas não uma média!)* entre os *conteúdos* que recebe, de um lado, *e a simpatia e assertividade do docente,* do outro. Se o segundo fator é muito alto, pode fazer desaparecer uma qualidade ruim; contudo, poucas vezes ocorre o contrário. É o que se paga em uma cultura em que ainda predomina a taumaturgia.

O tema da *assertividade* é uma das maiores dificuldades que nós, pessoas dedicadas a formar futuros professores de entrevista clínica e de relação assistencial, temos. É difícil colocar-se diante de um grupo de alunos e dizer: "aqui estou, e isto é o que vou ensinar para vocês". Parece coisa que requer muita coragem, e como nossos candidatos a professores costumam ter a humildade das pessoas inteligentes, não sem razão chegam a pensar que deverão renunciar a ser docentes ou, na melhor das hipóteses, que deverão incorporar ao seu estilo uma dose de hipocrisia. Portanto, o primeiro passo costuma ser demonstrar para os alunos que um bom professor não precisa ser obrigatoriamente um artista ou um sábio. Basta que ele seja uma pessoa honesta que admite suas limitações, mas que, isso sim, conhece a lição. O segundo passo é demonstrar que uma boa sessão de formação, na modalidade estudada, terá sucesso se utilizar um bom guia de sessão como apoio. Vejamos este aspecto.

O guia da sessão

Como se elabora uma boa proposta didática? Por onde se começa? Quais são os produtos finais desta elaboração?

Cada "professor tem seu livrinho", mas é bom que saibamos compartilhá-lo. Em primeiro lugar, é preciso definir os objetivos, a modalidade e o público para o qual dirigimos a proposta de formação. Cada grupo discente está em um ponto de seu desenvolvimento curricular com *necessidades específicas* que devemos identificar e com um corpo de competências que devemos considerar. Seria um erro explicar para um grupo de radiologistas como devem conseguir permissão para uma autópsia, sendo que, na verdade, eles precisam saber como conseguir um consentimento informado. As habilidades são parecidas, mas não podemos esquecer a norma *de ajustar as habilidades aos contextos* que os discentes vivem.

Alguns conteúdos se adaptam melhor a determinadas modalidades de formação (ver Tabela 7.5). Um curso pode basear-se em diferentes combinações dessas modalidades.

Muitas vezes, a sessão pela qual você está encarregado já tem seus objetivos prefixados, o tempo designado e, inclusive, um esquema com os conteúdos. Agora vai depender de você saber transformar tudo isso em uma boa aula, ou seja, munir-se de um bom guia de sessão. Nós nos baseamos nas seguintes premissas:

- Priorizar em duas ou três frases o mais importante, aquilo que queremos que o discente assimile.
- Aplicar o que chamamos o "motor de três tempos" e não pensar tanto nos conteúdos teóricos que vamos transmitir, mas nos *exercícios que vamos propor* em sintonia com os objetivos que definimos.
- Visualizar de maneira imaginária toda a sessão, tentando ajustar o tempo de cada umas das partes da forma mais realista possível.

O "motor de três tempos" consiste em concentrar, *em um primeiro tempo*, alguns aspectos teóricos da sessão. Em um *segundo tempo*, demonstrar os aspectos fundamentais da teoria por meio de exemplos. É importante que nesta parte o próprio professor seja quem *se coloca em risco*, exemplificando e solucionando exercícios ou representações. Com isso, além de demonstrar que conhece o assunto (lembre-se do problema de legitimação que mencionamos), desdramatiza as representações. Também é uma oportunidade para relativizar suas próprias opiniões e soluções: "há outras formas de solucionar os problemas apresentados... alguém da audiência tem sugestões?".

Deste modo, avançamos para o *terceiro tempo*, momento em que os participantes, sempre protegidos, moderados e estimulados pelo professor, protagonizam os exercícios.

Portanto, o aspecto fundamental dos guias didáticos *não são os conteúdos teóricos* que pretendemos transmitir, *mas as situações docentes que pretendemos criar*. O esquema pode parecer *Subject Based Learning* (lembre-se da Figura 7.1). Contudo, também é possível inverter a ordem do "motor de três tempos", aplicando a metodologia PBL. Exemplo: primeiro apresentamos um vídeo que mostra um problema de comunicação; a seguir, é criado um debate sobre como e com quais habilidades poderíamos encontrar a solução e, finalmente, representamos e comentamos essas soluções. Na Figura 7.2, podemos observar a dife-

Tabela 7.5 Modalidades formativas

Conferência magistral

Seminário: exposição para um grupo pequeno seguida de debate.

Oficina: basicamente participativa, com base em resolver problemas, mas sem excluir exposições pontuais.

Alguns formatos especiais de oficinas seriam:
- Oficina de leitura: revisão bibliográfica comentada.
- Oficina de histórias clínicas: comentário sobre casos clínicos, gravados em vídeo ou simplesmente comentados. Um formato especial é o *Problem Based Interview* (PBI).
- Oficina de vivência: os participantes comunicam incidentes ou vivências significativas, em diversos formatos. Por exemplo: oficinas sobre família de origem, oficina tipo Balint ou Microbalint, oficina sobre erros clínicos, etc.

rença entre um guia de sessão tradicional e um guia de sessão inspirado no "motor de três tempos".

Nossos guias didáticos dão muita atenção à *abertura e ao fechamento* da oferta de formação. No momento de abrir a sessão, dar mais ou menos espaço para uma apresentação personalizada de cada participante dependerá da extensão da sessão, se é um curso ou simplesmente uma conferência, e se estamos em um grupo pequeno ou em uma audiência. Em geral, isso não deveria ocupar mais de cinco minutos. Somos a favor de que o discente *entre no assunto o mais rápido possível*, saiba os conteúdos da oferta e possa sugerir alguma mudança. No momento de concluir, é recomendável informar que vamos finalizar a sessão, fazer um breve resumo dos aspectos mais importantes, das ideias-chave e, finalmente, expressar nosso agradecimento pela atenção e manifestar nosso desejo de reencontro. Pode ser oportuno dar uma mensagem de bom humor em forma de piada, imagem ou anedota.

Curva de atenção

Outro aspecto importante é a *curva de atenção* dos discentes. Para que o leitor tenha uma ideia mais concreta sobre o que estamos falando, imagine uma conferência na qual o palestrante inicia a sessão com uma piada muito divertida, mas o resto da exposição é extremamente tediosa. Ele terá ativado a curva de atenção no início, mas ela cairá lentamente nos 15 minutos seguintes, e na parte final da conferência as pessoas se perguntarão: mas não prometia ser uma conferência tão divertida? Não tem pelo menos outra piada para contar?

A seguir, algumas estratégias que devem ser usadas em conferências e audiências.

Eletrochoque

Consiste em um início que eleva muito o nível de atenção dos participantes. Pode ser uma anedota pessoal, uma piada, um desafio ou um problema de grande interesse.

Objetivo: os discentes serão capazes de distinguir entre um comportamento assertivo e outro não assertivo e de verificar em seu próprio elenco de comportamentos quais são e quais não são assertivos.

Enfoque clássico

Tempo	Conteúdo
5 min.	Apresentação do tema, do professor, dos alunos.
10 min.	Conceito de assertividade.
15 min.	Aspectos conceituais. Revisão da bibliografia.
20 min.	Vídeo e comentários.
10 min.	Perguntas do público.
10 min.	Conclusões.

Enfoque com base no "motor de três tempos"

Tempo	Conteúdo
5 min.	Apresentação do tema, do professor, dos alunos.
15 min.	Vídeo: conceito de assertividade.
15 min.	Encenações: situações na consulta e como o professor as resolve com assertividade.
25 min.	Exercício 3x3: em grupos de três, os participantes devem resolver uma situação em que se requer assertividade. Depois, o professor escolhe um dos grupos, que faz a representação para o resto.

Figura 7.2 Exemplo de dois guias didáticos sobre assertividade.

O desenvolvimento desta estratégia passa por deixar cair lentamente este nível de atenção, resgatando-o com novos estímulos, pelo menos no trecho final.

Exemplo: Desafio (alguém saberia definir o que é assertividade? Proponho a seguinte anedota pessoal... e agora, alguém saberia dar uma definição?). *Exercícios* (no caderno anexo vocês podem ver três exercícios. Proponho que sejam resolvidos em grupos de duas pessoas e, logo em seguida, faremos uma discussão; um dos grupos vai representar para nós...). *Teoria* (enquanto os exercícios são resolvidos, o professor apresenta algumas transparências que respondem às dúvidas que surgem). *Integração e fechamento* ("antes de terminar, alguém gostaria de fazer algum comentário ou alguma pergunta? Para concluir, hoje aprendemos... A propósito, antes de terminar [foto de Einstein mostrando a língua] vocês acham esta foto muito assertiva? Desejo o melhor a todos vocês aplicando assertividade em seu trabalho, mas, por favor, não mostrem a língua para o chefe. Muito obrigado pela atenção").

Tranquilidade

Neste caso, o professor não quer oscilações na linha de atenção; aposta em que sejam os conteúdos da exposição os que deem o destaque necessário. Quando o grupo funciona bem e está motivado, a sessão será lembrada como tranquila e confortável, idônea para que as pessoas reflitam por si mesmas, sem estridências de nenhum tipo.

Exemplo: *Enunciação dos objetivos* (tom cálido, mas impessoal). Teoria-exercícios (são resolvidos em grupo e ninguém se apresenta para fazer a representação). *Integração* final e *fechamento*.

In crescendo

No início, o professor parece quase tímido, fala muito baixo, as pessoas precisam permanecer em silêncio absoluto para poder acompanhar, mas ele faz isso porque os conteúdos são interessantes. Pouco a pouco, o professor se abre, brinca, a audiência responde como se tivesse sido liberada de um jugo, mas continua muito atenta, porque teme perder algum detalhe. O professor lança desafios e estimula os participantes, que se entregam. O fechamento é um reforço para a autoestima do grupo.

Exemplo: *Contraste:* o professor seleciona para os primeiros minutos frases ou teorias de impacto, que expõe com tranquilidade, fazendo um contraste entre a forma (modesta) e o fundo (conceitos fundamentais). Desafios*:* uma vez que conseguiu a atenção de todos, irá se permitir elevar o tom de voz e começará a lançar desafios: alguém saberia responder à pergunta do exercício...? *Exercícios*: em seguida, pode realizar exercícios de participação (veja mais adiante) para *fechar* com: "hoje vimos... O aproveitamento do grupo foi extraordinário, isso ficou demonstrado, por exemplo, nas respostas que vocês formularam nos exercícios... Para mim, foi um imenso prazer estar com vocês e espero que no futuro, etc.".

Técnicas docentes concretas

O Grupo comunicação e saúde começou a usar as representações no ano de 1984 e as gravações em vídeo em 1989. A partir de então, acumulamos uma importante experiência, incorporando atores (ou pacientes) simulados, padronizados e monitores (Tabela 7.6) e formando profissionais para comentarem as gravações em vídeo. Faremos um breve resumo dos aspectos básicos.

Tabela 7.6 Diferentes modalidades de encenação

– *Paciente simulado*: a partir de um roteiro e de alguns objetivos docentes, interpreta seu papel sem ser obrigado a usar frases predeterminadas. Pode improvisar.

– *Paciente padronizado*: a margem de improvisação somente abrange as situações que não foram previstas no treinamento. Tem algumas unidades básicas de informação que devem ser decoradas e ditas da maneira mais exata possível em determinados momentos da entrevista.

– *Paciente monitor*: enquanto o discente avança no exercício, o paciente monitor o informa sobre aspectos de comunicação ou de habilidades clínicas para que ele possa melhorar a entrevista.

Encenações

Hoje é difícil entender uma oferta de formação em comunicação sem a presença de representações. Esta técnica costumava ser utilizada nos anos oitenta em países da nossa região de um modo muito formal, com um ator simulando ser o paciente. A presença de um ator exclusivo para este tipo de cena costuma ser apreciada e acrescenta um toque de qualidade na oferta de formação. Contudo, isso torna a representação mais cara e nem sempre é possível dispor do ator ou atriz. Por este motivo, frequentemente, o próprio professor, ou algum/alguns dos alunos, realiza esta tarefa.

Como um aluno pode ser preparado para fazer uma representação? Os passos são: *a)* fornecemos os dados básicos por escrito (cuidado, as instruções não devem ultrapassar 5-10 linhas), um tempo para ler esse material (p. ex., enquanto repartimos outras instruções) e *b)* fazemos um à parte e comentamos o objetivo do exercício, indicamos e ensaiamos as *primeiras frases obrigatórias* que ele deve dizer. Muitos questionam: e se alguém pergunta tal ou tal coisa? A resposta é que tudo o que não estiver incluído nestas poucas linhas *pode ser inventado*, ou pode coincidir com sua própria vida, ou com a de um paciente que lhe venha na memória. Também é importante indicar que ele deve dar a informação pouco a pouco, não de uma vez só, porque do contrário o entrevistador praticamente não precisaria se esforçar. Quando deva lançar dois ou três desafios sobre o entrevistador (p. ex., não seria melhor que me internasse no hospital?), devemos instruí-lo para que faça isso *em diferentes momentos*, dado que a tendência é fazer *tudo* no início da entrevista.

O problema seguinte é "conseguir" o participante que deverá fazer o papel de profissional. Existe uma resistência óbvia, que desaparece quando nós mesmos resolvemos um caso parecido, mostrando o que será pedido ao discente e criando um clima amigável ("aqui todos somos amigos e nos respeitamos, por isso vamos dizer menos o que nos pareceu ruim e mais o que faríamos diferente; inclusive, vamos dizer isso utilizando as palavras e o tom concreto que utilizaríamos na situação real").

As representações costumam ser realizadas em um espaço central, com os demais participantes dispostos em forma de semicírculo (Figura 7.3). Contudo, uma excelente técnica é que o paciente simulado fique sentado diante do aluno, avançando para a direita ou para a esquerda (Figura 7.4). Deste modo, pode ser iniciada uma entrevista com o participante 4, prosseguir com o 5 e o 6 e finalizar com o 7. Assim, os desafios da entrevista são mais compartilhados, não sendo vivenciados como um desafio pessoal que coloca em questão um participante específico.

Outra técnica que torna as representações agradáveis é nomear o aluno que fará o papel de profissional junto com outro que o ajudará (um "ajudante"). Caso o aluno-profissional tenha um branco, faremos que o "ajudante" entre em ação. A entrevista pode ser finalizada por este último, ou ele pode devolver a palavra ao primeiro.

Uma das dificuldades mais frequentes é que o paciente simulado torne as coisas difíceis para o pobre aluno. Se isso ocorrer, uma *técnica de inversão de papéis* pode ser muito oportuna: o paciente simulado passa a ser o profissional e vice-versa.

Trabalhar com atores

Isso tem a vantagem de dar seriedade à oferta docente e, às vezes, inclusive oferecer um certo drama. Em geral, usamos o ator para representações complexas e, portanto, deverá aprender um papel mais complexo, com dois níveis de dificuldade:

A própria história clínica que se deseja representar. Por exemplo, um paciente idoso com dificuldades de locomoção, com determinados hábitos alimentares, determinados antecedentes, etc. É preciso definir com clareza as unidades de informação básica (UIB) e, entre elas, quais são *absolutamente* imprescindíveis na representação.

O segundo nível de dificuldade é a forma em que deverá dar esta informação, o tom emocional que deve mostrar e os desafios que irá lançar. Em geral, temos por norma que o ator proporcione as UIB agrupadas em torno de antecedentes patológicos, alergias, antecedentes familiares, etc., quando elas são solicitadas, sem exigir do discente que delimite cada UIB. Por exemplo, com a pergunta "o senhor possui alguma alergia?", seria suficiente dizer: "sim, à penicilina e, aliás, também ao pelo de gato". É importante treinar o ator para que seja cordial ou antipático, repentinamente irritado ou conciliador e também quanto ao *momento mais oportuno* para que lance os desafios de comunicação.

Tipos de desafio: emocionais (p. ex., "posso saber que raio de coisa pretende com esta radiografia?"), comportamentais (um tique, voz inaudível), ou cognitivos (o ator salta de um tema para outro, ou fornece dados contraditórios...).

Em geral, são necessárias várias horas para treinar um ator simulado, inclusive quando não desejamos que esse ator se comporte como um paciente padronizado. É bom apresentar a ele as diferentes possibilidades de reação de um aluno, assim como as diferentes opções que tem. Por exemplo: "se o aluno se mostra muito reativo, e não deixa espaço para que você pense e elabore suas respostas, limite-se a dizer "sim" ou "não", sem dar mais informação".

Gravações em vídeo

Com esta técnica, a experiência de formação evoluiu muito. No início gravávamos entrevistas simuladas que depois o grupo inteiro analisava. Entretanto, esta metodologia obstruía um desenvolvimento mais ativo e, hoje em dia, é reservado

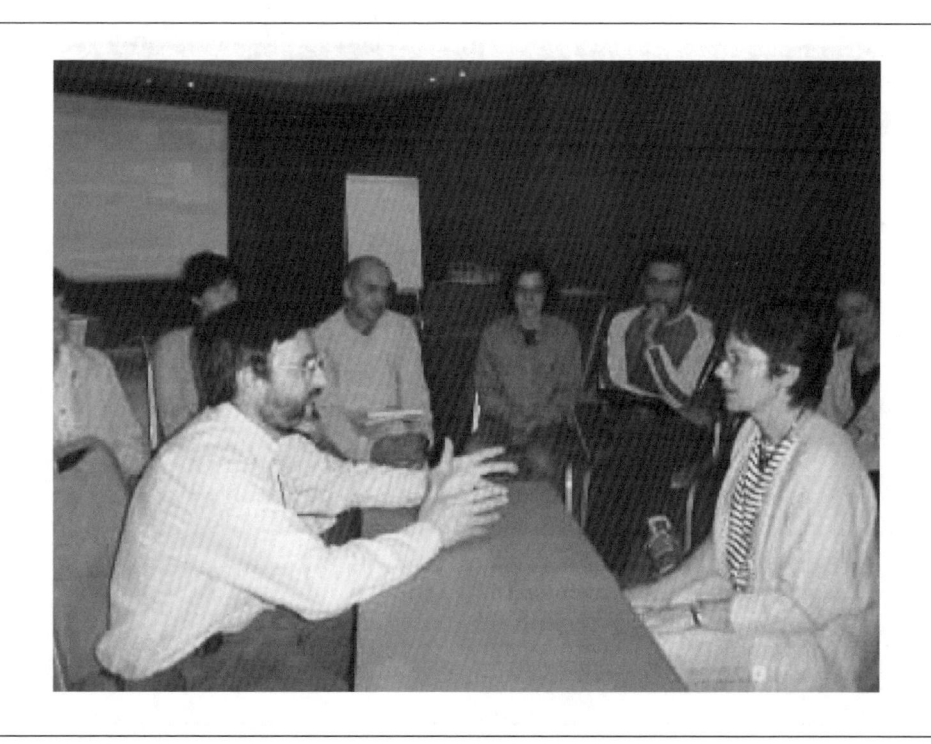

Figura 7.3 Sentados em semicírculo. Nesta disposição, o conjunto do grupo assiste a uma representação central.

para uma oferta que chamamos "centrada no discente". O uso mais comum dado às gravações em vídeo é para *"pontuar"* os *aspectos teóricos* que queremos introduzir ("prestem atenção na técnica de racionalidade da medida terapêutica neste trecho da entrevista"), para *gerar desafios* ("acham que existe algum erro neste trecho da entrevista? Proponho que representemos esta cena aqui e vejamos como podemos melhorá-la"), ou *como entrevistas modelo* que mostram os passos que depois deverão ser repetidos (ou evitados) pelo aluno.

Usamos muitas gravações em vídeo simuladas com pacientes-atores, mas também algumas com pacientes reais. Estas últimas devem ser obtidas com o consentimento do profissional e do paciente. O ideal é que este consentimento seja escrito e gravado em vídeo no início da própria entrevista, uma vez que um consentimento apenas escrito pode extraviar-se. Uma fórmula seria: "veja esta câmera de vídeo (aponta para a câmera, que não estará oculta): teria algum inconveniente em que gravássemos a entrevista para fins docentes e de controle da qualidade assistencial? (ou alguma outra fórmula que descreva a finalidade da gravação)". A pessoa que solicita a gravação *deve ficar responsável* pela sua custódia e cuidar para que seu uso se limite aos fins declarados. Sob nenhuma hipótese sairá dos circuitos docentes e profissionais, nem será emprestada para terceiros, a não ser que tenhamos garantias de que sua utilização será ética. Também é conveniente que não sejam gravados (ou que sejam apagados se por descuido foram

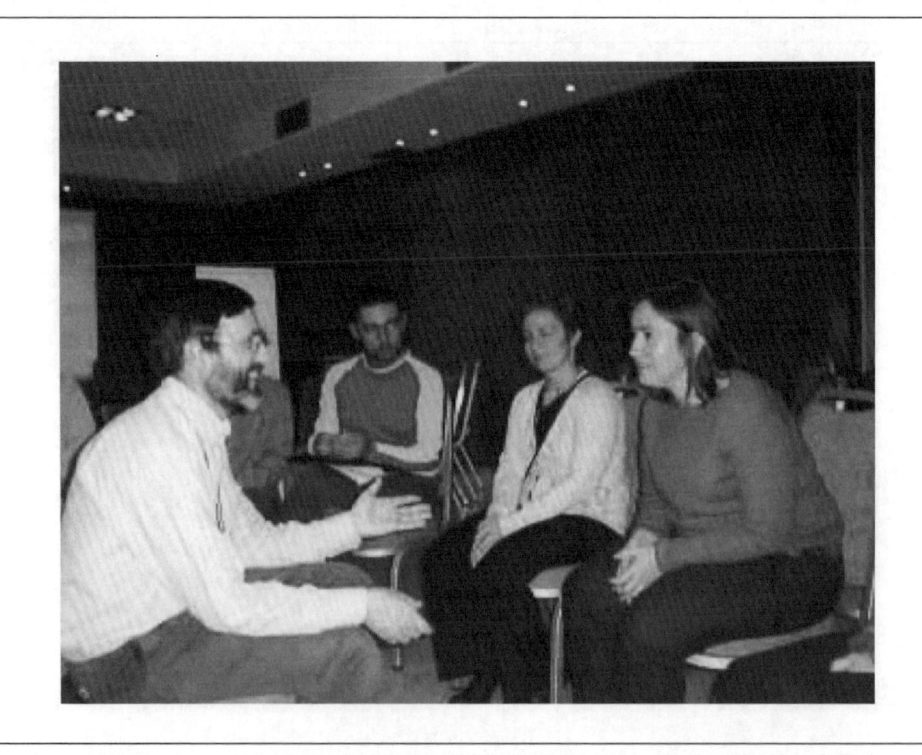

Figura 7.4 Encenações sem levantar da cadeira. O ator ou o paciente simulado vai passando por cada um dos participantes, que não devem sair do lugar.

gravados) os sobrenomes ou dados pessoais dos pacientes.

A forma de introduzir as entrevistas reais deveria ser: "a entrevista que mostrarei a seguir é real, e tanto o médico quanto o paciente deram seu consentimento para a gravação. Por isso, devemos estar muito agradecidos pela oportunidade de aprendizado que eles nos proporcionam, nos abstendo de fazer julgamentos em nível pessoal, ou de identificar pessoas se casualmente conhecemos. Tenho certeza de que os comentários que vocês venham a fazer terão este mesmo respeito".

Materiais docentes

Quando preparamos uma oficina, os aspectos básicos para o seu planejamento são:

- No final da oficina, o que pretendo que os participantes lembrem ou saibam fazer?
- Quais são os exercícios, representações ou vídeos que vão colaborar para esse objetivo?
- Que material auxiliar vou distribuir?
- Quais slides/transparências vão ajudar a fixar os conceitos?

Para diminuir sua ansiedade, alguns professores preparam uma grande quantidade de material para distribuir, o qual, normalmente, nunca chega a entrar em contato com o córtex cerebral. Também preparam muitas transparências que não terão tempo de usar. Isso provoca certa frustração nos discentes, principalmente se o professor, de modo imprudente, comenta: "é uma pena que não tenhamos mais tempo, porque justamente agora teríamos um exercício muito interessante". Outras normas do Grupo C&S foram resumidas na Tabela 7.7.

Não se pode dar de beber a um sedento com uma mangueira da qual jorram 20 litros de sabedoria por segundo, porque o pobre discente vai engasgar e mal poderá experimentar umas poucas gotas de seu elixir. Isso é o que acontece com o professor ansioso, hiper-responsável e que *a todo custo quer ficar bem* diante dos alunos (o que é louvável, mas fútil). Ajuste o esforço aos objetivos, sempre considerando se esses objetivos se adaptam às necessidades dos discentes. Dois ou três bons exercícios com ampla participação valem mais do que 40 sisudos slides.

Quanto ao material a ser distribuído, atualmente contamos com ferramentas informáticas que de maneira muito simples permitem passar os conteúdos dos slides para o formato de texto, pronto para entregar como material para o aluno. Os slides devem ter no máximo de 10 a 15 linhas de texto, com um contraste de cores e um corpo de letra apropriado para míopes.

Portanto, uma boa sessão requer:

- Guia de sessão, cujo resumo final será de apenas uma folha, que pode ser consultada com uma rápida olhada.
- Slides/transparências para estabelecer conceitos-chave.
- Material para o aluno: os mesmos slides comentados, algum artigo para o aprofundamento teórico.
- Gravações demonstrativas em vídeo.
- Material para representações: folha para o voluntário que faz o papel de paciente ou

Tabela 7.7 Normas para não gerar frustração nos discentes

- Tudo o que for anunciado como conteúdo da sessão deverá ser abordado. Portanto, seja realista com o tempo disponível.
- Evite fazer uma propaganda da sessão que gere muitas expectativas, ou que você seja apresentado gerando expectativas: "vocês com certeza vão gostar muito...".
- Nunca diga: "como já devem ter explicado para vocês nas sessões anteriores"....
- Nunca diga: "é uma pena não dispor de mais tempo para....".
- Nunca diga: "que pena não ter podido trazer aquele vídeo, porque nele se vê com clareza isso que falamos...", ou então "sinto muito não ter podido preparar melhor a sessão de hoje; aconteceu que...".
- Se o vídeo ou a televisão falham, não lamente, nem transmita a sensação de que o curso perderá qualidade. Continue com o resto do guia de sessão como se nada tivesse acontecido.
- Procure não cortar a palavra de alguém que fala muito. Divida as falas de forma inteligente.
- O grupo quer participar muito? Não se engane, também quer avançar. Mantenha a dinâmica da aula!

familiar, folha para aquele que faz o papel de profissional, folha de observação. Mostramos um exemplo no Apêndice 2.

A tudo isso pode ser acrescentado o manual do professor, no qual aparece detalhado como desenvolver o tema, quais são as dificuldades e as reações dos discentes, aspectos teóricos, etc.

Proporcionar feedback

Pendleton (1987) foi uma das primeiras pessoas que destacou a importância de dar um *feedback* de qualidade. Uma das normas que recomendava era não dizer o que se pensava que estava ruim, mas sim como se podia melhorar uma determinada intervenção. O conselho continua sendo válido. RM Frankel, 1993, insistiu na necessidade de criar ambientes amigáveis, nos quais o discente considerasse seguro mostrar-se tal como é. Marañón já dizia que "somente se posso mostrar-me como sou, você saberá quanto valho". Por isso, é importante proteger o grupo de si mesmo. Com frequência aparecem intervenções de um discente que pode ferir outro. O professor deve reconduzir *imediatamente* estas intervenções e proteger as pessoas que ousam perguntar ou opinar. Criar um clima agradável passa por valorizar cada colaboração naquilo que ela tiver de positivo, deixando que seja o participante que realizou a representação quem opine em primeiro lugar. Por exemplo, dirigindo-se ao participante que fez o papel de entrevistador: "como você se sentiu? Acha que foi eficaz? O que faria diferente?". E depois ao participante que representou o paciente: "como se sentiu? Acha que pôde expressar tudo o que tinha preparado?", etc. Somente depois convidaremos as outras pessoas a que façam contribuições: "acima de tudo peço que não destaquem aquilo de que não gostaram, mas sim como poderíamos melhorar esta entrevista". Estas normas são *sempre de uso generalizado*, seja qual for o formato final das propostas docentes.

Outras estratégias didáticas

Estudaremos brevemente: o modelo de Lipkin, os grupos Balint e Microbalint e o PBI. Esta última é a única estratégia que possui estudos de campo que objetivam seu impacto na conduta dos profissionais (Goldberg D, 1983; Gask L, 1993), embora isso não diminua o interesse pelas outras.

O que nos EUA é chamado de "modelo de Lipkin" (Lipkin M jr., 1995) traduz muito bem os valores de autorresponsabilidade da sociedade americana. De forma dividida, sua influência pode ser observada em muitos *workshops* internacionais, nos quais o professor é facilitador grupal, mas abstém-se de conduzir o grupo de maneira mais ou menos diretiva. A consequência é que o peso do que se aprende ou do que não se aprende recai sobre o grupo de discentes. A mensagem é clara: "você tem capacidade para aplicar estas habilidades, agora daremos a oportunidade para que faça isso de fato. Aproveite o tempo como quiser". No modelo de Lipkin, o discente participa em quatro tipos de atividades:

- *Sessões didáticas,* nas quais um especialista fornece informação ao grupo. É a única atividade em que existem especialistas que dirigem os conteúdos.
- *Habilidades de entrevista,* que são exploradas em pequenos grupos a partir, em geral, das inquietações que o próprio grupo expressa.
- *Grupos de reflexão e autoconhecimento*. Neles são estudadas as relações significativas dos participantes, sua família de origem, os sentimentos que experimentam durante o curso, em outros cursos similares ou em entrevistas das quais se recordam, etc. O facilitador leva para o plano da consciência os elementos emocionais que estão implícitos e as reações psicológicas que pulsam por trás das situações que os participantes descrevem.
- *Grupos de projeto*. Novamente os participantes se misturam para formar subgrupos orientados a aprofundar temas mais específicos e de seu interesse: problemas do final da vida, familiares com muita ansiedade, alcoolismo, somatizações, etc.

Este tipo de oferta de formação é desenvolvido em formatos de dois dias e meio ou cinco dias e é direcionado a profissionais clínicos e formadores em entrevista clínica. A passividade do facilitador costuma irritar pessoas muito decididas, ou muito orientadas a tarefas, o que, sem dúvida, gera uma reflexão que pode irritar ainda mais este tipo de pessoa (até o ponto de fazê-los abandonar o seminário), ou então consegue o que os budistas chamariam de *pacificar a mente*, estar aberto para aquilo que o grupo possa ensinar. É uma metodologia que, sem meio termo, leva o discente à irritação ou ao entusiasmo.

Os grupos Balint, Microbalint e também os chamados grupos de reflexão têm como denominador comum um marco psicanalítico centrado nas *emoções que surgem na relação assistencial* (*transferência* do paciente para o profissional, e vice-versa, sentimentos de *contratransferência* do profissional para o paciente), com o propósito de *mudar atitudes* do profissional. Normalmente são grupos inferiores a 15 pessoas, multidisciplinares, que pedem um mínimo compromisso de presença durante um período determinado, que costuma ser de um ano (uma vez que as evasões prejudicam seu desenvolvimento), e que coletam como material de análise as próprias relações ou emoções surgidas no decorrer das sessões. O tema debatido é proposto por algum dos participantes a partir de sua experiência clínica, e devem ser casos reais vivenciados recentemente, casos que tenham gerado algum tipo de ansiedade, dúvida ou confrontação. Abrangem o paciente hiperfrequentador, ansioso, deprimido, suicida, etc. até situações clínicas: paciente com câncer, AIDS, somatizador, etc.

Neste tipo de grupo, o condutor tem um papel *aparentemente passivo*, mas em um determinado momento pode "devolver" para o grupo o que foi elaborando. Nos grupos de reflexão e Microbalint um condutor mais ativo costuma reconduzir o grupo para que analise o que é ou não factível fazer, focalizar e definir o conflito, as emoções que surgem no grupo, quais são as possibilidades do profissional e também evidenciar como o resto do grupo ajuda, ou não, o profissional que expõe o caso, entre outras tarefas. Do nosso ponto de vista, trata-se de uma oferta formativa útil, com a condição de que o participante entenda que não vai aprender técnicas concretas de comunicação, mas sim aprenderá sobre seus próprios sentimentos no desenvolvimento do ato assistencial. A dinâmica costuma ser lenta, o que é um desafio para a época que vivemos. Os profissionais que *se envolvem* devem evitar a tendência de "balintizar" os pacientes, procurando aspectos psicológicos e esquecendo os biológicos (Aseguinolaza L, 2000). Também devem evitar o "paradigma Balint", que consiste em pensar que após a verbalização de um conflito oculto, o paciente vai melhorar ou mudar sua frequência ou seu perfil de demandas. Infelizmente, isso ocorre poucas vezes, ou as melhoras são ocasionais. O *paradigma do conflito* nasce com as curas quase milagrosas obtidas com técnicas hipnóticas (lembremos de Charcot e seus pacientes conversivos), mas é um paradigma de resultados pobres quando aplicado à clínica diária.

O *Problem Based Interview* (PBI) consiste em um grupo multidisciplinar, estável, no qual se permite entrar e sair do grupo (embora isso prejudique seu desenvolvimento), sem limite de duração (apesar de que se costuma pactuar prazos que variam de seis meses a um ano). Todos os membros assumem a responsabilidade de contribuir com entrevistas próprias gravadas em vídeo; um condutor-facilitador tem o controle remoto do aparelho de vídeo e irá parando a gravação quando algum participante do grupo solicitar. Normalmente, as cenas assistidas têm 15 segundos de duração e geram diferentes comentários: o que o paciente parece querer? Qual é seu tom emocional? Como reage o profissional? Etc.. O clínico que forneceu a fita de vídeo tem prioridade na hora de opinar, ou pode explicar o que sentia ou o motivo do seu comportamento. O facilitador deve estar sempre alerta para que o grupo avance na análise das emoções e aspectos de comunicação que surgem, pois os comentários excessivamente teóricos ajudam pouco. O que interessa no PBI é que os profissionais aprendam a detectar as *oportunidades de empatia* e as chaves de comunicação que podem *abrir para eles* o mundo interior do paciente.

Um dos aspectos mal solucionados do PBI é que a análise de uma única entrevista pode durar horas e, por isso, a visão de contexto pode ser perdida. A árvore pode esconder o bosque. Na verdade, ele nasceu para que o clínico aprendesse a sensibilizar-se diante dos sentimentos do paciente, mas há dúvidas de que ajude a melhorar a estratégia global da entrevista. Por isso, também deve ser evitada uma focalização psicológica em detrimento do aspecto biológico.

O método de visualização global foi desenhado justamente para complementar a metodologia PBI. Neste caso, interessa justamente a globalidade da entrevista no duplo eixo "emotivo-racional". O leitor encontrará o método desenvolvido no Capítulo 6.

Dinâmica do grupo que aprende

Os grupos voltados ao aprendizado sabem que irão conviver algumas horas e que muitas das pessoas não tornarão a se encontrar em anos. Isso determina várias características peculiares:

- Por um lado, gera um alto fator inicial de *inibição interna do grupo*. As pessoas têm medo de fazerem o ridículo, de dizerem coisas inadequadas ou de serem impugnadas, porque podem ser *prejulgadas* de uma determinada forma pelos demais, sem que tenham tempo para neutralizar os possíveis estereótipos atribuídos
- Por outro lado, a *dinâmica afetiva* (emocional) do grupo, tanto em relação à atenção quanto em relação ao bom humor e estima que possam ser criados, está muito ligada ao estilo do professor, ao clima que este define a partir do início da sessão. Ocorre um *efeito eco*: a forma como o professor se sente no grupo é transmitida para o conjunto do grupo. Um professor inseguro transmite tensão ao grupo, algumas pessoas sentirão, inclusive, o impulso de atacá-lo. Um professor muito formal fará com que o fator de inibição interno aumente, porque as pessoas sentirão medo de ser severamente julgadas por ele. Em compensação, um professor que sabe transmitir familiaridade deixará a audiência em um clima agradável, propício para a participação.
- Quando existe participação quase sempre existe aprendizado e, consequentemente, é mais fácil alcançar um alto índice final de satisfação.
- Finalmente, em cada momento se estabelece uma equação entre o que estou aprendendo e o tempo que investi. Esta equação é diferente para cada participante do grupo, de modo que se uma determinada pessoa está "no negativo" (isto é: o custo de seu tempo está acima dos benefícios que obtém), mas está sozinha nessa posição, o impacto sobre a satisfação global do grupo será escasso.

Saber conduzir um grupo pequeno requer anos de prática docente. O bom professor adianta-se às reações de seus discentes e adivinha o que vão gostar ou não do guia docente que tem ou pretende desenvolver. No Apêndice 3 é resumido o guia do Grupo Comunicação & Saúde para a condução de grupos pequenos.

Um último conselho: se depois de preparar com todo carinho um determinado exercício, estando diante de seus alunos você não consegue "imaginar" que este exercício possa funcionar naquele momento, *deixe-se guiar por seu instinto*. O guia de sessão foi pensado sem estar diante dos alunos, mas a coisa muda quando estamos nessa situação. O que pode valer para um professor pode estar incorreto para outro, e o mais importante é que você *se sinta confortável*. Seu instinto talvez esteja mais livre de preconceitos que seu guia de sessão. Tão simples quanto isso.

Participação do grupo: exercícios de 3 x 3

Uma das técnicas que recomendamos para obter a participação de todo o grupo é a que chamamos de "exercícios de 3 x 3". Consiste em que o grupo seja dividido em subgrupos de três pessoas, uma das quais assume o papel de profissional, outra, o papel de paciente, e outra, o de observador. Em cada exercício estes papéis são trocados, de modo que após três exercícios todos tenham experimentado os três papéis. Em uma sessão de formação de quatro horas podemos realizar uma média de seis exercícios, ou seja, duas rodadas.

Preparação dos materiais: o professor prepara o tema que desenvolve (ver Apêndice 2):

– O papel que o paciente deve desempenhar.
– O papel do observador
– O papel do profissional.

Metodologia: solicitamos a todos os participantes que façam grupos de três pessoas. Em seguida, explicamos o objetivo do exercício (p. ex., "este exercício é para desenvolver habilidades de empatia") e em que consiste ("um de vocês vai representar o profissional, o outro o paciente, e o terceiro observará e fará anotações"). É interessante que antes deste exercício os alunos tenham assistido a uma gravação em vídeo que mostre as habilidades de comunicação que são solicitadas. Isso aumenta o controle da situação e faz com que fiquem relaxados. Também contribui para isso que se examine em grupo a planilha de observação e as habilidades concretas que serão analisadas. Todos os participantes devem conhecer, antes de realizar o exercício, o tipo de *feedback* posterior que o observador realizará.

A seguir, o professor reúne fora da sala todos os participantes com o papel de pacientes e repassa com eles a maneira como devem apresentar-se; também ensaia o tom emocional e a forma de introduzir os desafios de comunicação. Esta parte não deve ocupar mais do que alguns minutos.

O professor retorna para a sala e comenta com todos os discentes reunidos as tarefas que se esperam do entrevistador e, inclusive, representa-as se houver alguma dúvida. Não esqueça que não se trata de um exame, muito pelo contrário. Queremos que o discente faça o exercício da melhor maneira possível. Em seguida, estipula-se um tempo e a interação é iniciada simultaneamente.

Desenvolvimento: durante o exercício, o professor deve tentar captar os aspectos mais relevantes das entrevistas que estão sendo feitas. Para isso, contará com uma caderneta e vai acompanhar o desenvolvimento da entrevista por não mais de um minuto por subgrupo. Se ocorrer algum fato relevante não hesitará em dar um *feedback* imediato.

Comentários posteriores e representação central: finalizada a parte de representação, o professor solicitará aos observadores que preencham o impresso (ver Apêndice 2) e deem um *feedback* para o entrevistador. Finalmente, junto com suas próprias anotações, compartilhará as dificuldades e os acertos ocorridos. Esta parte é muito importante, porque é a síntese grupal e o que vai ficar no imaginário coletivo como avanço conceitual. Eventualmente (apenas se isso acrescenta algum valor ao grupo), pode escolher algum dos pares clínico-paciente – via de regra, algum que tenha realizado muito bem o exercício – e solicitar que reproduzam a entrevista para todos os participantes.

Algumas síndromes disfuncionais do professor

Ser professor deixa-nos expostos ao julgamento de nossos semelhantes. Por isso, mobiliza simultaneamente nosso pudor e nosso "ego", fazendo que aflorem alguns traços característicos:

Professores acovardados

Falta de confiança em si: "o que posso explicar para vocês se sabem mais do que eu?" Mesmo que isso seja verdade, você sempre pode promover a participação. Não esqueça o modelo anglo-saxão de autoaprendizagem do grupo.

Conselhos: visualize o grupo como amigo. Fale com as pessoas antes de iniciar a sessão e tente que seja quase uma transição da conversa que mantinha. Para fazer uma boa sessão, é necessário que a avaliação que os alunos façam de você e de seu aspecto físico deixe de ter importância: assim poderá *entregar-se* para a turma.

As palavras não saem, estamos adormecidos

Muitas vezes são os próprios nervos que nos paralisam.

Conselhos: conte uma anedota sobre o que está explicando. Tente sentir-se entusiasmado pelo que conta. Deixe de prestar atenção em sua preguiça e entregue-se aos conteúdos da conferência.

Pensamos: "não estamos convencendo a audiência"

Talvez você seja hipersensível. Se você acha que "não convence", certamente não irá convencer. Muitas vezes estas impressões são baseadas em uma ou duas pessoas que bocejam ou conversam e não têm maior relevância. O conjunto dos alunos está prestando atenção.

Conselhos: não dê importância, continue como se todos estivessem prestando atenção. Pare de olhar para as pessoas desatentas e dê atenção preferencial àqueles que estão atentos. Não esqueça o aforismo: "os melhores professores têm um pouco de descaramento".

Temos tendência a ficar encalhados em um tema ou a fugir do assunto principal. Anedotas que não vêm ao caso

É um sinal de insegurança. Gostamos da anedota em questão e sentimos prazer em contá-la. Mas prolongá-la demais pode romper a dinâmica do guia de sessão.

Conselho: tenha preparadas as transições de um tema para outro. Controle o tempo.

Muito "ego". Escutamos a nós mesmos enquanto falamos

Está preocupado com o seu aspecto enquanto fala. Visualiza sua imagem, o que os discentes podem ver de você, ou como acha que o veem. Quando isso acontece, as pessoas costumam adotar um tom de voz gutural.

Conselho: esqueça você e sua imagem. Sinta entusiasmo por aquilo que está dizendo, a ponto de esquecer-se de si mesmo.

Incapacidade para perceber como está o grupo (p. ex., excitado, inibido, disperso, hipercrítico)

Você trabalha do seu jeito e decidiu dar a aula sem aceitar desculpas. Mas os alunos podem estar cansados, podem vir de um plantão, ou talvez venham de várias horas em uma sala de aula... Enfim, a vida sempre tem um pouco de imperfeição.

Conselho: compartilhe suas impressões com eles: "estão cansados?" "Outro descanso de cinco minutos?" Etc.

Enfoque centrado no discente. Gravação de entrevistas

Um reflexo derivado do modelo centrado no paciente foi o modelo *centrado no discente*. Assim como o anterior, pretende dar ao discente o que ele necessita, não conteúdos prefixados e padronizados, como ocorre com a oferta de uma oficina ou curso. A metodologia centrada no discente é compatível com as ofertas padrão, que têm como vantagem colocar todo mundo *em situação de igualdade*. Um dos aspectos que acreditamos que funciona melhor é a gravação de entrevistas seguida do comentário de um especialista. Neste caso, o procedimento é o seguinte:

- Os residentes são convidados (mas qualquer profissional da saúde também pode participar se quiser) a trazerem uma fita virgem. Essa fita ficará o tempo todo com eles.
- No dia marcado, é instalada em seu consultório uma câmera que não fica escondida, estará visível para paciente e profissional. A fonte de som é muito importante: um microfone direcional externo à câmera de vídeo, que será instalado sobre a mesa do profissional.
- Ensinamos o profissional a manipular o controle remoto para que ele acione a gravação. A luz vermelha garante que o aparelho de fato está gravando e evita erros de manipulação.
- O paciente é informado sobre a gravação, pedimos seu consentimento (e o consentimento fica gravado em vídeo). Caso recuse, a gravação é imediatamente interrompida e, inclusive, a câmera é coberta com um pano.
- Quando há o consentimento do paciente e a fita é finalizada, é retirada da câmera e entregue ao profissional.

No dia indicado, é feita a análise da fita. Normalmente fazemos isso em grupos de duas pessoas, mais o especialista, sendo que a segunda pessoa que acompanha o profissional gravado em vídeo pode ser outro residente ou um amigo/a que, por afinidade pessoal, deseja compartilhar a experiência. O discente terá assistido à fita e escolherá os fragmentos sobre os quais deseja comentários ou contribuições. Outras vezes, preferimos selecionar ao acaso uma entrevista. Ambas as opções têm vantagens e desvantagens.

Para dar um *feedback* completo, pode basear-se nas Tabelas 6.6, 6.7 ou 6.10 GATHA-RES).

Entrevista clínica e pesquisa

Breve revisão histórica

Os primeiros trabalhos de campo em entrevista clínica surgiram em 1930 nos EUA – com gravações em áudio (Deutch e Murphy) – e 20 anos depois nos Países Baixos (NIVEL, 1950, filmagem de entrevistas em consultas de medicina da família; Bensing JM, 1998). Esses trabalhos pioneiros não têm continuidade até 1976, quando Byrne e Long, usando gravações em áudio, publicaram seu famoso *Doctors talking to patients*. Este livro marca uma mudança qualitativa no mundo anglo-saxão, uma vez que propõe várias ideias que terão um desenvolvimento posterior: o conceito de entrevista centrada no médico ou no paciente, distinguir entre a fase exploratória e a resolutiva da entrevista e um modo de codificar as interações para seu posterior estudo. Simultaneamente, já em 1950, foi desenvolvido um instrumento para codificar entrevistas (Bales, 1950), que resultou ser excessivamente complicado e que, mais tarde, Roter (1989) modificaria. Sua maior simplicidade fez com que fosse adotado por muitos pesquisadores. É curioso constatar que já naqueles anos Roter demonstrou que preparando o paciente para assumir um papel mais ativo na entrevista era possível atingir melhores resultados em saúde (Roter DL, 1977). Este conceito, que mais tarde seria conhecido como *paciente ativado*, na década seguinte é novamente objeto de estudo para diversas doenças crônicas, com resultados parecidos (Kaplan SH, 1989).

Durante as décadas de oitenta e noventa, observa-se um grande esforço por validar instrumentos de codificação, tanto no que diz respeito à entrevista em sua globalidade (ACIR, MAAS, GATHA) quanto aos aspectos verbais (Stiles) e não verbais (*Facial Action Coding System*, Eckman, 1978, 1982). Alguns estudos dão maior ênfase à importância da paralinguagem (Scherer KR,1982).

Devido a isso, três linhas importantes se consolidaram: *a)* os efeitos sobre a saúde e a satisfação de determinados comportamentos do profissional, trabalhos que originam, por sua vez... *b)* o desenvolvimento de instrumentos validados, os quais, além disso, apoiam... e *c)* o desenvolvimento e a validação de novos enfoques nas propostas de formação.

Em relação a este último aspecto, os primeiros esforços são realizados na graduação e dão alguns resultados inicialmente paradoxais. Por um lado, parece que os estudantes diminuem sua empatia na medida em que avançam em seu desenvolvimento curricular, embora se mostrem sensíveis às propostas didáticas e melhorem com elas. Por exemplo, Maguire GP, em 1986, demonstrou que estas melhoras persistiam mesmo cinco anos depois do período de treinamento. Hundert, em 1996, adverte sobre os efeitos do "currículo inaparente", ou seja, dos valores éticos que sutilmente o estudante adquire dos clínicos em exercício e que tanto o influenciam nesta perda de empatia. Na graduação, Roter e Hall (1991) demonstraram que um médico que integra habilidades de comunicação diminui a angústia emocional dos pacientes, mas o efeito final em termos de saúde é mais controverso. O estudo Concord, realizado na Espanha com residentes de medicina de família no terceiro ano, não conseguiu demonstrar diferenças entre um método de ensino de habilidades interativo e um método centrado no discente *(learned centered)*. Ao longo de sua residência, o residente aprendia principalmente a fechar as entrevistas mais rapidamente, mesmo às custas de não explorar aspectos psicossociais (Ruiz R, 2002).

A bibliografia mais recente, que mais adiante analisamos em detalhe, dedica um grande esforço a avaliar os benefícios das estratégias centradas no paciente e no discente. Os resultados, como veremos, são contraditórios, como também o são os esforços para delimitar estilos na maneira de agir do profissional.

Áreas de pesquisa e tipos de estudo

Na Tabela 7.8, sistematizamos as áreas em que podem ser desenvolvidos trabalhos de campo.

Estes estudos, por sua vez, podem ser (Figura 7.5): *a)* observacionais e *b)* experimentais.

Nos *estudos observacionais,* o pesquisador não realiza uma intervenção concreta e as pessoas entram no estudo por possuírem um atributo (formar parte de uma comunidade, ter uma doença, etc.). Em comunicação, são estudos que estabelecem, por exemplo, até que ponto os profissionais utilizam naturalmente determinadas técnicas, ou o tempo que deixamos os pacientes falarem sem interrupções (a propósito, são 18 segundos, segundo Beckman HB, 1985), como os pacientes interpretam determinados termos médicos potencialmente ofensivos (Stone J, 2002), a presença de uma técnica informativa e o controle metabólico da glicemia (Schillinger D, 2003), o perfil sociopsicológico dos pacientes hiperfrequentadores (Dowrik CF, 2000; Bellón JA, 2002), ou a expressividade facial dos idosos com síndrome depressiva (Bosch JM, 1993).

Os estudos *observacionais analíticos* caracterizam-se por contrastar uma hipótese; o grupo de pacientes fica dividido entre aqueles que recebem a influência de uma variável e aqueles que não a recebem, mas esta variável existe independentemente da vontade do pesquisador, ou seja, não se trata de uma intervenção do pesquisador. Exemplos seriam: presença de acordo (ou desacordo) entre médico e paciente e resultado em saúde (Starfield B, 1981), ou, em clínica pediátrica, o grau de apoio que os profissionais clínicos dão aos pais e resultados obtidos em termos de saúde (Wasserman RC, 1984).

No *ensaio clínico controlado e duplo-cego,* os participantes são designados aleatoriamente ao grupo intervenção ou ao grupo controle, e tanto o profissional que faz a intervenção quanto o profissional que coleta os dados ignoram a que grupo cada paciente está designado. Estes estudos têm maior complexidade metodológica, apesar de não exigirem, necessariamente, mais dedicação. Seria deste tipo a designação aleatória de estudantes a uma técnica docente para melhorar seus hábitos de comunicação, e outro grupo ao qual se oferece uma técnica docente clássica, para posteriormente comparar suas habilidades como entrevistadores, ignorando, no momento de avaliá-los, qual dos dois tipos de formação seguiram (Rutter DR, 1976). Podemos ter uma ideia da dificuldade desses trabalhos quando observamos que apenas 1,4% dos estudos reunidos no MEDLINE sobre a temática que tratamos correspondem a este tipo (Bellón A, 2000, 2001).

Nos *quase experimentais,* um grupo recebe a influência de uma intervenção externa sem que os pacientes sejam designados aleatoriamente, e o grupo controle não recebe essa intervenção. Se comparássemos a satisfação e os resultados em saúde de uma população em que foi aplicada uma determinada técnica informativa com o resto da mesma população que não recebe esta técnica, estaríamos diante de um projeto deste tipo.

Tabela 7.8 Áreas de pesquisa em entrevista clínica e relação assistencial (algumas das perguntas que procuramos responder com trabalhos de campo)

– *Sobre o paciente*: quais fontes de informação o influenciam? Como percebe a relação? E a satisfação? Existem preferências de gênero? Podemos aproximar-nos da qualidade do ato clínico com base nas percepções do paciente?
– *Sobre o profissional*: seu comportamento, estilo ou personalidade influencia nos resultados de saúde que obtém? E em seu perfil de entrevistador?
– *Sobre o processo assistencial e a relação estabelecida:* a qualidade da história clínica tem relação com a qualidade da entrevista? E com a qualidade dos resultados?
– *Sobre a instituição que abriga os atos assistenciais:* o ambiente de trabalho tem relação com a qualidade das entrevistas? E a pressão assistencial?

Tipo de estudo
{
- *Observacional:* seu propósito é descrever e analisar as características de uma intervenção, técnica, grupo profissional, etc.
  - Descritivo: não existe contraste.
  - Analítico: se contrastamos uma hipótese.
- *Experimental:* testamos a idoneidade de uma intervenção, a habilidade, etc.
  - Quase experimental: grupos não aleatórios.
  - Ensaio clínico controlado: aleatórios.
}

Figura 7.5 Tipos de estudos em entrevista clínica.

Bellón (2000) encontrou entre 1995-2000, 6.766 artigos em MEDLINE, 42 no Índice Médico Espanhol (0,046% do total indexado) e 34 resumos de congressos semFYC (1,47% do total). Entre os temas mais estudados estão a informação-educação para pacientes, o estresse profissional e a entrevista psicológica; entre os menos estudados estão pacientes difíceis e agressivos, negociação e acompanhantes. A proporção de artigos originais em MEDLINE foi de 70%, ao passo que em língua espanhola (IME) foi de 37%. Se observarmos os trabalhos de revisão, os resultados foram de 11 e de 44 %, respectivamente. Em outras palavras: precisamos aumentar os estudos de campo se queremos colocar-nos em uma pauta mais internacional.

Se analisarmos os conteúdos dos artigos, podemos agrupá-los nos conceitos da Tabela 7.9.

Em um seminário do grupo Comunicação e saúde (Martínez-Cañavate T, Bellón J, 2001), os participantes sugeriram como áreas às quais deveriam ser dedicados esforços de pesquisa as seguintes (mantivemos, quase sem modificar, as palavras com as quais foram formuladas):

- De que depende o tempo que dedicamos aos pacientes na consulta?
- Investigar a vivência do paciente sobre a qualidade da relação (comunicação) com seu médico e compará-la com a vivência do profissional.
- Investigar as possíveis situações que pioram significativamente a relação (do ponto de vista do paciente).
- Motivo de consulta repetido, múltiplas estratégias fracassadas, o que fazer?
- Importância da opinião do paciente.
- Troca de informação escrita: avaliação entre níveis assistenciais e propostas de melhora.
- Como o estado anímico do profissional influencia no tipo de entrevista?
- Quais são os efeitos das interrupções das consultas nos pacientes?
- Os pacientes cumprem melhor o tratamento quando ele é negociado?
- O paciente mente para o médico?
- Comparação de satisfação do usuário e estilo do entrevistador.
- Comparação de satisfação do profissional (*burntout*) e estilo de entrevistador.
- Comunicação centrada no paciente: o que existe realmente por trás deste conceito que possa ter uma tradução prática? Os médicos que acreditam aplicar este modelo têm uma práxis diferente dos outros "bons" médicos? Os pacientes gostam? Economizam? Ganham em adesão?
- Eficácia e eficiência da entrevista motivacional.
- Competência emocional do profissional da saúde.
- Existe alguma relação entre o interesse de alguns profissionais da saúde pelo tema de comunicação e sua própria dificuldade para comunicar-se?
- A comunicação não verbal no paciente terminal e como ela influencia na tolerância à dor.
- O uso "manipulador" dos bons comunicadores.
- Más notícias: a família em nossa cultura não é totalmente diferente da família dos pacientes de Buckmann?

Tabela 7.9 Conteúdos mais frequentes dos trabalhos de pesquisa em entrevista clínica e relação assistencial

Estudos de validação:

– Métodos de codificação para descrever ou qualificar a atividade verbal e/ou não verbal.
– O paciente (real ou simulado) como juiz da qualidade relacional e técnica.

Estudos observacionais:

– Os pacientes estão satisfeitos, bem informados? Por quem?
– O raciocínio do clínico: como acontece, o que o favorece ou dificulta.
– Qualidade da história clínica: até que ponto corresponde à realidade daquilo que o paciente traz para a consulta?
– Compreensão do paciente sobre a informação recebida.
– Impacto dos Sistemas de Saúde (pressão assistencial, tempo designado para a consulta, sistemas de pagamento, etc.) sobre a relação assistencial.
– Fatores relacionados com o estresse profissional, qualidade de vida profissional e *burnout*.
– Pacientes e profissionais difíceis: quem são e o que os caracteriza.

Estudos observacionais analíticos:

– Avaliação de habilidades concretas do profissional e seu impacto sobre resultados (satisfação, cumprimento, morbimortalidade, parâmetros biológicos ou psicológicos).
– Avaliação do estilo do profissional e resultado em saúde (p. ex., estilo centrado no paciente).
– Impacto da informática sobre a relação assistencial.

Estudos experimentais:

– Paciente ativo (treinado para perguntar) e resultados em saúde.
– Efetividade de determinadas propostas curriculares docentes ou de técnicas docentes concretas sobre os hábitos do profissional ou sobre os resultados em saúde.
– Efetividade de uma técnica comunicacional concreta sobre resultados em saúde.

– Somatizadores: a "terapia da escuta" cura ou provoca hiperfrequência?
– Como investigamos abusos sexuais?
– Adolescentes: suas respostas são sinceras?
– Empatia... é comum? Como e quando acontece?

É necessário dizer que alguns destes temas foram pesquisados e outros estão em vias de pesquisa em nosso próprio país. Sem a menor dúvida, é uma esperançosa "chuva de ideias".

Métodos e instrumentos para o estudo da entrevista clínica e da relação assistencial

Os estudos realizados com *metodologia qualitativa* se baseiam, em geral, em grupos de pessoas selecionadas por sua representatividade, às quais se pede que opinem sobre determinados aspectos da relação assistencial. O objetivo costuma ser averiguar o estado de opinião, o estado subjetivo ou as crenças que se abrigam em um determinado grupo de pessoas em relação ao tema em estudo. O formato das perguntas oscila de questões muito gerais, por exemplo: "quais são os aspectos que valoriza em uma enfermeira?", até questões mais concretas: "confia na informação que fornecem nas farmácias sobre... (fármacos, dietas para a obesidade ou algum outro tema objeto da pesquisa)?".

As sessões são gravadas em vídeo ou somente em áudio e as respostas são codificadas e analisadas conforme o leque de possibilidades que tenha sido determinado. Sempre que trabalhamos sobre dados textuais (frases e textos verbais), que podem estar acompanhados de dados "não verbais" (expressões faciais ou paralinguagem), deveremos definir com precisão cada uma delas e preestabelecer um marco teórico. Este marco de conceitos preestabelecidos é a chave para interpretar o material. Em geral, este marco teórico deve ser reexaminado antes de iniciar a exploração dos dados, para que possa ser aperfeiçoado e garantir melhor validade do constructo. Posteriormente, e simplificando ao máximo, as frases são classificadas por categorias que seriam como pastas nas quais a informação é distribuída, e que depois permitem falar sobre o conteúdo do discurso. Os dados textuais também podem ser analisados com métodos "quantitativos" (é frequente fazer isso) e, inclusive, existem programas estatísticos complexos que quantificam o número de vezes que um determinado tema é mencionado. Estudos deste tipo mostram todo o seu valor não tanto para falar de porcentagens de pessoas que pensam isto ou aquilo, mas para detectar o espectro de crenças, atitudes ou comportamentos que existem. Um estudo muito representativo desta metodologia, sobre o processo de socialização dos médicos residentes, e com um anexo que detalha amplamente a metodologia utilizada, pode ser encontrado em Sánchez-Candamio (2002). Também foram realizados estudos qualitativos com entrevistas gravadas em vídeo. Nestes casos, trabalha-se de modo similar: os diálogos são codificados e analisados conforme uma determinada matriz. Suchmann (1997), por exemplo, define o conceito de "oportunidades para a empatia" e como essas oportunidades são aproveitadas ou rejeitadas pelo profissional.

Os *métodos quantitativos* se baseiam em instrumentos que codificam os diálogos segundo comportamentos observados ou percepções do observador. Entre os primeiros temos o *Roter Interactional System* (Roter Dol, 1989) ou o *Stiles' Verbal Response Modes* (Stiles WB, 1978), que codifica as unidades semânticas verbais e não verbais. Entre as segundas, o GATHA, o MAAS, o Calgary e outros já analisados no capítulo anterior. Estes últimos são instrumentos mais viáveis, embora uma entrevista possa demorar no mínimo duas horas sem ser codificada por um profissional bem treinado.

Atualmente, as entrevistas devem ser gravadas em vídeo com o consentimento do paciente e do profissional. Podem ser usadas nas entrevistas no consultório real do profissional, ou realizadas em um ambiente de laboratório, com pacientes simulados ou padronizados, ou, inclusive, em um ambiente real, mas com pacientes falsos. O primeiro trabalho que foi realizado em um ambiente de consultório real com metodologia de pacientes falsos na Espanha (Borrell F, 1990; Suñol R, 1992) estabeleceu um baixo cumprimento das tarefas mais básicas de *entrevista semiológica* nas consultas normais de médicos da família. Posteriormente, foi analisado com esta metodologia o efeito dos *desafios emocionais no resultado da entrevista* (Prados JA, 1996) e a *qualidade de processos* concretos (Barragán N, 2000). Estudos deste tipo são interessantes por aproximar-nos do que realmente ocorre no consultório do profissional. Um consentimento por escrito deve ser solicitado com antecedência (explicando em detalhe os objetivos e a metodologia do trabalho), e são treinados atores para que desempenhem o papel de paciente padronizado, isto é, os mesmos tipos de desafio e de unidades básicas de informação para todos os profissionais entrevistados. Estes atores (falsos pacientes) confundem-se com os demais pacientes da sala de espera, em um dia e hora que o profissional ignora, e gravam em áudio a interação. Mais tarde, a história clínica que o profissional usou é recolhida.

Se a relação assistencial é a resposta, qual era a pergunta?

Wagensberg (2002) propõe o aforismo: "se a natureza é a resposta, qual era a pergunta?". Com isso pretende destacar que uma boa pergunta leva a desenrolar o novelo das teorias, a enxergar com um pouco mais de clareza graças ao conteúdo explicativo da própria pergunta. Da mesma forma, se selecionamos da lista de temas que vimos a pergunta: "como o estado anímico do profissional influencia no tipo de entrevista?", imediatamente podemos suspeitar que esta não é uma pergunta inocente. Aquele que a formula suspeita que "um mau dia" pode originar uma "má entrevista". No fundo, não existe boa pesquisa que não parta de um modelo suspeitado, um modelo que procuramos sustentar ou demonstrar. Parafraseando Wagensberg: quais serão as perguntas que nos aproximarão deste fenômeno tão complexo da relação assistencial? Ou mesmo: que características a pergunta deve ter para levar a um bom trabalho de pesquisa?

Vamos constatar, em primeiro lugar, que da maioria das perguntas que vimos na "chuva de ideias" *não pode originar diretamente um bom trabalho*. Temos diante de nós, em toda a sua riqueza de matizes, a relação assistencial, mas a partir da pergunta: "os pacientes cumprem melhor o tratamento quando ele é negociado?", ainda não pode se derivar um trabalho. O que se entende por negociar? Como diremos que tal profissional negociou? E se, simplesmente, perguntou pela *predisposição* de tomar tais comprimidos, como vamos classificá-lo? Um trabalho de pesquisa deve formular uma pergunta da maneira mais concreta e mensurável possível. A além disso: uma vez definida a negociação de maneira prática, devemos nos assegurar de que a *resposta para essa pergunta não seja óbvia*. O perigo de *tautologia* é enorme: por exemplo, realizar um trabalho para verificar quais são as técnicas que os melhores entrevistadores utilizam, selecionando-os a partir das *boas técnicas* que *a priori* acreditamos que utilizam. Esta tautologia é chamada de *viés de contaminação de critério*.

Foi proposto que o caminho lógico para alcançar a verdadeira maturidade em pesquisa seria progredir dos estudos observacionais para os analíticos e, finalmente, para os quase experimentais e os ensaios duplo-cego (Bellón JA, 2000). Esta progressão teria a virtude de conhecer a realidade do tema selecionado em uma primeira fase observacional, facilitar trabalhos viáveis para os pesquisadores, treinar os observadores na metodologia de pesquisa e ir selecionando áreas mais complexas para avançar. Contudo, não podemos perder de vista que o importante é ter uma ideia, e que essa ideia ilumine algum tema. Por exemplo: o medo é eficaz para mudar hábitos? Formulando assim, provavelmente a resposta seria muito genérica. No entanto, se for especificado que tipo de medo e em que contexto será introduzido, talvez façamos uma descoberta importante. A diferença entre um trabalho insignificante e outro interessante é que este último responde ou propõe *algo que não sabíamos, que não era óbvio e que, além disso, é prático*.

O paradigma "centrado no paciente", ou as dificuldades de uma definição

Vamos expor as pesquisas de campo sobre o modelo centrado no paciente para exemplificar até que ponto a pesquisa em relação assistencial está no limite da discussão, não apenas científica, mas também ideológica e filosófica.

O modelo centrado no paciente foi descrito. Durante duas décadas (provavelmente a partir de Byrne e Long [1976], mas antes disso já existiam referências de outros autores) foi postulado que existe um estilo centrado no paciente que é simétrico a outro estilo centrado no profissional. O primeiro deixaria espaço para que o paciente apresente sua agenda, fale o que for necessário, e o profissional examine suas expectativas e crenças, fazendo que o paciente participe nas decisões. Naturalmente, não existem dúvidas sobre a idoneidade de um estilo assim definido, congruente com as correntes que defendem a autonomia do indivíduo. Mas os estudos de campo encontram a primeira dificuldade ao definir um profissional centrado no paciente: todas as características mencionadas são imprescindíveis? Vamos admitir que possa existir um consenso a esse respeito... É perfeitamente possível que um mesmo profissional use estas habilidades de maneira concreta para situações concretas, por exemplo, quando lida com pacientes mais complicados do que o habitual, e que para o resto seja mais diretivo (ou centrado no médico, isto é, em seus objetivos para o encontro). Também podemos pôr em dúvida que um profissional seja estável no tempo e mantenha estas habilidades para a maioria dos pacientes durante anos. Talvez oscile de um estilo centrado no paciente para outro mais diretivo, em função da pressão assistencial, ou de fatores relacionados com o cansaço psíquico.

Deste modo, investigar sobre o modelo centrado no paciente e seus benefícios em termos de resultados de saúde é extremamente complicado. Há evidências de que os médicos que trabalham mais os interesses e as expectativas dos pacientes conseguem obter melhor satisfação deles, melhores resultados em saúde, custos econômicos mais ajustados e menos processos legais (Steward M, 1999; Holman H, 2000). Quando formamos médicos para que sejam mais sensíveis a esta perspectiva, conseguimos melhorar atitudes, como perguntar pelas expectativas do paciente, solicitar que esclareça suas ideias, etc., mas não resultados em termos de saúde (Ruiz R, 2001; Lewin SS, 2001). Em um estudo em andamento, Epstein (2002) encontra que os entrevistadores "centrados no paciente" se diferenciam principalmente pela forma em que conduzem a parte exploratória da entrevista, mas apenas na parte resolutiva. Além disso, um estilo participativo por parte do médico está relacionado com um melhor controle de patologias crônicas: diabetes, hipertensão, *status* funcional, menos dores em pacientes com dor crônica (Kaplan SH, 1989; Greenfield S, 1985, 1988). Entretanto, em uma importante revisão, Mead (2002) questiona que uma estratégia centrada no paciente possa traduzir-se em um melhor resultado em termos de eficiência econômica.

A que se devem estas divergências? Pode ser necessário um trabalho mais rigoroso para determinar quem definitivamente tem razão? É bem possível que a complicação esteja nos pressupostos iniciais que formulamos, ou seja, na própria definição de "estilo centrado no paciente". Talvez seja um conceito muito adequado *para a docência* de atitudes e técnicas, mas que, em contrapartida, talvez não possa ser operacionalizado de maneira adequada em trabalhos de campo, seja pelos motivos apresentados, ou porque sua definição não é consistente de um trabalho para outro. Se for assim, os estudos terão o viés de selecionar um ou outro profissional na medida em que entendamos que é "centrado no paciente", com resultados paradoxais. No fundo, o que estamos discutindo é se existem "estilos" de consulta (os pesquisadores filosoficamente essencialistas responderiam que sim), ou se o estilo deve ser definido para cada entrevista em concreto (hipótese que os nominalistas defenderiam) (Wulff HR, 2002). A pressão social a favor de que o médico adote atitudes participativas inclina a balança a favor dos essencialistas, mas um enfoque naturalista partiria de bases mais modestas: "vamos ver em cada entrevista como o profissional se comporta". Em resumo: alguns trabalhos sobre o modelo centrado no paciente constituem um caso típico em que *a moda se mistura com a ideologia* para tirar conclusões que, *necessariamente,* tinham de ser as que finalmente foram encontradas. Com o perigo sempre presente de cair em outra tautologia: definir como estilo centrado no paciente aquele que proporciona melhores resultados

em saúde guiado pelos trabalhos de campo preexistentes. Quando a pesquisa é concebida em termos de "se isso não for assim, estaríamos mal", é porque existe um substrato ideológico que interfere em nossa percepção da realidade. Acreditamos que a posição nominalista é mais segura: vejamos o efeito de cada técnica ou de cada característica do entrevistador. Também acreditamos que é mais prudente confiar no senso comum dos profissionais: se eles não se comportam de maneira consequente com um modelo, possivelmente teremos de mudar o modelo, não os profissionais.

Em que ponto se está na relação assistencial? Os problemas dos serviços nacionais de saúde

Os serviços nacionais de saúde tipo *gatekeeper* enfrentam desafios semelhantes. Estes devem ser temas preferenciais de pesquisa, pois repercutem diretamente na relação assistencial. Freeman GK (2002) identifica os seguintes para o Reino Unido:

- Consultas mais demoradas estão associadas a melhores resultados.
- Cada vez temos pacientes mais complexos.
- Um estilo de participação exige mais tempo.
- Dificuldades na acessibilidade com perda de continuidade assistencial acrescentam estresse e um baixo perfil de competência e levam, paradoxalmente, a uma pressão assistencial maior.
- Conseguir mais tempo por consulta é uma das prioridades dos profissionais, assim como o aumento do uso apropriado da tecnologia e a gestão flexível dos serviços que permita maior continuidade.

Esta visão coincide com a dos profissionais espanhóis. Observe a semelhança destas conclusões com as defendidas pela Plataforma 10 minutos (de Pablo R, 2002). Uma das queixas mais frequentes é a questão burocrática, que interfere na dedicação mais personalizada ao paciente. Foram realizados diversos trabalhos de pesquisa em nosso país, Gervás JJ (1987, 1991), Hernández

LM (1992), relacionados com a diferença de gênero e com o uso do tempo e, mais recentemente, Bellón JA (1995) estudou as frações de tempo dedicadas à comunicação propriamente clínica e às atividades burocráticas, dividindo quase 50% do total de tempo disponível. As receitas e ILT (Incapacidad Temporal Laboral. Em português, Incapacidade Temporária para o Trabalho) exigem 72% do tempo burocrático, e o registro sobre a história clínica, apenas 28%. A escuta do paciente, o interrogatório e o exame físico ocupavam praticamente 25% do tempo propriamente assistencial. É curioso constatar que quanto maior a demanda, maior o tempo dedicado para preencher receitas.

Mas, apesar de tudo isso ser verdade, não significa que a satisfação dos usuários decaia. Os registros dos serviços autônomos de saúde costumam mostrar que em torno de 8 de cada 10 pacientes saem satisfeitos, o que foi confirmado no estudo de Demoscopia (Demoscopia, 2002). Esse estudo também destaca que o médico é a fonte mais privilegiada na transmissão de informação e que a sua autoridade é majoritariamente aceita.

O que realmente ocorre dentro dos consultórios? O estudo qualitativo mais importante, com gravações em vídeo de entrevistas reais, o *The Eurocommunication Study* (van den Brink-Muïnen, 1999), compara Países Baixos, Suíça, Alemanha, França, Espanha e Reino Unido. Para cada um destes países foram selecionados de 15 a 20 médicos, e as entrevistas foram avaliadas por observadores treinados. A seguir, as principais conclusões:

– Perfis por país. São resumidos na Tabela 7.10. A Espanha caracteriza-se por uma relação instrumental (ou seja, poucos conteúdos afetivos, ou seja, parte-se diretamente para a solução do problema), o médico faz perguntas, interroga bastante sobre os componentes psicossociais, o paciente inibe o olhar (não tem coragem de olhar para o médico, o que indica submissão), as consultas são breves (as agendas muito lotadas, com cinco minutos por consulta e há mais falta de cumprimento do horário por parte do profissional, devido ao esforço para atender as necessidades de cada paciente).
– Os sistemas de *gatekeeper* (Países Baixos, Espanha, Reino Unido), em relação aos países de acesso livre (resto), têm mais tempo por paciente para falar de aspectos psicossociais.
– Os sistemas de acesso direto a especialistas supõem que o médico de família deve fazer um maior esforço para agradar seus pacien-

Tabela 7.10 Perfis de comunicação médico-paciente por países

Países Baixos: instrumental, com ênfase na informação e no conselho que, em geral, estão relacionados com temas biomédicos; os comportamentos afetivos são mais direcionados a criar uma relação eficaz (p. ex., esclarecendo por meio de repetição das frases), do que em estabelecer um vínculo afetivo (mostrando preocupação, empatia); a duração da consulta e o tempo que o paciente olha para o médico estão na média do estudo.

Reino Unido: afetividade verbal, com muito componente de busca de acordo e conversa social; menos informação é fornecida; orientados para o paciente, com mais aspectos psicossociais que biomédicos; dentro da média do tempo por consulta, mas acima da média no que se refere ao tempo em que o paciente olha para o médico.

Espanha: relação instrumental, o médico faz perguntas, bastante componente psicossocial, escasso comportamento afetivo, paciente inibe o olhar, consultas breves (as agendas mais lotadas, com cinco minutos por consulta, e mais falta de cumprimento do horário por parte do profissional devido ao esforço para atender as necessidades de cada paciente).

Bélgica: muito instrumental, com ênfase na informação que o médico fornece e nos aspectos biomédicos; consultas longas e pouco tempo de olhar do paciente para o médico.

Alemanha: afetividade verbal, com muitos aspectos de criação de vínculo afetivo; no aspecto instrumental, muito conselho e conteúdos biomédicos; consultas curtas e dentro da média quanto ao tempo em que o paciente olha para o médico.

Suíça: muito comportamento afetivo, como entrar em acordo e construir vínculo afetivo; o paciente recebe muita informação; há conteúdos biomédicos e psicossociais; tempo considerável de olhar do paciente para o médico, consultas longas.

tes, conhecendo-os melhor pessoalmente e falando do ambiente familiar, inclusive quando isso não vem ao caso.
- O sistema sanitário não parece influenciar muito no desempenho e na qualidade profissional. As variáveis fundamentais parecem ser o próprio profissional, se existe ou não continuidade assistencial e o motivo de consulta. Neste sentido, os sistemas de *gatekeepers* têm mais continuidade assistencial e vantagem na hora perceber expectativas do paciente ou chaves verbais que orientam sobre doenças mentais.
- Quando se abordam aspectos psicossociais, a entrevista fica mais longa.
- Na Espanha, os médicos realizam mais exame físico.
- Em consultórios privados, são feitos mais exames complementares e consultas de acompanhamento. No sistema de *gatekeeper*, o "consumo" sanitário é menor.
- As mulheres pacientes sabem expor de modo mais extenso seus problemas de saúde, perguntam mais, fornecem mais informação e têm comportamentos afetivos como: mostrar otimismo, empatia ou preocupação, principalmente se o médico for mulher.
- Os médicos fazem perguntas aos pacientes com maior nível cultural (possivelmente porque se expressam melhor), e estes pacientes obtêm mais informação dos médicos.
- As médicas mulheres estão mais atentas às emoções dos pacientes e, também, mostram mais comportamentos afetivos.

Este estudo é exemplar quanto ao modo em que foi projetado (embora tenha um viés importante na seleção dos profissionais participantes), oferecendo dados que deveriam ser atualizados periodicamente para facilitar a tomada de decisões políticas e profissionais.

Para onde vamos?

A pesquisa em entrevista clínica e a relação assistencial devem caminhar um passo adiante das tendências coletivas, dando suporte às melhores técnicas, modos de organização ou formas de aprender. Se nos anos oitenta e noventa predominava um modelo de "autonomia imposta ao paciente", isto é, o paciente devia ser autônomo *mesmo que não gostasse disso*, pouco a pouco o modelo fiduciário com base na confiança proposto por V. Camps (2001) está conseguindo se impor. Este modelo é congruente com o chamado modelo de "autonomia opcional" (Schneider CE, 1998): nem sempre o paciente quer saber "a verdade", como aponta o estudo de Jovells A (2002) e, às vezes, prefere que tomemos decisões por ele, ou pelo menos quer que "nos arrisquemos" (Borrell F, 1995).

Por isso, estão se impondo enfoques menos *redentoristas* e mais preocupados em procurar a excelência profissional. O que podemos fazer e não fazemos para melhorar nosso perfil? Como podemos organizar nossas agendas e nossos centros de saúde? E as equipes que tanto nos ajudam a sobreviver? Quais são as estratégias que devemos escolher para que essas equipes sejam ambientes *amigáveis* para o profissional? O tempo por consulta, a maneira de designar os pacientes a cada profissional, como vamos premiar o bom trabalho, o comprometimento destes profissionais com o sofrimento, tudo isso configura um Ethos que é como o ar que se respira em uma equipe. Não podemos esquecer que os médicos com maior sentido de autonomia, que recebem um período de treinamento prévio em entrevista clínica, que dão importância à autonomia do paciente e que enfrentam menos pressão assistencial são também aqueles que permitem maior intervenção dos pacientes nas decisões (Colliver JA, 1991; Kaplan SH, 1996).

As intervenções de formação têm efeitos positivos (Levison W, 1993; Roter D, 1995; Smith R, 1998; Bowman F, 1992; Sanci L, 2000), mas nem sempre (Merkel W, 1983; Gask L, 1988; Ruiz Moral R, 2001). Provavelmente a qualidade do professor e o contexto no qual são realizadas tenham tanta influência quanto as técnicas docentes em si. Vamos lembrar que no estudo Concord os participantes aprendiam principalmente... a fechar as entrevistas mais rapidamente! Não se pode negar a *coerência* com um ambiente de alta pressão assistencial.

Por isso, é importante que o discente interiorize muito mais do que algumas técnicas. O modelo emotivo-racional leva em consideração estes aspectos quando expõe sobre tensão crítica, condições de suficiência, reenquadramento, etc. Abre-se, portanto, um novo campo para articular estratégias docentes e de pesquisa baseadas em modelagem de comportamento, tutoria direta e exercícios cognitivo-emocionais em ambientes assistenciais com diferentes características.

Por outro lado, nós, profissionais da saúde, pouco a pouco normalizamos uma relação regida pelo pudor (Epstein R, 2001), realizando mais e melhores exames físicos (p. ex., tato retal, vaginal), abordagem mais aberta das dependências de drogas, da sexualidade ou dos pacientes na fase final de vida. Contudo, ainda existe muito terreno para avançar: abordagem de problemas psicossociais, integração do exame físico orientado aos problemas, técnicas de *counselling* e de apoio psicológico, etc. Lembremos que pelo menos 50% dos pacientes, inclusive da região anglo-saxã, querem participar nas decisões clínicas (Torio J, 1997 a, b, c; Arora NK, 2000; Dever RB, 1994 a, b; 1996). Os pacientes idosos, ou mais doentes e com menor nível cultural, desejam participar menos. O profissional deve *adaptar-se* às preferências de seu paciente. Cabe abrir novas linhas de pesquisa que, em vez de definir o estilo do profissional a partir de suas crenças e comportamentos, ou se está ou não centrado no paciente, definissem o estilo profissional pelos *climas emocionais que cria*, e por sua *adaptação* aos diferentes pacientes.

Também há um importante campo de pesquisa que visa a cercar os profissionais de meios informáticos que os ajudem, assessorem e, inclusive, guiem suas decisões clínicas. É preciso favorecer o paradigma dos computadores que *ajudam*, em vez do paradigma dos computadores que *substituem* o profissional.

E os pacientes? Podem aprender a ser melhores pacientes? O conceito de paciente *ativo* não deveria ser equivalente a paciente *atrevido*. As estratégias deveriam ser dirigidas a melhorar o clima da relação, a aliança terapêutica e a busca de confiança por parte de ambos os protagonistas. Quase 90% dos pacientes querem mais informação do médico e gostariam de conhecê-lo mais como pessoa ("nas mãos de quem estou me entregando") (Fitzgerald JM, 1994; Dever RB, 1996; Jovell A, 2002 b), mas os profissionais são reticentes em mostrarem seus méritos profissionais, pelo menos quando trabalham nos serviços públicos de saúde. O que ganhariam com isso? Mais trabalho pelo mesmo salário. Este é um dos maiores desafios dos sistemas nacionais de saúde: pesquisar em quais ambientes se consegue uma melhor relação de confiança e colocá-la em prática.

Resumo

Qualquer enfoque docente que pretenda gerar mudanças estáveis e no modo de agir de um profissional deve ser curricular. Os melhores projetos em graduação integram a comunicação como mais uma habilidade clínica, intimamente ligada ao processo diagnóstico e de trabalho com as atitudes. Na pós-graduação, costuma ocorrer o seguinte paradoxo: quem está interessado em comunicação é aquele que menos precisa dela. Das propostas docentes o profissional adota aquilo que o ajuda a adaptar-se às condições reais de trabalho e, principalmente, à falta de tempo. O grande desafio é construir hábitos inteligentes. Nesse sentido, são analisadas diferentes metodologias para o progresso técnico e humano do entrevistador: PBI, Balint, Microbalint, grupos de reflexão, etc. Também é revisada a construção e execução de guias didáticos participativos: "motor de três tempos" e exercícios 3x3.

No campo da pesquisa, a maioria dos estudos são observacionais e descritivos. Existe a grande dificuldade de codificar as entrevistas e definir perfis ou estilos estáveis de entrevistadores, para relacioná-los com resultados em termos de saúde. Os estudos, além disso, prejulgam o que é "um bom estilo de entrevista", chegando facilmente a conclusões tautológicas. Foram feitos avanços na codificação comportamental e na perspectiva das entrevistas, mas todos os instrumentos exigem treinamento para seu uso, e cada entrevista exige várias horas de trabalho árduo para ser codificada. Finalmente, apontamos novos caminhos para o desenvolvimento da pesquisa, destacando os enfoques sistêmicos: a entrevista clínica como consequência de um determinado contexto (instituição, sistema nacional de saúde).

Referências

Arora NK, McHorney CA. Patient preferences for medical decision making: who really wants to participate? Med Care 2000; 38(3): 335-341.

Aseguinolaza L, García Campayo J, Tazón P. Grupos Microbalint. Em: Relación y Comunicación. Enfermería. Madrid: Difusión Avances Enfermería, 2000.

Bales RF. Interaction Process Analysis: a Method for the Study of Small Groups. Cambridge Mass: Addison-Wesley, 1950.

Barragán N, Violan C, Martín Cantera C, Ferrer-Vidal D, González-Algas J. Diseño de un método para la evaluación de la competencia clínica en atención primaria. Atención Primaria 2000; 26(9): 590-594.

Bellón JA, Fernández-Asensio ME. Emotional profile of physicians who interview frequent attenders. Patient Education and Counseling 2002; 48: 33-41.

Bellón JA, Molina F, Panadero A. El tiempo de comunicación y registro en las entrevistas de atención primaria. Atención Primaria 1995; 15(7): 439-445.

Bellón JA, Martínez-Cañavate T. La investigación en comunicación y salud: una perspectiva nacional e internacional desde el análisis bibliométrico. Apresentação realizada no Taller Nacional e Internacional de Entrevista Clínica. semFYC. Barcelona, 2000.

Bellón JA, Martínez-Cañavate T. La investigación en comunicación y salud. Una perspectiva nacional e internacional desde el análisis bibliométrico. Atención Primaria 2001; 27: 452-458.

Bensing JM. Personal communication. Em: Communication in Health Care. 10-12 Junho 1998. Amsterdã, junho 1998.

Borrell F, Prados JA. Malas noticias. Estrategias sencillas para situaciones complejas. Barcelona: Doyma, 1995.

Borrell F, Sunyol R, Porta M, Holgado M, Bosch JM, Jiménez J. Capacidad para detectar y registrar problemas de salud, en relación a la calidad de la entrevista clínica. I WONCA European Regional Conference on Family Medicine. Barcelona, 1990.

Borrell F, Epstein RM. Preventing clinical errors. A call for self-awareness. Annals of Family Medicine, 2003 (no prelo).

Bosch JM. Comunicación no verbal del síndrome depresivo en el anciano. Tesis doctoral. Universitat de Barcelona, 1993.

Bowman F, Goldberg D, Millar T, Gask L, McGrath G. Improving the skills of stablished general practitioners: the long-term benefits of group teaching. Med Educ 1992; 26: 63-68.

Byrne PS, Long BEL. Doctors Talking to Patients. Londres: Her Majesty's Stationary Office, 1976.

Camps V. Una vida de calidad. Ares y Mares. Barcelona, 2001; pp. 184-186.

Colliver JA, Robbs RS, Vu NV. Effects of using two or more standardized patients to simulate the same case on case means and case failure rates. Acad Med 1991; 66(10): 616-618.

Damasio AR. La sensación de lo que ocurre. Cuerpo y emoción en la construcción de la conciencia. Madrid: Debate, 2001; págs. 203-227.

Deber RB. Physicians in health care management: 7. The patient-physician partnership: changing roles and the desire for information. CMAJ 1994; 151(2): 171-176a.

Deber RB. Physicians in health care management: 8. The patient-physician partnership: decision making, problem solving and the desire to participate. CMAJ 1994; 151(4): 423-427b.

Deber RB. Shared decision making in the real world. J Gen Intern Med 1996; 11(6): 377-378.

Deber RB, Kraetschmer N, Irvine J. What role do patients wish to play in treatment decision making? Arch Intern Med 1996; 156(13): 1.414-1.420.

Demoscopia. Estudio 51020153. El paciente en España. Actitudes y tendencias. MSD, Outubro 2002. Em: Fundación Biblioteca Josep Laporte, MSD, Seminário: El paciente español del futuro. La democratización pendiente. Lanzarote, 5 outubro 2002.

De Pablo R, Almendros C. Disponível em: www.diezminutos.com

Dowrick CF, Bellón JA, Gómez MJ. GP frequent attendace in Liverpool and Granada: the impact of depressive symptoms. Br J Gen Pract 2000; 50: 361-365.

Eckman P, Friesen W. Facial Action Coding System (FACS). Palo Alto, Califórnia: Consulting Psychologist Press, 1978.

Eckman P, Scherer K. Emotion in the Human Face. Cambridge: Cambridge University Press, 1982.

Epstein RM. Comunicación personal. Barcelona, IES, 1998.

Epstein RM. Atención centrada en el paciente y resultados sanitarios. Conferência pronunciada no Institut d'Estudis de la Salut (IES). Barcelona, 2002.

Fitzgerald JM. Psychosocial barriers to asthma education. Chest 1994; 106(4 Suppl): 260S-263S.

Frankel RM, Beckman HB. Teaching communication skils to medical students and house officers: an integrated approach Em: Clair J, Allman R (eds.). Sociomedical Perspectives on Patient Care. Kentucky: The University Press of Kentucky, 1993.

Freeman GK, Horder JP, Howie JGR, Hungin AP, Hill AP, Shah NC, Wilson A. Primary care. Evolving general practice consultation in Britain: issues of length and context. BMJ 2002; 324: 880-882.

Gask L, Goldberg DP, Lesser A, Millar T. Improving the psychiatric skills of the general practice trainee: an evaluation of a group training course. Med Educ 1988; 22: 132-138.

Gask L, Goldberg DP. Impact on patient care, satisfaction and clinical outcome of improving the psychiatric skills of general practitioners. Eur J Psychiat 1993; 7: 203-218.

Gervás JJ, Pérez Fernández MM. El tiempo del registro médico. Atención Primaria 1987; 4: 73-74.

Gervás JJ, Hernández Monsalve LM, Martí A, García Sagredo P, Elvira P, Esteve A, et al. La comunicación médico-paciente y la educación para la salud. Atención Primaria 1991; 8: 202-205.

Goldberg D, Steele JJ, Smith C, Spivey L. Training family residents to recognize psychiatric disturbances. Rockeville Md: NIMH, 1983.

Gómez Gascón T. Grupos colaboradores de la semFYC. El Grupo C&S. Em: Medicina de Familia: la clave de un nuevo modelo, de Tomás Gómez Gascón y Julio Ceitlin. Madrid: semFYC, 1997; pp. 358 y ss.

Greenfield S, Kaplan S, Ware JE, Jr. Expanding patient involvement in care. Effects on patient outcomes. Ann Intern Med 1985; 102(4): 520-528.

Greenfield S, Kaplan SH, Ware JE, Jr., Yano EM, Frank HJ. Patients' participation in medical care: effects on blood sugar control and quality of life in diabetes. J Gen Intern Med 1988; 3: 448-457.

Hernández Monsalve LM, García Olmos LM, Pérez Fernández MM, Gervás JJ. Influencia del sexo del médico y del paciente en la entrevista clínica. Atención Primaria 1992; 10: 719-724.

Holman H, Lorig K. Patients as partners in managing chronic disease. Partnership is a prerequisite for effective and efficient health care. BMJ 2000; 320(7234): 526-527.

Hundert EM, Douglas-Steele D, Bickel J. Context in medical education: the informal ethics curriculum. Med Educ 1996; 30: 353-364.

Hundert EM, Douglas-Steele D, Bickel J. Context in medical education: the informal ethics curriculum. Med Educ 1996; 30: 353-364.

James W. The principles of psychology (2 vols.) Nova York: Holt, 1890.

Jovell A. El paciente del futuro. Revisión de la literatura: Espanha. Em: Fundación Biblioteca Josep Laporte, MSD, Seminário: El paciente español del futuro. La democratización pendiente. Lanzarote, 5 outubro 2002.

Jovell A. El Proyecto del paciente del futuro. Proyecto Internacional. Investigación basada en entrevistas en grupos en España. Julho 2001. Apresentado na: Fundación Biblioteca Josep Laporte, MSD, Seminário: El paciente español del futuro. La democratización pendiente. Lanzarote, 5 outubro 2002.

Kaplan SH, Greenfield S, Ware JE, Jr. Assessing the effects of physician-patient interactions on the outcomes of chronic disease [fe de erratas publicada en Med Care 1989 Jul; 27(7): 679]. Med Care 1989; 27: S110-S127.

Kaplan SH, Greenfield S, Gandek B, Rogers WH, Ware JE, Jr. Characteristics of physicians with participatory decision-making styles. Ann Intern Med 1996; 124(5): 497-504.

LeDoux J. El cerebro emocional. Ariel. Barcelona: Planeta, 1999; pp. 300-362.

Levison W, Roter D. The effects of two continuing medical education programs on communication skills of practicing primary care physicians. J Gen Intern Med 1993; 8: 318-324.

Lewin SS, Skea ZC, Entwistle V, Dick J, Zwarenstein M. Interventions for providers to promote a patient-centered approach in clinical consultations. Cochrane Library [4]. Oxford: Update Software, 2001.

Lipkin JM. The Medical Interview and Related Skills. Em: Branch WT (ed.). Office Practice of Medicine. Filadélfia, PA: W. B. Saunders Company, 1994.

Lipkin M, Jr, Kalet A, Wentz S, Lazare A. Macy Initiative in Health Communication. Communication in Medicine Conference. Chicago: Northwestern University, 1999.

Lipkin M Jr, Kaplan C, Clark W, Novack D. Teaching Medical Interviewing: The Lipkin Model. Em: Lipkin M, Putman S, Lazare A (eds.). The Medical Interview: clinical care, education & Research. Nova York: Springer-Verlag, 1995.

Maguire GP, Fairbairn S, Fletcher C. Consultation skills of young doctors: I – benefits of feedback training in interviewing as students persist. Br Med J (Clin Res Ed) 1986; 292: 1.573-1.576.

Martínez-Cañavate T, Bellón J. Foro de Investigación. Em: Taller Nacional de Entrevista Clínica del Grupo Comunicación y Salud. Cala Mior, Maiorca, 2001.

Mead N, Bower P. Patient-centered consultations and outcomes in primary care: a review of the literature. Patientient Education Counselling 2002; 48(1): 51-61.

Merkel W, Nierenberg B. Behavioral science training in family practice residency education: a first evaluation. Soc Sci Med 1983; 17: 213-217.

Oliver JW, Kravitz RL, Kaplan SH, Meyers FJ. Individualized patient education and coaching to improve pain control among cancer outpatients. J Clin Oncol 2001; 19(8): 2.206-2.212.

Pendleton D, Schofield T, Tate P, Havelock P. The consultation: an approach to learning and teaching. Oxford: Oxford University Press, 1986.

Perry WG. Cognitive and ethical growth: the making of meaning. Em: Chickering AW and Associates. The Modern American College. São Francisco, Califórnia: Jossey-Bass, 1981.

Pietroni R. (Convenor). Working Group on Higher Professional Education. Portfolio-based Learning in General Practice. Londres: The Royal College of Generel Practitioners, 1993.

Prados Castillejo JA. Distorsión en las Técnicas Comunicacionales (Entrevista Clínica) en las consultas de Demanda de Atención Primaria. Tesis Doctoral. Universidad de Córdoba. Facultad de Medicina. Córdoba: Departamento de Medicina, 1996.

Rodríguez Salvador JJ, Sobrino A, Ruiz R, Arbonies JC, et al. Competencias del médico de familia. Área Docente. Propuesta de Programa de la Especialidad de Medicina Familiar y Comunitaria. Comisión Nacional de la Especialidad. Madrid: Ministerio de Educación y Ciencia, 2002.

Roter DL. Patient participation in the patient-provider interaction: the effects of patient question asking on the quality of interaction, satisfaction and compliance. Health Educ Monogr 1977; 5: 281-315.

Roter DL. Coding Manual for Roter Interactional Analysis Scheme. Baltimore, Md: John Hopkins University, 1989.

Roter D, Hall J, Kern D, Barker R, Cole K, Roca R. Improving physicians' interviewing skills and reducing patients' emotional distress. A randomized clinical trial. Arch Intern Med 1995; 155: 1.877-1.884.

Roter DL, Hall JA. Physicians' address of psychosocial distress. Apresentação realizada na: The Fifth Annual National Institutes of Mental Health International Research Conference on the Classification, Recognition and Treatment of Mental Disorders in General Medical Settings. Washington DC, 1991.

Ruiz E, Florensa E, Cots JM, Sellarés J, Iruela A, Blay C, Morera R, Martínez JM. Primeras experiencias en evaluación de la competencia clínica de los médicos de familia de Catalunya. Atención Primaria 2001; 28(2): 105-109.

Ruiz R, Rodríguez JJ, Pérula LA, Prados JA, por el grupo de investigación COMCORD. Effectiveness of a learner-centered training program for primary care physicians in using a patient-centered consultation style. Fam Pract 2001; 18: 60-63.

Ruiz R, Rodríguez JJ, Pérula LA, Prados JA, por el grupo de investigación COMCORD. Evolución del perfil comunicacional de los médicos residentes de medicina de familia. Atención Primaria 2002; 29(3): 132-141.

Ruiz Moral R, Muñoz Alma M, Alba Jurado M, Perula de Torres L. Effectiveness of a learner-centered training programme for primary care physicians in using a patient-centered consultation style. Fam Pract 2001; 18(1): 60-63.

Rutter DR, Maguire GP. History-taking for medical students: II. Evaluation of a training programme. Lancet 1976; 2: 558-560.

Sánchez-Candami M, Pla M, Alnertin P, Rodríguez M. El procès de socialització del personal mèdic intern resident. Aportacions de la investigació social qualitativa a l'anàlisi de la iniciació professional en un context institucional. Monografíes n.o 10. Institut Estudis Salut. Generalitat de Catalunya. Barcelona, 2002.

Sanci L, Coffey C, Veit F, Carr-Gregg M, Patton G, Day N, et al. Evaluation of the effectiveness of an educational intervention for general practitioners in adolescent health care: randomised controlled trial. BMJ 2000; 320: 224-230.

Scherer KR, Eckman P. Handbook of Methods in Nonverbal Behavior Research. Cambridge: Cambridge University Press, 1982.

Schillinger D, Piette J, Grumbach K, Wang F, Wilson C, Daher C, Leong-Grotz K, et al. Physician Communication With Diabetic Patients Who Have Low Health Literacy. Arch Intern Med 2003; 163: 83-90.

Schneider CE. The practice of autonomy: patients, doctors and medical decisions. Nova York, NY: Oxford University Press, 1998.

Smith R, Lyles J, Mettler J, Stoffelmayr B, Van Egeren L, Marshall A, et al. The effectiveness of intensive training for residents in interviewing. A randomized, controlled study. Ann Intern Med 1998; 128: 118-126.

Starfield B, Wray C, Hess K, Gross R, Birk PS, D'Lugoff BC. The influence of patient-practitioner agreement on the outcome of care. Am J Public Health 1981; 71: 127-131.

Stiles WB. Manual for a taxonomy of verbal response modes Institute for Research in Social Science University of North Carolina at Chapel Hill, Technical Papers 5, 1978.

Stewart M, Brown JB, Boon H, Galajda J, Meredith L, Sangster M. Evidence on patient-doctor communication. Cancer Prev Control 1999; 3(1): 25-30.

Stone J. What should we say to patients with symptoms unexplained by disease? The number needed to offend. BMJ 2002; 325: 1.449-1.450.

Suchmann AL, Markakis K, Beckmann HB, Frankl R. A model of empathic communication in medical interview. JAMA 1997; 277(8): 678-682.

Suñol R. Correlación entre los procesos y los resultados de la Entrevista Clínica: su aplicación a los programas de calidad en Atención Primaria. Tesis doctoral, Universidad Autónoma de Barcelona. Barcelona, 1992.

Torío J, García MC. Relación médico-paciente y entrevista clínica (I): opinión y preferencias de los usuarios. Atención Primaria 1997; 19(1): 44-60 a.

Torío J, García MC. Relación médico-paciente y entrevista clínica (II): opinión y preferencias de los usuarios. Atención Primaria 1997; 19(1): 63-74 b.

Torío J, García MC. Valoración de la orientación al paciente en las consultas médicas de atención primaria. Atención Primaria 1997; 20(1): 45-55 c.

Unitat Docent Medicina Familiar i Comunitària de Catalunya. Portfolio. Quaderns de'Aprenentatge per Residents i Tutors. Barcelona: IES, 2003.

van den Brink-Muïnen, Verhaak PFM, Bensing JM, et al. The Eurocommunication Study, Nivel, Utrecht, 1999.

Wagensberg J. Si la naturaleza es la respuesta, ¿cuál era la pregunta? Metatemas. Barcelona: Tusquets Editores, 2002.

Wasserman RC, Inui TS, Barriatua RD, Carter WB, Lippincot P. Pediatric clinicians' support for parents makes a difference: an outcome-based analysis of clinician-parent interaction. Pediatrics 1984; 74: 1.047-1.053.

Weston WW, Lipkin M. Doctors learning communication skills: developmental issues. Em: Stewart MA, Roter D (eds.). Communiating with Medical Patients. Newbury Park, Califórnia: Sage Publications, 1989.

Woods DR. Problem-based learning. How to gain the most from PBL. Hamilton: Griffing Printing Ltd, 1994.

Wulff HR, Pedersen SA, Rosenberg R. Introducción a la filosofía de la medicina. Madrid: Triacastela, 2002.

Epílogo

Ao longo destas páginas talvez você, amigo leitor, tenha se perguntado: "serei capaz de adotar estas técnicas?". E também: "estas técnicas se adaptam ao meu estilo pessoal?" Mesmo que decida não colocar em prática alguma destas habilidades ou técnicas, podemos afirmar que pelo simples fato de conhecê-las, ou de aceitá-las *como possibilidades de ação* presentes ou futuras, você já é mais livre. A liberdade não é o ato que realizamos (o "fazer"), nem as diferentes possibilidades que um juiz objetivo e distante poderia dar ("as opções que temos"), mas o horizonte de nossa reflexão, o que somos capazes de imaginar. E neste sentido, conhecer uma série de técnicas é conhecer uma aplicação da inteligência a situações concretas. Se alguém alguma vez intuiu esta técnica... por que não *repensar* e, inclusive, melhorar esta técnica? Aplicar inteligência àquilo que é cotidiano, esse é o desafio. Não ficar satisfeitos com o que sabemos, nem com o que aprendemos. Procurar oportunidades para nos reinventar e romper inércias.

O simples passar dos anos não garante que um profissional tenha mais recursos de comunicação. Na verdade, com os anos erramos de maneira mais conspícua, com mais certeza de que nossa atuação é a correta... Pelo simples fato de que já foi ensaiada antes por nós! Nada ameaça mais a nossa perícia que as rotinas, acreditar que já sabemos tudo o que é necessário, *a preguiça de não querer saber mais*. É muito legítimo que você recuse determinadas técnicas, mas como profissionais sempre devemos estar atentos às inércias. Quando deixamos de mudar *para melhor*, é porque estamos mudando *para pior*. Essa é a servidão do clínico.

O esforço para sermos profissionais melhores faz de nós pessoas melhores

O leque de emoções que surgem em uma consulta é variado. Ao longo destas páginas mencionamos empatia, cordialidade, honestidade, generosidade... opostos a irritabilidade, preguiça, falta de autoconhecimento. São palavras que traduzem atitudes, modos de perceber nossa profissão. Cada uma delas nos leva de modo inexorável a um conjunto de "boas" ou "más" técnicas. Assim, por exemplo, na ausência de *interesse genuíno* pelos problemas de uma determinada pessoa, o mais provável é que uma empatia verbal seja um ato mecânico, incapaz de chegar ao paciente, um ato percebido no limite da honestidade.

Urge depurar nossa linguagem de termos como "paciente piti", "histérico", "chato", e evitar que esse juízos apareçam nas histórias clínicas. E isso não apenas porque cada vez mais o paciente terá acesso a essa informação (ele é o proprietário de sua história clínica), mas porque são palavras que fixam um determinado conceito de "bom ou mau" paciente que não se ajusta à realidade. Não temos nenhum direito de pedir que nossos pacientes sejam "bons" pacientes: devemos aceitá-los como são. Às vezes, por trás de slogans como "educar os pacientes" se esconde o desejo impossível de transformá-los em comunicadores perfeitos, com a obrigação de mostrar suas dolências educadamente e nas horas convenientes. Mas isso jamais vai ocorrer. Os pacientes são tão complexos como a própria vida, porque o ser humano é o animal mais complexo... e também o mais divertido! Adaptar-nos a esta complexidade é aprender a sentir prazer com ela, não assumi-la de maneira defensiva.

Também não devemos colocar panos quentes nos nossos erros e defeitos. Temos um trabalho que exige todos os dia 100% de nossa capacidade. Visto pelo lado negativo isso é terrível, porque algum dia ou alguns dias não estaremos totalmente em forma e, portanto, corremos o risco de cometer erros. Visto pelo lado otimista, significa que a cada dia nos submetemos a uma ginástica intelectual. Um trabalho que, parafraseando Ramón e Cajal, "nos torna mais inteligentes", e que em grande medida é *ginástica emocional:* sorrir, aceitar que podemos errar, aproveitar as oportunidades de aprender, etc. Qualquer aresta de nosso caráter a longo prazo provoca tanta dor que devemos escolher entre o orgulho de negá-la ou, mais simples e inteligente, corrigi-la e mudá-la. E muitas vezes mudamos, claro que mudamos! Porque ser melhores é mais cômodo. *Bem-vinda seja a comodidade!*

O mais prático e o mais cômodo é ser um bom profissional

E não apenas isso: também cuidar do nosso preparo para sermos bons profissionais é mais cômodo. Mas se isso fosse tão simples, todos chegaríamos a ser grandes profissionais com o simples passar do tempo, e isso não é o que acontece.

Temos uma idade cronológica e uma idade profissional. Esta segunda idade passa por várias fases, que chamamos de **idades do clínico**:

- *Juventude*: acabamos a graduação e a pós-graduação básica, e acreditamos que somos clínicos magníficos. Podemos pensar "que sorte tem este paciente de ter caído nas minhas mãos!". Claro que existe aquele que está sempre em dúvida, mas esse é uma espécie rara. O mais normal é que o novo profissional acredite que a sociedade investiu em sua formação com bom proveito.
- *Primeira crise*: então ocorre o que jamais havíamos pensado: erramos, ou acontece algum incidente grave. Toda a autoestima cai por terra e pensamos quase com dor física: "sou um desastre, não mereço ser médico/enfermeira, deveria pendurar o jaleco e fazer outra coisa". De repente e sem anestesia percebemos que sabemos muito pouco, que devemos voltar a aprender, e a tarefa parece descomunal, infinita, o martírio de Sísifo.
- *Maturidade*: cultivamos o **ponto de perplexidade**, procuramos aquilo que não sabemos para dar uma carta de existência a essas carências, para saber os limites de nossas habilidades. Não ficamos tranquilos até que esta fronteira está mais ou menos traçada. Colocamos limites: "bom, renuncio a saber isso". Depois vem a rotina diária, fazer o trabalho com pouco esforço, e esta mesma rotina *começa a nos devorar*, a fazer murchar nossas ilusões: "todo dia igual". Os pacientes difíceis tornam-se ainda mais difíceis porque ativam a preguiça. Sabemos o que devemos fazer com eles, mas sabemos também que exigem um esforço que nem sempre estamos dispostos a realizar e, além disso, aprendemos a evitá-los... sem ter que escutá-los! De vez em quando, entra uma rajada de ar fresco que nos reanima: "vamos lá, vamos participar dessa oficina, de tal congresso!". A influência da vida em equipe é enorme, e muitos profissionais salvam-se *por simples contágio*, porque há profissionais em outros estágios, ou porque existem aqueles que não se deixam vencer pelo desânimo. Mas nesta fase a mediocridade espreita: não a mediocridade de fazer as coisas mal, *mas a de não querer fazê-las melhor.*

- *Mediocridade*: esta é uma das possíveis saídas da maturidade; desertamos da luta; não queremos mais dar o melhor de nós mesmos. Não existe mais o orgulho de dizer: "sou ou serei um excelente clínico". Pode ser que como indício de boa saúde mental nos refugiemos em outra atividade, por exemplo uma atividade artística, ou até mesmo científica (a típica "publicitis", isto é, afã desmesurado de publicar). Mas evitamos o paciente. O paciente começou por nos entediar e eis que agora... *nos assusta*. Assusta porque interiormente reconhecemos que "não somos mais o que éramos".
- *Enrijecimento*: a deserção é completa. Agora não mais estamos, não mais existimos. Escondemo-nos das sessões clínicas, quando é exposto um caso clínico não abrimos a boca, porque nossa falta de leituras pode ficar em evidência. Quando surge um caso difícil não damos um passo à frente, como fazíamos antes, ansiosos por aumentar nossa experiência, mas passamos a carga para o colega mais predisposto. As pessoas começam a ver-nos como uma carga para a equipe. E assim aparece o fantasma da aposentadoria como o desejável. O profissional começa a contar os anos que faltam para ganhar o céu... sem considerar que, talvez, a aposentadoria também não será fácil.
- *Corredor de longa distância*: mas também há quem reaja a tudo isso com a mentalidade do corredor de longa distância. Mesmo que o primeiro *sprint* tenha sido rápido e duro, acerta o passo e prepara os apetrechos para percorrer um longo caminho. Em primeiro lugar, aprende que sua melhor recompensa é o *trabalho bem feito*. Não espera os elogios dos chefes ou dos pacientes: se eles vêm, melhor, mas o prazer do trabalho bem feito gravita sobre si mesmo. Também não procura o entusiasmo de novos projetos como quem degusta todos os pratos à procura da última maravilha culinária; em vez disso, reparte seus esforços em alguns, poucos, projetos bem estabelecidos e inclui na agenda sua própria família e seus amigos.

O corredor de longa distância precisa abastecer-se para tanto esforço. Somente a *curiosidade intelectual* pode nos dar de beber. E é o que acontece quando perguntamos: O que este paciente está dizendo *a partir de seu modo de viver*? De onde vem esta serenidade diante da morte? Eu soube criar um ambiente de reflexão nesta família? O que aprendi deste paciente difícil? Em que sentido significou um desafio para mim? O que mudou em mim? Sou um pouco melhor do que era há seis meses?

Outras duas ideias para o corredor de longa distância:

- Nada é mais difícil para qualquer ser humano que manter a vitalidade de seu *arco emocional*. O riso assim como o pranto. A vida nem sempre nos trata bem e é nesses momentos que tem mais valor conseguir manter o sorriso... ou saber chorar.
- A vontade de ajudar os outros e de sermos profissionais um pouco melhores é uma vontade (um empenho) que deve ser atualizada periodicamente. A mediocridade sempre está à espreita. Nunca podemos baixar a guarda, porque a preguiça não se dará por satisfeita com um "só hoje"; uma vez que se instala *quer sempre o amanhã*.

Más notícias para o bom profissional

Até aqui só recebemos boas notícias: existe uma recompensa para nosso esforço. Mas não queremos ocultar toda a verdade. Agora, amigo leitor, vêm as más notícias. Se você decidiu melhorar sua prática clínica e, por conseguinte, ser um profissional equilibrado no tratamento humano e técnico, deve saber que lhe será delegado mais trabalho, que os pacientes pedirão mais os seus serviços e que para fazer tudo isso você vai ganhar a mesma coisa que o resto da equipe. Delegarão mais em você porque perceberão sua melhor predisposição. Talvez, inclusive, digam em tom de desafio: "vamos ver se você dá conta deste paciente resmungão!". Este diferencial de esforço em relação ao resto da equipe dificilmente tem recompensa financeira e aqui, sem dúvida, aparece uma importante responsabilidade do administrador e do político. É muito humano que você pense: "vale a pena?".

E não apenas isso. Por saber comunicação, você também será mais consciente (ou vai conseguir *enganar menos* a si mesmo), de sua má práxis. Imagine a seguinte situação: 50 pacientes em três horas. Pacientes deprimidos que passam pelo seu consultório sem que você possa abordá-los com as técnicas mais óbvias. Demandas confusas que exigem o bisturi da inteligência para esclarecer, isolar seus componentes, apreciar sua potencial gravidade. E você, em contrapartida, obrigado a ser resolutivo... à custa de sua própria saúde!

Comentando esta situação, um grande comunicador questionava: "por acaso saber comunicação não nos coloca em um risco maior de ativar nossa culpa em contextos de consultas massificadas? O bom comunicador também é bom para perceber quando atua mal e, assim, perder com maior facilidade sua autoestima" (Prados JA, 2003). O pior que pode acontecer com ele nessa situação é que o sentimento de culpa o deixe bloqueado. Portanto, seguindo Prados "não vamos nos comparar com um ideal abstrato, vamos comparar com o melhor que posso dar de mim nesta *situação concreta*". Nós acrescentamos que se não fosse assim, perderíamos qualquer capacidade de transformar a realidade, porque para transformá-la quase sempre devemos primeiro adaptar-nos a ela. Deste modo, podemos imaginar o que poderíamos chamar de uma *patologia das utopias*: objetivos excessivamente inatingíveis e uma rápida perda de ideais como reação à frustração

Em resumo: é uma atitude inteligente desejar ser um melhor comunicador/profissional? A resposta que oferecemos é a seguinte: somente vale a pena vivenciar a prática clínica *a partir da intensidade emocional* (o que pressupõe momentos de plenitude, mas também de sofrimento e tensão). Somente partindo desta intensidade emocional podemos conjurar o tédio, essa fraqueza da alma capaz de turvar a felicidade em maior medida que os desafios da vida cotidiana. Desejar fazer bem o nosso trabalho não é algo que se recebe como presente, nem depende de gerentes ou políticos: é algo que cada um de nós deve construir e, talvez, presentear aos nossos colegas de trabalho. A rotina de cada dia também pode ser uma aventura, mas não espere que alguém ofereça de presente um cenário melhor para sua prática profissional. Você pode fazer de seu consultório uma maloca ou um palácio e em grande medida terá sido você mesmo quem construiu. É mais confortável viver em um palácio, mas exige um grande esforço mantê-lo em ordem e limpo. Contudo, quem escolhe viver em uma maloca sofre mais, mesmo que não saiba disso. Definitivamente, cada um de nós deve responder à pergunta-chave: como desejo viver minha profissão? Intensamente ou de modo furtivo?

Referência

Prados JA. La responsabilidad de aprender a comunicar. Conferencia Taller Nacional de Entrevista Clínica e RelaciónAsistencial. A Toxa, 2 de maio 2003

Apêndice 1

Tipos de anamnese e revisão por sistemas

Dados de base
- Composição familiar e relações.
- Antecedentes familiares: doenças, fatos relevantes.
- Moradia, trabalho e interesses.
- Doenças preexistentes, intervenções cirúrgicas, medicamentos habituais.
- Hábitos: tóxicos (álcool, tabaco, drogas), medicamentos habituais, hábitos fisiológicos (urina, fezes). Exercício.
- Dieta quantitativa e qualitativa.
- Alergias medicamentosas e de outro tipo.
- Antecedentes gineco-obstétricos.

Averiguar o problema do paciente

Anamnese focal para definir a natureza do problema
- Desde quando está passando mal? Por qual motivo decidiu me consultar?
- Antes desta data estava perfeitamente bem? Em caso negativo, o que estava sentindo?
- Há quanto tempo não está perfeitamente bem?
- Quando começou a passar mal, quais foram os primeiros sintomas? Quanto tempo passou até que aparecessem outros sintomas?
- Onde dói? Poderia descrever como é a dor (alfinetada, opressão, belisco, sensação de queimação, etc.)?
- Consultou com outros médicos desde que começou sua doença? Quais os nomes desses médicos? Quando? Pediram exames? Qual foi o resultado? Qual foi a conclusão a que chegaram?
- O que alivia e o que agrava as dores? Já experimentou algum tratamento? Qual foi o resultado? Tolerou bem?
- Teve sintomas parecidos antes? Quando?
- Como estava durante os intervalos assintomáticos?
- Acredita que seu problema está estacionado ou que avança?
- Sente alguma outra coisa (dor, incômodo) quando está pior ou junto com o início dos sintomas principais?
- Conhece algum fator que possa influenciar no seu problema? Tem alguma doença ou fator de risco?

Anamnese para salto psicossocial
- Como descansa à noite?
- Como está seu estado de ânimo?
- Tem muitas preocupações, ou coisas que lhe dão voltas na cabeça?
- Problemas ou acontecimentos graves em casa ou no trabalho?

Anamnese para estabelecer o impacto biográfico
- Tem alguma hipótese ou ideia sobre o que tem ou sobre os fatores que podem causar sua doença?
- Modificou alguma atividade habitual devido à sua doença? (por ex., no trabalho,

licenças médicas, em casa, em suas relações conjugais, atividade de lazer, sexual).
- Alguém do seu meio sofreu de alguma doença semelhante? Aconteceu alguma coisa que tenha mudado sua vida ou que lhe tenha causado grande impressão?
- Em que acha que podemos ser úteis e o que pensa que deveria ser feito para melhorar a situação?
- Tem problemas em casa ou no trabalho que possam estar influenciando?

Revisão por aparelhos e sistemas

Informação geral
- Fez alguma revisão médica ultimamente? Sua empresa proporciona revisões anuais? Quais foram os resultados? Tem algum resultado de colesterol recente? Já teve anemia?
- Acha que sua saúde piorou recentemente?
- Perdeu ou ganhou peso ultimamente? Quantos quilos? A partir de quando?
- Tem febre, cansaço ou algum outro sintoma que o deixe preocupado?
- Descansa bem à noite? Acorda para urinar, por alguma dor ou simplesmente porque é muito sensível ao barulho?

Cabeça
- Sente dor de cabeça com frequência?

Olhos
- Tem dificuldades para enxergar de longe ou para ler?
- Sente coceira nos olhos, sente que estão inchados ou alguma outra coisa que incomode?

Ouvidos
- Tem dificuldade para ouvir?
- Sofre de dor no ouvido ou de outro tipo de desconforto, como coceiras ou zumbidos?

Nariz
- Tem sensação de que não pode respirar direito pelo nariz com frequência?
- Respira com a boca aberta enquanto dorme?
- Alguma vez já recebeu diagnóstico de sinusite?

Boca
- Tem algum problema na boca, como dor, queimação na língua ou mau gosto?
- Usa dentadura postiça? Está confortável com ela? Consegue mastigar bem?
- Suas gengivas sangram com facilidade?

Garganta
- Alguma vez já recebeu diagnóstico de faringite crônica?
- Tem a voz rouca ultimamente, ou com frequência?

Mamas
- Apalpa suas mamas periodicamente? Notou algum tipo de alteração?

Aparelho respiratório
- Tosse com muita frequência? Em caso positivo: é uma tosse irritativa ou com expectoração? Alguma vez observou sangue no escarro?
- Sente dificuldade para respirar?
- Alguma vez notou chiado ao respirar?
- Sente dor no peito?
- Sofre de bronquite quase todos os invernos?

Sistema cardiovascular
- Alguma vez teve problemas de pressão arterial?
- Tem palpitações?
- Alguma vez sentiu dor ou opressão no peito permanecendo imóvel ou durante o exercício?
- Alguma vez sentiu tontura ou desmaiou realizando um exercício intenso?
- Precisa descansar subindo uma ladeira? E quando sobe dois andares?

Sistema digestivo
- Tem bom apetite? Come de tudo (carne, peixe, frutas, verduras, leite, derivados do leite, etc.)?
- Tem dificuldade para engolir?

- Sente queimação no estômago? Isso é comum? Sente alívio ao comer ou tomar um antiácido?
- Sente-se pesado depois das refeições? Acontece mais com determinadas comidas? Com quais?
- Arrota excessivamente?
- Tem náuseas ou vômitos?
- Já vomitou sangue?
- Tem dor de estômago depois das refeições?
- Sente dor em algum lugar do ventre ou do abdome?
- Vai ao banheiro evacuar com que frequência? Qual é a consistência e cor das fezes?
- Tem hemorroidas?
- Alguma vez já esteve amarelo (ictérico)?

Aparelho geniturinário
- Sofre de infecções urinárias com frequência?
- Urina mais de cinco ou seis vezes por dia?
- Precisa levantar à noite para urinar? Quantas vezes?
- Sente vontade constante de urinar?
- Tem ou teve pedras no rim?
- Apresenta algum tipo de dificuldade para iniciar a micção?

Nos homens
- Quando termina de urinar, tem um gotejamento que mancha a cueca?
- Dor ou desconforto nos testículos?
- Dor ou desconforto na ereção ou ao ejacular?

Nas mulheres
- Que idade tinha quando começou a menstruar? Cada quanto tempo tem as menstruações?
- Regularmente? Quantos dias duram?
- Tem um fluxo normal, excessivo ou discreto? Quantos absorventes usa por dia? E durante toda a menstruação?
- Sente dor com as menstruações? Durante quantos dias? Com que consegue alívio?
- Tem hemorragias intermenstruais? São como manchas ou são abundantes?
- Tem fluxo abundante?
- Utiliza algum método contraceptivo? Qual?
- Suas relações sexuais são gratificantes?
- Em pacientes menopáusicas: que idade tinha quando terminaram suas menstruações? Depois disso percebeu alguma hemorragia vaginal? Sofre de calores ou de algum outro tipo de sintoma?

Sistema musculoesquelético
- Sente dores nas costas, ou em alguma outra parte dos músculos ou das articulações?
- Levanta muito peso durante sua jornada de trabalho? Adota algum tipo de posição fixa ou forçada?

Pele
- Tem algum problema na pele, coceira ou lesões de algum tipo?

Saúde mental
- Considera que é uma pessoa nervosa?
- Alguma vez tiveram que lhe dar remédios para uma depressão ou alguma outra doença mental?
- Está sujeito a muito estresse? Tolera bem?
- Dá muitas voltas nas coisas, ao ponto de ficar irritado consigo mesmo?

Sistema nervoso
- Sente-se seguro caminhando?
- Sente tonturas? São como uma sensação de instabilidade, ou tudo parece girar?
- Tem formigamentos nas mãos ou nos pés?
- Tremores?
- Falta de memória?

Apêndice 2

Um exemplo de guia de sessão

TEMA: SABER DIZER NÃO

GUIA DE SESSÃO

Objetivos da sessão

1. Detectar resistências a "dizer não".
2. Experimentar como se sente negando alguma coisa.
3. Causar no residente elementos de discussão para julgar quando deve dizer "sim" e quando deve dizer "não".

Conteúdos

1. Diferença entre informar, persuadir e negociar.
2. Negociar: técnicas básicas com exemplos.
3. Quando devemos dizer "não".
4. Resistências ao "não".

Ideias "fortes" da sessão

1. Negociar não equivale a enfrentamento.
2. A melhor maneira de dizer não é sendo muito assertivos/decididos.
3. Argumentar sempre o "não" para, no segundo tempo, técnica do "disco riscado".
4. Que coisas não usamos a técnica "disco riscado".

Metodologia com ênfase na participação

Primeiro, vamos expor os conceitos. Vídeo demonstrativo, exercício realizado pelo professor e, em seguida, passaremos para o exercício de 3 x 3. Recolheremos as principais experiências dos micro-grupos e, se houver algum que seja especialmente interessante, será reproduzido para todos.

Desenvolvimento da sessão (síntese)

Tema	Conteúdo	Estimativa de tempo	Material auxiliar
Apresentação	Quem sou. Importância do tema. Expor conteúdos. Hora limite para acabar	3 minutos	
Vídeo	Uma briga por um atestado que não podemos fazer. Slides 1 a 3	6 minutos	Vídeo; slides 1-2-3
Encenação	Enceno outras maneiras de solucionar a situação do vídeo	10 minutos	
Participação	Faço perguntas. Faço micro-cenas com a cadeira rodando	10 minutos	
Exercício de 3 x 3	Reparto exercício 3 x 3 (Ver mais adiante) Divido em grupos. Eles fazem.	15 minutos	
Comentários do exercício	Coleto as experiências mais interessantes		
Sumário	Ideias-força		Slides 4-5-6-7
Fechamento			Slides 8-9

Exercício de 3 x 3

Um antibiótico sem prescrição na farmácia

Descrição da situação

Um paciente que já havíamos advertido em outra ocasião compra novamente um antibiótico sem prescrição na farmácia e quer que façamos a receita para entregar onde comprou.*

Papel para o discente que vai representar o paciente

Você tem 67 anos, problemas de artrose que não o impedem de andar, mas que incomodam. Este fim de semana teve sintomas de cistite, que já conhece, e para evitar a fila do serviço de emergência, foi diretamente até a farmácia.

Você procura seu médico da família para que faça a receita. Ficará irritado se ele não quiser fazer, argumentando:

– Você nunca pede nada que não seja realmente necessário, nem incomoda com consultas domiciliares que não sejam necessárias.
– O diagnóstico de infecção urinária era muito claro, e a prova é que você respondeu muito bem.
– Para o médico não custa nada fazer uma receita, até parece que ele/ela está pagando!
– E para você sim, este dinheiro faz uma grande diferença, com a pensão que recebe!
– Da próxima vez, vai passar pelo setor de emergência para pedir a receita, mas desta vez ele tem que abrir uma exceção.

---

* N. de R. T.: Na Espanha, se a pessoa leva a prescrição da medicação na farmácia pode ter parte do valor pago ressarcido.

Folha de observação para o discente que fará o papel de observador

O médico foi:

- Assertivo, sem ficar irritado ou alterado.
- Seguro em suas posições, mas um pouco nervoso pela insistência da paciente.
- Claramente nervoso ou irritadiço.

O médico utilizou alguma destas técnicas (podem ser marcadas várias):

- Parêntese
- Duplo pacto
- Recondução por objetivos
- Imposição com técnica do "disco riscado"
- Cedência intencional
- Cedência real
- Transferência de responsabilidade

Instruções para o discente que representará o profissional

Procure aplicar os conceitos que trabalhamos. Acima de tudo, não se deixe levar pela paixão, procure controlar o clima da consulta. Pode dizer "não" sem ficar irritado.

Apêndice 3

Guia do grupo comunicação e saúde para a condução de grupos pequenos de aprendizado

Antes da sessão

1. A quem dirigimos a sessão? Dialogamos com eles ou com os organizadores para averiguar suas necessidades de formação?

2. O Grupo é nosso amigo e aliado. Confie no Grupo. Visualize-o como pessoas amigas. Se antes de uma sessão está nervoso, pense: "estou tenso como estratégia inconsciente para dar o melhor de mim mesmo".

3. Naturalidade no tratamento. Concentre-se no que vai fazer e explicar e esqueça seu aspecto. Rejeite pensamentos do tipo: "como estarão me vendo agora?". Jamais pense se estarão achando que é feio/a ou atrativo/a, pois imediatamente deixará de movimentar-se ou falar com naturalidade.

4. Organize sobre a mesa os materiais que vai repartir, os exercícios de 3 x 3, os vídeos, etc., na ordem em que devem ser usados. Coloque etiquetas se for necessário. E o guia da sessão deve ocupar o lugar preferencial.

Guia de sessão

1. Só um lado de uma folha, "tudo à vista e no primeiro olhar", em um corpo de letra bem visível.

2. Prepare o guia até que chegue a apaixonar-se pelo tema. Experimente uma vontade enorme de transmitir os conteúdos da sessão. Se não chegar a "acreditar" na sessão ou no tema, é melhor que peça ajuda ou que desista de desenvolver o guia.

Início da sessão

1. Nosso estilo é "ir diretamente ao ponto". Uma apresentação tediosa ativa o chip do bocejo. Não abuse das apresentações pessoais ("que cada participante se apresente e diga o que espera desta oficina"); podem ser adequadas, mas cansam. Também cansam as estratégias nas quais os participantes definem os conceitos enquanto o professor os escreve no quadro-negro.

2. Curva de tensão. Existem vários modelos: *a) in crescendo*; *b)* "eletrochoque", e *c)* "remanso de paz", entre outros.

3. Motor de três tempos: *a)* apresentação e explicação do tema; *b)* o professor "se expõe", e c) os alunos resolvem problemas e "se expõem". Participar não é teorizar sobre comunicação, mas fazer/dizer o que faríamos ou diríamos na consulta.

4. Ter em mente o que virá a seguir, quando o tema que nos ocupa esteja esgotado. As transições dinâmicas são uma das chaves do nosso método. O professor, portanto, pensa: "quando acabemos estes exercícios sobre más notícias passaremos para a comunicação telefônica". E as transições são expostas e executadas com rapidez.

Condução do grupo

1. Priorizar em todo momento os objetivos. Se sentirmos que estamos nos afastando do tema, façamos a recondução com suavidade.

2. Não criticar quem participa. Protegê-lo do grupo. A divergência é bem-vinda. O cético é um animal em vias de extinção que merece ser protegido. Sempre devemos respeitar aquele que opina ou "se expõe" em uma encenação.

3. Reconhecer o grupo: "vocês são especialistas". Pedir opinião.

4. Olhar para todos os participantes. Perceber o "destaque do grupo". Inicialmente apoiar-se nos mais participativos (que são aqueles que olham para o professor diretamente), depois arrastar o resto.

5. Descubra suas próprias barreiras para uma comunicação direta. São os slides/transparências? Você evita os olhares dos participantes? Entedia as pessoas com uma voz monótona?

6. Saiba criar participação real. Mas que a participação não interrompa o seu ritmo: deve cumprir com os objetivos.

7. Aproveite momentos em que os discentes participam para dar uma olhada no guia: está deixando de fora algum aspecto importante?

Princípio e final

1. Prepare com esmero tanto o começo quanto o final de sua oferta de formação. Um bom começo é aquele que convida a manter o nível de atenção alto, porque desenha uma boa síntese do que será a oferta de formação. Não deixe de lado apresentar-se com modéstia, mas sem esconder aspectos de seu currículo que venham ao caso.

2. O final deve ser concreto e anunciado: "bem, nosso tempo acabou e devemos começar o encerramento"... Faça um resumo das ideias fundamentais. Conclua com bom humor e dando um feedback positivo para a audiência: "eu aprendi tanto quanto vocês, etc." "Para mim foi um prazer compartilhar este momento e espero que no futuro, etc." Não deixe para improvisar, porque estará cansado e não vai fazer certo.

Depois de finalizada a sessão

1. No mesmo dia, por mais cansado que estiver, recupere o guia didático e, mesmo que seja rapidamente, escreva nele suas impressões, o que funcionou e o que não, as mudanças que realizou espontaneamente, as reações do grupo. Estas anotações têm um valor incalculável para a sessão seguinte.

2. Compare seu guia com o de outros colegas que também desenvolvam o mesmo tema. Leia e enriqueça o guia com observações pessoais. Deixe que a vida normal impregne os exemplos e que o sentido comum se torne amigo dos conhecimentos que tenta transmitir.

Glossário de termos, técnicas e habilidades de comunicação

No seguinte glossário, está indicado quando se trata de uma habilidade de comunicação (HT), falta (ou erro) de técnica (FT) ou um termo descritivo relacionado com a comunicação (T).

Abordagem ou entrevista em "duas fases" (FT). O entrevistador esgota o tempo tentando verificar hipóteses de tipo biológico, até que percebe que deve abordar causas psicológicas (ou vice-versa). Contudo, esgotou seu tempo e paciência e deve marcar outra entrevista com o paciente.

Acessibilidade (T). Facilidade ou dificuldade para poder entrar em contato com o profissional da saúde.

Acomodação (T). Na metodologia de más notícias, refere-se à fase anterior à emissão de uma notícia ruim, fase na qual o entrevistador tenta preparar o paciente, e à fase imediatamente posterior, quando acomoda o impacto emocional. Nas interações com descarga emocional, refere-se às técnicas de acompanhamento.

Acompanhar a transição (HT). Chamamos a atenção para (ou, inclusive, justificamos) uma mudança de tema. Por exemplo: "Tudo bem... agora gostaria que falássemos um pouco de sua vida cotidiana".

Acordo (T). Proposta aceita por várias pessoas.

Adaptadores (T). Movimentos corporais – por exemplo, bater com um dedo na mesa – que evidenciam o esforço de um indivíduo para assumir emocionalmente uma situação desagradável.

Adesão, Técnica da (HT). Equivalente à Técnica da Adesão Sugerida (ver anterior).

Adesão sugerida, Técnica da (HT). Acrescentamos um adjetivo ou um dado que pensamos que o paciente quer ou está a ponto de expressar. Própria de entrevistadores projetivos. Costuma ter valor empático. Por exemplo: "Paciente: E esta dor nas cervicais... ufa!... Entrevistador: "É uma dor muito irritante... sim". Com esta técnica existe o perigo de induzir respostas imprecisas. Por exemplo, o paciente descreve seu desconforto estomacal, mas não encontra as palavras adequadas, momento em que o profissional aproveita para dizer: "talvez como uma queimação?". O paciente diz "sim" para agradecer a ajuda, mas na verdade não sente este sintoma como uma queimação.

Agenda inteligente (T). Capacidade do sistema organizativo para determinar um tempo para cada consulta que seja o mais ajustado possível às necessidades do paciente, evitando, entre outros, o "efeito avalanche" (ver). Diferentemente da Agenda Sanfona, não existem espaços pré-determinados para recuperar o tempo de atraso (p. ex. 15 minutos entre cada 4 consultas de 5 minutos): os tempos de consulta são definidos por algoritmos lógicos, considerando o histórico do paciente concreto que solicita a consulta, idade, sexo, lista de problemas, etc.

Agenda sanfona (T). Agenda que incorpora espaços livres (ou seja, sem consultas marcadas), para recuperar o tempo de atraso que previsivelmente teremos.

Álibi cognitivo (T). Justificativa com a qual nos permitimos resolver uma situação clínica sabendo que estamos aplicando uma regra de ação (ou heurística) de baixo nível. Por exemplo: *"estou esgotado e este paciente é um lamuriento*. Por complacência, vou pedir um exame e se ele voltar aqui com queixas, daí vou examiná-lo mais cuidadosamente". Em itálico, o álibi cognitivo.

Alimentar o vagabundo, Técnica de (HT). O entrevistador deixa que o paciente domine o andamento da entrevista e colabore livremente com materiais; isso permite conhecer ou conquistar a confiança de um paciente desconfiado ou defensivo, com a condição de que na segunda fase o plano de entrevista seja completado.

Ampla competência (T). O entrevistador sabe movimentar-se de uma entrevista operativa para outra semiológica, e desta para uma de integração, etc.

Anamnese em extensão (ou extensiva) (HT). Anamnese que considera não apenas o pacote de questões que chamamos focal (ou natureza do problema), mas também os outros dois: o psicossocial e o centrado no paciente. Por exemplo: já aprofundamos nos aspectos somáticos do enjoo e passamos para os psicológicos dizendo, "agora gostaria que falasse sobre como o senhor está por dentro, ou seja, se normalmente está relaxado ou nervoso, alegre ou triste". A partir daí começa uma anamnese psicossocial.

Ancoragem diagnóstica (T). Grau de certeza ou comprometimento que o paciente ou o profissional clínico tem em um determinado diagnóstico. Compartilhar um diagnóstico é compartilhar uma realidade; por isso, o terapeuta pode forçar o reconhecimento de um diagnóstico como ludopatia por parte do paciente, e "ancorá-lo" a esta sua realidade. A certeza provém das provas científicas que confirmam esta orientação diagnóstica (ancoragem por certeza). A ancoragem por comprometimento começa com o tipo de relação interpessoal estabelecida entre paciente e clínico, ou vem da necessidade social que existe para perseverar neste diagnóstico. Exemplos de ancoragem por comprometimento social: um diagnóstico de depressão pode se sustentar na necessidade de explicar um comportamento de maus tratos familiares, e assim dar uma segunda oportunidade ao paciente. Outras vezes, será o paciente quem acredite piamente em uma "artrose invalidante", apesar das provas ao contrário, para manter uma licença médica. Por outro lado, um médico pode recusar-se a considerar uma "mononucleose" simplesmente porque seu paciente se adiantou em mencionar esta possibilidade (ancoragem negativa).

Ancoragem diagnóstica indireta (HT). Evitamos o rótulo de uma palavra concreta, e deixamos que o próprio paciente configure sua situação clínica a partir de um hábito (p. ex., beber), ou de outra evidência (o resultado de um exame, um conjunto de sintomas, ou uma situação sociolaboral).

Ancoragem diagnóstica por comprometimento social (T). Ver ancoragem diagnóstica.

Antagonismo (FT). Aquele comportamento verbal ou não verbal que opõe, culpabiliza ou impugna o comportamento ou as emoções do paciente. Por exemplo: "Não exagere!".

Aparência (T). Imagem externa que oferecemos às outras pessoas.

Apoio narrativo (HT). O entrevistador favorece ou possibilita a livre verbalização do paciente por meio de um comportamento verbal ou gestual com base em silêncios funcionais, facilitações, frases por repetição, entre outras técnicas. Por exemplo: aceno afirmativo ao mesmo tempo em que dizemos "sim, sim, entendo...".

Apreensão (T). Medo excessivo de ter doenças ou de acontecimentos vitais desfavoráveis.

Aprendizado da gratificação (T). Desde a infância o ser humano descobre e procura fontes não apenas para satisfazer suas necessidades fisiológicas, mas também para gratificar-se emocionalmente, ou seja, encontrar motivos de tensão, excitação e relaxamento. Um exemplo extremo: algumas vezes, as crianças sofrem maus-tratos e fazem disso um aprendizado gratificante. São experiências primordiais que marcarão sua maneira de estar no mundo: "buscar carícias negativas", golpes, abusos de diversos tipos, como forma de encontrar gratificação.

Assertividade (HT). Saber em cada momento o que deve ser feito, expressar-se com segurança, moderar as reações emocionais do paciente sem sermos contagiados por elas, sem cair na agressividade ou na passividade. Por exemplo: o paciente atira sobre a mesa uma receita e provoca: "isso é uma porcaria". Sem mostrar nervosismo, dizemos: "por favor, peço que se sente e conte o que aconteceu".

Assessoramento em tempo real (HT). Observações realizadas pelo professor no momento exato em que o aluno tem um determinado comportamento. Sua finalidade é indicar uma estratégia ou técnica comunicacional a ser desenvolvida pelo entrevistador (discente).

Sinalização (HT). Mensagem do entrevistador cuja finalidade é deixar em evidência para o consultante uma determinada emoção (sinalização emocional) ou um determinado comportamento (sinalização comportamental). Por exemplo: "vejo que está um pouco nervoso, não é mesmo?".

Atenção preferencial no primeiro minuto (HT). Consiste em um contato visual-facial com o paciente no primeiro minuto da entrevista. Deve ocupar a maior parte deste minuto inicial.

Atender (ou monitorar) nossa paralinguagem (HT). Perceber, enquanto falamos, o tom, o timbre, a cadência e as inflexões da nossa voz, detectando nossos estados de ânimo e as reações que experimentamos. Por exemplo, o entrevistador pensa: "por que estou elevando a voz com este paciente? Ele me deixa nervoso/a, devo tentar relaxar porque posso contagiá-lo com o meu nervosismo".

Atitude (T). Disposição de ânimo sobre um determinado assunto. A atitude está baseada em crenças, emoções e comportamentos ou hábitos.

Atitude de segundo nível (T). Por baixo de uma atitude "oficial" (aquela que pensamos ter, de acordo com nossos pressupostos éticos), temos atitudes de segundo nível, que podem vir à tona em determinadas circunstâncias.

Atribuir emoções/atitudes/crenças positivas (HT). Manifestamos verbalmente ou agimos como se o paciente tivesse determinadas emoções, atitudes ou crenças, dando isso como certo e, desta maneira, forçando-o a ser coerente com elas. Por exemplo: "já pode receber alta, que no fundo é o que o senhor queria".

Autoestima (T). Consideração que temos por nós mesmos.

Avaliar a dúvida/resposta avaliativa (HT). Diante da expressão verbal ou não verbal de dúvida, o profissional faz uma avaliação das expectativas ou crenças do paciente. Por exemplo: "vejo que está em dúvida. O que pensa a respeito disso?".

Averigua crenças (HT). O entrevistador pergunta e se interessa pelas crenças que o paciente sustenta. Por exemplo: "pensa que alguma coisa em concreto está prejudicando-a?".

Baixa produtividade, entrevistador de (FT). Na anamnese: o entrevistador formula poucas perguntas ou frases por unidade de tempo; no exame físico: o profissional desenvolve poucas manobras exploratórias por unidade de tempo em relação à média populacional.

Barreiras para a comunicação (T). Qualquer característica do outro que seja diferente das nossas: idade, sexo, nível social ou cultural, aspecto, etc. Dificuldades expressivas ou de compreensão (surdez, gagueira, etc.). Aspectos intrapsíquicos do profissional: personalidade, tensão ou ansiedade porque não sabe o que deve fazer, o que está acontecendo com o paciente... Aspectos intrapsíquicos do paciente: ansiedade, depressão, problemas de personalidade... Situações clínicas comprometidas: pela urgência, pelo tipo de demanda, pelos acompanhantes disfuncionais...

Bidirecionalidade (HT). Existe um ambiente de verdadeiro diálogo, onde ambos os atores, profissional e paciente, sentem liberdade para opinar e inclusive interromper-se. Por exemplo, criar silêncios ou perguntas do tipo: "tem perguntas?", "o que opina a respeito?", para incentivar a participação do paciente.

By the way **(T)**. Termo anglo-saxão que expressa uma situação na qual o paciente introduz uma nova demanda quando prevíamos o final da entrevista. Traduziríamos o termo por: "por sinal, doutor, já que estou aqui...".

Calidez (HT). Qualidade de uma pessoa pela qual é capaz de criar um clima de afabilidade em suas relações interpessoais. Equivale a: "gosto de cuidar do/a senhor/a".

Campo de busca (T). Todos os comportamentos presentes ou que o indivíduo realizou alguma vez, ou que estão em seu meio, e que para ele aparecem como possibilidades quando deve dar resposta a um desfio.

Campo de negociação (T). Matéria sobre a qual transcorre a ação de negociar.

Caráter (T). Estilo de sentir.

Caráter circular das emoções (T). As emoções se justificam cognitivamente, de modo que é muito difícil sair delas por meio de uma ação crítica. Assim, quando estamos irritados, irrita até mesmo a possibilidade de considerar que nossa irritação não tem base. Quando estamos cansados de dirigir, cansa inclusive pensar onde estacionar o carro para descansar um pouco, e continuamos dirigindo. Quando experimentamos um forte rancor, por um lado esse sentimento nos faz mal, mas por outro lado nos sentimos apegados a ele, como se proporcionasse certo prazer acariciar uma hipotética vingança, por isso não desistimos de mantê-lo, etc.

Carga assistencial (T). Quantidade de trabalho clínico que um profissional deve solucionar diariamente.

Cartão de visita (T). Impacto emocional que temos quando inesperadamente encontramos uma pessoa que já tratamos.

Cedência adiada (HT). Aceita uma solicitação ou sugestão do paciente para aplicá-la em um tempo futuro. Por exemplo: "pode ser que dentro de um mês seja adequado fazer isso que está propondo".

Cedência condicional (HT). Aceita uma solicitação ou sugestão do paciente caso se cumpra uma determinada condição. Por exemplo: "se não melhorar pode ser adequado fazer isso que propõe".

Cedência intencional (HT). Aceita uma solicitação ou sugestão do paciente em relação a intenções futuras. Por exemplo: "acho muito bom que esteja me dizendo isso, vou levar em consideração".

Cedência real (HT). Aceita uma solicitação ou sugestão do paciente para aplicação imediata. Por exemplo: "sim, acho bom fazer isso que está propondo".

Certezas prematuras (FT). Garantir ao paciente que tudo terá solução antes de considerar o problema em profundidade.

Charlatanismo (FT). Uso de um vocabulário exagerado que visa a fascinar o receptor (paciente) diminuindo seu espírito crítico, com finalidades de manipulação ou por simples exibicionismo pessoal.

Chaves que obrigam (T). Dado anamnésico ou exploratório cuja presença sempre deve nos levar a uma determinada atuação.

Ciclo ideal de entrevistas (HT). Para uma abordagem correta de seus sintomas, alguns pacientes precisam que haja uma progressão que vá de uma entrevista semiológica a uma entrevista de escuta e a uma de integração/psicoeducacional. Infelizmente, isso nem sempre é possível (seja por falta de habilidade do entrevistador ou por resistência do paciente). Por isso, chamamos este ciclo de "ciclo ideal".

Cognição (T). Pensamento pelo qual somos capazes de conhecer.

Cognitivo (T). Relativo aos pensamentos que orientam nossa percepção e conhecimento das coisas.

Combinar um plano (HT). Profissional e consultante concordam em executar uma ou mais ações determinadas. Por exemplo: "concorda em fazer um perfil glicêmico na semana que vem?".

Começar de zero (HT). Os dados que possuímos até o momento são tão confusos que decidimos que o melhor é considerar o paciente como se fosse completamente novo para nós.

Compartilhar riscos (HT). Solicitamos a opinião de outros profissionais, não tanto porque não sabemos o que devemos fazer, mas pelo fato de que prevemos que a evolução do paciente será favorável para nós, e queremos esgotar todo o espectro de possibilidades de ação, assim como demonstrar que agimos *lex artis*.

Compensação emocional (HT). Efeito por meio do qual um entrevistador consegue conduzir um paciente para emoções opostas àquelas que ele inicialmente manifestou, em geral emoções negativas para outras positivas ou mais construtivas, isso graças ao fato de permitir que ele expresse essas emoções negativas sem limites.

Competência emocional do entrevistador (T). O entrevistador sabe detectar as emoções do consultante, a repercussão que essas emoções têm sobre ele, colocando um contrapeso para manter seu próprio tom emocional e, inclusive, sintonizar o paciente em outra emocionalidade mais apropriada (resgate emocional).

Complacência (T). Atitude com a qual o entrevistador satisfaz os desejos do consultante, mesmo com o risco de incorrer em iatrogenia.

Comportamento não verbal (T). Mensagens emitidas por meio de gestos ou expressões alheias à linguagem falada.

Compromisso com a relação assistencial (T). Grau de risco, esforço e até mesmo sacrifício pessoal que o paciente, ou em seu caso o clínico, estão dispostos a encarar no processo terapêutico.

Comunicação (T). Ação de comunicar, ou seja, fazer com que outro seja partícipe de alguma coisa que possuímos. Costuma distinguir-se um emissor da mensagem (aquele que dá a conhecer alguma coisa), um receptor (aquele que escuta) e um canal pelo qual circula a mensagem.

Concatenações de perguntas fechadas (FT). Várias perguntas fechadas que são emitidas de maneira muito seguida e são respondidas com "sim ou não".

Concreção (HT). Capacidade de uma pessoa para delimitar o objetivo de uma entrevista e transmitir as mensagens da maneira mais simples e concreta, a fim de atingir uma comunicação eficaz.

Condições de suficiência (T). Critérios que usamos para aceitar uma determinada orientação diagnóstica, combinando dados de tipo anamnésico e exploratório.

Conflito (T). Choque de expectativas, prestígio ou interesses entre várias pessoas.

Conflito deslocado (T). Uma pessoa desloca seu mal-estar, fruto de um conflito primário, para outro conflito que não tem relação com o anterior (o que chamamos de conflito secundário). Às vezes, este conflito secundário é criado ex professo. Por exemplo: um determinado paciente é maltratado em sua empresa; mais tarde, aproveita uma pequena discordância com sua doutora para descarregar toda a sua tensão. Ou ainda: um paciente se mostra contrário a uma determinada medida terapêutica, não tanto porque duvide da eficácia do medicamento, mas porque assim pode manifestar seu mal-estar provocado pelo fim forçado de uma licença médica.

Confrontação (confrontar) (HT). Colocar o paciente diante de sua realidade para que reaja do ponto de vista verbal ou comportamental. Diferentemente do antagonismo, nosso propósito não é criticar, senão mobilizar as energias do paciente para a reflexão ou a mudança. Por exemplo: "calculei 120 g de ingestão diária de álcool, e na sua idade não deveria passar de 30... o que acha disso?".

Conivência (FT). Justificar um comportamento errado devido ao apego emocional que temos com uma pessoa.

Conselho inoculado (HT). Emitimos um conselho em um momento da entrevista em que parece um comentário casual. Por exemplo, ao finalizar a consulta com um paciente muito derrotista: "e da próxima vez quero ver se chega aqui com alguma alegria para contar".

Conselhos/mensagens personalizadas (HT). Frases emitidas na primeira pessoa do singular, como: "eu em seu lugar", "se dependesse de mim...".

Conspirativo, tom (T). O mundo em geral, e as pessoas em particular, agem movidas por interesses secretos, inconfessos e entrelaçados.

Consulta múltipla (T). Consultas realizadas em um mesmo ato assistencial por vários consultantes, em geral integrantes da mesma família.

Consulta por adição (T). Novo motivo de consulta que o consultante acrescenta ao finalizar o ato assistencial. Equivalente ao termo inglês *by the way*.

Contenção emocional (T/HT). Característica ou habilidade técnica do entrevistador pela qual não se vê forçado a dar conselhos ou propor ações como resposta a uma transação ou descarga emocional do paciente. Por exemplo: uma mulher começa a chorar no consultório ao reviver o falecimento de um familiar. O profissional poderia dizer: "tudo vai se resolver", ou propor: "já começou a sair para passear com as amigas?" Contudo, é capaz de escutar com respeito e empatia, sem dar importância aos silêncios.

Contra-argumentar, capacidade de... (T/HT). Uma pessoa que escuta outra pode se perguntar: "isso que ele está dizendo é exatamente assim?". Nesse caso, esta pessoa tem capacidade de contra-argumentar, uma capacidade que pode manifestar-se em aberta confrontação verbal ("isso que está afirmando não é verdade"), ou por meio de outras estratégias.

Contrabalançar estereótipos (HT). Agrupa diversas técnicas de tipo cognitivo por meio das quais nos "abrimos" para conhecer melhor a outra pessoa. Por exemplo: "e se esta pessoa com a qual não simpatizo tivesse os mesmos interesses que eu tenho?". Outra técnica é atribuir ao outro uma atividade, habilidade ou conhecimento que admiramos.

Contraprojetiva, Técnica (HT). Diante de uma intervenção desrespeitosa, respondemos mostrando, em primeiro lugar, uma emoção semelhante (e especular), primeiro tempo da técnica. Em seguida, oferecemos outro tema com o qual ocupar nossa atenção, segundo tempo. Por exemplo: "Paciente (com hostilidade): estou muito descontente porque não melhorei com estes comprimidos. Entrevistador (com serenidade): eu também fico descontente quando não consigo aliviar suas doenças... Tem comido sem sal?".

Contrassugestiva, Técnica (HT). Mensagem com uma primeira parte sugestiva ("pode ser que estes comprimidos façam com que sinta queimação") e uma segunda contrassugestiva ("mas é muito difícil que isso aconteça").

Contrato (T). Ambos os interlocutores conectam suas vontades formalmente por meio de um documento oral ou escrito no qual assumem algum compromisso.

Contratransferência/Transferência (T). Ao estabelecer uma relação, as lembranças ou o eco emocional que essa relação interpessoal desperta em nós. Chama-se transferência quando nos referimos ao paciente, e contratransferência quando nos referimos ao profissional.

Controlabilidade sobre os processos (HT). Dar ao paciente elementos para que decida o melhor caminho da entrevista ou da ação que vai empreender; por exemplo, solicitar permissão para um procedimento, dar informação sobre o que deve ser feito em determinadas circunstâncias, como monitorar algum parâmetro de sua doença e as ações consequentes, etc.

Conversão inaparente (T). O consultante é convencido de um determinado conceito, mesmo que não admita isso depois da discussão.

Cordialidade (HT). Clima pelo qual deixo que meu interlocutor perceba que estou à vontade conversando com ele e que é bem-vindo.

Corrigir erros de atribuição (HT). Todos têm tendência na maneira de atribuir traços de personalidade aos nossos semelhantes. Os repelentes verbais (tom ou timbre de voz que imediatamente nos predispõe contra o orador) são um exemplo deste tipo de erro sistemático. Descobri-los e corrigi-los é uma das tarefas primordiais de todo profissional da comunicação.

Crença (T). Conceito dado como verdadeiro pelo indivíduo, sem que seja verificado ou comprovado.

Criação de novo ambiente (HT). Variar alguma característica da entrevista: lugar, número de pessoas entrevistadas, presença ou ausência de um acompanhante... Separar o paciente do acompanhante, por exemplo: "vejam, normalmente nesta idade as adolescentes preferem comentar suas coisas sem a presença dos pais; teriam a bondade de esperar um momento na sala de espera e depois podem entrar de novo?". Outras vezes solicitaremos ao paciente que passe para a maca, e ali prosseguiremos a anamnese.

Criar cenários (HT). Propor ao paciente que imagine que está em uma determinada situação, ou com algum tipo de condicionante, e perguntar como se sentiria ou agiria em tais condições. Por exemplo: "se tivesse de subir 4 andares sem parar no patamar, o que acha que aconteceria?".

Criar espaços para a contraposição de argumentos (HT). Por meio de algum tipo de mensagem verbal ou não verbal conseguimos expor argumentos contrários à crença do paciente, e que ele os escute. Por exemplo: "permita que agora eu exponha o que penso a respeito disso".

Critério "Para mim" (T). O clínico maduro não se limita a "evocar" conhecimentos aprendidos, senão que explora a realidade por meio de sua intuição e criatividade. Estabelece um contraste entre o que sabe e o que supõe, em um processo que chamamos de "duplo contraste subjetivo". Graças a ele, vai assentando a realidade destas presunções, que passam a ser critérios que o guiarão na prática clínica. Porém, estes critérios são "para mim", no sentido de que muitas vezes não podem ser comunicados para os outros por não estarem suficientemente sustentados em provas.

Culpabilização (FT). Pressupor algum tipo de responsabilidade sobre um resultado adverso e repreender por isso.

Custo emocional do reenquadramento (T). Esforço emocional que o entrevistador deve assumir quando percebe que a entrevista vai por um caminho errado.

Dar controlabilidade sobre os processos (HT). Dar ao paciente elementos para que decida o melhor caminho da entrevista ou da ação que será empreendida; por exemplo, solicitar permissão para um procedimento, dar informação sobre o que deve ser feito em determinadas circunstâncias, como monitorar algum parâmetro e as ações seguintes, etc.

Dar as instruções por escrito (HT). Proporcionar algum tipo de documento em que constem as instruções que damos verbalmente.

Dar nome à doença (HT). Além de um diagnóstico científico (embora possa coincidir com ele), oferecer ao paciente um termo compreensível que possa dar a ele certo grau de controle sobre sua doença.

Delimitar demanda (HT). Averiguar o que o paciente deseja obter na entrevista: "o que o trouxe aqui hoje?", "Foi por isso que veio aqui hoje ou há mais alguma coisa que queira consultar?".

Dependência de campo (FT). Esquecemos o plano de entrevista para seguir os elementos que vão surgindo no diálogo.

Desafio de comunicação (T). Pode ser emocional ("a senhora, doutora, é muito jovem, não é mesmo?"), cognitivo (o paciente vai de um tema para outro, dificultando uma escuta eficaz), ou comportamental (tiques verbais, por exemplo, que interferem na compreensão da mensagem).

Desafio emocional (T). Ver desafio de comunicação.

Desativar as projeções de onipotência (HT). Rejeitamos as acusações não realistas de nosso interlocutor com relação às nossas capacidades curativas. Por exemplo: "agradeço sua confiança, mas receio que seu problema seja mais complicado do que simplesmente mandá-lo tomar algumas injeções".

Descobrir emoções próprias *(Self disclosure)* (HT). Levamos as emoções que experimentamos ao terreno da relação. Por exemplo: "isso que está me contando não é bom; eu tinha esperanças de ter aliviado sua dor".

Desgaste profissional (T). Desgaste de tipo emocional que o profissional da saúde sofre e que afeta seus objetivos a longo prazo de ser um melhor profissional, isto é, de não cair na mediocridade (o "seguir a corrente").

Detalhar as instruções e as mudanças comportamentais (HT). Proporcionar ao paciente indicações suficientes para que possa situar, em suas rotinas diárias, as instruções que damos.

Detectar má adesão, Técnicas para (HT). Perguntas e outras técnicas que permitem saber, pelo menos de maneira aproximada, até que ponto o paciente cumpre com as medicações. Por exemplo: "alguns pacientes têm dificuldade para tomar os remédios todos os dias. Este é o seu caso?".

Detectar resistências (HT). Perceber a oposição explícita ou implícita do paciente para tratar um determinado tema ou chegar a acordos.

Diálogos virtuais (T). Imaginamos um diálogo com uma pessoa que seja importante para nós. A maioria das ideias criativas surge em diálogos virtuais. Na solidão de nossa mente não podemos dialogar com nós mesmos, mas podemos criar a ficção de falar com uma pessoa que é importante.

Disco arranhado (HT). Negar alguma coisa de maneira repetitiva, usando sempre a mesma gestualidade e o mesmo tom de voz.

Dissonância cognitiva (T). Esforço para justificar como as coisas são, mesmo quando, de fato, em alguma medida sentimos certo desagrado.

Doença autógena (T). Doença cujos sintomas são exagerados, obrigando o sistema de saúde, o paciente e sua família a agirem de uma determinada maneira, ao ponto que o paciente precisa prosseguir com o papel que assumiu para manter o novo equilíbrio sócio-familiar, os cuidados recebidos, os benefícios de ajudas econômicas, etc. Diferentemente da simulação, o paciente acredita na realidade de seus sintomas.

Dominar/Cultivar o ponto da perplexidade (HT). Aplicar nossa vontade de maneira deliberada para detectar situações cotidianas nas quais predomina o "não saber" e que, contudo, tentamos encobrir (p. ex., aplicando diagnósticos ou tratamentos para situações parecidas). Por exemplo: "talvez esta lesão seja um líquen, mas a dúvida predomina". Centenas de médicos viram casos de pneumonia asiática e aplicaram todo tipo de diagnósticos "rotineiros", antes de perceber que "não sabiam" qual era o tipo de infecção que enfrentavam.

Domínio do ambiente (HT). Garantir o máximo de comodidade, regulamentar a presença de acompanhantes, organizar impressos, ligações externas, etc., para garantir uma entrevista melhor. Por exemplo (em um domicílio): "Fariam a gentileza de abrir aquela janela e deixar que fique só o/a senhor/a no quarto com o paciente?".

Duplo contraste subjetivo (T). Processo pelo qual depois de comprovar se uma determinada intuição nossa foi correta ou incorreta, criamos um critério: "esta intuição é verdadeira/falsa e a partir de agora interpretarei tal sinal/sintoma/situação clínica de tal maneira".

Duplo pacto (HT). Ceder em um ponto em troca de que o consultante ceda, por sua vez, em outro. Por exemplo: "concordo em que devemos fazer estas radiografias, mas vamos avançar e, enquanto isso, deveria iniciar os alongamentos..., não acha?".

Efeito antiplacebo (FT). O paciente deseja que "aquilo que me disseram" não lhe faça bem para poder voltar "para reclamar", se possível com maior veemência.

Efeito avalanche (T). No final da jornada de trabalho acumulamos os atrasos máximos sobre os horários preestabelecidos.

Efeito bumerangue (T). Diante de perguntas relativas a crenças ou expectativas (p. ex., "o que acha que está influenciando em seus sintomas?". O paciente responde: "já deveria saber isso, é por isso que estou aqui". O entrevistador treinado costuma responder com um contrabumerangue: "eu formo minha opinião, mas agora estou interessado em saber a sua".

Efeito de generalização emocional (T). Atribuímos as más sensações que uma pessoa em concreto nos transmite a um determinado conjunto de pessoas. No caso de um profissional, atribui uma emoção desagradável que um paciente concreto lhe provoca ao conjunto dos pacientes que esperam para entrar na consulta, ou aos pacientes em geral.

Efeito eco (T). O profissional (ou o professor) recebe do paciente (ou dos discentes) as emoções que eles mesmos projetam.

Efeito iatrotrópico (T). Tendência dos pacientes a interagir em qualquer lugar e situação com pessoas que são, ou aparentam ser, médicos.

Emblemas (T). Gesto ou expressão cujo significado vem determinado culturalmente de maneira unívoca.

Emotivo-racional, modelo (T). Modelo que entende a entrevista como um cruzamento de emoções e cognições, com uma fase de tensão (não sabemos) e outra de relaxamento (resolvemos a entrevista). O profissional deve, em primeiro lugar, estabelecer o que se pretende dele (enquadramento) e verificar as primeiras hipóteses precoces, com a ideia de aplicar algumas condições de suficiência e resolver a entrevista: ("já sei o que tem/já sei o que devo fazer"). Segundo este modelo, a grande dificuldade reside em reenquadrar a entrevista ("vou por mau caminho") e demorar sua resolução até reprocessar as condições de suficiência.

Empacotar para usar (HT). Método de estudo que consiste em "empacotar" a informação sob as epígrafes do Quadro 3.4.

Empatia (HT). Qualidade que torna uma pessoa capaz de transmitir compreensão para com as emoções de outros indivíduos. Capacidade de compreender como outra pessoa pode se sentir (primeiro momento da empatia) e fazê-la saber disso (segundo momento). Pode ser verbal ou não verbal, por exemplo: um movimento de cabeça que significa "estou vendo que está passando mal".

Enquadramento da entrevista (T). "O que se pretende de mim?" A resposta que dermos para esta pergunta em cada momento da entrevista é o enquadramento ou intencionalidade da entrevista.

Entrevista de mudança de hábitos ou motivacional (T). Descreve um tipo de entrevista em que o paciente pede de maneira explícita ou implícita que o ajudemos a mudar determinados hábitos. Exemplo: um paciente pede que o ajudemos a parar de fumar. *Ver também entrevista motivacional.*

Entrevista confrontativa. Dizemos ao paciente o que esperamos dele.

Entrevista de escuta e acomodação (T). Descreve um tipo de entrevista em que nossa principal intencionalidade é que o paciente chegue a se sentir cômodo e a escutar a si mesmo enquanto abre sua intimidade; nesse processo, temos a esperança de que, caso se escute, chegue inclusive a aceitar-se e/ou compreender-se. Exemplo: paciente que expressa desconforto psicológico.

Entrevista em duas fases (T). O entrevistador, quando percebe que o paciente "não tem nada orgânico", experimenta o relaxamento próprio de ter chegado ao diagnóstico, e deixa para uma segunda entrevista o diagnóstico psicopatológico mais preciso.

Entrevista informativa e prescritiva (T). Descreve um tipo de entrevista em que o profissional deve informar e/ou prescrever alguns conselhos. Pode ser a segunda parte de qualquer uma das modalidades anteriores. Exemplo: devemos recomendar a melhor estratégia para um paciente com uma forte bronquite.

Entrevista motivacional (T). Descreve um tipo de entrevista em que o entrevistador tenta mudar hábitos e atitudes a partir da própria motivação que o paciente é capaz de gerar.

Entrevista operativa (T). Descreve um tipo de entrevista em que profissional e paciente sabem claramente qual é o conteúdo da entrevista: controle de uma determinada doença, aplicação de uma técnica, etc. Exemplo: o paciente procura o médico para fazer o curativo em uma ferida.

Entrevista psicoeducacional e de integração (T). Descreve um tipo de entrevista na qual o profissional persegue uma mudança na maneira de perceber ou interpretar a doença, uma situação sócio-familiar ou o próprio corpo e pode, inclusive, propor estratégias, pautas ou exercícios para conseguir isso. Exemplo: um/a paciente com múltiplas demandas, no/na qual observamos importantes aspectos biográficos que ele/ela não relaciona e que influenciam no quadro clínico.

Entrevista semiestruturada (HT). Entrevista em que é desenvolvida uma sequência de técnicas segundo um modelo de aplicação geral.

Entrevista semiológica (T). Descreve um tipo de entrevista na qual marcamos como objetivo estabelecer a presença de alguns sintomas ou sinais para os quais nos é solicitada uma orientação diagnóstica. Exemplo: paciente que vem consultar devido a uma dor torácica.

Entrevistador campo-dependente (FT). Centra sua atenção em função dos materiais que surgem na conversação, sem seguir um plano de entrevista.

Entrevistador de habilidades extensas. É capaz de realizar as diferentes modalidades de entrevista. Se também sabe movimentar-se de uma para outra modalidade terá ampla competência.

Entrevistador intuitivo (FT). Tendência a inventar dados que na verdade não comprovou suficientemente.

Enunciação (HT). Efeito de advertir o que vamos comunicar. Por exemplo: "agora vamos falar dos controles que faremos de seu nível de açúcar".

Enunciação autoritária (HT). Sabemos que o paciente apresentará oposição ou rejeitará o diagnóstico que vamos emitir, mas mesmo assim o enunciamos de maneira assertiva, conscientes de que é uma estratégia de negociação. Por exemplo: "por mais que negue isso, tem um problema que se chama alcoolismo".

Enunciação do problema de saúde (HT). Consiste em dar um diagnóstico ou definir o problema de saúde.

Enunciação múltipla (HT). Damos vários diagnósticos ou definições do problema. Por exemplo: "o/a senhor/a tem três problemas. O primeiro é... o segundo... o terceiro...".

Enunciação parcimoniosa (HT). Insinuamos um diagnóstico ou problema, mas deixamos que o diálogo que se segue com o paciente permita definir com maior clareza o que pensamos de sua situação. Por exemplo: "acho que em há uma influência de todo o problema familiar que me relatou antes em seus padecimentos. O que pensa a respeito disso?".

Enunciação simples (HT). Damos um único diagnóstico ou definição de problema.

Epícrise aberta (ou resumo aberto) Técnica de (HT). Consiste em uma breve narração escrita que sintetiza o essencial do paciente; equivale a explicar o paciente em poucos minutos. Por exemplo: "paciente de 56 anos, que enviuvou há 6, e que a partir de então apresenta múltiplos sintomas digestivos com luto mal resolvido".

Equilíbrio confiança-finalidades (HT). Estabelecemos um juízo de valor entre o que pretendemos e o custo em termos de perda de confiança que arriscamos. Por exemplo: "ela não vai sair contente se eu não fizer uma TC, e possivelmente vai procurar outro médico com um gasto total muito superior; vou fazer o exame e ganhar mais a confiança dela".

Equilíbrio emocional profundo (T). Emoção ou sentimento que predomina como lembrança várias semanas depois de um encontro.

Esclarecimento (HT). Frase com a qual se solicita o significado de uma palavra ou expressão. É uma intervenção verbal ou não verbal que obriga o paciente a explicar o sentido de um termo ou ideia; por exemplo:

"o que entende por...?" Ou uma expressão de estranheza equivalente.

Esclarecimento de expectativas (HT). Solicitamos que seja ampliado o significado daquilo que a outra pessoa espera de nós. Por exemplo: "em que pensa que posso ajudar o/a senhor/a?".

Esclarecimento forçado (HT). Pedimos que o paciente explique alguns sintomas dos quais se queixa sem usar uma determinada palavra. Por exemplo: "conte o que acontece, mas sem usar a palavra enjoo".

Escuta empática (HT). Com ela procuramos reproduzir de maneira imaginária o estado emocional ou os sintomas que o paciente relata.

Escuta semiológica (HT). Com ela atribuímos aspectos do paciente (sintomas ou sinais) à presença de um determinado padecimento ou característica descrita na bibliografia.

Esforço empático (HT). Reproduzimos o estado do paciente evitando que nossa própria lembrança de situações parecidas interfira no ato de imaginá-lo.

Espaço seguro para aceitar críticas, criar um... (HT). Clima emocional que o profissional ou o professor sabe criar, graças ao qual o receptor das críticas as vivencia como oportunidade, e não como impugnação de seu modo de ser.

Espaços de elaboração (T/HT). Momento do diálogo em que um dos interlocutores elabora o que vai dizer.

Especular, Técnica (HT). Consiste em refletir com o rosto reações emocionais similares àquelas que o paciente experimenta. O contrário é a posição assimétrica (ver).

Estabelecer os próprios objetivos da entrevista (HT). Em cada momento e para cada paciente, o profissional forma sua própria ideia daquilo que pretende com a entrevista.

Estereognóstica, Técnica (HT). Mostramos o significado de uma medida terapêutica ou de um processo fisiopatológico (como a pressão arterial alta), por meio do uso do sentido do tato e da pressão, ou outro órgão perceptivo diferente da orelha. Por exemplo: "observe este gráfico: o senhor corresponde a este ponto, e estes outros pontos são seus resultados de outros anos. Nenhum ponto deveria atravessar esta linha vermelha... Entende?".

Estereótipo (FT/T). Imagem que domina a análise de uma determinada pessoa, dando a ela atributos ou defeitos que, na verdade, não possui.

Estilo de confrontação (HT). Ver "confrontação". Modo de agir pelo qual colocamos nosso interlocutor frente à sua própria realidade, mas sem julgá-lo e sim como se fôssemos espelhos dessa realidade.

Estilo de culpabilização (T). Ver "culpabilização". Modo de agir pelo qual procuramos imputar culpas a outras pessoas e, desta maneira, conquistar certa vantagem ou ascendência sobre elas.

Estilo emocional reativo (T/FT). Refere-se ao estilo emocional do entrevistador, segundo o qual ele reage de maneira similar ao estímulo que recebe do paciente: é agradável com os pacientes agradáveis, e antipático com os pacientes antipáticos.

Estilo emocional proativo (T/HT). Refere-se ao estilo emocional do entrevistador, segundo o qual ele consegue manter um tom emocional na consulta, sem deixar-se levar pelas emoções negativas que recebe.

Estilo natural de entrevistar (T). A maneira habitual de entrevistar de um profissional que não é treinado em comunicação.

Esvaziamento da informação pré-elaborada (HT). Criar condições para que o paciente ou consultante explique seu ponto de vista (elaborado antes da consulta) sobre o que pensa que tem e o que acredita que pode lhe trazer alívio.

Esvaziamento da interferência (HT). Criar condições para que o acompanhante que deseja intervir na entrevista coloque seu ponto de vista.

Evitação (T). Comportamento de tipo não verbal, em geral não consciente, pelo qual uma pessoa expressa o desejo de sair de um lugar, não responder a uma pergunta ou finalizar um encontro.

Evitar divergências gratuitas (HT). O entrevistador deve abordar apenas aquelas crenças do consultante que interfiram significativamente em sua qualidade de vida ou no plano terapêutico.

Exemplificação (HT). Explicação de um conceito por meio de um símile, em geral de tipo visual, de fácil compreensão. Por exemplo: "tem os brônquios afetados pelo fumo, como uma chaminé com fuligem".

Expectativa de enfrentamento (T). Um dos atores planejou ou imaginou o encontro supondo que um enfrentamento é inevitável.

Expectativa do paciente (T). O que ele espera de nós ou do processo terapêutico.

Explorar até as últimas consequências (HT). O entrevistador acolhe as crenças do paciente e o conduz até as últimas consequências do que poderia acontecer se essas crenças fossem colocadas em prática. Por exemplo: "acho que tudo bem rejeitar tudo o que contém química, mas me diga uma coisa, o senhor bebe refrigerantes como...? Sabe que esse tipo de bebidas contém muita 'química'?".

Facilitação (HT). Mensagens verbais ou não verbais que animam o consultante a prosseguir seu relato sem prejulgar o conteúdo. Por exemplo: "prossiga, estou escutando".

Fatores restritivos (T). Variáveis que atuam sobre o entrevistador reduzindo sua capacidade de decisão reflexiva.

Falsa bidirecionalidade (FT). Aparentemente o entrevistador facilita um diálogo ("Entende? Pergunte o que quiser"), mas, na prática, sua reatividade é tão alta que não permite que o consultante participe ou pergunte.

Fascinar/Fascinação (T). Reter a atenção de alguém por meio de uma qualidade do olhar, da fala ou de outra capacidade de comunicação, suspendendo seu espírito crítico, ou seja, sua capacidade de contra-argumentar.

Fase exploratória da entrevista (T). Aquela parte da entrevista na qual o profissional investiga e explora o motivo de consulta do paciente (ou os motivos de consulta).

Fase resolutiva (T). Aquela parte da entrevista na qual o profissional expõe um plano diagnóstico ou terapêutico, informa sobre a doença ou acerca dos problemas do paciente e, se for o caso, negocia com ele esses conteúdos.

Favorece controlabilidade (HT). Ver controlabilidade.

Fechamento da entrevista (HT). Em geral, consta de: advertência sobre o final, sinais de acordo, combinar consulta de acompanhamento e despedida cordial.

***Feedback* (HT).** Retroalimentação, no modelo cibernético. No contexto da comunicação é a crítica recebida, ou outros efeitos positivos ou negativos derivados de uma atuação e que exercem influência sobre o protagonista desta.

Fenômeno da expectativa insinuada (T). O paciente manifesta expectativa sem fazer uma solicitação formal, mas o profissional tenta satisfazê-la.

Fluxo emocional, Estado de (HT/T). Ambos os interlocutores movimentam-se em um terreno emocional sintônico (ver) e positivo.

Focalização biologista/psicologista/sintomática (T). Refere-se à tendência do profissional em explicar a realidade do paciente com um viés para os aspectos biológicos do adoecer (sem considerar outros aspectos psicossociais), ou vice-versa: para aspectos psicossociais (sem considerar o aspecto biológico). Na focalização sintomática não existe esforço para ir além dos sintomas.

Força ilocucionária (T). O que informa ao ouvinte sobre as normas que existem no grupo, e como nos afeta nas relações que estabelecemos. Por exemplo (com severidade): "sim, isso sempre se faz assim". Conceito similar ao de injunção implícita.

Fossilização cognitiva (T). Processo pelo qual perdemos habilidades discursivas que, afinal, ficam reduzidas àquelas que mais usamos e àquelas com as quais obtemos resultados habitualmente "suficientes". Por exemplo: na leitura de uma radiografia de tórax, esquecer a avaliação do marco ósseo.

Fossilização de atitudes (T). Processo pelo qual selecionamos as atitudes que são mais cômodas, esquecendo aquelas que nos obrigam a um maior esforço de tipo emocional. Por exemplo: tentar fugir diante de um acidente, ou procurar compreender se um paciente hiperassíduo está relatando sintomas novos.

Fossilização de comportamentos (T). Processo pelo qual perdemos habilidades clínicas de tipo psicomotor que, afinal, ficam reduzidas àquelas que mais usamos.

Frase interrogativa (HT). Quase qualquer pergunta aberta ou fechada pode ser formulada como uma frase na qual obviamos a interrogação. Por exemplo: conte-me que tipo de pessoa é. Podem ser frases interrogativas abertas ou fechadas (embora estas últimas sejam mais difíceis de formular), concretas ou gerais; neste último caso, não é possível diferenciá-las das facilitações verbais ("fale um pouco mais sobre como se sentia").

Frase por repetição (HT). O entrevistador repete a frase, ou uma parte dela, que o consultante acaba de pronunciar, com a finalidade de dirigir sua atenção de maneira seletiva.

Gota Malaia (HT). Repetimos uma determinada mensagem em diferentes contextos, com a finalidade de que o consultante fique tocado.

Hábito de interrogação (HT). Conduta de segurança frente a erros clínicos que consiste em perguntar-se de vez em quando se o curso dos acontecimentos é o mais adequado. Por exemplo: "estou indo muito rápido?" "Ficou clara a demanda do paciente?".

Health Belief Model (T). Modelo que define algumas variáveis explicativas da mudança nos pacientes.

Heurística (T). Regra de decisão. Diante de uma situação clínica, uma regra de decisão é ativada para dar resposta a tal situação. Essa regra de decisão pode ser muito elementar (presencio um acidente, peço ajuda) – ou seja, de baixo nível – ou muito complexa (vejo um acidente, peço ajuda, examino os feridos, presto os primeiros socorros, etc.) – ou seja, de alto nível. Quando estamos sob os efeitos de fatores restritivos (cansaço, ansiedade, transtornos cognitivos, etc.), são ativados álibis cognitivos para aplicar regras de decisão (heurísticas), elementares ou de baixo nível, mesmo que saibamos "fazer muito mais" (ou seja, mesmo que tenhamos uma heurística de alto nível, complexa, para dar resposta a esta situação clínica). Portanto, é uma forma de poupar energia, mesmo que isso implique assumir riscos.

Heurística de alto/baixo nível (T). Denominamos regras de alto nível aquelas regras de decisão às quais incorporamos nossa experiência clínica e que minimizam as possibilidades de erro, ou são capazes de compensar um curso clínico desfavorável. Por outro lado, as regras mais elementares, que levam a fazer "o mínimo indispensável para cumprir o turno", seriam as de baixo nível.

Hipótese inversa, Técnica da (HT). Considerar hipóteses contrárias ao âmbito que havíamos explorado até esse momento, por exemplo: "estou levantando hipóteses de tipo biológico... E se o problema estiver no âmbito do psicossocial?". Ou vice-versa.

Idade do clínico (T). Sem relação com a idade cronológica do profissional, descreve a evolução emocional e cognitiva do momento em que ele acaba a graduação até que se aposenta: juventude, primeira crise, maturidade, mediocridade, roque e corredor de longa distância.

Ilustradores (T). Gestos ou expressões que usamos para sublinhar, enfatizar ou descrever o que estamos dizendo.

Imposição (T). Um dos interlocutores obriga o outro a aceitar um determinado comportamento.

Independência de campo (HT). Em cada momento, o profissional forma sua própria ideia sobre qual é sua orientação diagnóstica e o curso de ação mais apropriado. Por exemplo: "este relatório do hospital diz que o paciente teve uma gastrenterite, mas vou formar minha própria ideia para confirmar ou não esta informação".

Inércia de hábitos (T). Uma vez aprendido um novo comportamento, até que ponto a pessoa é capaz de mantê-lo e incorporá-lo em sua vida cotidiana de modo estável. Na bibliografia, tem sido destacado o perfil de personalidade com forte tendência a adquirir comportamentos de dependência (inércia de hábitos viciosos), sem dar valor ao outro polo: pessoas proclives a adquirirem inércia de hábitos que exigem esforço. Por exemplo: incorporar os exercícios diários de alongamento que nos aconselharam.

Influência (T). Processo de mudança devido à presença ativa de alguém ou de alguma coisa.

Influência interpessoal, Modelo (T). Modelo que distingue modos de influência (persuasão, conselho, ordem, negociação), que se desenvolvem de maneira consciente ou não consciente (inaparente). O indivíduo em crise pode ser orientado a buscar soluções ou a aceitar sugestões externas (*locus* de controle), mostrando três graus de resistência à mudança (pirâmide da mudança).

Informação (T). Mensagens que costumam expressar juízos de fatos, dados objetivos ou instruções.

Inibição interna grupal (T). Os participantes de um determinado grupo não participam de maneira espontânea, com medo de serem qualificados pelo resto dos participantes.

Insight **(T).** A pessoa com *insight* tem capacidade para perceber suas emoções e sentimentos.

Intencionalidade/Enquadramento da entrevista (HT). Aquilo que se pretende de mim como profissional em uma determinada situação clínica (que chamamos de situação geradora de estímulo. Por exemplo: um cidadão desmaia na fila do cinema. "Como profissional da saúde, sou obrigado a atendê-lo", seria o primeiro enquadramento que fazemos desta situação geradora de estímulo.

Interação estratégica (T). Modelo segundo o qual os seres humanos se relacionam com um livro de contabilidade no qual anotam as interações em uma coluna de deve e outra de haver.

Interiorizar os sintomas do paciente (HT). O clínico reproduz os sintomas que o paciente sente como se ele mesmo os experimentasse e se pergunta: "se eu me sentisse assim, em que doença pensaria?".

Interpretação profunda (HT/FT). Oferecemos ao paciente uma visão daquilo que ocorre com ele a partir de variáveis biográficas importantes, que explicariam comportamentos aparentemente desconexos ou pouco justificados. Por exemplo: "é como se rejeitasse qualquer pessoa com autoridade que lembre seu pai".

Interpretação sugerida (HT/FT). Oferecemos uma interpretação daquilo que ocorre com o paciente, adiantando-nos à sua própria elaboração dos fatos. Por exemplo: "por tudo o que me conta parece que esta relação sentimental lhe afeta muito, inclusive dificulta ter uma boa digestão".

Juízos de valor (T). Valorização de tipo ético de um dado da realidade: "o senhor fez o que podia", "fez bem", "é um grande avanço", etc.

Legitimar (HT). Damos a entender ao paciente que tem todo o direito de dizer, pensar ou sentir o que está expressando. Por exemplo: "tem todo o direito de sentir-se triste".

Lei do "um mais um" (FT). Quando um dado de anamnese fornecido pelo paciente orienta para uma determinada doença, e no exame físico ou na anamnese seguinte encontramos outro dado congruente com esta orientação; então, fazemos o diagnóstico.

Leitura textual, Técnica de (HT). Imaginar que na verdade estamos lendo a informação que recebemos de maneira auditiva, interpretandoa "fora do contexto" como se fosse um relatório clínico.

***Lex artis* (HT).** Termo que descreve globalmente o comportamento de um profissional que se ajusta aos cânones de boa prática.

***Locus* de controle (T).** Externo quando a pessoa acredita que seus problemas biográficos dependem, para sua resolução, de fatores externos a ela, e interno quando acredita que sua própria ação será aquilo que vai condicionar essa resolução.

Macrodiagnóstico (T). Palavras que refletem uma constelação de dados orgânicos e psicossociais. Por exemplo: cuidador claudicante, mulher na fase do ninho vazio, síndrome metabólica do homem adulto (hipertensão, tabagismo, diabetes, etc.).

Manipular (FT). Solicitar a alguém um comportamento dizendo que temos uma determinada finalidade, quando na verdade temos uma finalidade diferente.

Mapa de queixas e demandas (HT). O entrevistador determina todas as queixas e demandas sofridas pelo paciente.

Marcador de clima de cordialidade (HT). Característica de comunicação emitida pelo entrevistador que confere um clima de cordialidade ao encontro, por exemplo: sorrir, tom de voz, dar a mão, etc.

Menu de sugestões (HT). Diversas opções oferecidas pelo entrevistador para orientar o sentido da resposta do paciente. Por exemplo: "está com estes sintomas há meses, dias ou anos?".

Método da sacola (HT). Solicitamos ao paciente que traga em uma sacola todos os medicamentos que tem em casa, com a finalidade de pôr ordem e ajustar as instruções.

Microexpressão (T). Expressão facial cuja duração é muito breve, quase imperceptível para um observador não treinado.

Modalidades de entrevista (T). Formas habituais que as entrevistas assumem em função da intencionalidade: semiológica, de escuta, prescritiva, etc.

Modelagem de comportamento (HT). Ação de modelar o comportamento (ver).

Modelar comportamentos (HT). Em vez de emitir uma ordem verbal, mostramos, fazendo o que queremos que a pessoa faça. Por exemplo: "observe como eu faço isso e depois faça a mesma coisa".

Modelo da esponja (T). Cada pessoa procura a estima dos outros até ficar suficientemente encharcado por ela. No caso de não conseguir essa estima, surge a insatisfação ou a frustração.

Modelo relacional (T). Padrão de comportamento habitual nas relações entre consultante e profissional.

Modo emocional avançado (T). Comportamento que um entrevistador é capaz de assumir quando um paciente propõe desafios. Destaca-se: mostrar paciência, empatia e qualidades proativas de resgate de atenção e resgate emocional, além de outras técnicas.

Monitorar nossa paralinguagem (HT). Perceber o tom, o timbre, a cadência e as inflexões da nossa voz enquanto falamos, detectando nossos estados de ânimo e as reações que experimentamos.

Mudança (T). Admitimos como correta uma atitude, ideia ou emoção diferente daquela que até esse momento sustentávamos.

Mudar o tom emocional (T). Capacidade que um indivíduo tem de passar de um estado emocional para outro, chamada de "cinesia" emocional. Por exemplo, em uma fração de segundo, o indivíduo passa da seriedade ao riso.

Negativa argumentada (HT). Explicar por que dizemos "não" a uma determinada proposta. Por exemplo: "infelizmente, não posso fazer esta receita para você porque este produto é desaconselhado para pacientes com a sua idade".

Negociação (HT/T). Uma das pessoas deseja alguma coisa da outra parte e tenta conseguir isso por meio de um acordo.

Negociação explícita (HT/T). Ambos os interlocutores sabem que está ocorrendo uma negociação na qual uma das partes pode ceder ou conceder alguma coisa requerida pela outra.

Negociação implícita/Negociação por deslize (HT/T). Uma das partes mostra uma expectativa deixando a critério da outra sua satisfação. Por exemplo, um paciente diz: "melhoraria tanto se pudesse fazer fisioterapia!", esperando que o profissional capte sua expectativa e dê sua permissão.

Negociando o conteúdo da consulta (HT). O profissional ou o consultante procuram que um determinado tema seja ou não seja abordado na entrevista. Por exemplo, o profissional diz: "infelizmente, hoje temos um tempo limitado. O que acha de adiarmos a questão da coluna para uma consulta que pode marcar para a semana que vem?".

Nível de negociação (T). Ênfase que uma das partes impõe para conseguir algo no âmbito de uma negociação.

Normalizar (HT). Um dos interlocutores admite como normal um comportamento ou sentimento da outra parte. Por exemplo: "depois do falecimento de um familiar, a maioria das pessoas se sente como você".

Notarial, Técnica (HT). O entrevistador indica que está tomando nota textual das palavras do consultante, incluindo essas notas na história clínica.

Notificação compensada (HT). Compensamos uma notícia ruim com outra mais otimista; por exemplo: "tenho uma notícia boa e uma notícia ruim; realmente, a biópsia mostrou células com problemas, mas tudo parece estar em um estágio muito inicial de desenvolvimento".

Notificação neutra (HT). Consiste em evitar, no momento de dar uma notícia ruim, qualquer valoração verbal ou não verbal que estimule a emocionalidade do paciente.

Notificação paradoxal (FT). O entrevistador comunica a má notícia em um clima emocional inapropriado, por exemplo, mostrando alegria.

Notificação valorizada (HT). No momento de emitir uma notícia ruim, qualificamos a mensagem como tal.

Núcleo de gratificação (T). Do ponto de vista emocional, podemos definir núcleo de gratificação como aquilo que nos entusiasma fazer. A partir da perspectiva comportamental, aqueles comportamentos que proporcionam ao indivíduo certo prazer ou recompensa. A partir da perspectiva cognitiva: aqueles temas sobre os quais gostamos de pensar.

Ocupação verbal (T). Porcentagem de tempo usada pelo profissional comparada à porcentagem de tempo usada pelo paciente ao longo de uma entrevista ou de uma parte dela.

Oportunidades para a empatia (T). O paciente faz uma solicitação ao profissional para que ele se solidarize com seu sofrimento. Nem sempre esta solicitação é atendida. O que costuma acontecer é que o profissional continua com as tarefas de entrevista, e no final tem um gesto empático que responde a várias solicitações deste tipo. Por exemplo, uma oportunidade de empatia desatendida seria: Paciente: "pode ver como estou mal". Enfermeira: "Vamos continuar com a questão da dieta".

Oportunismo (T). Comportamento do paciente orientado a conseguir uma pensão por invalidez.

Ordem amável/cordial (HT). Ordem emitida em um contexto de boas maneiras: "seria tão amável em...?".

Organizar os conteúdos da entrevista (HT). O profissional faz uma previsão de como ocupará o tempo destinado à entrevista, e torna explícita esta previsão para o paciente. Por exemplo: "se estiver de acordo, em primeiro lugar abordaremos a questão de... e depois o de...".

Paciente ativo (T). Paciente que recebe uma formação antes da entrevista para que adquira segurança e tenha coragem de perguntar e de participar nos procedimentos.

Paciente pré-contemplativo. Não considera mudar nem critica seus próprios comportamentos.

Paciente programado (T). Ator que representa o papel de paciente. Este papel pode ser desenvolvido de forma semiestruturada (paciente simulado), ou por meio de um guia verbal e gestual que delimite com precisão todas as suas intervenções (paciente padronizado), ou ainda capacitando o ator para dar *feedback* ao discente (paciente instrutor).

Paciente resistente à mudança. Paciente refratário à persuasão verbal. Constituem uma porcentagem dos pré-contemplativos.

Pacto de intervenção (HT). Acordo pelo qual os turnos para falar são explicitamente regulados. Por exemplo: "se estão de acordo, agora vamos deixar que seja Carmem quem nos conte como vê o problema...".

Palavras de alto conteúdo emocional (FT). Basta simplesmente pronunciá-las no contexto da entrevista para ativar emoções.

Papel (T). Papel que desempenhamos nas relações sociais, seja no âmbito familiar ou laboral. Aquilo que se espera de nós pela posição social que ocupamos.

Paradigma do conflito (T). Termo pelo qual é conhecido o modelo que explica a produção de sintomas pela repressão de determinadas emoções, e a cura de sintomas por meio da verbalização desse conflito. O paradigma Balint é um subtipo consistente para conseguir, depois de inúmeras entrevistas, um contato com este núcleo conflitivo, muitas vezes graças ao uso de uma linguagem simbólica, conseguindo a cura do paciente.

Paradoxo da pressa (T). Quanto mais o profissional quer correr para resolver as consultas, mais os pacientes o obrigam a ir devagar.

Paradoxo do administrador ingênuo (T). O administrador constrói indicadores para ter uma ideia da qualidade assistencial, mas na verdade esses indicadores penalizam aquele que mais qualidade humana proporciona em sua relação assistencial.

Paralinguagem (T). Tonalidade, inflexões e timbre da voz, assim como todos os sons que não constituem propriamente palavras ou sinais verbais.

Parêntese (HT). Não emitir um diagnóstico (ou não seguir uma determinada conduta) até não ter mais elementos para julgar. Por exemplo: "até ter um diagnóstico mais confiável, prefiro não indicar nenhum tratamento".

Patobiografia (HT). Desenhar uma linha que começa com o nascimento, sobre a qual situamos os eventos biográficos (abaixo da linha) e de doenças (acima da linha) até a data atual.

Patologias da familiaridade (FT). Nos pacientes hiperfrequentadores, o entrevistador assume determinadas coisas, pressupondo doenças, intenções ocultas ou, simplesmente, não escutando.

Pensamento de tipo intuitivo/analógico (T). Tipo de pensamento que, para tomar decisões, se baseia em associações de ideias com situações parecidas vivenciadas no passado. Oposto a pensamento guiado por critérios (ver).

Pensamento guiado por critérios (T). Tipo de pensamento que toma decisões com base na presença de um (ou de alguns) dado(s) da realidade.

Perfil/Estilo do entrevistador (T). Modo característico de agir na entrevista clínica.

Perguntas/Frases abertas (HT). Perguntas ou frases formuladas de tal maneira que obrigam o consultante a responder por meio de várias palavras. Por exemplo: "Conte-me o que sentia naqueles momentos". Observe que uma pergunta aberta pode, por sua vez, ser concreta ("poderia descrever esse sintoma?) ou geral ("qual tipo de pessoa o/a senhor/a se considera?"). Esta distinção é aplicável às perguntas fechadas e às *frases interrogativas*.

Perguntas de resposta induzida (FT). Tipo de pergunta que, pela forma como está construída, torna evidente para o receptor qual é a resposta que esperamos.

Perguntas fechadas (HT). Perguntas que podem ser respondidas sem maiores dificuldades com um monossílabo. Por exemplo, indicando uma parte do corpo: "... sentia dor aqui?".

Personalidade (T). Modo habitual de agir na vida cotidiana.

Persuasão (T). Ação de induzir com raciocínios (ou algum outro tipo de mensagem) outra pessoa a acreditar ou fazer uma determinada coisa.

Persuasão aparente (T). A pessoa age como se tivesse sido convencida pelos argumentos contrários, mas no fundo não está.

Persuasão argumentativa (HT). Mensagens baseadas em argumentos ou razões, direcionadas a mudar em algum sentido um comportamento. Por exemplo: "estas vitaminas favorecem que...".

Persuasão identificativa (HT). Mensagens que geram na outra pessoa a vontade de ser como um determinado grupo de pessoas. Por exemplo: "as pessoas com este tipo de problema costumam fazer...".

Persuasão motivacional (HT). Mensagens que geram na outra pessoa vontade de mudar, a partir de suas próprias convicções. Por exemplo: "imagine como seria feliz se...".

Plano de ação (HT). O que propomos fazer.

Plano de entrevista (HT). O que planejamos realizar ao longo da entrevista.

Ponte, Técnica da (HT). O profissional aproveita uma intervenção do acompanhante para dizer ao paciente: "o que acha disto?".

Ponto de fuga da entrevista (HT). No início da entrevista, permitimos que o paciente se expresse de maneira completamente livre.

Ponto de perplexidade (HT/T). Momento em que percebemos que não sabemos. Cultivar este ponto é necessário, pois são muitas as soluções habituais que tentam minimizar de maneira automática esta percepção.

Posicionar-se (T). Uma das partes expressa claramente o que deseja da outra.

Posição assimétrica (T). Sorrimos, e nosso interlocutor evita o olhar ou claramente não sorri, procuramos ser amáveis e percebemos que o outro se comporta de maneira rude, etc.

Preocupação personalizada (HT). Transmitimos ao paciente que nos preocupamos especificamente por seu bem-estar ou saúde. Por exemplo: "gostaria que uma vez por semana fosse a uma farmácia para medir sua pressão, porque assim teríamos mais certeza de que vai tudo bem".

Prevenção de demandas aditivas (HT). Na fase exploratória da entrevista, procuramos que aflorem todos os motivos de consulta. Por exemplo: "além destes temas que relatou, alguma outra pergunta?".

Princípio da coragem compartilhada (HT). Diante da coragem de um paciente que quer saber sua situação exata, o profissional responde com coragem similar, revelando os dados que são solicitados, mas sem deixar de aplicar o princípio de não causar dano.

Princípio da justaposição de técnicas (T). Quando a uma primeira técnica verbal ou não verbal se segue outra, costuma predominar a última, a não ser que o receptor tenha um interesse concreto em fazer prevalecer a primeira destas técnicas. Por exemplo: Profissional (empatia): "Não sabe como lamento isso... (juízo de valor), mas é algo que você mesmo buscou". Neste caso, predomina o juízo de valor, a não ser que o receptor pretenda ignorar a última intervenção.

Profecia de autocumprimento (T). A pessoa está persuadida de que deve ocorrer alguma coisa, e sem ser consciente disso seu comportamento favorece que, com efeito, isso ocorra. Por exemplo, pode acreditar que vai morrer jovem e, por isso, descuidar sua saúde a ponto de precipitar uma morte prematura ou evitável.

Profissional sarjeta (T). Profissional que, ingenuamente, é arrastado para um diálogo hostil, entrando no jogo do paciente e, em consequência, favorecendo a descarga emocional negativa deste. Age como uma sarjeta para as piores emoções de seu interlocutor.

Proposta de nova relação (HT). A relação assistencial chega a um ponto em que sem que haja uma reformulação da confiança depositada no profissional, ou das emoções subjacentes, não pode prosseguir de modo construtivo e, dessas emoções subjacentes, pode até mesmo surgir um comportamento iatrogênico. Por exemplo: "sinto muito ter que dizer isso, Sr. V, mas se não conto com sua confiança será muito difícil continuar sendo seu médico, uma vez que nos expomos a erros de todo tipo".

Puxar a linha, Técnica de (HT). Combinação de técnicas (principalmente facilitadores, frases por repetição e esclarecimentos) por meio da qual extraímos informação relevante praticamente sem formular perguntas.

Qualidade dos processos de uma entrevista (T). Até que ponto foram realizadas as tarefas que estavam prescritas para a modalidade de entrevista e para a situação clínica em que essa entrevista se desenvolvia.

Qualidades de superfície do entrevistador (T). Modo como o entrevistador acolhe o paciente. A cordialidade é uma dessas qualidades de superfície.

Qualidades profundas do entrevistador (T). Modo como e entrevistador responde ao sofrimento do paciente. A empatia é uma dessas qualidades profundas.

Queda de heurísticas (T). Devido a algum fator restritivo (cansaço, irritabilidade, etc.), o profissional tenta resolver a situação clínica com uma estratégia muito elementar. Por exemplo: aplica banhos oculares, em vez de fazer um exame detalhado da córnea.

Racionalidade da medida terapêutica (HT). Explicação simples e compreensível do mecanismo pelo qual o medicamento ou medida higiênico-dietética que recomendamos atua. Por exemplo: "estes comprimidos fazem com que o sangue fique menos espesso".

Racionalização (T). Desculpas que o consultante elabora para justificar um comportamento prejudicial à sua saúde.

Reatividade do entrevistador (T). O tempo que demora em intervir após o paciente ter falado. Com reatividade alta, ocorrem interrupções do profissional, e com reatividades baixas, há silêncios disfuncionais.

Recondução por objetivos (HT). Reconduzimos a entrevista para um terreno que pode ser mais proveitoso. Por exemplo, o paciente se queixa de um exame que fazemos: "(empatia) entendo sua irritação, (recondução) mas vejamos em que podemos ajudá-lo agora. Podemos dar estes comprimidos que desinflamarão as paredes do estômago e, etc.".

Recusar (HT). Dizer "não", não ceder diante de uma petição. Por exemplo: "sinto muito, não posso fazer isso".

Reframing **(HT).** Ver "reinterpretar".

Regulação da zona de trabalho ótima (HT). O profissional é capaz de detectar estados de ativação ou desativação cognitiva, ou de mal-estar ou excessivo bem-estar corporal, que interferem em sua capacidade técnica, adotando medidas para superá-los.

Reguladores (T). Conjunto de sinais gestuais ou verbais pelos quais regulamos o fluxo conversacional.

Reinterpretar (HT). Em vez de considerar como bom o juízo de valor que o paciente extrai de uma determinada situação, o profissional passa a dar-lhe outra valorização (em geral, mais positiva para efeitos de saúde).

Relatório clínico, Técnica do (HT). Apenas aprovaremos uma anamnese quando mentalmente sejamos capazes de escrever um relatório clínico. Por exemplo: "tenho todos os dados necessários para fazer um relatório clínico, se esse for o caso? Em caso negativo, devo prosseguir com a anamnese".

Repassar os últimos eventos, Técnica de (HT). O entrevistador repassa de maneira dialogada com o paciente as últimas consultas e eventos ocorridos e depois averigua o motivo de consulta. Por exemplo: "o ano passado atendi o/a senhor/a por causa dos problemas de circulação e de sobrepeso... Quais são as novidades que tem para me contar sobre estes problemas?".

Repelentes de comunicação (T). Características de uma pessoa que chamam a nossa atenção no sentido negativo: odor, paralinguagem, aparência, etc. Constituem uma causa frequente de erro de atribuição, especialmente os repelentes de tipo verbal.

Requalificação de valores (HT). Por meio de uma ação persuasiva conseguimos que o que antes era conceituado como prejudicial ou negativo seja conceituado de modo mais favorável. Por exemplo: "é verdade que tem gosto ruim, mas é o melhor medicamento para seu problema".

Resgate de atenção (T). O paciente está disperso ou desconcentrado, e o entrevistador consegue direcionar sua atenção para um tema.

Resgate emocional (T). Ver também competência emocional. O entrevistador sabe levar o paciente às emoções apropriadas para que a entrevista tenha sucesso.

Resistência (psicológica) (T). Evitação de determinadas lembranças (ou a evocá-las e falar delas).

Respeito (HT). Característica positiva de uma pessoa que faz com que ela seja capaz de aceitar que outros indivíduos pensem de modo diferente ou tenham costumes ou comportamentos diversos daqueles que ela considera como ótimos, não permitindo que tenham influência sobre ela na hora de tomar decisões que possam afetar esses indivíduos.

Resposta avaliativa (HT). Diante de expressão verbal ou não verbal de dúvida, o profissional valoriza as expectativas ou crenças do consultante. Por exemplo: "estou interessado na sua opinião".

Resposta empática (HT). Diante de uma queixa do paciente, o profissional se solidariza com ele. Por exemplo: "não tem ideia de como eu sinto que esteja passando por isso!".

Resposta justificativa (FT). Diante da expressão verbal ou não verbal de dúvida, o profissional insiste em seus argumentos.

Resultado da entrevista (T). Satisfação ou impacto na morbimortalidade do paciente. Não confundir com produtos finais da entrevista: exames solicitados, prescrições, etc.

Resumo-lista-curso, Técnica do (HT). O profissional lê trechos da história clínica para integrar da maneira mais breve possível a informação mais relevante sobre o paciente, normalmente antes que ele entre no consultório.

Riscos desnecessários, Assumir (FT). Assumir diante do paciente um risco que não era necessário assumir para os fins da ação diagnóstica ou terapêutica.

Rol Playing **(T)**. Representações de uma entrevista clínica ou de outra interação pessoal, realizada a partir de um roteiro estrito (*rol playing* estruturado) ou livre (*rol playing* livre).

Salto psicossocial, Técnica do (HT). Perguntas que permitem "saltar" do âmbito biológico para o psicossocial com escassa resistência do paciente. Por exemplo: "como descansa? E seu estado de ânimo, como está? Etc."

Seguimento, pauta de (T). Aquelas medidas que combinamos com o paciente que devem ser realizadas para manter sua saúde.

Seguro de perícia (HT/T). Aquelas estratégias que colocamos em prática para evitar erros clínicos, por exemplo, regular nossa zona ótima de trabalho, hábitos de interrogação e sinalização de situações clínicas.

Selfdisclosure **(T)**. Ver "Descobrir emoções próprias".

Silêncio disfuncional (FT). Ausência de palavras ou mensagens não verbais em um momento em que essa ausência prejudica o clima de concentração do consultante ou sua capacidade de comunicar-se de maneira eficaz.

Silêncio funcional (HT). Ausência de palavras ou mensagens não verbais cujo efeito tem um conteúdo claro para ambas as partes: facilitar um espaço para pensar em uma determinada resposta, ou transferir para o consultante a responsabilidade de prosseguir o diálogo.

Sincronismo (T). Efeito entre duas ou mais pessoas pelo qual ambas realizam um mesmo gesto, expressão ou ato praticamente no mesmo instante.

Síndrome de inspetor (FT). O profissional da saúde, na hora de tomar decisões, coloca em primeiro lugar aspectos econômicos e não propriamente assistenciais.

Sintoma guia (T). Sintoma expressado pelo paciente e que por sua significação clínica pode nos guiar a um diagnóstico correto.

Sintomas ou sinais de luz vermelha/verde (HT). O entrevistador classifica os sintomas como potencialmente graves ou sem importância, marcando-os de tal forma que automaticamente o alarme é ativado assim que está diante dos primeiros. Por exemplo: "devo tomar precauções diante de toda cefaleia que aumenta com a defecação".

Sintonia (T). Ambos os interlocutores experimentam emoções simétricas.

Resumo (HT). Síntese de informação cujo propósito é devolver ao paciente tudo aquilo que foi escutado para confirmar se está ajustado ao que ele queria nos explicar. Por exemplo: "permita que eu sintetize o que me contou até agora... Se entendi bem, há mais ou menos dois meses sente uma dor no..., etc.".

Surdos emocionais (T). Pessoas que não percebem seus sentimentos até que podem dialogar sobre eles com outras pessoas. No ato de ouvir a si mesmos percebem a importância ou profundidade do que estão experimentando.

Temperamento (T). A parte mais biológica (e com menos conteúdo de aprendizado) de nosso modo de ser.

Tempo subjetivo (T). Percepção subjetiva da passagem do tempo na entrevista.

Tensão crítica (T). A tensão de "não saber" o que ocorre com o paciente ou o que devemos fazer nos leva a um princípio de tensão que chamamos "tensão crítica", que uma vez alcançado nos faz querer solucionar a entrevista "a qualquer custo".

Ter uma opinião própria/Independência de campo (HT). Em todos os momentos, o profissional forma sua própria ideia sobre qual é sua orientação diagnóstica e o curso de ação mais apropriado.

Tom emocional básico (T). Derivado das qualidades de superfície, inclui cordialidade, calidez e assertividade. Qualquer paciente, por mais breve que seja o contato, percebe as características desse tom básico.

Tomada de precauções (HT). Antes de finalizar o encontro, o profissional aconselha o paciente a agir de determinada maneira ou até mesmo a retornar ao consultório caso aconteçam determinadas circunstâncias em sua evolução. Por exemplo: "se não melhorar, não duvide em voltar aqui", "se notar que a criança tem febre acima de... não duvide em ligar para mim".

Tônico da vontade (T). Diálogo interno criado por uma pessoa que persiste em um esforço intelectual ou físico como meio de motivar-se e, assim, manter um comportamento. Se já está acostumada a se esforçar, chega o momento em que já tem uma inércia de hábito ao esforço e precisa de pouco "tônico da vontade" para incorporar novos comportamentos.

Transferência/contratransferência (T). Lembranças ou eco emocional que uma determinada relação desperta em nós. Chama-se transferência quando se refere à percepção que o paciente tem, e contratransferência, quando é a percepção do profissional. Fala-se em contratransferência grupal se todo o grupo de profissionais atua como um só sujeito perceptivo.

Transferência de responsabilidade (HT). O profissional diz ao paciente que não é responsável por uma determinada medida que deve aplicar obrigatoriamente. Por exemplo: "sinto muito, mas recebemos ordens no sentido de que...".

Transformação do medo em ação preventiva (HT). Por meio de uma ação persuasiva possibilitamos que o medo experimentado pelo paciente devido a um resultado negativo em saúde seja traduzido em vontade de adotar um determinado comportamento saudável.

Usar o medo (HT/FT). O profissional usa o medo como mensagem destinada a mudar algum tipo de comportamento. Se não se transmite a ansiedade secundária dessa mensagem, o resultado final pode ser contrário à finalidade desejada.

Viés de hipercrítica (FT). Tendência que tem um observador não treinado de julgar de modo excessivamente rigoroso uma entrevista gravada em vídeo.

Visualização patográfica (HT). Método para coletar informação no qual o entrevistador vai averiguando dados até que "vê" (cronologia), "ouve" uma trilha sonora (o que diz da doença) e "sente" o destaque (importância vital) dos sintomas.

Vocabulário neutro (HT). Palavras que, em si, têm uma baixa carga emocional. Por exemplo: dizer tumor, em vez de câncer.

Referências comentadas

Autor: Balint M.
Título: El médico, el paciente y la enfermedad.
Editora: Libros Básicos, Buenos Aires, 1961.
Sumário abreviado e páginas. Volume I. Diagnóstico, onde analisa a influência das sugestões do paciente sobre o processo diagnóstico, a utilização de exames complementares, o nível de compreensão da realidade do paciente por parte do profissional da saúde e o papel tutorial exercido pelos especialistas em sua relação com os generalistas. Volume II. Sobre a psicoterapia em medicina geral, analisa o papel do senso comum na emissão de conselhos, assim como algumas regras para evitar sua iatrogenia. Função apostólica do médico de família e os sutis mecanismos pelos quais influencia no comportamento e na percepção de bem-estar de seus pacientes, com especial ênfase na função de "droga" (medicamento) exercida pelo médico. Volume I, 218 páginas; Volume II, 209 páginas.

Nota do revisor: Em português, o livro se chama *O médico, seu paciente e a doença*, publicado pela Editora Atheneu, em volume único.

Comentário. De interesse geral para todos os profissionais da saúde de atenção primária, embora o autor se dirija de modo especial aos médicos de família.

Autores: Balint E, Norell JS (compiladores).
Título: Seis minutos para el paciente. Las interacciones en la consulta con el médico general.
Editora: Paidós. Buenos Aires, 1979.
Sumário abreviado e páginas. Onze capítulos de diferentes autores, todos eles pertencentes ao seminário desenvolvido no University College Hospital de Londres e com um denominador comum: adaptar os princípios terapêuticos de Balint às limitações práticas da consulta diária. Destacaríamos: a técnica do *flash* (Cap. 2), a utilização do médico pelo paciente (Cap. 3), os elementos do diagnóstico (Cap. 4) e a análise do fator tempo (Cap. 10). Páginas: 172.

Comentário. De interesse geral para todos os profissionais de atenção primária com responsabilidades assistenciais. Leitura recomendável, principalmente para aqueles que desejam complementar as afirmações de Balint M misturadas em *O médico, seu paciente e a doença* com a linha de análise empreendida por Balint M. um pouco antes de sua morte, em 1970, e onde aparecem novos conceitos que tiveram pouco desenvolvimento posterior por parte da escola Balint.

Autores: Bernstein L, Bernstein RS.
Título: Interviewing. A Guide for Health Professionals.
Editora: Appleton Century Crofts, Norwalk, Connecticut, 1990.
Sumário abreviado e páginas. Relação assistencial, resposta avaliativa, hostil, de apoio, perguntar ao paciente, compreendê-lo. A entrevista com a família. *Counseling*, emoções na doença e durante o tratamento. A distância social e o cuidado do paciente. Morte e morrer. Páginas: 258.
Comentário. O manual inicia com considerações sobre os modelos relacionais e as bases da relação assistencial e, em seguida, passa a analisar as tarefas fundamentais do profissional da saúde: a resposta avaliativa, hostil, de segurança, a coleta de dados e o interrogatório, a compreensão. A entrevista com o conjunto da família, a tarefa de aconselhar, as emoções que surgem ao longo da entrevista e a distância social merecem seus respectivos capítulos. O texto finaliza com uma brilhante análise da relação com o paciente terminal. De interesse geral para todos os profissionais com responsabilidades assistenciais, sejam do âmbito de atenção primária ou hospitalar. Um dos manuais mais populares sobre o tema, ameno e sintético, com poucos exemplos, mas bem escolhidos. Muito recomendado.

Autores: Billings JA, Stoeckle JD.
Título: The Clinical Encounter. A Guide to the Medical Interview and Case Presentation.
Editora: Year Book Medical Publishers, Inc., Chicago, 1999.
Sumário abreviado e páginas. Parte I. Bases: início da entrevista, coleta de informação, consulta ao seu tutor, recolher e anotar a informação. Parte II. Temas avançados: estratégias para coletar dados, revisão de gravações em vídeo, exame do estado mental, relações difíceis, desenvolver um plano, consulta de acompanhamento. Consulta a domicílio. Apêndice. Páginas: 305.
Comentário. Manual completo para estudantes de medicina, que também pode ser de interesse para médicos graduados. Infinidade de exemplos.

Autor: Brammer LM.
Título: The helping relationship. Process and skills.
Editora: Prentice-Hall Int. Ed., New Jersey, 1985.
Sumário abreviado e páginas. O processo de ajudar, habilidades do terapeuta, aplicações a situações de perda e crise, ajudar a empreender atuações positivas, entre outros temas. Páginas: 174.
Comentário. De interesse para aqueles profissionais interessados em abordar o conflito psicológico dos pacientes e ajudá-los no processo de tomar decisões e amadurecer sua personalidade. Trata-se de um texto na linha do *counseling*, ameno e minucioso na exposição das habilidades necessárias para "aconselhar", ainda que talvez excessivo para as necessidades de um profissional não especializado em terapia psicológica.

Autor: Brewin T.
Título: Relating to the relatives. Breaking bad news communication and support.
Editora: Radcliffe Medical Press, Oxford, 1996.
Sumário abreviado e páginas. Quem entrevista os familiares? Habilidades de comunicação, quem, quando, onde? Informar sobre o diagnóstico e o prognóstico. Negação, otimismo e incerteza. Remédios, remissões e recaídas. O familiar como conselheiro, vítima ou pai. Doença terminal. O familiar agressivo. Páginas: 177.
Comentário. Este livro poderia ter sido mais um sobre "como dar más notícias". Contudo, os autores têm o mérito de elevar a reflexão para o contexto relacional. Emergem então a família e as pessoas próximas, que precisam de suporte, não apenas de verdades. Os autores têm o cuidado de facilitar a leitura com quadros de diálogos e texto-resumo em negrito.

Autores: Byrne PS, Long BEL.
Título: Doctors talking to patients.
Editora: Royal College of General Practitioners, Exeter, 1984.

Sumário abreviado e páginas. Estrutura da consulta, minuta da consulta, adaptação mútua de pacientes e médicos, quando as consultas transcorrem mal, estilos dos médicos, utilização da pesquisa, descobrir os estilos básicos, "faça você mesmo" (a autoavaliação de seu estilo). Páginas: 195.

Comentário. De interesse para aqueles profissionais que desejam aprofundar-se na análise de entrevistas gravadas por meio de gravador de áudio. Texto difícil de ler, com numerosas transcrições literais que exigem um bom nível de compreensão da língua inglesa. Contudo, devemos mencioná-lo pelas numerosas contribuições que estes autores realizam e pela metodologia de análise que propõem. Podemos considerá-lo um dos textos iniciais e clássicos do modelo "centrado no paciente".

Autor: Cohen-Cole SA.
Título: The Medical Interview: the three function approach.
Editora: Mosby Year Book, St. Louis, 1991.
Sumário abreviado e páginas. Função 1, busca de dados; função 2, construir uma relação e responder às emoções do paciente; função 3, educar, negociar e motivar. Dez perguntas que o estudante faz a si mesmo quando se depara com uma entrevista. Estrutura da entrevista: abertura, queixa principal, anamnese com antecedentes, história familiar e perfil social, revisão por sistemas. Reações desadaptativas. Entrevista com pacientes difíceis e em situações difíceis. Páginas: 197.

Comentário. Este autor propôs as três funções da entrevista, modelo que, sem dúvida, teve uma boa acolhida, e o presente livro, dirigido basicamente a estudantes, desenvolve a ideia. Contudo, o autor não resistiu à tentação de fazer um livro denso, no qual os principais temas e conceitos de entrevista clínica são desenvolvidos claramente.

Autores: Coulehan JL, Block MR.
Título: The Medical Interview. Mastering Skills for Clinical Practice.
Editora: FA Davis Company, Filadelfia, 1997.
Sumário abreviado e páginas. Chegar a um significado compartilhado, características do entrevistador, estudo da demanda, da experiência vital ao relato, compreensão da forma de viver do paciente, transferência do relato para a história clínica, a entrevista pediátrica e geriátrica, a satisfação do paciente, barreiras para a comunicação, componentes do critério clínico. Páginas: 285.

Comentário. Livro completo para estudantes de graduação, com inúmeros exemplos e uma edição muito esmerada.

Autores: Duck S, Gilmour R.
Título: Personal Relationships. Studying personal relationship.
Editora: Academic Press, Londres, 1981.
Sumário abreviado e páginas. Parte I: natureza e estudo da relação interpessoal (bases científicas do estudo da relação interpessoal, problemas e princípios na pesquisa, considerações sobre variáveis, etc.). Parte II: alguns aspectos e exemplos da relação interpessoal (relações sexuais, heterossexuais, relações íntimas, na relação conjugal, na família e no trabalho). Páginas: 253.

Comentário. De interesse para profissionais interessados em pesquisa da relação interpessoal. No seu tempo, trouxe inúmeras contribuições metodológicas.

Autores: Engel GL, Morgan WL.
Título: Interviewing the patient.
Editora: WB Saunders Cia., Londres, 1973.
Sumário abreviado e páginas. Como se apresentar para o paciente, o processo diagnóstico, guiar uma entrevista médica, metodologia dos nove passos que devem ser dados. Páginas: 129.

Comentário. Especialmente dirigido a estudantes de medicina, os autores expõem de maneira meticulosa os passos que um estudante deveria seguir no regime hospitalar para compor uma história clínica detalhada. Embora o marco conceitual não seja a atenção primária, é referência obrigatória por sintetizar de modo brilhante todas as virtudes de uma anamnese tecnicamente correta, complementada por uma consideração psicológica do paciente e seu meio. O autor principal, Engel GL, é o iniciador do modelo biopsicossocial, curiosamente não tratado em profundidade nesta obra.

Autores: Froelich RE, Bishop FM.
Título: Clinical Interviewing skills. A programmed manual for data gathering, evaluation and patient management.
Editora: The CV Mosby Company. Sant Louis, 1977.
Sumário abreviado e páginas. Cada capítulo é desenvolvido com "perguntas" e "respostas", com um apêndice em que são analisadas extensas entrevistas. Destacaríamos: guiar a entrevista, técnicas, influências externas sobre a entrevista, simulações. Páginas: 204.
Comentário. Direcionado a profissionais da saúde, principalmente em período de formação. Manual que conceitualiza as habilidades comunicacionais mais frequentes na entrevista clínica. Ameno e sintético, uma autêntica pérola se consideramos o ano de sua edição.

Autores: Gazda GM, Asbury FS, Balzer FJ, Childers WC, Walters RP.
Título: Human Relations Development. A Manual for Educators.
Editora: Allyn and Bacon Inc., Massachussets, 1984.
Sumário abreviado e páginas. Características de um bom conselheiro: empatia, respeito, cordialidade, respostas ou intervenções facilitadoras, concreção, honestidade. Técnicas de confrontação (assinalamentos) e extrapolação do modelo a situações diferentes das estritamente docentes: relações de trabalho e interações sociais. Páginas: 262.

Comentário. Desenvolve as características essenciais que as pessoas que desejam ajudar o outro devem possuir. O livro é especificamente direcionado a profissionais da docência. Contudo, baseia-se em um modelo universalizável muito apropriado para qualquer profissional da saúde que queira desenvolver a faceta de aconselhar e apoiar emocionalmente os seus pacientes.

Autor: Headington BJ.
Título: Communication in the counseling relationship.
Editora: The Carroll Press Publishers, Cranston, Rhode Island, 1979.
Sumário abreviado. Seção I: habilidades de escutar, captar o conteúdo e saber dirigir a atenção para os pontos de interesse. Seção II: sentimentos que vão aparecendo no transcurso da relação terapêutica. Seção III: mensagens referentes à própria relação entre paciente e profissional.
Comentário. O livro está concebido como uma ajuda para um curso introdutório sobre conselho e apoio psicológico. De interesse para profissionais que procuram se aperfeiçoar em um nível superior na comunicação profunda com o paciente. Na palavras do autor, o livro pretende capacitar para "uma forma de comunicação especial entre duas pessoas com o propósito explícito de uma delas, decididamente, dar assistência à outra".

Autor: Knapp ML.
Título: La comunicación no verbal. El cuerpo y el entorno.
Editora: Paidós, Buenos Aires, 1980.
Sumário abreviado e páginas. Vários capítulos teóricos, centrados na metodologia da pesquisa neste campo, efeito do meio, efeitos do território, da aparência física, dos movimentos, do comportamento tátil, das expressões faciais, do comportamento visual, dos sinais vocais, da capacidade para perceber a comunicação não verbal. Páginas: 362.

Comentário. Apesar do tempo transcorrido desde que foi lançado, continua sendo um livro de leitura obrigatória para toda pessoa que quiser aprofundar-se no campo da comunicação não verbal. É importante ressaltar que a obra não concentra sua atenção na relação assistencial, mas, sim, na comunicação não verbal nas relações sociais.

Autor: Kraytman M.
Título: El diagnóstico a través de la historia clínica.
Editora: IDEPSA, Madrid, 1983.
Sumário abreviado e páginas. Análise dos sintomas e sinais mais frequentes na atenção primária (tosse, cianose, palpitações, sopros, etc.), seguindo a mesma estrutura expositiva para cada um deles: duração e forma inicial, intensidade, características, fatores desencadeantes, atenuantes, sintomas acompanhantes, etc. Para cada um destes aspectos são realizadas perguntas fechadas, sendo indicadas aquelas etiologias para as quais se indica uma resposta positiva ao item em questão. Vem acompanhado de alguns quadros explicativos sobre as etiologias mais frequentes. Páginas: 325.
Comentário. Texto clássico que entra no que poderíamos chamar de faceta semiológica da entrevista. Para médicos interessados em organizar de maneira rigorosa a anamnese orientada para os problemas mais importantes que deverá abordar nos setores de emergências ou nos meios de especialidades clínico-cirúrgicas, incluindo a medicina de família.

Autores: Kurts S, Silverman J, Draper J.
Título: Teaching and Learning Communication Skills in Medicine.
Editora: Radcliffe Medical Press, Abingdon, Oxon, United Kingdom, 1998.
Sumário abreviado e páginas. Definir o como, o quê e o por quê de uma proposta didática; escolher as técnicas apropriadas; como guiar uma sessão; construir um currículo. Apêndices: Calgary-Cambridge Observation Guide. Páginas: 243.

Comentário. Livro muito estruturado, mas que às vezes cai em obviedades, imprescindível para docentes que devem aprofundar-se sobre algumas bases conceituais "acadêmicas". Poucos exemplos.

Autores: Leahy KM, Cobb MM, Jones MC.
Título: Enfermería para la Salud de la Comunidad.
Editora: La Prensa Médica Mexicana, México DF, 1980.
Sumário abreviado e páginas. Como se relacionar e se comunicar com as pessoas, atenção à comunidade, família e grupos, o envelhecimento, uso da teoria do aprendizado e da teoria da dissonância, exercícios práticos (entre outros conteúdos). Páginas: 445.
Comentário. De interesse principalmente para profissionais de enfermagem que queiram integrar os conhecimentos de comunicação interpessoal com as habilidades necessárias para abordar famílias e grupos terapêuticos. A obra também abrange a metodologia para um melhor conhecimento socioantropológico das comunidades em que atuamos.

Autores: Lipkin M, Putnam SM, Lazare A. (Ed.).
Título: The Medical Interview. Clinical Care, Education, and Research.
Editora: Springer Verlag, New York, 1995.
Sumário abreviado e páginas. Funções da entrevista, sua estrutura e processo, o contexto, situações específicas, valores, ética e aspectos legais, ensinando entrevista, desenvolvimento curricular, avaliação da entrevista, pesquisa. Apêndices. Páginas: 650.
Comentário. Livro imprescindível para quem estuda entrevista clínica, seja em sua vertente docente ou de pesquisa. Um dos livros mais exaustivos em sintetizar os avanços em pesquisa. Todos os autores são especialistas em seus temas, apesar de que, como era de se esperar, "não estão todos os que são".

Autores: Miller WR, Rollnick S.
Título: La Entrevista Motivacional.
Editora: Paidós, Barcelona, 1999 (existe uma nova edição de 2002 não traduzida, ver comentários).
Sumário abreviado e páginas. Parte I. As bases: atmosfera da mudança, o que nos faz mudar, a intervenção breve, a ambivalência diante da mudança. Parte II. Os princípios da entrevista motivacional; fase I: construir a motivação; fase II: fortalecer o comprometimento. Situações típicas. Ensinar a entrevista motivacional. Páginas: 248.
Comentário. Livro de referência em relação à entrevista motivacional, de interesse sobretudo para profissionais que devam trabalhar no campo da toxicomania. A última edição em inglês (ainda não traduzida: Miller W, Rollnick S. Motivational interviewing: Preparing people for change. Guildford Press, 2.ª ed. New York, 2002) supera algumas simplificações desta edição em espanhol. Apesar disso, seja a original ou a traduzida, trata-se de uma obra imprescindível nesse campo.

Autor: Neighbour R.
Título: The Inner Apprentice.
Editora: Petroc Press, Newbury, 1996.
Sumário abreviado e páginas. Sobre o aprendizado, Sócrates, a tutoria, características da excelência, identificar crenças e valores, como o aprendiz aprende, como se ensina a aprender, alcançar o ponto kairos, o currículo interior. Páginas: 219.
Comentário. Este livro explora o papel do professor no processo de aprendizagem, e como o equilíbrio desta relação influencia no processo de aprender. O livro introduz o conceito de aprendizado com base na (auto) percepção, enfatizando os aspectos comportamentais.

Autor: Neighbour R.
Título: La consulta interior.
Editora: J&C Ediciones Médicas, Barcelona, 1998.

Sumário abreviado e páginas. Definição de objetivos: modelo de consulta, pensar com duas cabeças, cinco pontos de "controle na rota". Preparação técnica: revisão dos cinco pontos de controle. Pôr em prática: a consulta interior e o Zen. Páginas: 327.
Comentário. O autor convida a adotar uma visão "como se estivéssemos nos vendo" enquanto realizamos uma consulta. Neste desdobramento descobrimos uma faceta íntima do "realizar a consulta" e um estado de concentração parecido com o Zen.

Autor: Northouse LL.
Título: Health Communication. Strategies for Health Professionals.
Editora: Appleton and Lange, Norwalk (Connecticut), 1992.
Sumário abreviado e páginas. Comunicação e variáveis no cuidado da saúde, a relação assistencial, comunicação não verbal, grupos pequenos, conflito e comunicação, aspectos de ética. Páginas: 280.
Comentário. Este livro se destaca pelo fato de abordar a comunicação em termos muito gerais: nos comunicamos em e a partir de instituições, em equipes de trabalho e com toda uma carga cultural. Em vez de concentrar sua atenção nos diálogos concretos (ou no processo concreto da entrevista), encontraremos narrativas completas de contextos e histórias assistenciais. De interesse para qualquer profissional da saúde e principalmente para estudiosos que vêm do campo das ciências sociais.

Autores: Othmer E, Othmer SC.
Título: DSM-IV. La Entrevista Clínica (Volumes I e II).
Editora: Masson, Barcelona, 1999.
Sumário abreviado e páginas. Estratégia para a relação, obter informação, avaliar o estado mental, examinar a função mental, cinco passos para estabelecer o diagnóstico, o paciente difícil,

entrevista para transtornos específicos. Glossário, Apêndices. Páginas: 480 cada volume.

Comentário. De interesse para profissionais de saúde mental (Volume II) e de atenção primária (Volume I). Com base no diagnóstico multiaxial DSM-IV, desenvolve de modo extenso as habilidades diagnósticas de tipo psicopatológico, assim como o manejo de pacientes difíceis ou com uma patologia mental concreta.

Comentário. De interesse para aqueles profissionais que desejam pesquisar sobre entrevista clínica, ou ampliar seus conhecimentos das bases teóricas, a partir de uma perspectiva de psicologia social, com fortes elementos cognitivo-comportamentais. Resume a linha de pesquisa e o pensamento prevalecente no Reino Unido e, em grande medida, desenvolvido sob proteção do Royal College of General Practitioners.

Autor: Peitchins SA.
Título: La comunicación entre el personal sanitario y los pacientes.
Editora: Alhambra, Madrid, 1982.
Sumário abreviado e páginas. Analisa sucessivamente o receptor das mensagens, ou seja, o consumidor ou paciente e suas expectativas, a comunicação efetiva, a empatia, os canais de comunicação, etc. O texto propõe algumas medidas para mudar o sistema de nos comunicar, com algumas sugestões didáticas, e alguns exemplos de entrevistas gravadas entre enfermeiras e pacientes. Páginas: 165.
Comentário. Livro concebido como ensaio. Enquadra o processo de comunicação entre trabalhadores da saúde e pacientes, baseando-se muito no modelo hospitalar. Interessante porque é concebido, sobretudo, a partir da perspectiva da enfermagem. Aspectos culturais anglo-saxões.

Autores: Pendleton D, Schofield T, Tate P, Havelock P.
Título: The consultation; an approach to learning and teaching.
Editora: Oxford Medical Publ., Oxford University Press, Oxford, 1986.
Sumário abreviado e páginas. Ambiente e estrutura da consulta médica, tarefas a desempenhar na entrevista, avaliação da entrevista. Gravar e avaliar entrevistas, aspectos éticos e aspectos conceituais não resolvidos. Páginas: 118.
Comentário. Dirigido, especialmente, a médicos generalistas com interesse em exercer a docência ou pesquisa nesse campo. Contudo, alguns capítulos podem ser de interesse geral. Em seu tempo significou um notável avanço, com uma repercussão no Reino Unido que perdura na pessoa de Teo Schofield (dado que Pendleton não prosseguiu nesse campo).

Autores: Pendleton D, Hasler J.
Título: Doctor-Patient Communication.
Editora: Academic Press Inc., Londres, New York, 1983.
Sumário abreviado e páginas. O comportamento na consulta, com ênfase no estilo do médico; estudar as crenças do paciente, aspectos culturais, cumprimento, etc.; a relação médico-paciente, participação do paciente, a comunicação com o idoso; finalmente, aspectos relacionados com a docência da relação assistencial e das habilidades comunicacionais na consulta. Páginas: 293.

Autor: Platt FW.
Título: Conversation Failure.
Editora: Life Science Press, Tacoma, 1992.
Sumário abreviado e páginas. Prefácio, casos clínicos comentados, bibliografia. Páginas: 183.
Comentário. Frederic Platt é um médico de família com uma ampla experiência clínica e um marcado interesse humanista. Neste livro, baseia-se em casos clínicos que ele próprio viveu para ilustrar momentos em que houve erros. Se corrigir nossos erros deve ser um dos nossos melhores métodos de trabalho para

melhorar nosso estilo de trabalho, então Fred Platt é um mestre.

Autor: Platt FW.
Título: Conversation Repair.
Editora: Little, Brown and Company, Boston, 1995.
Sumário abreviado e páginas. Prefácio, casos clínicos comentados: descobrir o significado, empatia, agradecimentos, dados de base, o doutor fez isso, paciência, humildade e compaixão, epílogo, o que há de novo? Páginas: 191.
Comentário. Nunca é tarde para retificar. Este é o lema com o qual se aborda cada uma das entrevistas que Fred Platt propõe neste segundo livro, continuação de *Conversation failure*.

Autor: Roper N, Logan WW, Tierney AJ.
Título: Proceso Atención Enfermería. Modelos de Aplicación.
Editora: Interamericana, México DF, 1983.
Sumário abreviado e páginas. Formulários de avaliação inicial, avaliação inicial de vários pacientes (exemplos), identificação dos problemas dos pacientes, de suas necessidades de aprendizagem (educação sanitária), a maneira de fixar metas para avaliar posteriormente a eficácia de nossa intervenção, seleção das atuações a empreender, avaliação final e vários ambientes onde aplicar o processo de atenção de enfermagem (PAE). Páginas: 121.
Comentário. De interesse para profissionais de enfermagem. Oferece a metodologia de aplicação do PAE, com inúmeros exemplos e formulários detalhados para a análise das funções vitais. Um clássico.

Autores: Roter DL, Hall JA.
Título: Doctors talking with patients, patients talking with doctors. Improving Communication in Medical Visits.
Editora: Auburn House, Wesport (Connecticut), 1993.
Sumário abreviado e páginas. A natureza da relação médico-paciente. O que ocorre habitualmente nas consultas do médico? Melhorar os diálogos, as conclusões. Páginas: 203.
Comentário. Este texto pode interessar, sobretudo, aos pesquisadores em entrevista clínica. Existe um interesse permanente dos autores para fundamentar em termos de pesquisa de campo as diferentes técnicas de entrevista que recomendam. Em alguns momentos, as sugestões que fazem carecem de uma visão clínica e prática, uma vez que são especialistas em pesquisa.

Autor: Salzberg-Wittenberg I.
Título: La relación asistencial. Aportes del psicoanálisis kleiniano.
Editora: Amorrortu Ed., Buenos Aires, 1970. Várias reedições.
Sumário abreviado e páginas. Parte I: análise dos sentimentos gerados na relação assistencial (amor, ódio, fantasias do paciente e do profissional). Parte II: as ansiedades e os conflitos gerados pelo paciente; como escutá-los e analisá-los. Parte III: a conquista do *insight* psicológico por parte do paciente, ou seja, como conseguir que perceba suas emoções e seus conflitos psíquicos. Páginas: 173.
Comentário. De interesse geral para profissionais com responsabilidades assistenciais que querem aprofundar-se nos aspectos psicodinâmicos da relação assistencial. A obra descreve ambientes de trabalho social mais do que propriamente médicos ou de enfermagem. Perspectiva psicanalítica. Especial interesse da autora pelas emoções. Um clássico de referência obrigatória.

Autor: Shea SC.
Título: La Entrevista Psiquiátrica. El arte de comprender.
Editora: Harcourt-Saunders, Madrid, 2002.
Sumário abreviado e páginas. Fundamentos da entrevista, entrevista e psicopatologia,

técnicas avançadas de entrevista. Apêndices. Páginas: 760.

Comentário. Manual completo imprescindível para os profissionais de saúde mental, no qual os estudiosos do tema também irão encontrar motivos para reflexão. A autora não se preocupa tanto por seguir uma ortodoxia, senão que seu referencial é a própria situação clínica, a partir da qual constrói e enlaça os conceitos.

Autores: Silverman J, Kurts S, Draper J.
Título: Skills for Communicating with Patients.
Editora: Radcliffe Medical Press, Abingdon, Oxon, United Kingdom, 1998.
Sumário abreviado e páginas. Uma visão curricular do que é ensinar e aprender, início da entrevista, obter informação, construir uma relação, planejar, fechar uma entrevista, enfrentar desafios concretos. Páginas: 172.
Comentário. Os autores quiseram escrever um livro de habilidades em entrevista com base nas provas (ou evidências) acumuladas pela pesquisa nesse campo. O resultado é um livro muito estruturado, quase imprescindível para o estudioso do tema (sobretudo em sua faceta docente), mas um tanto "frio" para o leitor comum.

Autor: Smith RC.
Título: Patient-Centered Interviewing. An evidence-based method.
Editora: Lippincot Williams & Wilkins, Filadelfia, 2002.
Sumário abreviado e páginas. Habilidades de facilitação, processo centrado no paciente, habilidades para definir o sintoma, processo centrado no médico, a relação médico-paciente e a educação em saúde, apresentar a história clínica do paciente. Apêndices. Páginas: 317.
Comentário. Edição melhorada do livro do mesmo autor, Smith RC. *The Patient's Story. Integrated patient-doctor interviewing.* Little, Brown and Company, Boston, 1996. Livro bastante completo para estudantes de graduação, com inúmeros exemplos e uma apresentação muito cuidadosa dos materiais.

Autor: Stoeckle JD. (Ed.)
Título: Encounters between Patients and Doctors.
Editora: The MIT Press. Cambridge, Massachussets, 1987.
Sumário abreviado e páginas. Estrutura e grandes regras na relação médico-paciente, como são realizadas as trocas: dinâmica da relação, a natureza da comunicação estabelecida, barreiras para uma comunicação efetiva, pesquisa, a boa relação. Páginas: 440.
Comentário. A partir de uma linha influenciada pela sociologia e pela psicologia social, é realizada uma análise minuciosa do encontro médico-paciente como lugar criador de significados, principalmente do significado de "minha realidade", minha vida e minha doença. Análise do poder, do pudor, da negociação inaparente e, de modo mais geral, das regras que nos levam a fazer o que fazemos, sem perceber até que ponto somos devedores do contexto, texto e pretexto cultural que é subjacente a tudo isso.

Autores: Tazón P, García-Campayo J. (Eds.)
Título: Enfermería. Relación y comunicación.
Editora: DAE, Madrid, 2000.
Índice abreviado. A relação: expectativas, estilos de atribuição, motivação, atitudes. Aspectos antropológicos e sociológicos de adoecer, adaptação, enfrentamento. Comunicação com a família, comunicação verbal e não verbal. Intervenções terapêuticas, a entrevista motivacional, abordagens cognitivo-comportamentais. Docência da relação: grupos Balint e de humanização.
Comentário. Obra bastante completa dirigida, sobretudo, à graduação em enfermagem que, contudo, tem um interesse geral. Enfoque, principalmente, cognitivo-comportamental, mas que também reflete contribuições do campo psicodinâmico.

Autor: Tizón J.

Título: Componentes psicológicos de la práctica médica: una perspectiva desde la atención primária.

Editora: Doyma, Barcelona, 1988. Sucessivas reedições.

Sumário abreviado. Parte I: elementos psicológicos da prática assistencial: esperanças e temores na relação assistencial, capacidade de contenção emocional do profissional da saúde. Parte II: a prática assistencial centrada no consultante: atitudes disfuncionais do médico: diretiva, fracionadora, ativista. Cumplicidade, hipertrofia da função apostólica e enfoque de alguns problemas cotidianos como são (sem sermos exaustivos): incapacidades para o trabalho, consultas urgentes, utilização de ansiolíticos e necessidade de um diagnóstico globalizador.

Comentário. Uma obra de referência em língua espanhola (ainda que, curiosamente, a primeira edição foi realizada em língua catalã), de interesse geral para aqueles profissionais de atenção primária que desejam ampliar conhecimentos nos aspectos psicodinâmicos da relação assistencial. O autor aprofunda-se no legado de Balint M por meio de um conhecimento profundo da atenção primária (pois em nível profissional atua como psiquiatra de referência). Livro pensado, sobretudo, para o médico de família.

ÍNDICE

A
Acessibilidade, 124, 185, 187, 283, 305
ACIR, 236, 277
Acomodação, 74, 125, 133, 139, 164, 224-225, 231, 263, 305, 314
Acompanhante doente, 117
Atitudes, 43, 60, 204, 233-234, 236, 238, 249, 253, 255, 257, 258, 259-263, 273, 281, 283, 286, 288, 291, 305, 307, 314, 317, 336
Adesão, má, 86, 131, 312
Adição sugerida, 50, 73, 78, 83, 91, 305-306
Agenda sanfona, 30, 183, 306
　inteligente, 183, 306
Agressividade latente, 26, 39
　paciente, 26, 39
Aliança terapêutica, 121, 156-157 167, 170, 185, 194, 196, 286
Álibi cognitivo, 113-114, 116, 309
Alto controle, 71, 241, 243, 250-251
Ambiente, 17-18, 21, 22, 24, 31, 38-39, 43, 64-65, 76, 83-84, 96, 132, 153, 164, 200, 202, 214-215, 219-221, 226, 234-235, 237-238, 247, 250-251, 259-260, 264, 267, 272, 281, 284-286, 294, 296, 308, 311, 313, 330-331, 334-336
　assistencial, 22, 219, 285
　emocional, 39
　físico, 39, 220
Amizade médica, 66, 68-69
　de enfermaria, 68
Ampla competência, 225, 226, 236, 250-251, 306
Anamnese, 20-21, 29-30, 32, 56, 58, 64, 78, 81-84, 87, 89-93, 98, 100, 102, 104, 106-107, 109, 119, 122, 124, 178, 184, 236, 242, 256-257, 264, 295-296, 306-307, 311, 346-347, 329-330, 331
　em extensão, 93, 306

　extensiva, focal, 83-84, 86-87, 89-91, 106, 178, 184, 306 295
　de hábitos sexuais, 95, 102
　integrada no exame físico, 92, 256, 264
　psicossocial, 83-84, 119, 296, 306
Ancoragem diagnóstica, 109, 161, 123, 306
　indireta, 161, 306
　por comprometimento social, 306
Anjo da verdade, 139, 143, 164
Antagonismo, 56-57, 68, 73, 75, 306, 310
Aparência, 44, 47, 54, 191, 214, 221, 238, 243, 306, 323, 330
Apoio narrativo, 71, 104, 170, 306
Apreensividade, 106-107, 173, 210, 307
Assertividade, 34, 48, 127, 128, 132, 186, 214, 222, 233, 253, 257, 264-266, 307, 325-326
Assessoramento, 307
　em tempo real, 307
Atenção preferencial, 21, 39, 275, 307
Atores, 152, 175, 215, 263, 267, 269-270, 281, 308, 316
Autonomia, 25, 132, 140, 147, 153, 162, 163, 201-202, 212, 215, 226-228, 234, 257, 283, 285
Avaliação curricular, 238, 250-251

B
Baixa empatia, 241-242, 250-251
Barreiras de comunicação, 34
Beneficência, 215, 257
Bidirecionalidade, 101, 127, 139-140, 149, 168, 308
　falsa, 127
By the way, 308

C
Campo de busca, 200-201, 308
Canal, 89, 160, 309, 333

Cansaço, 17, 19, 24, 35, 36, 46, 51, 68, 73, 76, 93, 97, 100, 113, 195, 211, 259, 283, 296, 308, 317
Capacidade de contenção, 60, 148, 245, 336
  diagnóstica, 119
Carga assistencial, 182-183, 185, 308
  burocrática, 283
Cartão de visita, 43, 49, 52, 233, 324
Carteira de Serviços de Enfermagem, 140
Casal, 63-64, 74, 103, 109, 176, 275, 296
Cedência, 56, 124-125, 168, 170, 178-179, 181, 190, 216, 246, 301, 308
  adiada, 174, 179, 181, 216, 308
  condicional, 124, 168, 174-175, 178-179, 181, 216, 308
  intencional, 56, 125, 174, 178-179, 181, 190, 216, 246, 301, 308
  real, 174, 179, 181, 190, 216, 301, 309
Centro de saúde, 39, 200
Certezas/Segurança (s), 17, 19-20, 24-25, 44, 46, 56, 58-59, 60, 68, 77-78, 95, 99, 109, 111, 121, 125, 127, 132, 134, 137, 163, 171, 178, 180, 184, 186, 195, 209, 211, 216, 220, 226-227, 235, 240, 244, 307, 320, 324, 328
  prematuras, 56, 58, 60, 68, 78, 227, 244, 324
Charlatanismo, 174, 309
Chuva de ideias, 280, 282
Clima de consulta, 55, 236, 301
  emocional, 153
  empático, 39, 153, 174
Cognição, 19, 309
Coleta de dados, 45, 257, 328
  de precauções, 125-126, 169, 180, 185, 325-326
Compensação emocional, 310
Competência em comunicação, 232, 309, 323
  emocional, 232, 309, 323
Complacência, 186, 309
Complemento visual, 123, 173
Compromisso, 50, 74, 109, 121, 127, 141, 168, 173-174, 204, 214, 225, 226, 231, 246, 250-251, 254-255, 259, 273, 285, 306, 309, 332
  exigência de, 174
  terapêutico, 74, 121
Comunicação eficaz, 66, 263, 310
Comunicação não verbal, 37, 239, 279, 287, 330-331, 333
  aparência física, 330
  expressões faciais, 330
  movimentos, 330
Concatenações, 309
Concreção, 310, 330
Confiança, 26, 44, 49, 54, 71, 74,102-103, 121, 125-128, 136, 156, 162, 167, 169, 180-182, 186-187, 188, 189, 191-193, 198, 207-208, 212, 215, 224, 226, 231, 242, 250-251, 261-262, 275, 281, 285, 286, 306-307, 312, 322
  preço da, 207

Conflito, 34, 93, 118, 175, 188, 202, 204, 207, 211-212, 224, 255, 262, 273, 310, 320, 333, 336
  deslocado, 207, 212, 310
  paradigma do, 320
Conformidade simulada, 167, 214
Confrontação, 74, 153, 159-161, 178, 273, 310, 316, 330
Conivência, 248, 310
Conselho, 30, 31, 43, 49, 52, 54, 48-50, 60, 67, 71, 78, 122, 125, 126, 140, 151, 152-153, 155-156, 158-159, 163, 164, 168, 175, 184-184, 201, 204, 206, 216, 217, 224, 227-228, 231-232, 235, 241, 244, 245, 255, 261, 272, 275-276, 284, 310, 314, 317, 327, 330
  argumentativo, 152
  explícito, 122, 152-152, 155-156, 164
  inoculado, 152, 156, 159, 164, 204, 216, 310
  personalizado, 54, 310
Consulta, *by the way*, 308, 325-326
Consulta por adição, 237
Conteúdo argumentativo, 152
  emocional, 152
  identificativo, 152
Contrassugestão, 141
Contraste de ideias, 216
Contrato, 180, 199, 238, 311
  terapêutico, 180
Contratransferência, 38, 248, 250-251, 273, 311, 325-326
  grupal, 38, 248, 325-326
Controlabilidade, 22, 102, 126, 128, 143, 145, 150, 210, 311, 312, 317
Controle, alto, 29, 241, 243, 250-251
Conversão inaparente, 167, 214, 311
Cordialidade, 18, 20, 21, 34, 36, 39, 43, 46, 53, 56-56, 64, 68-69, 71-72, 160, 194, 220-221, 224, 231, 232, 242, 245, 250-251, 257, 291, 308, 311, 319, 325-326
  marcadores de, 34, 231
Crença, 37, 53-54, 106, 112, 119, 132, 145-146, 148, 154, 156, 161-163, 167, 169-170, 172, 174, 179, 186, 195, 196, 199-200, 202, 204-205, 214, 216, 221, 229-230-231, 233, 235, 237, 249, 281, 283, 286, 305, 307, 311, 313, 316, 321, 323, 332, 334
  paciente, 37, 54, 106, 145, 146, 154, 156, 167, 169, 170, 172, 173-174, 179, 195-196, 231, 249, 307, 311, 316, 334
Crianças, 18, 72, 140, 243, 307
CUCE, 238, 251
Culpabilização, 57, 100, 134, 312, 316
Cumprimento, 45, 117, 130, 133, 139-141, 164, 171, 219, 231, 234, 236, 280-281, 312, 334
  terapêutico, 45, 130, 139-140, 164
  tratamento, 130, 141
Curandeiros, 27
Curiosidade, 26, 35, 151, 207, 293
Currículo inaparente, 253, 255, 259, 277

Curva de atenção, 266
Custo-benefício, 199, 200
    emocional, 200

D
Dados de qualidade, 81-82, 84, 87, 105, 119
Demandas aditivas, 21, 21, 22, 27, 35, 77, 90, 257, 263, 322
    prevenção de, 21-22, 27, 35, 322
Dependência de campo, 65, 242, 312
Dependentes-de-campo , 92-93
Desafio de comunicação, 235
    emocional, 270, 323
Desconfiança, 212
Desconforto, 87, 208, 211, 224, 314
Desgaste profissional, 182, 312
Detalhar mudanças, 131
Diagnóstico, duplo, 57
Diálogos virtuais, 139, 312
Direito a não saber, 136
Disco arranhado, 171, 177-179, 299, 301, 312
Dissonância cognitiva, 183, 312
Distância emocional, 41, 68, 259
    terapêutica, 68
Doença autógena, 186, 314
Duplo pacto, 179, 301, 313
    ruptura do, 179

E
Educação sanitária, 56, 58, 78, 140, 335-336
Efeito avalanche, 183, 306, 313,
    antiplacebo, 57, 313
    bumerangue, 84, 313
    de generalização emocional, 35, 313
    eco, 135, 274, 313
    iatrotrópico, 49, 313
    secundário, 141
Eficiência, baixa, 240-241, 250-251
EFOP (Exame Físico Orientado para os Problemas), 89
Elasticidade, dos acordos, 214
Emblemas, 313
Emoções, caráter circular das, 114, 308
Empatia, 34, 38, 41, 51, 53-54, 59, 67-69, 71, 72-74, 78, 83, 119, 150, 157, 170, 176, 190, 194, 207, 223, 228, 233, 235-236, 241-243, 245, 247, 248, 250-251, 257, 274-275, 277, 280-281, 284, 291, 308, 310, 314, 319-320, 322, 330, 333, 335
    baixa, 241-242
    oportunidades para a, 34, 274, 320
Encenação/Representação, 262, 267-268, 272, 275, 303
Enfoque curricular, 254
Enquadramento, 17, 32-33, 39, 43, 52, 104, 117, 219, 224-224, 232, 263, 314, 318
    da entrevista, 17, 32-33, 39, 52, 104, 117, 219, 232, 263, 318
Entrevista, baixa reatividade, 44, 73

assinalamento, 73-74, 85-86, 91, 94, 99, 145, 147, 188, 237, 247, 324
bidirecional, 123-124, 152-152, 164
certezas prematuras, 56, 58, 60, 68, 78, 227, 244, 324
ciclo ideal de, 222-223, 309
complemento visual-tátil, 123
confrontativa, 156, 314
controles de segurança na, 17, 28
da entrevista, 56, 224, 231, 314
de escuta, 224-224, 231, 309, 314
de integração, 224-225
de mudança de hábitos, 224, 231, 314
em duas fases, 108, 305, 314
esclarecimento, 23, 73, 78, 95-97
especular, 72-73, 310, 315
estruturada, 260
facilitação, 51, 72-73, 78, 316
fechada, 84-85
fechamento da, 39, 62, 109, 169, 182, 185, 264
funcional, 148, 324
informativa, 224, 231, 314
interpretação, 67, 74, 76, 94, 103, 144, 146-147, 188-189, 238, 260, 318
motivacional, 314
operativa, 224-224, 231, 306, 314
parte exploratória, 31-32, 44, 56, 58, 78, 82, 89, 92, 97, 106, 119, 194, 236, 283
pergunta aberta, 84, 85, 86, 317, 321
plano avançado de, 104, 108
plano básico de, 104, 106, 109, 116, 264
profunda, 74, 318
psicoeducacional, 222, 224-224, 231, 250-251, 264, 309, 315
salto, 53, 81, 84, 87, 91, 93, 95, 97-99, 145, 189, 296, 324
self-disclosure, 176
semiestruturada, 44, 78, 82, 122, 164, 169, 242, 315
semiológica, 224, 231, 250-251, 281, 309, 315
silêncio disfuncional, 72-73, 324
técnica antagonismo, 306, 310
vocabulário neutro, 123, 140, 325-326
Entrevistador de alto controle, 243
    amplas habilidades, 222, 314
    com projeção excessiva, 243
    de baixa eficiência, 240
    de baixa empatia, 242, 242
    de baixa produtividade, 224
    dependente-de-campo, 92-93, 95, 119, 314
    emocionalmente reativo, 241, 245-246, 250-251
    estilo, 17, 25, 29, 35-35, 37, 53, 55, 60, 69-71, 94, 95, 115, 121, 127, 151, 153, 155, 160-161, 174, 195, 200, 205, 214, 215, 242, 248-249, 252, 256, 259-259, 262, 265, 274, 277-280, 282-283, 286-286, 291, 302, 308, 316, 329, 334, 336
    focalizador, 92-93, 119
    intuitivo, perfil do, 92, 98, 232, 241, 314

proativo, 36
Enunciação, 117-118, 122-125, 140, 155, 164, 169, 195, 267, 302, 315
  autoritária, 123, 125, 164, 315
  múltipla, 118, 123, 164, 195, 315
  parcimoniosa, 123, 125, 164, 195, 315
  simples, 123-124, 164, 315
Enunciar, 55, 300
Epícrise aberta, 20, 45, 59, 216, 315
Equilíbrio, 169, 307
  confiança-finalidades, 169
  emocional profundo, 307
Equipe, 18, 31, 38, 60, 77, 79, 96, 117, 132, 135, 139-140, 161, 164, 179, 182, 184, 198, 210, 214, 219, 227, 228-230, 232, 239, 240, 242, 248-251, 285, 292-294, 333
  atenção primária, 182
Erro, 20, 22, 25-26, 27, 29-30, 61-63, 66, 70, 71, 73, 77-78, 81, 84, 87, 89, 92, 93, 95, 100-102, 110, 113-114, 115-117, 119, 130, 139-140, 142-143, 145, 164, 170, 185, 187, 215, 217, 225, 229-230, 232, 240, 248-249, 260, 263, 265, 270, 276, 287, 292, 305, 311, 317-317, 322-324, 334
  clínico, 61-62, 66, 70, 81, 87, 110, 225, 248, 260-261, 265, 287, 317, 324
  diagnóstico, 260
  latente, 115-116, 119
  terapêutico, 130
Esclarecimento, 23, 73, 78, 95-97, 309
  de expectativas, 23, 309
  forçada, 96-97, 309
Escuta, 42, 45, 82-83, 90, 93, 95, 106-107, 119, 219, 223-224, 231, 245, 263, 283, 309, 314, 319, 323
  ativa, 45, 82-83, 90, 106-107, 119, 263
  empática, 93, 315
  semiológica, 219, 315
Esforço empático, 53, 315
Espaço pessoal, 46
Essencialismo, 226
Estereótipo, 41, 43-44, 50, 78, 130, 213, 221, 257, 274, 311
Estilo de confrontação, 153, 316
  culpabilizador, 55, 57, 259-259
  de vida, 223, 235, 262
  emocional proativo, 17, 63, 257, 316
  natural, 69, 153, 316
  reativo, 257, 316
Estratégia do junco, 194
Esvaziamento da informação, 71, 94, 104, 325-326
  da interferência, 325-326
Eurocommunication Study, 29, 79, 165, 224, 235, 252, 283, 290
Evitação, 46, 316, 323
Exame físico, 100
Exame pélvico, 95, 100
Exemplificação, 124, 127, 129, 203, 231, 237, 313

Expectativa, 23, 26, 27-28, 36, 39, 46, 53, 71, 98, 111, 113, 116-117, 123, 125, 126, 128, 143, 145, 155, 157, 175, 178-179, 182, 185, 196, 199, 204, 207, 214, 216, 231, 232, 236-237, 261, 262, 263, 271, 283, 284, 309, 310, 313, 316, 319, 323, 333, 336
  de cura milagrosa, 26, 28
  de enfrentamento, 175, 316
  do paciente, 36, 111, 116-117, 123, 125, 126, 128, 145, 179, 182, 196, 231, 236, 261, 263, 283, 284, 316, 333
  fenômeno da, 207, 317
  insinuada, 175, 207
Expressões empáticas, 48

F
Facial Action Coding System, 277, 288
Facilitação, 51, 72-73, 78, 316, 336
  não verbal, 316
Família, 25, 33, 37, 55, 61, 69, 89, 94, 117, 120, 138-139, 140, 162-163, 197, 217
Familiaridade, patologias da, 99, 321
Fatores restritivos, 113-114, 115, 242, 316, 317
Feedback, 229-230, 232, 238, 249, 252, 272, 275-276, 289, 303, 317, 320
  normas de, 232, 232
Fluxo emocional, 43, 56, 73, 184, 194, 223, 246, 317
Focalização biologista, 93, 317
  psicologista, 93, 317
  sintomática, 94, 317
Fossilização de atitudes, 317
  cognitiva, 232, 260, 317
  de comportamentos, 317
Frase interrogativa, 51, 317
  ponte, 91
  por repetição, 56, 73, 146, 317
Frieza do técnico, 53, 226, 259
Força ilocucionária, 75, 317
Funções vitais, 335
Furor terapêutico, 213

G
GATHA, 260, 237, 250-251, 252, 301302, 281
Generalização emocional, 35, 313
Gerar hipóteses, 104
Gerenciamento do tempo, 48, 77, 182, 184, 216, 231, 240
Gestualidade, 75, 312
Ginástica emocional, 39, 292
Gota malaia, 140, 159, 199, 317
Gratificação, aprendizado da, 204, 205, 296
  fontes de, 202
Gravação de entrevistas, 238-240, 276
  gravador, 239, 329
  vídeo, 102, 232, 234, 236, 238, 239-240, 249, 257, 259, 265-267, 270, 271, 272, 274-275, 276, 281, 283, 299-300, 302

Gravidade percebida, 200
Guia de sessão, 259, 265, 266, 271, 272, 275-275, 302

H
Habilidades anamnésicas, 119
Hábitos de interrogação, 115, 119, 324
Health Belief Model, 151, 199-200, 216-218
Heurísticas, 111-114, 227, 254, 260, 263, 308, 317
   de alto nível, 112, 317
   de baixo nível, 112-113, 317
   queda de, 112-114, 227, 260, 308
Hiperfrequência, 60, 81, 280
Hipótese inversa, 94, 96, 119, 317
História clínica, 20-21, 45, 56, 59, 67, 78, 120, 216, 270, 278, 280, 283, 323, 330, 331, 336
   folha de consultas, 98
   lista de problemas, 20, 44, 45, 78, 82, 118, 184, 306
   qualidade, 278, 280
Hostilidade, 17, 27, 35, 41, 69, 73, 113, 146, 207, 211, 231, 310
   encoberta, 41
Humor, 18-19, 35, 36, 68-70, 77, 83, 145-146, 157, 231, 235, 246, 259, 266, 274, 303

I
Iatrogenia, 116, 132
Idades do clínico, 111, 292, 313
Idosos, 30, 62, 96, 126, 185, 278, 285
Ilustradores, 317
Imagem, 43-44, 50-52, 76, 82, 92, 95, 131, 204, 214, 220-221, 223, 224, 242, 263, 266, 275, 306, 316
   aparência, 44, 47, 54, 191, 214, 221, 238, 243, 306, 323, 330
   fachada, 242
   maneiras, 220-221, 223, 224, 246, 250-251, 320
Imposição, 169, 172, 199, 259, 301, 317
In crescendo, 302
Incerteza, 109, 119, 168, 210, 227
Inércia, 205-206
   de hábitos, 151, 200,
Influência interpessoal, 122, 155156, 164, 200-201, 216, 317
Informação, 17, 21, 30, 37, 38, 39, 42, 45-46, 48-49, 52-53, 56, 59, 64, 71-72, 78, 82, 84, 88, 90, 94, 101, 103-105, 109, 122-124, 125-126, 131, 134-135, 139-141, 163-164, 182, 216, 227, 228, 232, 234-235, 243, 261-262, 264, 267-268, 270, 272, 278-281, 283-284, 286, 291, 296, 311-312, 314, 317-318, 323-326, 328, 333, 336
Inibição interna grupal, 317
Insegurança, 46, 211, 275
Insight, 49, 50, 76, 318
Insularidade, 232

Intencionalidade, 17, 32-33, 39, 52, 56, 92, 104, 117, 219, 224-224, 232, 263, 314, 318-319
   da entrevista, 17, 32, 33, 39, 52, 104, 219, 224-224, 232, 263, 314, 318-319
Interação estratégica, 224, 318
Interesse genuíno, 246
Interferência do acompanhante, 20-21, 24, 31, 39, 59, 63-66, 117, 263, 279, 307, 311, 313, 322, 325-326, 331
   criação de um novo ambiente, 21, 64
   esvaziamento da, 21, 39, 64-65, 325-326
   informação pré-elaborada, 49, 71, 94, 104, 325-326
   invasivo, 59, 63-65
   pacto de intervenção, 21, 39, 64 65, 320
   técnica da ponte, 39, 64-65, 72
Interpretação, 74, 94, 103, 146, 147, 188-188, 318
   profunda, 74, 318
   sugerida, 74, 94, 103, 146-147, 188-188, 318
Interrupções, 24, 31, 35, 72, 144, 231, 277, 279, 322

J
Jargão médico, 122, 139, 141
Juízos de fato, 249, 317
   de valor, 68, 318

L
Legitimação, 174, 235, 264, 266
Lehman-Cote Checklist, 238
Lei do *papa-léguas*, 184-184
   do eco emocional,17-18
   do isomorfismo, 223
   do um mais um, 29, 109-109, 242, 318
Leitura textual, 50, 67, 78, 96, 119, 318
Lex artis, 61, 178, 180-181, 309, 318
Linguagem informal, 189
Lista de compra, abordagem de, 60-61
Locus de controle, 151, 161-162, 200-201, 211, 232, 317-318

M
MAAS, 236, 277, 281
Macrodiagnóstico, 117-118, 119, 318
Manipulação, 153, 309
Mapa de demandas, 44, 46, 56, 63, 78, 82, 96, 184, 231, 232
   de queixas, 29, 44, 61-62, 78, 82, 96-97, 118, 184, 256, 263, 318
Más notícias, 58, 132, 139, 164, 165, 261, 264, 280, 287, 293, 303, 305, 329
Mediador cultural, 66
Mediocridade, 42, 112, 293, 312-313
Medo, uso do, 165, 173
Mensagem negativa, 173-174
   verbal, 311
Menu de sugestões, 84, 96-97, 178, 319
Método da sacola, 131, 319

Microexpressão, 72, 319
Modelagem de comportamento, 152, 155-156, 164, 204, 216, 259, 319
Modelo de mudança de Prochaska, 157
  centrado no paciente, 36-37, 84, 93, 195-196, 236, 238, 276, 280, 282-283, 286, 306
  da esponja, 184, 319
  de influência interpessoal, 122, 151-152, 164, 200-201, 216
  de Lipkin, 272
  das "pilhas gastas", 196
  emotivo-racional, 31, 33-34, 39, 82, 114, 224, 227, 255, 257, 260-261, 263, 274, 313
  relacional, 224, 226, 319
Modo emocional avançado, 233, 319
Motivação, 113, 122, 126, 130, 133134, 152, 159, 160-161, 199-200, 314
Motor de três tempos, 265-266, 286, 302
MPCC, 238, 251
Mudança, 31, 35

N
Natureza, problema, 81, 83-84, 122, 126-127, 139, 164, 206, 231, 257, 262, 295, 306
Negociação, 23, 125, 126, 152-153, 156, 164, 167-169, 175-176, 178-182, 186, 188-189, 197, 198-201, 204, 206-207, 210, 214, 216, 233, 237, 259, 279, 282, 308, 315, 317-319, 336
  campo de, 178-180, 216, 308
  explícita, 175, 319
  inaparente, 188, 189, 336
  nível de, 167, 175-176, 178, 179, 198, 216, 318
  por deslizamento, 152, 164, 175, 204, 319
  posicionada, 152, 164
NÍVEL, 152, 276
Nível de negociação, 175-176, 178, 179, 198, 216, 318
Nominalismo, 226
Normalização, 174
Notificação compensada, 320
  neutra, 320
  paradoxal, 320
  valorada, 320

O
Observação em tempo real, 229-230
Observância, 130
Ocupação verbal, 71, 88, 127, 165, 183, 235, 244, 320
Onipotência, fantasias de, 28
  projeções de, 27, 312
Oportunismo, 187, 323
Orientação diagnóstica, 20, 66, 84, 95, 109, 123, 125, 139, 140, 143, 164, 224, 231, 306, 310, 315, 317-317

P
Paciente ativado, 277, 280, 286, 320

agressivo, 248
ansioso, 111
autocontrole, 132-132, 140
bloqueado, 88, 92
conduta evasiva, 46
crise de pânico, 32
crônico, 207
difícil, 71, 211, 293, 333
fibromiálgico, 143-143
imaturo, 143, 145, 147
múltiplas demandas, 59, 60, 63
perfil do, 211
pigarro, 46
pré-contemplativo, 151, 158-159, 320
programado, 320
quebrado, 90-91
resistente, 158, 320
simulado, 257, 267, 269
Pacto, duplo, 179, 301, 313
  de intervenção, 21, 39, 64-65, 320
Padecimento/Doença/Sofrimento, 28, 50, 58, 87, 93, 105-106, 119, 123-125, 140-141, 143-144, 171, 184, 185-186, 198, 200, 210, 224, 231, 242-242, 284, 295-296, 312, 314-315, 317, 318, 321
  significado do,185-186
Papel, 27, 29, 35, 69, 118, 206, 211, 228, 234, 242, 255, 263, 269, 275, 287, 300, 314, 320, 324
Paradoxo do gestor ingênuo, 184, 216, 321
  da pressa, 183, 216, 320
Paralinguagem, 17, 21, 34, 39, 46, 75-76, 78, 123, 250-251, 263, 277, 281, 307, 319, 321, 323
Parêntese, 179, 208, 301, 321
Patobiografia, 44, 46-47, 78, 82, 96, 100, 184, 263, 321
Patologia das utopias, 294
PBI, 232, 249, 265, 272, 274, 286
Pensamento por critério, 109-111
  intuitivo, 82, 109-112, 151, 256
Percepção de eficácia, 151, 155-156, 161, 199, 201
Perfil de saúde, 43
Perguntas abertas, 84-85, 87-88, 236
  de resposta induzida, 50, 84, 321
  fechadas, 84-85, 87-88, 92, 94, 119, 241, 309, 321, 331
  concatenações de, 309
Perícia, 42-43, 82, 112, 114, 115, 119, 291, 324
  seguro de, 119, 324
Persuasão, 151-153, 156-157, 168-169, 164, 168-169, 173, 186, 195, 199, 202, 204, 206, 215, 216, 233, 317, 321
  aparente, 153, 321
  argumentativa, 321
  ases da, 202
  confrontativa, 152, 153, 156, 164
  identificativa, 173, 321
  motivacional, 152, 156, 164, 204, 321

PHBQ, 238
Pirâmide da mudança, 151-152, 155, 158, 317
Plano de ação, 122, 160, 164, 169, 173-174, 321
    de entrevista, 50, 92-93, 95, 104, 106-108, 184, 306, 312, 314, 321
    educativo, 18
    terapêutico, 121, 172, 177, 196, 200, 264, 316
Ponto de fuga, 43, 45, 48, 71, 78, 82, 90, 94, 183, 264, 322
    de perplexidade, 41, 48, 112, 150, 184, 253, 292, 322
Posição assimétrica, 72, 315, 321
Preguiça, 17, 35, 42, 52-53, 60, 66, 71, 106, 108, 115, 121, 130, 163, 167, 199, 200, 203, 207, 242, 253-254, 260, 263, 275, 291-293
Preocupação personalizada, 54, 321
Pressão assistencial, 234, 254, 278, 280, 283, 285
Princípio da coragem compartilhada, 137, 322
    de justaposição de técnicas, 84, 322
    de realidade, 186
Princípios éticos, 170
Processo de atenção de enfermaria, 335
    ambiente, 17-18, 21, 22, 24, 31, 38, 39, 43, 64-65, 76, 83-84, 96, 132, 153, 164, 200, 202, 214-215, 219, 220-221, 226, 234-235, 237-238, 247, 250-251, 259-260, 264, 267, 272, 281, 284-286, 294, 296, 308, 311, 313, 330-331, 334-336
    comunicação, 334
    escritório, 25, 34, 35, 53, 132, 138-139, 143, 147, 239, 276
    expectativas paciente, 111, 115116, 123, 125, 126, 179, 182, 196, 231, 236, 266, 283, 284
    interferências, 46
    ligações telefônicas, 132
    relação assistencial, 27, 36, 38, 41-42, 53, 56, 57, 71, 73, 119, 161, 174, 181-182, 189, 192, 197, 208, 214, 217, 233, 248, 257, 260, 263, 265, 273, 278, 280-282, 283, 285, 294, 309, 321-322, 331, 333-367
Profecia de autocumprimento , 18, 175, 322
Profile of Non Verbal Sensitivity (PONS), 238, 252
Profissional, agressividade, 26-27, 127, 191, 211, 307
    aparência física, 330
    apoio narrativo, 71, 104, 170, 306
    baixa reatividade, 44, 73
    certezas, 56, 58-59, 60, 68, 78, 171, 227, 235, 244, 324, 328
    concreto, 225
    coragem, 60, 119, 137, 142, 235, 322
    entrevista, frases-ponte, 91
    excessiva projeção, 243
    falar, 75, 122
    honesto, 150, 153, 163, 167, 170, 186, 263
    interesse, 34, 37, 39, 46, 49, 57, 64, 70, 78, 83, 92, 99, 103, 117, 119, 125, 126-127, 131, 163, 167, 174, 179, 181, 221, 224, 227, 228, 231, 232, 245-246, 262, 264, 266, 272-273, 279, 281, 291, 322
    juízo de valor, 63, 193, 307, 351-352
    maneira de escutar, 60, 220, 250-251
    onipotência, 27-28, 39, 312
    paternalista, 54, 69, 160, 214-215, 220, 227-228, 250-251
    respeito, 34, 42, 53, 64, 148, 173, 198, 199, 221, 235, 238-238, 245, 248, 257, 270, 310, 323, 330
    sacerdote, 39, 137, 228, 259
    sarjeta , 146-147, 191, 193, 322
    solidariedade emocional, 68
    técnico, 53, 56, 65, 69, 78, 87, 174, 220, 224, 225, 226-228, 239, 242-242, 250-251, 253, 259-259, 262, 286, 293
    timidez, 242, 259-259,
    valores ideológicos, 248
Profundidade diagnóstica, 117
Proposta de acordo, 257
    curricular, 256
    de nova relação, 56, 180, 192, 322
Pudor, 54, 61, 68, 71, 100-102, 208, 259, 275, 285, 336

Q

Qualidades profundas, 34, 220-221, 250-251, 308
Questionário de Calnan, 233
    de Cockburn, Killer, Campbell e Sanson-fisher (CKCS), 233, 234

R

Racionalidade, 49, 101, 127-129, 131, 150, 164, 203, 205, 231, 270, 322
    da manobra, 101
    da medida terapêutica, 127-129, 131, 164, 203, 231, 270, 322
Racionalização, 322
Rancor, 41, 69-71, 112, 233, 308
Receptor, 75, 110, 309, 315, 321-322, 333
Recondução por objetivos, 27, 56, 178-180, 190, 216, 322
Reconhecimento, erros, 43, 229-230
Recusa argumentada, 177, 179, 319
Reenquadramento tipo I, 32-33, 39
    tipo II, 33
Reframing, 208-209, 235
Regimes terapêuticos, 130, 132
Reguladores, 323
Reinterpretar, 210, 323
Repelentes de comunicação, 224, 323
Requalificação de valores, 234
Resgate de atenção, 246, 319, 323
    emocional, 238, 319, 323
Resistência psicológica, 207, 235
    ao reenquadramento, 52
Resolução eletiva, 152-152

forçada, 152
Respeito, 34, 42, 53, 54, 64, 148, 173, 198, 199, 221, 235, 238-238, 245, 248, 257, 270, 310, 323, 330
Resposta empática, 27, 69, 207, 323
  avaliativa, 125, 146-147, 163, 169-171, 174, 179, 207, 216, 237, 245, 257, 316, 323, 328
  justificativa, 125, 168-169, 323
  passional, 193
Resumo , 21, 27, 39, 45, 78, 82, 88-90, 99, 100, 103, 115, 132, 164, 216, 250-251, 264, 286, 300, 324, 329
  de informação obtida, 88
Resumo aberto, 44-45, 315
RIAS, 224, 235
Riscos desnecessários, 180-181, 185, 187, 210
Role playing, 324
Roter Interactional System, 281

S
SBL, 256-257
Self-disclosure, 176
Semiologia, 255, 260
Senso comum, 215, 229-230, 241, 244, 283, 303, 327
Silêncio disfuncional, 73, 324
  funcional, 148, 324
Sinal guia, 83, 87
  de luz verde, 117
  de luz vermelha, 117
Sinalização, 73-74, 85-86, 91, 94, 99, 145, 188, 237, 247, 324
  comportamental, 73-74, 85-86, 94, 147, 247, 324
  emocional, 73-74, 85-86, 94, 99, 145, 147, 188, 247, 324, 330
Sincronia, 324
Síndrome do estudante de medicina, 240
  inspetor, 167, 170, 248
Sintoma-guia, 50, 96, 324
Sintonia, 68-69, 85, 259, 324
Sistema de Dosagem Individualizada, 133, 140
  de valores, 232
Sorriso, 17-18, 20, 21, 25, 32, 34, 37, 46, 55-56, 68, 72-73, 102, 132, 137, 163, 184, 191, 208, 221, 231, 242-243, 246, 263, 293
Suficiência, condições de, 33, 39, 109, 285, 310, 313
Surdos emocionais, 49, 324

T
TALK, 238

Tautologia, 253, 282-283
Técnica da adição sugerida, 306
  aditiva, 188
  apoio narrativo, 71, 104, 170, 306
  contrassugestão, 141
  da hipótese inversa, 94, 96, 119, 317
  da ponte, 39, 64, 65, 72
  de contraprojetiva, 191, 193, 310
  de epícrise aberta, 315
  de exemplificação, 127, 313
  de inversão de papéis, 269
  de leitura textual, 50, 78, 119
  de nova relação, 56, 180, 192-193, 322
  do motivo psicossocial, 53, 81, 84, 87, 93, 95, 98-99, 145, 296, 324
  do relatório clínico, 92, 98, 119, 184
  especular, 72-73, 310, 315
  notarial, 192-193, 213, 319
  puxar a linha , 48, 325-326
Tempo subjetivo, 183, 184, 325-326
Tensão crítica, 81, 106-108, 109, 119, 285, 325-326
  emocional, 34, 56, 109
  psicológica, 108, 253, 256
Tolerância, 81, 119, 186, 227, 248, 279
Tom emocional, 34, 35, 61, 63, 71, 178-179, 227, 231, 232, 246, 270, 274-275, 308-309, 316, 325-326
  básico, 232, 325-326
Tônico da vontade, 205, 325-326
Trabalho em equipe, 229-230, 249
Tradutor, 66
Transferência de responsabilidade, 180-181, 301, 325-326
Transformação de ideias, 154, 172-173, 216
  do medo, 323
Tutoria direta, 226, 253, 260, 285

U
Unidades semânticas, 281
Utopia do "bom paciente", 71

V
Valores de grupo, 248
  de contratransferência, 248
Viés de hipercrítica, 249, 324
Visualização patográfica, 81, 86, 87, 325-326
Vocabulário neutro, 123, 140, 325-326

Z
Zonas de irritabilidade, 41, 55, 56, 213, 216